实用临床中西药合用解读

主　编　周德生　李　中
副主编　肖艳波　全淑林　吴彬才　彭熙炜
编　委　（按姓氏笔画排列）

尹　浩　邓　龙　田长庚　邝高艳　冯君健
朱建平　全淑林　刘利娟　刘　灿　刘　杰
刘　晶　孙铜林　苏丽清　李　中　邱发敏
杨　柳　杨曼曼　杨元元　张　林　张燕辉
肖艳波　吴兵兵　吴　超　吴彬才　陈　瑶
陈国茜　罗　佩　周德生　周　平　周　汨
胡　华　赵洪庆　钟　捷　郭　彪　郭雅玲
徐　一　唐　学　黄　娟　黄赛男　彭熙炜
彭昭文　程慧娟　谢青玲　廖　彦

秘　书　刘　峰

山西出版传媒集团
山西科学技术出版社

图书在版编目（CIP）数据

实用临床中西药合用解读/周德生，李中主编 . —太原：
山西科学技术出版社，2016.11

ISBN 978 – 7 – 5377 – 5440 – 8

Ⅰ . ①实… Ⅱ . ①周… ②李… Ⅲ . ①用药法 Ⅳ . ①R452

中国版本图书馆 CIP 数据核字（2016）第 279982 号

实用临床中西药合用解读

出　版　人：	赵建伟
主　　　编：	周德生　李　中
责 任 编 辑：	赵志春
责 任 发 行：	阎文凯
封 面 设 计：	岳晓甜

出 版 发 行：山西出版传媒集团·山西科学技术出版社
　　　　　　　地址：太原市建设南路 21 号　邮编：030012

编辑部电话：0351 – 4922073
发 行 电 话：0351 – 4922121
经　　　销：各地新华书店
印　　　刷：太原彩亿印业有限公司
网　　　址：www. sxkxjscbs. com
微　　　信：sxkjcbs

开　　　本：787mm×1092mm　　1/16　印张：27. 125
字　　　数：546 千字
字　　　数：1 – 3000 册
版　　　次：2016 年 12 月第 1 版　　2016 年 12 月第 1 次印刷

书　　　号：ISBN 978 – 7 – 5377 – 5440 – 8
定　　　价：55. 00 元

本社常年法律顾问：王葆柯
如发现印、装质量问题，影响阅读，请与印刷厂联系调换。

总　论

随着中西医结合治疗疾病工作的开展，中西药合用的现象已日趋广泛，中医用西药，西医用中药，乃至中西药联合运用，已为广大患者所接受。人们普遍认为中药药性平和、安全，治本，西药见效迅速，治标，两者并用，双重保险，从而形成了中西合璧的用药模式。在大多数情况下，中西药联合使用能够增强药物疗效或减少不良反应，可达到事半功倍的效果。但是中西药的化学成分差异较大，药理作用各不相同，如果患者盲目杂乱地合用中西药物，忽视了中西药合用的配伍禁忌，就会适得其反，不仅降低药物的疗效，还可能引起不良反应，加重病情或引发新的疾病。

1. 中西医合用的历史

中西药结合已有上百年的历史。当前对中西药结合的概念有多种观点和相应的多种方式。概言之：中西药的同时使用；联合运用中西药；中药西化；西药中化等等。分述如下。

1.1　中西药同时使用

中西药同时使用，是指把中药和西药放于同一处方或成药中施用于患者。这种中西药合用的方式是起源最早，也是临床运用较普遍的一种方式。中西药合用始于明末清初，最早可以追溯到张锡纯的《医学衷中参西录》，指出应"取西药之所长，以济吾中药之所短。"如石膏阿司匹林汤。当时西药退热剂阿司匹林刚发明不久，张锡纯在应用过程中通过比较看到该药具有退热迅速的优点，认为："其性最善除热"、"其功用最著"，同时他也注意到阿司匹林"发汗之力甚猛"，容易损气伤阴。张锡纯就充分利用阿司匹林退热的长处，与中药知母、玄参、沙参、生地等养阴生津之品配合使用，治疗多种发热的病证，借以提高疗效，并减轻阿司匹林的副作用。另外还有一位从外科临床结合并探索中西药物的就是张山雷先生。他在《疡科纲要》一书中，设计的中西药配合的处科新方计3首：樟丹油膏、三灵丹、橡皮膏。现在临床运用及研究工作报道甚多：如临床治疗冠心病、心绞痛总有效率达87%的"舒心散"，系由中药三七、赤芍、郁金和西药乳酸心可定组成。方中三味中药配伍使用后具有活血化瘀、行气止痛之效，虽然作用时间长，但有效力较缓之弊；加入乳酸心可定，即发挥其速效之优势，又能克服其作用时间短暂的不足。这样的中西药合用可谓是取长补短，相得益彰。慢性气管炎、支气管哮喘是呼吸系统两大常见病。临床运用"喘立平栓"治疗支气管哮喘，具有起效快、持续时间长的优点。该栓剂中的氨哮素兴奋支气管上的 β 受体，对支气管平滑肌有松弛作用；而洋金花有抗胆碱能作用，可解除支气管平滑肌的痉挛。因此本栓剂主要通过提高 β 受体和阻断 M 胆碱能受体功能两个方面来发挥平喘作用。另外，如上海中药三厂制备的烧伤涂液（虎杖的乙醇提取物加呋喃西林）、上海黄河制药厂制备的复方氟脲嘧啶片（5－氟脲嘧啶、环磷酰胺、鲨肝醇、奋乃静、白芨、海螵蛸粉）广州中药一厂生产的消渴丸、奇星药厂生产的气痛散等等。这种中西药的同时使用，取长补短，从药物的疗效来看取得了较好的效果，但只能作为中西药联用的初级阶段。

1.2 中西药联合运用

所谓联合运用中西药，就是患者在发病过程的不同阶段，分别使用中药和西药，从而提高对疾病的治疗效果。对许多现代医学难治的病症发挥着重要作用。药物化学疗法和放射疗法是目前人类治疗肿瘤的主要手段，然而在治疗的同时其产生的严重毒副作用亦令患者生畏。这些毒副反应按中医辨证施治多属燥热伤津的阴虚内热证候。按"虚劳"诊治即机体处于邪去正衰，以阴虚为主的气阴两虚，阴阳失去平衡，气血运行障碍，脏腑功能失调。治以滋阴润燥清热，或滋补肝肾，益气养血，或健脾运气、和胃降逆，多能取得良好效果。临床上如十全大补汤、六味地黄丸及许多中药具有抗肿瘤、增强免疫力的作用（如人参、田七、白花蛇舌草等）。另外在放疗时白细胞下降而合用复方阿胶浆等中药也表现出较好的疗效。甘草是最常用中药，其通行十二经，具有调和诸药、引药归经之功。甘草中提取的甘草酸与链霉素同用，能降低及消除后者对第八对脑神经的损害，原来因链霉素毒性作用而不能继续使用者，有80%可以续用，且不影响链霉素的活性。长期运用皮质激素的病人，往往停药时出现反跳现象，而甘草可增强肾上腺皮质功能，减少病人对皮质激素的依赖现象及临床撤药时的反应，从而提高了机体内分泌调节能力。此外甘草制剂配合抗癌药喜树碱、农吉利碱合用可明显降低抗癌药的毒性，并增强其疗效，已受到临床普遍的重视。再如灰黄霉素口服后，因其不溶于水，主要在小肠吸收，胆汁中的表面活性剂如胆盐可增加其溶解度，从而促进对其吸收，提高疗效。而茵陈是利胆的中药，能促进胆汁排泄，特别是其中的有效成分对羟乙酮及 β－蒎烯等利胆作用较强，合用后灰黄霉素的吸收增加。所以临床上用"灰黄霉素＋茵陈"治疗头癣，减少灰黄霉素常用量33%～50%，仍取得明显的疗效。

上述这些联合运用，提高了疾病的治疗效果而且充分发挥了中西药物各自的优点，是目前临床中西药合用的较好形式。

1.3　将中药为西医所用——中药西化

遵循西医药学理论体系对中药进行现代科学研究，此为近百年来对中药所进行研究的主流。常用中药、草药的药理实验结果为诊疗疾病中在单纯运用西药疗法束手无策时，转而使用中药或者是中西药合用提供了理论依据。

用西药的研究程序和模式对中药进行研究与运用其结果是使中药西化，也就是发现新的西药。这类药物往往来自中药而作为西药使用。例如：延胡索乙素，虽从中药延胡索中提取而来，且为其镇痛有效成分之一，但其已具备中西药双重的身份。对慢性持续性钝痛尤以内脏钝痛效果明显，主要用于钝痛、痛经、脑震荡后的头痛等，至于这些疼痛是属于中医的何种病，何种证型的疼痛则不加考虑。这样从延胡索→延胡索乙素就是一个中药西化的过程，临床上如麻黄素、黄连素、降压灵等亦属此类。

中药西化的另外一种情况是运用现代药理的中草药研究结果指导用中药。如中药大黄是苦寒攻下的代表药。中医传统上将其运用在阳明腑实证如大承气汤等。现代药理研究表明：大黄主要含蒽醌衍生物，如大黄酸、大黄粉、大黄素等。其除具有泻下作用外，还具有抗病原微生物、抗肿瘤、降血粘度、降血脂、降胆固醇、止血等多种作用。因而临床上已广泛用于消化不良便秘、急性炎症、传染病和寄生虫病、出血及血小板减少、烧伤、皮肤病、肿瘤、老年病等多种疾病。这无疑扩大了中药的运用范围。

任何药物均有其作用的两个方面。在中药西药化的运用中尤其需要注意的是不能简单地生搬硬套，以免带来中药的毒副作用和不良反应，或者无谓的浪费。

1.4　用中医理论指导使用西药——西药中化

所谓西药中药化就是给西药赋以中药化的基本内容，即归纳总结出它的性味、归经、升降、浮沉、功效、禁忌等，在中医药辨证施治等理论指导下供中医临床使用。

辩证唯物主义认为：同一物质可以有多同的属性，我们可以根据不同的需要从各个不同的角度去认识它，把握它。药物也是如此。尽管我们可以从中医和西医两种理论体系去认识它并赋以不同的特征。中药虽然以天然产物为主，但也有不少的人工制成品，如芒硝、龙齿等；西药虽然以人工合成品为主，但也有不少天然产物，如利血平、长春新碱、西地兰等。

西药中药化的研究已有悠久的历史。不论是古代的乳香、没药，还是近代的西洋参，现代的水飞蓟都是来自国外，传入我国后按中医药理论进行临床研究，使之具备了中药的基本内容，确定了它们的药物性能、功效、主治、配伍等。

临床上不少观察表明：抗菌素类、磺胺类药物一般性多寒凉，味多苦，多具清热解毒之功，适用于感染火热毒邪所致的病证；阿托品类药物性多温燥，多具燥湿敛、解痉止痛之功，适用于性偏凉的内脏痉挛性疼痛、腹泻稀水样便、盗汗等；维生素 B 族、助消化药多具健脾养胃、调理气机之功，适用于脾胃虚弱或中焦气机逆乱失职所致病证；解热镇痛药有发表之功，适用于表证；利尿药有渗利水湿之功，适用于水湿内停之证，等等。西药中化还表现在运用中医的治疗原则，整体观念，指导运用西药。如肿瘤病人的扶正与祛邪，出血病人的止血与化瘀等，都是中西药物运用值得发挥的长处。

西药中药化的研究可以一定程度上解决中医药学乃至整个医药学领域当前存在的诸多问题，也是实现中医药现代化的另一途径。现代西药具有现代科学的生理、生化、病理等指标和术语的生物活性表述，且大部分所含化合物成分结构清楚，那么就可研究归纳中药基本内容的共同物质基础，通过西药中药化的研究而实现中药学的现代化。

西药变成中药的标志，就是西药具备中药的基本内容。如能明确西药的寒性、热性，而寒性、热性又与机体的寒证热证相应对照，可进一步使寒证热证得以用现代科学的指标和术语表达。而中西药的联合运用也就更加充满生命力。

2. 中西药合用的优势和弊端

对中西药的联合应用有多种观点，形式亦多种多样。中西药各有自身的优势，合用可增强疗效，降低毒副反应，减少用药量并缩短疗程。但使用不当可降低疗效，可使毒副作用增加。中西药合用的目的是为了充分发挥中西药物的效能优势，规避中西药物合用的弊端问题，为扩展中医药的应用提供更加可靠的临床证据。

2.1 中西药合用的优势

2.1.1 协同作用

许多中西药联合使用后，均能使疗效提高，有的可呈现显著的协同作用。如：黄连、黄柏与四环素、痢特灵、磺胺脒治痢疾、细菌性腹泻有协同作用，可使疗效成倍提高。丙谷胺与甘草、白芍、冰片治消化性溃疡有协同作用，已制成复方胃谷胺。黄芩、砂仁木香、陈皮对肠管明显抑制，可延长地高辛、维生素 B_{12}、灰黄霉素等在小肠上部的停留时间，有利于吸收，提高疗效。中成药板蓝根冲剂与西药磺胺增效剂（TMP）合用，抗菌消炎作用明显增强，对扁桃体炎的疗效比单用板蓝根冲剂或磺胺增效剂好。异烟肼、利福平等抗结核西药，同中成药灵芝冲剂合用，不仅可提高抗结核的疗效，还使结核菌较不容易产生耐药性。

2.1.2　减少药物的不良反应

某些化学药品或提纯品，成分单一，治疗作用明显但毒副作用较大，与中药配伍运用即可以提高疗效，又可以减轻毒副作用。如5 – 氟脲嘧啶和环磷酰胺是常用的抗肿瘤西药，即使制成注射剂应用，也常有恶心、呕吐等胃肠道反应，若制成口服制剂，则胃肠道反应更严重。经研究，海螵蛸粉和白芨粉既能止血消肿，亦能保护胃粘液，防止出现严重的消化道反应，现以5 – 氟脲嘧啶、鲨肝醇、环磷酰胺、奋乃静、白芨及海螵蛸粉配合组成片剂，用于临床治疗消化道肿瘤有较好疗效。

2.1.3　扩大药物的适应范围

碳酸锂对造血系统有一定的影响，对再生障碍性贫血、放疗和化疗引起的粒细胞减少症和医源性白细胞减少，有很好的疗效。但其胃肠反应也限制了其适用范围，如同使用白芨、姜半夏、茯苓等复方中药，就可减轻胃肠反应，使许多有胃肠疾患的白细胞减少症患者能更好地接受治疗。氯丙嗪治疗精神病时因对肝脏有损害，故肝功能不良者忌用，但氯丙嗪与珍珠层粉、三硅酸镁制成珍氯片不仅对肝功能无害，且有一定的协同作用。

2.1.4　减少药物剂量

珍菊降压片是由珍珠层粉、野菊花、槐米、可乐定、氢氯噻嗪等中西药物配制而成，用于各类高血压，尤适用于二期高血压。其每片含可乐定30ug，若以常用量每次1片，一日三次计，可乐定比单用剂量减少许多，起到同样的疗效，但副作用减少。

2.2　中西药合用的弊端

2.2.1　合用影响药物在人体内的过程

（1）影响药物的吸收。黄芩注射液、何首乌注射液在碱性条件下稳定，但如果与葡萄糖注射液等酸性注射液配伍，就会使黄酮、蒽醌类溶解度降低。黄酮类成分多与金属离子形成络合物，含此类成分的中药如与西药制剂碳酸钙、硫酸亚铁，氢氧化铝等同用时，会发生络合反应影响药物的吸收。中药虎杖含有大量鞣质，能与头孢类抗生素如头孢拉定等生成不溶于水的沉淀物，从而不被胃肠道所吸收，影响了抗菌效果。

（2）影响药物的分布。碱性中药硼砂及其制剂与氨基糖苷类抗生素如卡那霉素、链霉素、庆大霉素、新霉素等同服时，能使这些抗生素排泄减少、吸收增加，使药物分布于脑中的浓度增加，产生前庭紊乱的毒性反应，导致暂时性或永久性的耳聋及行动蹒跚，尤其对少年儿童危害更大。

（3）影响药物的代谢。药物的代谢多与酶有关，乙醇是一种药酶诱导剂，能增强肝脏药酶活性，中药药酒与鲁米那、苯妥英钠、安乃近、胰岛素、降糖灵等西药同服时，使这些西药在体内代谢加快，半衰期缩短，从而显著地降低疗效。痢特灵、异烟肼等西药可以抑制体内的单胺氧化酶，使去甲肾上腺素、多巴胺等神经介质不被破坏而贮存于神经末梢中，如此时服用麻黄及其制剂，会促使这些介质大量释放，随血液循环至全身组织，可引起恶心、呕吐、腹痛、头痛、呼吸困难、运动失调、严重时可出现高血压危象和脑出血。

（4）影响药物的排泄。酸性中药与碱性西药如氢氧化铝、碳酸钙、氨茶碱等合用时，会促进其有效成分尽快排泄，使中西药物都失去一定疗效。碱性较强的中药与阿司匹林、胃蛋白酶、乳酶生等酸性药物合用时，会发生中和反应，而使两种药物的排泄加快、疗效降低，甚至失去治疗作用。

2.2.2　合用产生药效的拮抗作用

药效拮抗会使药物应用的作用降低或丧失。如麻黄碱具有中枢兴奋作用，如与镇静催眠药氯丙嗪、苯巴比妥等同用则会产生药效的拮抗。鹿茸、何首乌及含有这些药物的中成药含有糖皮质激素，有升高血糖的作用，糖尿病人在服用降糖药的同时服用上述中药，可减弱降糖药的作用。庆大霉素、红霉素可抑制穿心莲促进白细胞吞噬功能的作用。昆布、海藻与异烟肼合用可使后者失去抗结核的作用。清宁丸、四消丸等含大黄用于泻下的中成药，若与新霉素、土霉素等西药同服，则因肠道细菌被抗生素抑制，影响了大黄的致泻作用。犀羚解毒片、六神丸、小儿化毒散、五粒回春丹等含犀角、珍珠，其中含有的蛋白质及其水解生成的多种氨基酸对黄连素有拮抗作用。

2.2.3　合用产生有毒化合物

中药酊剂和药酒中都含乙醇，如与水合氯醛合用会产生有毒的醇合三氯乙醛，严重者可以致死。含朱砂的中成药，如朱砂安神丸、六神丸、六应丸、仁丹、七珍丸、紫雪、苏合香丸、冠心苏合丸等，不宜与还原性西药如溴化钾、溴化钠、碘化钾、碘化钠、硫酸亚铁、亚硝酸盐等同服，因为朱砂的主要成分为硫化汞，与上述西药化合后可产生具有毒性的溴化汞或碘化汞，引起赤痢样大便，导致药源性肠炎。含雄黄的中成药，如六神丸、牛黄解毒丸、安宫牛黄丸、喉症丸等，若与含硫酸盐、硝酸盐的西药如硫酸镁、硫酸亚铁等合用，会把雄黄主成分硫化砷氧化而增加毒性。

2.2.4　合用会产生或加重毒副反应

中西药合用可出现重复用药、剂量增加现象，使毒副反应加重。如冰凉花、蟾酥、罗布麻、夹竹桃等中药都含有强心苷或强心物质，若与洋地黄、地高辛、毒毛旋花子苷 K 等强心苷类强心药合用，则总剂量增加，可引起强心苷中毒，易出现心动过缓，甚至停搏等严重中毒症状。而能增强强心作用的麻黄、鹿茸等也不宜与强心苷同用。另外，元胡和氯丙嗪有类似的安定和中枢止呕作用，同用会产生震颤麻痹。

总之，中药、西药尽管属于不同的体系，但是其治病的目的是一样的。我们把中医辨证和西医辨病相结合，各自取长补短，中西药熔为一炉，合理联用，发扬其优势，避免其弊病，往往能取得比单用西医药或单用中医药更满意的效果。

3. 关于《临床中西药合用解读》的编写

无论是在理论方面还是在临床方面，中药和西药越来越分不开了。中西药合用给人们的身体健康带来了福音，也给中医药学的生存发展带来了契机。中西药合用促进了中国特色新医学的产生，也促进了现代医学的发展。中西药合用在临床医学中有重要意义，中西药的临床联合应用，可以提高临床用药的准确性和合理性。有鉴于此，我们广泛收集整理临床医学及药理学研究著作、学术期刊杂志、科普报刊资料等临床中西药合用的经验，编写成这本《临床中西药合用解读》，限于篇幅，文中未能一一标注，在此向原创者表示衷心感谢，并致以崇高的敬意。全书按中药主要药理成分划分为 19 类，涉及中药 245 味。每味药物在规范的药物名称之后，先概述其四气五味、性味归经、功能主治及用量用法。然后，详细描述了其药理成分及药理作用。中西药联合应用的效果也越来越得到认可，其临床应用数量逐年上升，积累了丰富的治疗经验。中西药联用时往往会产生相互作用，直接影响治疗结局。《临床中西药合用》，详细介绍了中药与西药联合应用时的临床经验，作为科学用药指导。基于不合理用药已成为威胁患者健康的主要杀手，全球患者的 1/3 死于不合理用药而不是疾病本身，我国不合理用药亦相当严重，以中西药的不合理联合应用最为突出。所以《中西药合用禁忌》项，详细列出了中药与西药临床的联合运用及联用时的禁忌，作为临床用药警戒。本书以常见中药为主体，从中药的成分及药理、临床的中西药合用及中西药合用的禁忌三个方面进行了详细阐述，以加强临床中西药合用时的合理用药、科学用药、安全用药、经济用药。本书结构完整清晰，体例规范统一，内容简明扼要，中西药合用适合临床实际情况，对规范临床用药有科学指导价值。

本书适用于中西医临床医生、中医药新药研究开发人员、中西医首院校师生及中医爱好者等人阅读参考，涉及方药的具体临床运用，须在有经验的医师或首师指导下，根据疾病具体情况灵活使用，限于编者水平有限，又加之时间仓促，错误或不足之处在所难免，新读者不吝赐教指正，以便再版时及时更正。

目 录

第一章

含生物碱类化合物的常用中药

苦参

苦参为豆科植物苦参的干燥根。又名野槐、好汉枝、苦骨、地骨、地槐、山槐子。春、秋二季采挖，除去根头及小支根，洗净，干燥，或趁鲜切片，干燥。始载于《神农本草经》，列为中品。中医认为其性寒，味苦，归心、肝、胃、大肠、膀胱经。有清热燥湿、杀虫利尿之功效。用于湿热泻痢，便血、黄疸，湿热带下阴肿阴痒，湿疹疥癣，湿热小便不利。煎服，3~10g；或入丸、散。外用适量，煎水熏洗；或研末敷；或浸洒搽。

【主要成分及药理】

苦参含苦参碱、氧化苦参碱、异苦参碱、槐果碱、异槐果碱、槐胺碱、氧化槐果碱等生物碱，此外还含苦醇C、异苦参酮、苦参醇、新苦参醇等黄酮类化合物。现代研究揭示其有明显的抑制心脏作用、抗心律失常、降压、抑菌、利尿、抗炎、抗过敏、镇静、平喘、祛痰、升高白细胞、抗肿瘤等作用。

【临床中西药合用】

1. 治疗肠炎：苦参粉调成糊状敷脐治疗急性菌痢有效。治慢性直肠炎可用苦参、槐花各30g水煎服。急性期应配合细菌药物敏感试验结果选用抗菌药，配合补充液体及纠正电解质和酸中毒治疗。

2. 治疗滴虫性阴道炎：将苦参粉末配伍硼酸、枯矾等阴道局部外用，可治疗滴虫性阴道炎，复方苦参散治疗霉菌性阴道炎也有一定疗效。感染严重者应配合甲硝唑、替硝唑抗感染治疗。

3. 治疗癫痫：用紫参片：苦参配紫金锭（山慈菇60g、五倍子60g、续随子30g、大戟45g、朱砂22.5g、腰黄22.5g、麝香9g），按1：4的剂量比例，共研末，制成片剂，每片0.3g，口服加苦参以后较单用紫金锭疗效好。癫痫的诊断一旦确立应配合应用抗癫痫新药（如拉莫三嗪、左乙拉西坦、托吡酯、奥卡西平等）药物控制发作。

4. 治疗肝炎：用苦参、茵陈10g，秦艽、泽泻15g，水煎服，治疗急性黄疸型肝炎有效。苦参素注射液对各种肝损伤有一定的保护作用，可用于肝功能损伤较重并伴有黄疸的患者，其对肝细胞的保护作用，主要表现在丙氨酸转氨酶降低，肝脏病理变化明显减轻，抑制巨噬细胞释放肿瘤坏死因子。急性病毒性肝炎可配合抗病毒药物干扰素、阿糖腺苷、磷酸阿糖腺苷、阿昔洛韦（无环鸟苷）、磷甲酸钠、叠氮脱氧胸腺嘧啶核苷、右旋儿茶素、利巴韦林等抗病毒治疗。

5. 治疗心律失常：用苦参30g、丹参30g、党参30g、炙甘草15g、柏子仁10g、常山10g，每日1剂，水煎2次服用，30天为1疗程。对室性早搏患者在使用中药治疗的同时，应配合使用利多卡因、普罗帕酮、胺碘酮等药物，减少室早的级别和数目，以降低猝死的危险性。

6. 治疗哮喘：苦参胶囊，苦参结晶碱气雾剂以及苦参片等治疗支气管哮喘和喘息型慢性支气管炎有效。对于哮喘反复发作者在中药的治疗基础上可配合吸入激素长期抗炎，哮喘急性发作患者可配合吸入 β_2 激动剂缓解支气管痉挛。

7. 治疗放疗引起的白细胞减少症：苦参素肌肉注射，一般先给200mg，后增为400mg。在治疗恶性肿瘤进行放疗、化疗后白细胞降低者配合使用苦参素对于升高白细胞、提高机体免疫有明显疗效。

【中西药合用禁忌】

1. 由于苦参使用过多可导致中毒，表现为胃肠活动增加、恶心呕吐、腹泻等消化道反应。毒理试验：最小致死量（MLD）：苦参碱家兔注射的MLD为0.4g/kg。毒性反应：苦参碱家兔注射出现中枢神经麻痹，同时痉挛，最终呼吸停止而死亡。因此，苦参及苦参制剂不宜与阿司匹林、布洛芬、甲硝唑、阿奇霉素、氯丙嗪等易引起胃肠道反应的药物合用。

2. 苦参中所含有生物碱，不宜与碘离子制剂、酶制剂以及重金属药如硫酸亚铁、硫酸镁、氢氧化铝等合用，会产生沉淀，减低药效；不宜与碳酸氢钠等碱性较强的西药合用，会影响溶解度，妨碍吸收；不宜与阿托品、氨茶碱、地戈辛合用，会增加毒性；不宜与咖啡因、苯丙胺合用，会产生拮抗作用。

3. 含苦参的中成药，如当归苦参丸、苦参片、牛黄上清丸、羚翘解毒丸、上清丸、牛黄清胃丸、苦胆丸、黄连上清丸、黄连清胃丸、清热丹、羚犀丹、开胃健脾丸等。
（1）当归苦参丸中成药中含有当归，因此不宜与华法林等抗凝药同用，可导致出血倾向的增加；和阿司匹林联用可导致眼前房出血；与抗结核药异烟肼联用，同服后会产生螯合反应，妨碍机体吸收，降低疗效。（2）牛黄上清丸、牛黄清胃丸中含有牛黄，不宜与水合氯醛、吗啡、苯巴比妥等西药联用，因为牛黄能增加水合氯醛、吗啡、苯巴比妥的中枢神经抑制作用，可能出现急性中毒，如昏睡、呼吸中枢抑制、低血压等。

（3）黄连上清丸、黄连清胃丸中含有黄连，不宜与强心苷同用，这些中药在胃肠道中有很强的抑菌作用，肠道菌群的改变使强心苷被细菌代谢的部分减少，血中强心苷浓度升高，易发生中毒。不宜与酶类制剂同用，这类中药抑制酶的活性，降低酶类制剂的作用。不宜与氨基糖苷类药物合用，可增强对听神经的毒性。

山豆根

山豆根为豆科植物越南槐的干燥根及根茎。又名广豆根、柔枝槐、山大豆根、黄结、苦豆根等。秋季采挖，除去杂质，洗净，干燥。始载于《开宝本草》。《本草求真》载："解咽喉肿痛第一要药。"《本草图经》载："采根用，今人寸截含之，以解咽喉肿痛极妙。"中医认为其性寒味苦，归肺、胃经。有清热解毒，消肿利咽之功效。用于治疗火毒蕴结，乳蛾喉痹，咽喉肿痛，齿龈肿痛，口舌生疮。煎服宜后下，3～6g。或入丸、散。外用适量。

【主要成分及药理】

山豆根主要含苦参碱、氧化苦参碱、臭豆碱和甲基金雀花碱等生物碱类；柔枝槐酮、柔枝槐素、柔枝槐酮色烯、柔枝槐素色烯等黄酮类。其他尚含紫檀素、山槐素、红车轴草根苷等。现代研究揭示其有抗癌、抗溃疡、抑制胃酸分泌、抑菌、升高白血球、抗心律失常、抗炎及保肝作用。

【临床中西药合用】

1. 治疗咽喉疾病：山豆根为中医喉科要药，主治喉痛、喉风、喉痹等，《外科集验方》以本品配白芍治喉风急证；《仁斋直指方》山豆根丸以本品配大黄等治积热咽喉闭塞肿痛；《慈幼新书》山豆根汤以本品配射干、玄参等治咽喉发肿，痰涎稠浊，疼痛难忍，发为乳蛾者；《永类钤方》单用本品醋磨之治喉中发痈等。喉头水肿引起的气道梗阻可结合西医激素抗炎、改善血管通透性或外科手术处理。

2. 治疗肝炎：山豆根对乙肝、一定疗效。山豆根制备之注射液商品名肝炎灵，主要有效成分为苦参碱。降酶迅速，并能提高血清白蛋白，降低球蛋白，对 HBsAg 和 HBeAg 也有一定转阴作用。急性病毒性肝炎可配合抗病毒药物干扰素、阿糖腺苷、磷酸阿糖腺苷、阿昔洛韦（无环鸟苷）、磷甲酸钠、叠氮脱氧胸腺嘧啶核苷、右旋儿茶素、利巴韦林等抗病毒治疗。

3. 治疗乙脑：乙脑患儿在常规中西医结合治疗的基础上加用广豆根注射液治疗对

于体温下降、抽搐昏迷持续时间及程度以及并发症、后遗症等有明显优势。

4. 治疗肿瘤：山豆根曾试用于多种癌症，疗效不能肯定。曾用脱氢苦参碱治疗恶性葡萄胎和绒毛膜上皮癌认为有较好效果。近有报道山豆根甲碱（槐果碱）静滴、肌注或胯部注射治疗恶性葡萄胎等滋养细胞恶性肿瘤有明显疗效，治疗期间无死亡。

5. 治疗心律失常：山豆根每剂 40g 为主分型治疗心律失常有效。氧化苦参碱每次 50mg 治疗心律失常也有明显疗效。对室性早搏患者在使用中药治疗的同时，应配合使用利多卡因、普罗帕酮、胺碘酮等药物，减少室早的级别和数目，以降低猝死的危险性。

6. 治疗哮喘：山豆根提取液对过敏性哮喘具有较明显的疗效，在配合钙通道阻滞剂时疗效更加明显。

【中西药合用禁忌】

1. 由于山豆根使用过量可导致中毒，表现为头晕、眼花、恶心、呕吐、腹痛、腹泻、恶寒、多汗、面色苍白、昏迷等，最终死于呼吸衰竭。有个别报道山豆根引起亚急性基底核坏死脑病。毒理研究：大鼠经静脉恒速滴入山豆根总碱（16mg/100g 体重）后，多于 30～35 分钟内呼吸先停止，继而 5～10 分钟后心搏停止，心室电位消失死亡。毒性试验表明大剂量广豆根煎液灌胃可使小鼠呼吸抑制、震颤和痉挛，最后部分死亡。因此，山豆根及山豆根制剂不宜与吗啡、哌替啶（杜冷丁）、二氢埃托啡片、芬太尼、美沙酮等具有呼吸抑制作用的药物及阿司匹林、布洛芬、甲硝唑、阿奇霉素、氯丙嗪等易引起胃肠道反应的药物合用。

2. 山豆根所含苦参碱，不宜与铁制剂同时服用，本品亦能影响胰酶、胃酶、乳酶生等的药效，不宜同服。

3. 含有山豆根成分的中成药，如清咽润喉丸、清咽颗粒、利咽灵颗粒等。清咽润喉丸含有甘草，不宜与奎宁、阿托品、盐酸麻黄碱等多元环碱性较强的生物碱合用，甘草酸、甘草次酸能与这些生物碱生成大分子盐类，产生沉淀，减少药物的吸收。不宜与强心苷合用，甘草的皮质激素样作用能"保钠排钾"，导致心脏对强心苷敏感性增高，产生强心苷中毒。不宜与排钾利尿药同用，两类药均有排钾作用，导致低血钾症；甘草还会引起钠水潴留，减低利尿药的作用。不宜与降糖药同用，甘草具糖皮质激素样作用，可以升血糖，拮抗降糖药的作用。常用的降糖药有胰岛素、优降糖、甲苯磺丁脲、降糖灵等。不宜与阿司匹林、水杨酸钠等水杨酸衍生物同用，两类药合用后能诱发或加重消化道溃疡的发病率。不宜与肾上腺皮质激素药合用，合用会加重激素的副作用，如高血压、水肿等。三七、穿山甲、何首乌等中药同样具有肾上腺皮质激素样作用，也不宜与肾上腺素、去甲肾上腺素、异丙肾上腺素、醛固酮等肾上腺素类西药同用。不宜与降压药利血平、降压灵等合用，甘草长期服用会引起高血压，减弱降压药的作用。

麻黄

麻黄为麻黄科植物草麻黄、中麻黄或木贼麻黄的干燥草质茎。又名龙沙、狗骨、卑相、卑盐。8～10月间割取绿色细枝，或连根拔起，去净泥土及根部，放通风处晾干或晾至6成干时，再晒干。始载于《神农本草经》，列为上品。中医认为其性辛温，味微苦，归肺、膀胱经。有发汗解表、宣肺平喘、利水消肿之功效。用于风寒感冒，咳嗽气喘，风水浮肿，风湿痹痛，阴疽，痰核。煎服，2～9g，宜后下。发汗解表宜生用，止咳平喘宜炙用；捣绒缓和发汗，小儿、年老体弱者宜用麻黄绒或炙用。

【主要成分及药理】

麻黄主要含麻黄碱、伪麻黄碱、N－甲基麻黄碱、去甲基麻黄碱等生物碱类，并含少量挥发油、黄酮类化合物、麻黄多糖等。现代研究揭示其有发汗、解热、缓解支气管平滑肌痉挛、利尿、抗炎、抗病原微生物的作用。

【临床中西药合用】

1. 治疗支气管哮喘：麻黄碱片剂口服，15～30mg/次，45～90mg/日，可预防和缓解支气管哮喘。麻黄雾化剂吸入治小儿支气管哮喘、喘息性支气管炎、喘息性支气管肺炎有效。麻黄膏（麻黄和白胡椒粉7∶3组成）贴肺俞穴，对治哮喘有效。对于哮喘反复发作者在中药的治疗基础上可配合吸入激素长期抗炎，哮喘急性发作患者可配合吸入β₂激动剂缓解支气管痉挛。

2. 治疗某些低血压症：麻黄碱皮下或肌肉注射15～30mg/次，45～60mg/日，可预防腰椎麻醉引起的低血压症等。如高血压患者服降压药后血压下降过快而感到不适时，应在医生指导下调整给药方法和剂量；对体位性低血压患者，由卧位站立时注意不要过猛，或以手扶物，以防因低血压引起摔跤等。

3. 治疗鼻塞：由鼻粘膜肿胀（如过敏性鼻炎、鼻粘膜肥厚等）所引起的鼻塞常用0.5%～1%麻黄碱溶液滴鼻可消除鼻粘膜肿胀。治疗过敏性鼻炎引起的鼻塞可配合西替利嗪抗过敏治疗。

4. 缓解荨麻疹和血管神经性水肿的皮肤粘膜症状：可用麻黄碱片剂口服。如麻黄附子细辛汤加减治疗老年皮肤瘙痒有效。有报道用单味麻黄15g水煎剂，每日1剂，连服数剂，治疗季节性皮炎有效。可适当配合抗组胺类药物苯海拉明、赛庚啶、扑尔敏等缓解荨麻疹和血管神经性水肿的皮肤粘膜症状。

5. 治疗小儿遗尿症：麻黄10g，台乌药9g，山药15g，益智仁9g，桑螵蛸12g，五味子6g，熟地10g。水煎服，治疗小儿脾肾不足引起的遗尿疗效显著。对隐性脊柱裂所致的遗尿症必要时可配合手术治疗。

【中西药合用禁忌】

1. 由于麻黄使用过多可导致中毒，出现中枢神经和交感神经兴奋症状：如烦躁不安、神经过敏、耳鸣、失眠、恶心、呕吐、颜面潮红、上腹部不适、食欲不振、口渴、出汗、血压升高、头痛、头晕、心慌、血糖升高、心前区疼痛、心动过速。严重者排尿困难、心动过缓、心律失常，最后可因心力衰竭、心室颤动及呼吸衰竭而死亡。麻黄碱是麻黄的主要有效成分之一，具有明显的中枢兴奋作用用，较大治疗量即能兴奋大脑皮层和皮层下中枢，引起失眠、神经过敏、不安、震颤等症状。蒋袁絮等圈报道麻黄碱可缩短戊巴比妥钠催眠时间，与阈下剂量戊四氮有协同作用，皮下注射麻黄碱可显著增加小鼠的自发活动。有人采用微渗析技术给大鼠注射麻黄碱后，发现能显著增加细胞外多巴胺的水平，且麻黄碱能显著增强大鼠的自主活动能力，并与给药后观察时间和给药剂量有很大关系。因此，麻黄及麻黄制剂不宜与氯丙嗪、苯巴比妥等镇静催眠药及两性霉素B注射剂、氨茶碱注射液、乙胺嘧啶、多虑平、阿米替林、左旋多巴、双氢克尿噻、阿托品、肾上腺素、多巴胺等导致心律失常药物同用。

2. 麻黄中所含麻黄碱。（1）麻黄碱有升压作用，与降压药产生药理作用的拮抗。因此，不能与降压灵、利血平、呱乙啶、复方降压片等降压药同用。（2）麻黄碱能兴奋中枢神经，拮抗镇静催眠药的中枢抑制作用。因此，不能与氯丙嗪、苯巴比妥等镇静催眠药同用。（3）麻黄碱可以作用于肾上腺素能神经末梢，促使去甲肾上腺素释放，还能作用于5－羟色胺和组织胺受体。口服单胺氧化酶抑制剂后，会抑制体内单胺氧化酶活性，使去甲肾上腺素、多巴胺、5－羟色胺等单胺类神经递质不被破坏，而贮存于神经末梢中。当同时服用含麻黄碱的药物后，麻黄碱促使贮存于神经末梢的上述神经递质大量释放，导致高血压危象和脑出血。因此，不能与痢特灵、优降宁、苯丙胺、苯乙肼等到单胺氧化酶抑制剂同用。（4）麻黄碱使心肌收缩力增强，心输出量增加，心律加快，如同时服用洋地黄类，可导致强心苷中毒。因此，不能与洋地黄、地高辛等强心苷类同用。（5）麻黄碱和氨茶碱都有平喘作用，同用并不比单用疗效好，反而使毒性增强，出现头痛、头昏、恶心呕吐、心动过速等症状。因此，不能与氨茶碱同用。（6）麻黄碱、伪麻黄碱都是拟肾上腺素药，促进体内去甲肾上腺素的释放，如同时服用此类西药会诱发高血压。因此，不宜与肾上腺素、去甲肾上腺素、异丙肾上腺素同用。（7）麻黄碱和异烟肼均可引起精神兴奋、排尿困难等副作用。因此，不能与异烟肼同用。

3. 含有麻黄的中成药如麻仁石甘片、止咳定喘膏、防风通圣丸、哮喘冲剂、通宣理肺丸、小儿肺热咳喘颗粒、人参再造丸、半夏露冲剂、小青龙糖浆等。（1）不宜与降血压药同服，可因麻黄中的有效成分麻黄素的收缩动脉血管作用而致血压升高，会抵消降压药的疗效，甚至会升高血压。（2）不宜与单胺氧化酶抑制剂痢特灵、优降宁、苯乙肼、甲基苄肼、异烟肼等合用，因单胺氧化酶抑制剂，可抑制单胺氧化酶的活性，使肾上腺素神经末梢贮存的递质灭活受阻，而使麻黄及其制剂中的麻黄碱升压作用加强，有导致高血压危象和脑出血的危险。（3）不宜与强心药合用，麻黄碱可兴奋心肌β受体，加强心肌收缩力，因而可使洋地黄类强心药的作用增强、毒性增加，易致心律失常及心衰等不良反应。（4）不宜与肾上腺素、去甲肾上腺素、异丙肾上腺素同用：麻黄碱、伪麻黄碱都是拟肾上腺素药，促进体内去甲肾上腺素的释放，如同时服用此类西药，可增加后者的毒、副作用，诱发高血压。（5）不宜与茶碱合用，麻黄碱与氨茶碱联用，理论上有协同作用，实际上麻黄碱可茶碱使肝清除率升高，血药浓度下降，其效果不如单用好，反而使毒性增强，出现头疼、头昏、恶心呕吐、心动过速等症状。

黄连

黄连为茛科植物黄连、三角叶黄连或云连的干燥根茎，又名云连、雅连、川连、味连、鸡爪连。秋季采挖，除去须根及泥沙，干燥，撞去残留须根。始载于《神农本草经》，列为上品。中医认为其性寒，味苦。归心、脾、胃、肝、胆、大肠经。有清热燥湿，泻火解毒之功效。用于湿热痞满，呕吐吞酸，泻痢，黄疸，高热神昏，心火亢盛，心烦不寐，血热吐衄，目赤，牙痛，消渴，痈肿疔疮；外治湿疹，湿疮，耳道流脓。煎服，2～5g。外用适量。

【主要成分及药理】

黄连主要含小檗碱（黄连素）、黄连碱、甲基黄连碱、掌叶防己碱、非洲防己碱、吐根碱等多种生物碱类；并含黄柏酮，黄柏内酯等。现代研究揭示其有抗菌、抗心律失常、利胆、抑制胃液分泌、抗腹泻、抗急性炎症、抗癌、抑制组织代谢、抗溃疡、解热、镇静、抑菌、缓解支气管痉挛、止呕，止血、抗凝血、降血脂、抑制兴奋传导的作用。

【临床中西药合用】

1. 治疗细菌性痢疾：黄连治疗菌痢，疗效肯定，多在用药5～7天治愈。所用口服剂量，小者每日2～3g，大者8～12g。慢性菌痢肠粘膜有实质性病理改变者，可在乙状结肠镜的帮助下将黄连粉直接喷射于肠壁上，隔日1次，3～5次为一疗程。黄连对菌痢的远期疗效亦称良好，如复发再服仍有效，但对阿米巴痢疾疗效较逊，对小儿中毒型菌痢亦可应用。对于中毒性菌痢可配合敏感抗生素抗菌治疗，静脉给药，待病情好转后改口服。有人曾将黄连与碘胺药物、链霉素、痢疾噬菌体作疗效对比，发现临床症状改善的速度，黄连组与其他三组相等，而大便培养转阴时间，以黄连组为快。不少作者认为黄连至少不亚于其他几种治疗痢疾的药物，且不像磺胺类药、氯霉素等易有副作用。此外，黄连中所含的生物碱黄连碱对痢疾杆菌具有良好的抗菌效力，一般用量成人为 100～200mg，日服 3～4 次，待临床症状消失，大便性状转为正常及培养转阴后改用半量，连续 2～3 次培养阴性后停药。或用 0.1% 黄连素液 1ml 加 1% 普鲁卡因液 1ml，作穴位注射。选穴：关元，气海，天枢，足三里（双侧交替注射），每穴 0.5ml，每天 1 次，7 天为一疗程。手法为：进针慢，推药慢，出针快。共治疗急慢性菌痢 87 例，疗效以急性者为好。

2. 治疗伤寒：用黄连粉装入胶囊口服，每次 2g，每 4 小时 1 次，直至体温正常后 3～5 日为止。治疗 15 例，临床治愈 13 例，2 例无效；治愈病例完全退热之平均天数为 5.6 天。2 例伤寒复发病人在用各种抗菌素及激素无效后，改用黄连素 200mg，日服 3 次，结果用药后第 3 日体温即显著下降，第 13 日完全恢复正常。共服 21 天并无不良反应。停药 2 周，大便培养 2 次阴性。有人报道使用香连丸（黄连、木香）治疗伤寒带菌者 137 例，绝对疗效在 98% 以上。有严重毒血症者，可在足量有效抗菌治疗配合下使用激素。

3. 治疗肺结核：用黄连素每次 300mg，每日 3 次口服，3 个月为一疗程。报道 30 例肺结核患者的咯血、发热、咳嗽等症状治后全部消失，排菌者的阴转串为 83.3%，X 线摄片病灶吸收好转。亦有用 2% 黄连液戊 0.25% 黄连素液作气管滴入治疗结核性空洞，一般以薄壁空洞闭合率为高。临床可以黄连素与异烟肼并用治疗重症肺结核合并糖尿病的患者，用药后糖尿病病情亦呈观好转与稳定。

4. 治疗流行性脑脊髓膜炎：应用大剂量黄连素治疗 40 例，治愈 24 例，平均疗程为 7.4 天。少数患者脑脊液培养仍有脑膜炎双球菌生长，提示黄连素对抗脑膜炎双球菌的作用是制菌而非杀菌，并推测黄连素是通过脑膜血管到达脑膜从而控制炎症，而不是透过血脑屏障进入脑脊液。故黄连素对本病的治疗尚不够理想，需配合磺胺药治疗。

5. 治疗大叶性肺炎：用黄连粉内服，每次 2 分，每日 4～6 次。据 23 例观察，平均退热天数为 2.9 天。对于重症或休克型肺炎病人应及时配合应用足量抗生素静脉滴注，并可联用 2～3 种广谱抗生素，如青霉素、头孢菌素类药等，加强支持和对症治疗。

6. 治疗猩红热：用 10% 黄连糖浆内服治疗 44 例猩红热患者，全部治愈；与青霉素和青霉素加磺胺分组对比的结果，黄连组的疗效并不逊于其他两组。再有内服黄连干浸膏（0.25g 约等于原生药 1g）治疗猩红热患者 38 例，儿童剂量为 0.15～0.3g，成人 0.45g，每日 3～4 次，持续用药 6.5 天，少数病例兼用 5% 黄连液滴鼻或喷喉，均获痊愈。

7. 治疗白喉：用黄连粉（每次 0.6g，每日 4～6 次）内服，并配合 1% 黄连溶液漱口，治疗轻症白喉 11 例，体温在 1～3 天内恢复正常，假膜平均在 2.6 天消退。治疗后咽拭培养平均 2.8 天转为阴性。用上法治疗溃疡膜性咽炎亦取得良好效果。亦有采用黄连梗（即叶柄）治疗白喉的报道：凡白喉患者，病程未超过 24 小时，体温在 38℃ 以下，一般状况较佳，局部未形成大块白膜者，用相当于火柴棒长短粗细的黄连梗 8 根，含置于口内齿颊间，每次 1 小时，每日 3～4 次；体温 38℃ 以上的患者除含用黄连梗外，同时用 10% 黄连梗浸液（黄连梗 10g 加水浸泡 48 小时过滤，煎成 100 毫升，凉透备用），以喷雾器喷射咽腔，每日 3～4 次。经用上法治疗 50 例，全部治愈。

8. 治疗肺脓肿：采取气管内滴入与口服合并治疗法。每次滴入黄连素 4～6mg，每日 1 次，同时每日用黄连素 1.2～4.8g，分 3 次服，4 周为一疗程，治疗肺脓肿有效。治疗急性肺脓肿的感染可配合青霉素抗感染治疗，疗效较佳。

9. 治疗脓胸：取川黄连研粉用水浸煎 2 次，配制成 10% 的溶液，作游子透入。每日 1 次，每次 20 分钟，15～20 次为一疗程。如病变顽固者，休息 10 天后可继续下一疗程。治疗小儿急性脓胸以透入疗法为主，配合外科抽脓及全身支持疗法，疗效较佳。据观察，黄连除对金黄色葡萄球菌和肺炎双球菌有显著的制菌作用外，并有特异的收敛作用，减轻炎性渗出，促进病灶的吸收，使症状缓解，病程缩短。临床可作为一种辅助治疗方法，但应尽早施行。

10. 治疗溃疡性结肠炎：治法：喷粉法－洗净患者肠内容物，凡使用乙状结肠镜可窥视到的溃疡及其他炎症病变，均可用带有长金属臂的喷粉器将黄连粉直接喷到溃疡或病变部位，每次用药 6～8 分，隔日 1 次，9 次为一个疗程，以后视病情需要可每隔 1 周进行第二或第三个疗程。定位灌肠法－病变如系高位，按 X 线检查测知的病变部位，算好自肛门到病变区的距离插入胶管（使用洗胃管，硬度合适），待胶管头部抵达目的地，然后将生黄连粉混于 150ml 温水中灌入。注药后根据病变部位采用左侧、右侧、平卧和臀部高位等体位，同时嘱病人用双手压迫肠段病变的两端安静休息，一般 1～2 小时后可随意活动。隔日灌 1 次，9 次为一疗程。需要时每隔 1 周可进行第二、第三疗程。行喷粉法或灌肠法，开始偶有痛感，经 2～3 次后即可消失，并无其他副作用。如添加适量盐酸普鲁卡因粉剂可避免疼痛，亦不影响疗效。在进行上述治疗时，应同时给予一般常规护理及治疗。

11. 治疗高血压：用黄连碱每天 0.75～4g，分 3～4 次口服，疗程 6～14 天。治疗 13 例，结果有 12 例于治疗后数天内血压降至正常范围。据介绍，黄连碱能抑制链球菌，并有扩张血管的作用，黄连碱治疗急性肾炎之高血压，及用于高血压伴有心绞痛和冠状动脉机能不全时，可能收到双重效果。同时由于黄连素既有舒张血管降低血压的作用，故在治疗急性感染性疾患合并有血压降低或休克时，使用大剂量黄连应慎重。

对于嗜铬细胞瘤引起的高血压，需配合外科手术肿瘤切除后血压可降至正常；对于肾血管性高血压可配合介入治疗扩张肾动脉。

12. 防治麻疹：以35%黄连注射液1ml肌注，用于有麻疹接触史而未见症状的儿童。如有咳嗽、目赤、流泪、流涕等症状出现，均1次注射2ml；若出现典型症状，并兼有发热及麻疹粘膜斑者，第1次注射2ml，2天后再注射2ml，经2次注射，症状可基本消退而进入恢复期。高热时应配合可用小量退热剂；烦躁可适当给予苯巴比妥等镇静剂；继发细菌感染可配合抗生抗菌治疗素。麻疹患儿对维生素A需要量大，世界卫生组织推荐，在维生素A缺乏区的麻疹患儿应补充维生素A。

13. 治疗百日咳：（1）用黄连、麻黄、甘草、大黄各2g，吴茱萸0.5g，乌梅、榧子仁各8g，蝉蜕、百部各4g，桃仁、杏仁各6g。水煎服，另予琥珀抱龙丸1粒化水冲服。（2）用100%黄连煎剂，疗效显著。与链霉素、氯霉素相比较，疗效并不逊色。用药愈早效果愈好。剂量：1岁以下每日1.0~1.5ml，1~2岁1.5~2.0ml，2~5岁2.0~2.5ml，5岁以上2.5~3ml。均每日3次分服（每次均混以5~10ml的饱和糖浆）。亦可用20%黄连注射液深部肌肉注射，1岁以下每次0.5~1.0ml，1~2岁每次1.5~2.0ml，2~5岁每次2~3ml，5~12岁每次3~5ml。每日或隔日一次，5~7次为一疗程。在百日咳卡他期或痉咳期早期可配合抗生素治疗，可降低传染性，减轻症状并缩短病程。

14. 治疗烧伤：采用5%~10%黄连油或2%黄连水治疗Ⅰ、Ⅱ度新鲜烧伤，可使创面迅速干燥；一般在24~48小时，即可结痂，具有明显的控制感染、缩短疗程作用。黄连油可用蓖麻油或麻油作溶剂，并加入普鲁卡因溶液，以减少刺激性。对脓性分泌物较多的创面，用20%黄连水湿敷或喷雾，如能同时用烤灯，保持创面干燥，则疗效更佳。对于烧烫伤较重者，可在西医抗炎水肿补液等基础治疗上配合使用。

15. 治疗化脓性感染：一般局限在炎症浸润期者用10%黄连软膏贴敷，溃破或在外科手术排脓术后创口用2%~10%黄连溶液换药；炎症较重者给予黄连粉胶囊1g，日服4次，可使疼痛减轻，并兼有健胃作用。治疗疖肿、痈、急性乳房脓肿、术后感染、急性淋巴腺炎等共66例，均于2.7~6天炎症消退，脓性分泌物减少，创面干净而愈。应据报道，100例外科急性化脓疮口换药用黄连纱条，与50例应用凡士林纱条进行比较，证实其疗效较凡士林纱条显著优异。另据100例创面脓液培养证明有47%的细菌对黄连有不同程度的敏感，黄连液的最低有效浓度为2%~3%。

16. 治疗妇科疾病：用20%黄连浸剂浸渍的阴道用棉拴，治疗49例滴虫性阴道炎，治愈率达95%以上。黄连用于治疗子宫颈糜烂和妇科其他炎症亦有一定效果。合并感染者与西药抗生素合用，可加强其抗炎抗菌的疗效，降低细菌内毒素，并增强机体免疫机能。

17. 治疗眼科疾病：用5%~10%黄连溶液作眼浴或滴眼，可以治疗急性结合膜炎和一般浅层角膜炎。用黄连硼酸溶液（含黄连10%，硼酸3%）滴眼，治疗急性结合膜炎、浅层角膜炎（加用5%黄连膏外涂）、麦粒肿及各种睑缘炎等外眼炎症近200例，均取得良好疗效。采用黄连冰片液（含黄连20%）治疗急性结合膜炎亦有同样效果。曾用黄连素电游子透入治疗沙眼102例、睑缘炎30例，均有效。再有报道用10%黄连液每日滴眼2次，疗程3周，治疗沙眼110例，有效率86.3%；用10%黄连液浸泡海螵蛸（乌贼骨）棒摩擦沙眼，轻症1~3次，重症最多10次；通过1835人次临床观察，效果良好，反应均轻微。

18. 治疗化脓性中耳炎：用黄连10%加入3%硼酸溶液100毫升中，浸泡后，蒸沸过滤2次。按常规洗净患耳，每日滴耳3~4次，对急性患者效果明显。亦有用复方黄连滴剂（黄连8钱，珊砂1.5钱，冰片1分，将黄连加水煎成100毫升后过滤，加入硼砂和冰片备用）治疗久治不愈的慢性化脓性中耳炎。及早配合足量抗生素青霉素类、头孢类等药物控制感染，务求彻底治愈。

19. 治疗湿疹：用黄连粉1份加蓖麻油3份调成混悬液，涂患部。或配以金银花、蒲公英等清热解毒药煎汁或捣烂敷于局部，较大较严重者可结合西医抗炎或外科手术处理。

20. 治疗糖尿病：用黄连配伍石膏、知母、天花粉、葛根而组成黄连石膏汤治疗糖尿病患者可见症状明显改善，血糖下降至正常或接近正常。另以黄连配伍人参，天花粉、泽泻制为黄连降糖散，每服3g，每日3次，治疗搪尿病石也有较好疗效。1型糖尿病需要配合用胰岛素治疗。

【中西药合用禁忌】

1. 由于黄连使用过多可导致中毒，表现为胃肠活动增加、食欲减退、胃痛、恶心、腹胀、腹泻等消化道症状。毒理试验：LD_{50}小檗碱小鼠灌服LD_{50}为392mg/kg。小檗碱小鼠腹腔注射LD_{50}为24.3mg/kg。毒性反应：黄连生物碱肠道吸收少，毒性低。因此，黄连不宜与非甾体类抗炎药、抗精神病药、抗肿瘤药物、肾上腺皮质激素类药、抗酸剂和H_2受体阻滞剂等易引起胃肠道不良反应药物合用。

2. 黄连中含黄连素。（1）不宜与强心苷同用，这些中药在胃肠道中有很强的抑菌作用，肠道菌群的改变使强心苷被细菌代谢的部分减少，血中强心苷浓度升高，易发生中毒。（2）不宜与酶类制剂同用，这类中药抑制酶的活性，降低酶类制剂的作用。（3）不宜与青霉素同用，含黄连的注射液与其配伍不稳定，遇酸、碱、醇、重金属离子均易析出沉淀。（4）不宜与氨基糖苷类药物合用，可增强对听神经的毒性。（5）黄连素与茶不可同吃。服用黄连素前后2小时内应禁止饮茶。茶水中含有约10%的鞣质，鞣质是生物碱沉淀剂，可与黄连素中的生物碱结合形成难溶性的鞣酸盐沉淀，降低黄连素的药效。

3. 含黄连的中成药，如牛黄上清丸、戊己丸、万氏牛黄清心丸、牛黄安心丸、牛黄消炎灵、安宫牛黄丸、羚翘解毒丸、上清丸、牛黄清胃丸、苦胆丸、黄连上清丸、黄连清胃丸、清热丹、羚犀丹、开胃健脾丸、小儿保安丸、痫症镇心丸等。（1）牛黄上清丸、戊己丸、万氏牛黄清心丸、牛黄安心丸、牛黄消炎灵、安宫牛黄丸、牛黄清胃丸中含有牛黄，对心脏有兴奋作用，对血管稍有舒张作用，因此，不能与导致心律失常药物，两性霉素 B 注射剂、氨茶碱注射液、乙胺嘧啶、多虑平、阿米替林、左旋多巴、双氢克尿噻、麻黄碱、阿托品、肾上腺素、多巴胺等等同用。（2）痫症镇心丸、小儿保安丸中有朱砂，不能与碘化钾、西地碘片、溴化钾、三溴合剂等含碘离子的西药同服，因汞离子与碘离子在肠中相遇后，会生成有剧毒的碘化汞，与具有还原性的西药如硫酸亚铁同服后能增强毒性。

延胡索

延胡索为罂粟科植物延胡索的干燥块茎。又名玄胡、元胡。夏初茎叶枯萎时采挖，除去须根，洗净，置沸水中煮至恰无白心时，取出，晒干。始载于《本草拾遗》。中医认为其性辛温，味苦。归心、肝、脾经。有活血，利气，止痛之功效。用于胸胁、脘腹疼痛，经闭痛经，产后淤阻，跌扑肿痛。煎服，3~9g；研末吞服，一次 1.5~3g。

【主要成分及药理】

延胡索主要含延胡索甲素、乙素、丙素、丁素、庚素、辛素、壬素、寅素、丑素、子素等生物碱类。现代研究揭示有显著的镇痛、催眠、镇静与安定、扩张冠脉、降低冠脉阻力、增加冠脉血流量、提高耐缺氧能力、抗心律失常、抗溃疡、抑制胃分泌的作用。

【临床中西药合用】

1. 用于镇痛作用：治疗跌打损伤、瘀血肿痛，可将延胡索酒炒至黄，研为细末，每日早晚服用，每次 6 克，黄酒送服；治疗疝气肿痛者，可取延胡索 15 克，川楝子、乌药、小茴香各 10 克，水煎服。治疗头痛和失眠可用延胡索乙素片或延胡索复方。现代药理作用研究表明，总碱的镇痛效价为吗啡的 40%，总碱以甲素、乙素、丑素的镇痛作用最为明显，其中乙素作用最强，丑素次之，甲素在次之。进一步研究表明，四氢巴马亭对脑内多巴胺受体（D_1、D_2 亚型）均有亲和力，其镇痛作用可能是阻断 D_1 多巴胺受体，使脑内纹状体亮氨酸脑啡肽含量增加来实现的。延胡索醋制后，止痛作用尤为明显。用于重度癌痛的药物可以配合吗啡镇痛，可提高患者生活质量，延长生存期限。

2. 镇静催眠作用：延胡索主要成分延胡索乙素有中枢安定作用，用于镇静，催眠，减少多梦现象，尤其因疼痛引起的失眠更为适宜。用于重度癌痛可以配合吗啡镇痛催眠，改善癌症患者生存质量。

3. 治疗心绞痛：用延胡索、金铃子各等份，共研细末，每日早晚用米汤送服，每次 6g。《雷公炮炙论》记载："心痛欲死，速觅延胡。"即说延胡索已用于冠心痛及心绞痛的治疗。对于轻度冠心病心绞痛可用原儿茶醛注射液或配合针灸治疗，较重者配合银杏叶片、丹参滴丸、阿司匹林片、硝酸甘油等药物合用。

4. 治疗胃及十二指肠溃疡：用延胡索、白芍各等分组成药对加入辩证处方中，对治疗胃及十二指肠溃疡取得较好疗效。临床上配合质子泵抑制剂（PPI）如奥美拉唑、泮托拉唑、兰索拉唑、雷贝拉唑、埃索美拉唑、艾普拉唑等药物治疗疗效更佳。

【中西药合用禁忌】

1. 由于延胡索及其生物碱不同制剂使用过量可导致肝毒性，表现为谷丙转氨酶升高，尚见药物热发生。毒理试验毒性反应：猴灌服延胡索乙素 85mg/kg 和 110mg/kg，皮下注射 80mg/kg. 无明显毒性。每天灌服 85mg/kg，共 2 周，有镇静、催眠作用，第 4～7 天出现肌肉紧张，四肢震颤，尿有管型，内脏解剖无明显变化。病理检查：病理切片所见心脏和肾脏有轻度肿胀、混浊。因此，延胡索及其生物碱不宜与金属类药物、麻醉镇静药、解热镇痛药、抗菌药物、抗结核药如异烟肼、对氨基水杨酸钠、利福平、抗甲状腺药等有肝毒性药物及磺胺药、碘剂、砷剂、水杨酸类、苯妥英钠、巴比妥等较易引起药物热的药物合用。

2. 延胡索中含延胡索乙素。（1）不宜与氯丙嗪同用，二者有类似的安定和中枢性止呕作用，但同用会产生震颤麻痹。（2）不宜与咖啡因等、苯丙胺中枢兴奋剂同用，延胡索乙素具有中枢抑制作用，会降低西药中枢兴奋剂的药效。（3）不宜与单胺氧化酶抑制剂同用，延胡索的有效成分巴马汀，其降压作用可被单胺氧化酶抑制剂如优降宁等所逆转或消除，故在应用单胺氧化酶抑制剂期间及停药时间不足两周者，不宜应用元胡及其制剂。（4）不宜与士的宁及马钱子同用，元胡可增强士的宁的毒性反应。（5）不宜与氨基糖苷类药物合用，可增强对听神经的毒性。

3. 含有延胡索成分的中成药，如济坤丸、九气拈痛丸、茴香橘核丸、舒肝丸、十香止痛丸、九香止痛丸、心腹气痛丸、平安丸、平肺舒络丸、沉香舒气丸、沉香舒郁丸、舒肝理气丸、元胡止痛片等。另外还有其提取制延胡索乙素片、延胡索乙素注射液等。（1）济坤丸中含当归，不宜与华法林等抗凝药同用，二者合用可加重出血倾向；与阿司匹林联用可导致眼前房出血；不宜与抗结核药异烟肼联用，同服后会产生螯合反应，妨碍机体吸收，降低疗效。（2）沉香舒气丸、沉香舒郁丸、舒肝理气丸中含柴胡，不宜与含各种金属离子的西药，如氢氧化铝制剂、钙制剂、亚铁制剂等合用，会形成络合物，影响吸收。

防己

防己为防己科植物粉防己、木防己及马兜铃科植物广防己、异叶马兜铃的根。又名解离、载君行、石解。秋季采挖，洗净或刮去栓皮，切成长段，粗根纵剖为 2～4 瓣，晒干。异叶马兜铃根则在春、秋采挖。始载于《神农本草经》，列为上品。中医认为其性辛寒，味苦。归肺、膀胱经。有利水消肿，祛风止痛之功效。用于水肿脚气，小便不利，湿疹疮毒，风湿痹痛。煎服，4.5～9g。

【主要成分及药理】

汉防己（粉防己）主要含粉防己碱（即汉防己甲素），防己诺灵碱，轮环藤酚碱，氧防己碱，防己斯任碱，小檗胺，2，2'－N，N－二氯甲基粉防己碱，粉防己碱A、B、C、D 等生物碱类。木防己（广防己）含马兜铃酸，木兰花碱，尿囊素，马兜铃内酰胺等。现代研究揭示粉防己能明显增加排尿量、镇痛、抗炎、保护心肌、降压、抗心律失常、抑制血小板聚集、抗菌和抗阿米巴原虫、抗肿瘤、抑制免疫、抗过敏作用。广防己能提高非特异性免疫力、抑菌、降低血压作用。

【临床中西药合用】

1. 治疗高血压：对气虚血瘀水停的肾性高血压22 例，以防己合当归芍药散加减治疗，总有效率为86.36%。现代药理表明汉防己所含生物碱汉防己甲素有较好的降压作用能显著降低血压，舒张压下降尤为明显。可酌情配合尼群地平、尼扎地平、卡托普利等西药使用。

2. 治疗心绞痛：防己对心肌有保护作用，能扩张冠状血管，增加冠脉流量，能对抗心律失常。20 例心绞痛患者用 Tet2－3mg/kg 静脉注射，每日 2 次，共 2 周，心肌耗氧指数的改善明显优于综合治疗组（硝酸异山梨酯、普萘洛尔、硝苯地平及小剂量阿司匹林），其中对劳累性心绞痛效果最好。

3. 治疗水肿、腹水、脚气浮肿：防己能利水、清下焦湿热。常与利水消肿药配伍，如己椒苈黄丸，即以本品与葶苈子、椒目、大黄配伍。若属虚证，可配伍益气健脾之品，如防己黄芪汤，以本品配黄芪、白术、甘草等药。

4. 治疗慢性肾小球肾炎：用防己、黄芪合己椒苈黄汤加减，治疗慢性肾小球肾炎73 例，60d 为 1 个疗程，3 个疗程后总有效率91.8%。对水湿停滞证慢性肾炎，防己合五皮饮加减治疗15 例，总有效率88.9%。对肺肾气虚证慢性肾炎用防己黄芪汤加减治疗12 例，效果显著。对慢性肾炎中期脾气虚水湿泛证，防己合参苓白术散、五皮饮加减效果显著。加味防己黄芪汤对消除脾肾阳虚证慢性肾炎蛋白尿疗效显著。对慢性肾炎水肿期，合苓桂术甘汤、逍遥散化裁组方，并随症加减，可防治细胞毒药物环磷酰胺的毒副反应，如胃部不适、白细胞减少、肝脏损害。

5. 治疗高脂血症：用防芪抵脂汤（防己、黄芪、党参、白术、茯苓、桃仁各 15g，大黄、水蛭、甘草各 6g），随症加减治疗高脂血症 40 例，临床改善率达 89.11%。

6. 治疗肝硬化：在西医护肝、支持治疗的基础上用防己黄芪汤加莪术、牛膝等制成片剂，每片含生药 0.3g，每次 6 片，日 3 次，连服 40 天，共治疗血吸虫肝纤维化 33 例，治愈 2 例，显效 16 例，有效 13 例。

【中西药合用禁忌】

1. 由于防己使用过量可导致肝毒性、肾毒性，表现为产生局部组织刺激、肝肾及淋巴组织坏死等。本品最小致死量：蟾蜍前淋巴囊注射时为 1000mg/kg～1200mg/kg；小鼠腹腔注射时为 700mg/kg～800mg/kg；家兔注射时为 40mg/kg～42mg/kg。因此，不宜与金属类药物、麻醉镇静药、抗肿瘤化疗药物等肝毒性、肾毒性药物合用。

2. 防己中含汉防己甲素。（1）不宜与异丙嗪等抗组织胺药同用防己碱能与异丙嗪产生协同作用，会发生蓄积中毒。（2）不宜与巴比妥类同用，可以缩短巴比妥类的致眠时间。（3）不宜与 α-受体兴奋剂如去甲肾上腺素、间羟胺、阿拉明等同用，防己能扩张血管而有降压作用，这些西药能拮抗其作用。（4）忌与士的宁同用，防己可加强士的宁的毒性反应。

3. 含防己的中成药，如补益活络丸、舒筋活血丸、豨莶风湿丸、风湿止痛丸、关节炎丸等。（1）补益活络丸中含有木瓜，不宜与碳酸钙、硫酸亚铁、氢氧化铝等合用，影响药物吸收；不可与环孢素 A 合用，因其可致环孢素的血药浓度下降而出现移植排斥；所含有机酸成分，不宜与具有肾毒性的西药如呋喃妥因、利福平、阿司匹林、吲哚美辛等同服，因其可增加后者在肾脏中的重吸收，加重对肾脏的毒性，与磺胺类药物、大环内酯类抗菌药易引起尿闭或血尿，会产生副作用；所含皂苷，不宜与维生素 C、胃蛋白酶合剂等酸性较强的西药联用，以防水解失效；不宜与大环内脂类同用，可降低其抗菌疗效。（2）舒筋活血丸含有大黄，不宜与含碱性成分的西药配伍，因此类中药容易在碱性环境下氧化失去或降低药效；不宜与磺胺类西药同服，因鞣质能与磺胺类药物结合影响磺胺的排泄，导致血及肝内磺胺类药浓度增高，严重者可发生中毒性肝炎；不宜与淀粉酶、多酶片等消化酶类药物联用，二者可结合形成氢键络合物，不易被胃肠道吸收。

洋金花

洋金花为茄科植物白曼陀罗的干燥花。4～11 月花初开时采收，晒干或低温干燥。

又名曼陀罗、羊惊花、山茄花、风茄花、枫茄花、醉仙桃、大麻子花、广东闹羊花、大喇叭花、金盘托荔枝、假荔枝。始载于《药物图考》。中医认为其性辛，味温，有毒，归肺、肝经。有平喘止咳，镇痛，解痉之功效。用于哮喘咳嗽，脘腹冷痛，风湿痹痛，小儿慢惊，外科麻醉。煎汤（或泡水），0.3～0.5g；入散剂，每日量不超过0.5g煎酒或作卷烟吸。外用，煎水洗或研末调敷。

【主要成分及药理】

洋金花主要含东莨菪碱（天仙子碱）、莨菪碱（天仙子胺）、阿托品等曼陀罗花含烷型生物碱。现代研究揭示有麻醉、兴奋延髓、镇痛、对支气管及胃肠平滑肌有松弛、解除血管痉挛、散瞳、调节眼麻痹及抑制腺休分泌的作用。

【临床中西药合用】

1. 治疗支气管哮喘：以洋金花为主制成片剂，每片含洋金花0.04g，远志0.4g，甘草0.3g，口服每次不超过3片，小儿酌减。治疗40例，服后1小时后复查，结果：显效16例，有效16例，总有效率为80%。洋金花全草和细辛等中药浓缩提取为浸膏，加渗透剂制成膏药。根据临床症状，辨证取穴贴敷，以胸背部穴位为主，常取擅中、天突、鸠尾、大椎、陶道、定喘、肺俞、膈俞等穴。每24小时更换1次。有严重炎症、发热或有肺源性心脏病者，同时配合西药治疗。

2. 治疗类风湿性关节炎：在西医控制关节及其他组织炎症的基础上用洋金花50g，马钱子50g，放入熏蒸治疗机煮药锅内，加水1500ml，加热，待汽箱内温达40℃时，让病人裸体坐入，头置于箱外，汽箱内保持38℃～40℃。每次熏蒸20分钟，每日1次。l0日为一疗程，如有必要，体息1周后再行下一疗程。

3. 治疗慢性支气管炎：用洋金花注射液每5日肌注1次，一般注射4～5次，每次注射液中含东莨菪碱0.5g～1g，根据病人年龄、性别、体质强弱等情况，用量略有不同。另用洋金花15g、纯60度粮食白酒500ml。先将洋金花研为极细末，将其倒入500ml白酒内摇匀，密封存放7天后开始服用。每日3次，每次服1～2ml，最大剂量不超过2ml。服500ml为一疗程，若服一疗程后不愈者，可按上法连续服用。在慢性支气管炎急性发作期可配合抗生素控制感染，氨茶碱及其缓释片剂、β2－受体激动剂及其缓释片剂解痉平喘等对症支持治疗。

4. 治疗精神分裂症：将曼陀罗花用白酒浸成10%酊剂，或制成20%煎剂。每日早餐后服1次，连服6天，停服1天。用量由10ml开始，根据反应程度，逐渐增加至40～80ml，以用药后1小时左右出现嗜睡，并维持2～3小时为适宜。服药后有胃部不适及食欲减退的副作用，可在每次服药当天上下午给胃蛋白酶或稀盐酸，并采用0.5%毛果芸香碱眼膏以减轻瞳孔散大及视力模糊。接受此种治疗后，患者的临床表现一般可分三个阶段：第一阶段，服药 15 分钟左右开始出现轻度烦燥不安，口干，瞳孔散大，视物不清。并可出现幻视，意识朦胧，定向障碍，步态不稳。部分患者有尿意频繁，少数有躁动恐怖情绪。这一阶段约持续 1/22 小时。第二阶段，主要为嗜睡状态，可出现肌张力增强或减退，口涎增加，呼吸深缓，这一阶段约 2～10 小时不等。第三阶段为醒转期，醒后自感头脑清醒，除胸闷、不思饮食、口干外，前述的临床表现均消失。根据对 62 例精神分裂症患者的观察，单独使用曼陀罗的疗效似不高，但对精神运动性兴奋有良好的宁静作用。

【中西药合用禁忌】

1. 由于洋金花使用过量可导致中毒，小儿较为多见。中毒症状和体征可归纳为两类：一类为副交感神经功能阻断症状，包括口干、恶心呕吐、皮肤潮红、心率、呼吸增快、瞳孔散大、视物模糊等；另一类以中枢神经系统症状为主：步态不稳、嗜睡、意识模糊、谵妄、大小便失禁，狂躁不安，甚至抽搐、生理反射亢进等，个别病人可出现发热、白细胞升高、中性粒细胞增加。严重者可因呼吸中枢麻痹而死亡。毒理试验：小鼠对曼陀罗的耐受量大于 4g/kg，小于 16g/kg，半数致死量 $LD_{50} = 6.82g/kg$。因此，洋金花及洋金花制剂不宜与阻断副交感神经或中枢神经系统的西药合用。

2. 洋金花所含阿托品，不宜与尿碱化药包括含镁或钙的制酸药、碳酸酐酶抑制药、碳酸氢钠、枸橼酸盐等伍用时，阿托品排泄延迟，作用时间和（或）毒性增加。不宜与金刚烷胺、吩噻嗪类药、其他抗胆碱药、扑米酮、普鲁卡因胺、三环类抗抑郁药伍用，阿托品的毒副反应可加剧。不宜与单胺氧化酶抑制剂（包括呋喃唑酮、丙卡巴肼等）伍用时，可加强抗 M 胆碱作用的副作用。

3. 含有洋金花成分的中成药，如止咳热片、天仙子注射液、洋金花酊、莨菪浸膏、曼陀罗流浸膏、复方百部平喘片、复方樟柳碱片、安喘片、金菀片、华山参片等。（1）不宜与具有抗胆碱作用的西药同用所含阿托品，不宜与尿碱化药包括含镁或钙的制酸药、碳酸酐酶抑制药、碳酸氢钠、枸橼酸盐等伍用时，阿托品排泄延迟，作用时间和（或）毒性增加。不宜与金刚烷胺、吩噻嗪类药、其他抗胆碱药、扑米酮、普鲁卡因胺、三环类抗抑郁药伍用，阿托品的毒副反应可加剧。不宜与单胺氧化酶抑制剂（包括呋喃唑酮、丙卡巴肼等）伍用时，可加强抗 M 胆碱作用的副作用。这类药包括阿托品、奎尼丁、导眠能、美加明等及酚噻嗪类西药。含颠茄生物碱的中药及其制剂有抗胆碱作用，与这些西药同用，会加重副作用。出现口干、瞳孔散大、尿闭、便秘。（2）不宜与洋地黄、地高辛等强心苷同用，此类中药所含生物碱成分会抑制胃肠蠕动，使胃排空延缓，增加药物的吸收，造成强心苷中毒。（3）不宜与红霉素同用，此类中药延长胃排空时间，使红霉素在胃中停留时间过长，易被胃酸破坏而致失效。（4）不宜与胃复安同服，胃复安治疗胃窦炎的机理在于加强胃窦收缩的强度与频率，促进胃排空，减少胆汁返流。而含颠茄类生物碱的中药具抗胆碱作用，能松弛平滑肌，减缓胃肠蠕动，抑制胃排空，与胃复安产生药理性拮抗作用，从而影响疗效。

天仙子

天仙子为茄科植物莨菪的种子。又名莨菪子、横唐、牙痛子、小颠茄子、熏牙子、行唐、山烟等。野生或栽培均有。始载于《神农本草经》，列为上品。中医认为其性辛温，味苦，有大毒。归心、胃、肝经。有解痉、止痛、安神、杀虫之功效。用于癫狂，风痫、风痹厥痛，喘咳，胃痛，久痢，久泻，脱肛，牙痛，痈肿，恶疮。内服，0.06~0.6g。外用煎水洗，研末调敷或烧烟熏。

【主要成分及药理】

天仙子主要含天仙子胺（即莨菪碱）、阿托品及天仙子碱（即东莨菪碱）等生物碱类。均为抗胆碱药，能减少腺体分泌、加速心率、解除平滑肌痉挛、扩瞳及升高眼内压。现代研究揭示其有中枢兴奋作用、镇静、催眠作用。

【临床中西药合用】

1. 对腺体、平滑肌的影响：阿托品在使用一般治疗量时，对分泌肌能即呈强大的抑制作用，引起口干及皮肤干燥；较大剂量，可减少胃分泌量，但往往不能降低酸度。治疗量的阿托品，对于平滑肌脏器的正常活动影响很小，但当它们有过度的收缩或活动时，便能表现在显著的松弛作用，故可用于胃肠痉挛，输尿管痉挛及膀胱刺激症状等。

2. 对眼的作用：阿托品有散瞳、升高眼压与调节麻痹的作用，因此，可用于虹膜炎及睫状肌炎，使发言组织停止活动，减少刺激而促使痊愈。

3. 对心血管的影响：阿托品能解除迷走神经对心脏的抑制，从而使心率加快。此外，尚能取消迷走神经机能过度所致的传导阻滞和心律失常，可用于锑剂中毒所引起的严重心律失常。

【中西药合用禁忌】

1. 由于天仙子使用过多可导致中毒，表现为口干，皮肤黏膜干燥、潮红，继之出现头晕、头痛、脉搏增快、瞳孔散大、烦躁不安、谵妄、阵发性强直性抽搐、血压下降、心力衰竭、四肢逆冷、昏迷、中毒严重者多因呼吸中枢麻痹而死亡。毒理实验：天仙子碱对成人的最小致死量约为100mg，幼儿约为10mg。阿托品5~10mg即可产生中毒症状，最低致死量则为0.08~0.13g。因此，天仙子及天仙子制剂不宜与水合氯醛、乌拉坦、吗啡、苯巴比妥等中枢抑制剂合用。

2. 天仙子含阿托品，与尿碱化药包括含镁或钙的制酸药、碳酸酐酶抑制药、碳酸氢钠、枸橼酸盐等，会导致阿托品排泄延迟，作用时间和（或）毒性增加。与金刚烷胺、吩噻嗪类药、其他抗胆碱药、扑米酮、普鲁卡因胺、三环类抗抑郁药伍用，阿托品的毒副反应可加剧。与单胺氧化酶抑制剂（包括呋喃唑酮、丙卡巴肼等）伍用时，可加强抗 M 胆碱作用的副作用。

3. 含天仙子的中成药有天仙子注射液、莨菪浸膏、复方天仙子胶囊等。（1）不宜与具有抗胆碱作用的西药同用，这类药包括阿托品、奎尼丁、导眠能、美加明等及酚噻嗪类西药。含颠茄生物碱的中药及其制剂有抗胆碱作用，与这些西药同用，会加重副作用。出现口干、瞳孔散大、尿闭、便秘。（2）不宜与洋地黄、地高辛等强心苷同用，此类中药所含生物碱成分会抑制胃肠蠕动，使胃排空延缓，增加药物的吸收，造成强心苷中毒。（3）不宜与红霉素同用，此类中药延长胃排空时间，使红霉素在胃中停留时间过长，易被胃酸破坏而致失效。（4）不宜与胃复安同服，胃复安治疗胃窦炎的机理在于加强胃窦收缩的强度与频率，促进胃排空，减少胆汁返流。而含颠茄类生物碱的中药具抗胆碱作用，能松弛平滑肌，减缓胃肠蠕动，抑制胃排空，与胃复安产生药理性拮抗作用，从而影响疗效。

川乌

川乌为毛茛科植物乌的干燥母根。又名乌喙、奚毒、即子、鸡毒、毒公、耿子、乌头。6 月下旬至 8 月上旬采挖，除去子根、须根及泥沙，晒干。始载于侯宁极《药谱》。中医认为其性辛热，味苦，大毒。归心、肝、脾、肾经。有祛风除湿，温经散寒止痛之功效。用于风寒湿痹，关节疼痛，肢体麻木，半身不遂，头风头痛，心腹冷痛，寒疝作痛，跌打瘀痛，阴疽肿毒，并可用于麻醉止痛。煎汤，3～9g；或研末，1～2g；或入丸、散。内服须炮制后用；入汤剂应先煎 1～2h，以减低其毒性。外用适量，研末撒或调敷。

【主要成分及药理】

川乌主要含乌头碱，次乌头碱，中乌头碱，消旋去甲乌药碱，酯乌头碱，酯次乌头碱，酯中乌头碱，3－去氧乌头碱，多根乌头碱，新乌宁碱，川附宁，附子宁碱，森布宁 A、B、北草乌碱，塔拉胺，异塔拉定，以及乌头多糖 A、B、C、D 等生物碱类。现代研究揭示其有明显的抗炎、镇痛，强心、明显的局部麻醉、显著降低正常血糖作用。

【临床中西药合用】

1. 治疗风湿性关节炎和类风湿性关节炎：在控制关节及其他组织炎症的基础上加用乌头汤（制川乌、生麻黄、白芍、炙黄芪、炙甘草、生蜂蜜）治疗类风湿性关节炎，每日 1 剂，平均用药 7～10 天，关节肿痛减轻或消失，功能改善或恢复正常，血沉下降。加味乌头汤（制川乌、制草乌、生麻黄、炮姜、炙甘草、制附片、桂枝、白芍、黄芪、熟地），水煎服，每日 1 剂，10 天 1 疗程，共 2 个疗程，治疗类风湿性关节炎有效。用风湿宁（制川乌 420g、制草乌、羌活、独活、制附子、乳香、没药、当归、川牛膝、木瓜、麻黄、桂枝、蜈蚣、川芎及马钱子粉制成片剂），每次 3 片，每日 3 次，治疗类风湿性关节炎有效。

2. 治疗坐骨神经炎：在配合卧床休息，睡硬板床，及联合应用维生素 B 族药物止痛治疗基础上用乌头汤（制川乌 30g，先煎 2 小时，黄芪、白芍、麻黄、桂枝、当归、川芎、红花、川牛膝、蜈蚣、炙甘草等随证加减）水煎服，每日 1 剂，用药 7～65 日。

3. 治疗腰痛：以二乌汤（制川乌及制草乌各 9g，当归、牛膝、红花、海马，三七、续断、杜仲、自然铜）用白酒或黄酒浸泡 2～3 日后，根据酒量酌服，每个疗程 3 个月，配合牵引、理疗、推拿，效果更佳。

4. 治疗肩周炎：加味乌头汤（制川乌 30g，先煎 2 小时，黄芪、白芍、麻黄、桂枝、当归、川芎、红花、川牛膝、蜈蚣、炙甘草等随证加减）治疗肩关节周围炎有效，可以配合口服消炎镇痛药，物理治疗，痛点局部封闭，按摩推拿、自我按摩等综合疗法疗效更佳。

5. 治疗肿瘤：在手术后化疗、放疗期间辅助用乌头碱注射液肌注，可抑制肿瘤生长，缓解癌性疼痛，并可减轻恶心、呕吐、腹胀、吞咽困难等症状，多数患者还可延长存活期。

6. 粘膜表面麻醉：用生川乌制成 100mg/ml 乌头酒精浸出液，用于鼻腔、口腔、气管及食管等处粘膜麻醉。

【中西药合用禁忌】

1. 由于乌头使用过多可导致中毒，表现为（1）四肢麻木，有特异性刺痛及蚁行感，麻木常从指尖开始而后遍及上肢，继则口、舌及全身。重者尚有躁动不安、肢体发硬或肌肉强直而不能伸屈，偶可发生阵发性抽搐、耳鸣、复视和牙关紧闭。（2）迷走神经中枢受刺激表现先兴奋后麻痹。中毒后迅速出现恶心、呕吐、流涎、腹痛、腹泻。少数表现血样便，有里急后重酷似痢疾。因兴奋心脏迷走神经，表现心悸、气急、心动过缓及心律失常，可有结性心律、多源、频繁的过早搏动、二联律、房室脱节、窦性停搏等改变。少数患者有寒冷及体温下降。（3）呼吸先急促后迟缓，可因呼吸肌痉挛而发生窒息，甚至可发生呼吸及循环衰竭。药理毒性研究：研究乌头碱对斑马鱼心脏毒性表明，随着乌头碱浓度的增加，心脏毒性增加，$5mg/L$ 乌头碱作用 $24h$ 未引起胚胎心脏中毒，而 $10mg/L$、$30mg/L$ 和 $60mg/L$ 乌头碱均能导致胚胎心脏中毒，在相同浓度下，随着药物作用时间的延长，心脏毒性增加。因此，乌头及乌头制剂不宜与哌替啶、卡马西平、阿托品、吩噻嗪类、喹诺酮类抗生素等容易诱发心律失常的药物或不宜与水合氯醛、乌拉坦、吗啡、苯巴比妥等中枢抑制剂合用。

2. 乌头中含乌头碱，不宜与肾上腺素类同用，乌头碱可增强肾上腺素对心肌的直接作用，合用产生被动异位心律。不宜与强心甙类同用，同用会加重对心肌的毒性。不宜与心得安、利血平同用，心得安、利血平对抗乌头碱的强心作用。不宜与嘌呤类利尿剂同用，乌头碱可抑制嘌呤类利尿剂的效应。不宜氨基糖苷类药物合用，可增强对听神经的毒性。

3. 含有乌头成分的中成药，如风湿药丸、小活络丸、追风透骨丸、祛风活络丸、祛风舒筋丸、舒筋活血丸、木瓜丸等。（1）木瓜丸中含有当归，不宜与华法林等抗凝药同用，因同用可导致出血倾向增加；不宜与阿司匹林联用，可导致眼前房出血；不宜与抗结核药异烟肼联用，同服后会产生螯合反应，妨碍机体吸收，降低疗效。（2）追风透骨丸中含有天麻，天麻中含有天麻素、香荚兰醇、香荚兰醛均有镇静和抗惊厥作用，不宜与中枢兴奋药和抗组胺药同用，与此类西药合用会产生药理性拮抗而降低疗效。（3）祛风舒筋丸中含有麻黄，麻黄碱有升压作用，不宜与降压灵、利血平、呱乙啶、复方降压片等降压药同用，与降压药产生药理作用的拮抗；不宜与氯丙嗪、苯巴比妥等镇静催眠药同用，麻黄碱能兴奋中枢神经，拮抗镇静催眠药的中枢抑制作用；不宜与洋地黄、地高辛等强心甙类同用麻黄碱使心肌收缩力增强，心输出量增加，心律加快，如同时服用洋地黄类，可导致强心甙中毒。

🦅 马钱子

马钱子为马钱科植物马钱的干燥成熟种子。又名番木鳖、苦实把豆儿，火失刻把都，苦实，马前，牛银，大方八。果实成熟时采摘，除去果肉，取出种子，晒干。始载于《本草纲目》。中医认为其性寒，味苦，有大毒。归肝、脾经。有通络强筋，散结止痛，消肿解毒之功效。用于风湿痹痛，肌肤麻木，肢体瘫痪，跌打损伤，骨折肿痛，痈疽疮毒。炮制后入丸、散，每次 $0.2 \sim 0.6g$。大剂量 $0.9g$。外用适量，研末撒，浸水，醋磨、煎油涂敷或熬膏摊贴。

【主要成分及药理】

马钱子主要含番木鳖碱（士的宁）、马钱子碱、番木鳖次碱、伪番木鳖碱、伪马钱子碱、奴伐新碱等生物碱类化合物及脂肪油、蛋白质、绿原酸等。现代研究揭示其有镇痛、镇咳祛痰、抑菌作用。

【临床中西药合用】

1. 治疗面神经麻痹：白附子 30g，僵蚕 30g，钩藤 30g，蝉蜕 30g，海风藤 30g，防风 30g，川芎 27g，制马钱子 9g。上述八味，共为细末，炼蜜为丸，每丸 6g。每日三次，每次 1～2 丸，温开水或黄酒送服。每 10～15 天为一疗程，间隔一周，再进行下一疗程。急性起病在 1～2 周内可配合西医治疗控制炎症性水肿，改善局部血循环，减少神经受压。

2. 治疗重症肌无力：将马钱子用水泡（冬天温水，夏天凉水）10～14 天，去皮，放入煮沸的花生油内，文火煎约 30 余分钟，至焦黄色（以手击之即碎为度）时取出，拌于滑石粉内以吸去油质，约经 10～14 小时筛去滑石粉，再以清水冲洗 1 次，待干后研粉即可服用。开始每日 1.5 分，分 3 次服，逐渐增至每日 3.2 分或 4 分。可配合使用免疫抑制剂。

3. 治疗结核病：取马钱子 4 钱砸碎（对形成窦道的颈淋巴结核加川黄连 1 两），用开水浸泡 1 小时，再放入鸡蛋 7 个，文火煮 1 小时，将蛋捞出，用冷水浸泡片刻，再放回原药液中泡 1 小时，即成马钱子药蛋，捞出放凉处备用。每天早晨空腹服药蛋 1 个，7 天为一疗程。间隔 7 天，再继续下一疗程。一般用 2～4 个疗程。煮蛋和泡蛋的过程中谨防将蛋弄破，破蛋应弃去，不能服用。1 例颈淋巴结核取得很好效果；1 例结核性腹膜炎经用抗痨药物治疗 4 个多月无明显效果，加用马钱子药蛋经三个疗程，腹部包块消失，大便正常，仅于触诊时肝区及右下腹有不明显的索状物，又续服药蛋 2 个疗程后痊愈出院；另 1 例慢性纤维性空洞性肺结核合并胸膜炎，胸腔积液，10 天内抽胸水 4 次，经加用药蛋二个疗程后，胸水全部吸收。此外，对 3 例肺门淋巴结核，使用药蛋后也有明显效果。但对其他一些肺结核病人，在抗痨化学治疗的同时加用盐酸士的宁，都未见效果。

4. 治疗子宫颈糜烂：取马钱子仁置香油中炸后滤去药渣，然后加入适量凡士林，调制成软膏备用。先用高锰酸钾溶液冲洗阴道，揩净阴道、子宫颈口的分泌物，将带线的棉塞蘸马钱子油膏放于糜烂处，线尾留在阴道外，经 6 小时后取出，每日或隔日上药 1 次，6 次为一疗程，未愈者可继续二、三个疗程。急性炎症可配合用栓剂药物治疗。

5. 治疗痈肿：取马钱子投入铜锅内，加麻油炸至呈深黄色时取出，刮去毛，研成细末，用米糊为丸或装胶囊（平均 1 粒马钱子制 4 粒）。成人体壮者，每天 3～4 丸，临睡前用米汤 1 次送服。孕妇、体弱或 6 岁以下儿童禁服。可以配合使用抗菌药物，已经出现多个脓点或破溃流脓的应及时手术，切开引流，清创。

【中西药合用禁忌】

1. 由于马钱子使用过量可导致中毒，中毒症状表现为1. 轻度：头痛、头晕，舌麻，口唇发紧，全身肌肉轻度抽搐，精神轻度失常（好奇、醉酒感、恐惧）。2. 中度：严重时可见全身肌肉强直性痉挛，角弓反张，牙关紧闭，苦笑状，双目凝视，渐至紫绀，瞳孔散大，脉搏加快。此外，尚有非典型性临床表现，如耳鸣、耳聋、双侧面神经麻痹等。3. 严重中毒者可致中枢神经麻痹、心跳骤停而死亡。毒理试验：小鼠灌服士的宁、马钱子碱、马钱子仁的 LD_{50} 分别为 3.27mg/kg、233mg/kg 和 234.5mg/kg；小鼠腹腔注射上述药物的 LD_{50} 分别为 1.53mg/kg、69.77mg/kg 和 76mg/kg。因此，马钱子及马钱子制剂不宜与水合氯醛、乌拉坦、吗啡、苯巴比妥等中枢抑制剂及胺碘酮、普罗帕酮、维拉帕米、奎尼丁、地高辛、毛花苷等可能引起药源性心力衰竭的药物合用。

2. 马钱子中所含番木鳖碱，对脊髓有选择性兴奋作用，可提高骨骼肌的紧张度，对大脑皮层亦有一定的兴奋作用。因此，不能与吗啡、可待因等阿片类同用，同用能加重其对延髓的兴奋作用及对呼吸的抑制。

3. 含有马钱子的中成药，如九分散、马钱子散、万通筋骨片、风湿马钱片、舒筋丸、疏风定痛丸等。（1）万通筋骨片中含有人参，人参含苷类，不宜与维生素C、烟酸谷氨酸、胃酶合剂合用，会分解，降低药效；不宜与可待因、吗啡、杜冷丁、苯巴比妥合用，会加重麻醉，抑制呼吸；不宜与强心苷合用，会使得药效累加，增加毒性；不宜与降糖药合用，会升高血糖。（2）舒筋丸中含有羌活，羌活中含有机酸，不宜与呋喃妥因，利福平，阿司匹林，吲哚美辛等同服，因前者增加后者在肾脏中的重吸收，从而加重对肾脏的毒性。羌活中含有黄酮类，不宜与氢氧化铝、三硅酸镁、碳酸钙等含有铝、镁、钙的药物同服，与金属离子可生成金属络合物，改变药物原有的性质与作用，失去药物疗效。

山慈菇

山慈菇为兰科植物杜鹃兰、独蒜兰或云南独蒜兰的干燥假鳞茎。又名毛慈菇、茅慈菇、冰球子、泥宾子。夏、秋二季采挖，除去地上部分及泥沙，分开大小置沸水锅中蒸煮至透心，干燥。始载于《本草纲目拾遗》。中医认为其性凉微辛，味甘，有小毒。归肝、脾经。有清热解毒，消肿散结之功效。用于痈肿疔毒，淋巴结结核，蛇咬伤。煎服，3~9钱；外用适量，捣烂或醋磨涂患处。

【主要成分及药理】。

山慈菇主要含有秋水仙碱、吡咯里西啶类生物碱、菲类、联苄类，此外还有少量苷类、木脂素类及黄烷类化合物。现代研究揭示其有抗肿瘤、抗血管生成、降压抗菌作用。

【临床中西药合用】

1. 治疗宫颈炎症：取刘寄奴 60g、败酱草 30g、山慈菇 30g、白花蛇舌草 100g、黄柏 30g、苦参 30g、金银花 30g、蒲公英 60g，水煎汤取 1000ml，待药汤温度降至 20℃～25℃时，作冲洗用。令患者仰卧、曲腿，用扩阴器扩开阴道，将药汤用胶皮管冲洗宫颈。每天 1 次。急性期可配合抗生素治疗。

2. 治疗疔疮肿毒：山慈菇适量，研末。使用时取少许，加米醋调和外涂。疔疮如已成脓，应施行外科处理。

3. 治疗小儿癫痫：山慈菇适量，加茶水研如泥，每次 3g，服 1～2 次。使吐出痰涎即止。急性发作期配合使用镇静药物。

4. 治疗咽喉红肿：山慈菇 6g，山豆根 6g，射干 6g，牛蒡子 9g，大青叶 9g，水煎服。有感染指征可配合抗生素治疗。

5. 治疗瘰疬结核：山慈菇 15g，连翘 30g，煅牡蛎 30g，川贝母 20g，紫胡 15g，研末蜜丸，每次 6g，日服 2 次。必要时行手术治疗以明确诊断是必要的。

6. 治疗外阴恶性肿瘤：可用于手术后化疗、放疗期间辅助治疗，证候是外阴或阴户肿胀、积块、灼热、疼痛、瘙痒，或破溃疡流水，口舌咽干，心烦易怒，大便干结，舌红，苔黄腻，脉弦数。治法是清肝泄热，利湿解毒。方药：龙胆草 15g，柴胡 10g，黄芩 15g，栀子 15g，泽泻 10g，车前子 10g，生地黄 15g，当归 15g，土茯苓 15g，苦参 15g，皂角刺 15g，山慈菇 15g，甘草 10g，黄芪 30g。局部疼痛重者加乳香 6g，没药 6g；瘙痒者加防风 15g，白鲜皮 15g，蛇蜕 5g。水煎服，每日 1 剂。

7. 治疗乳腺增生病：山慈菇 10g，夏枯草 15g，益母草 15g，浙贝母 10g，栝楼 10g，水煎服。必要时行手术治疗以明确诊断是必要的。

8. 治疗急性粒细胞性淋巴性白血病：羚羊骨 18g，水牛角、白花蛇舌草、半枝莲、山慈菇各 30g，玄参 15g，紫草根、细叶蛇泡各 30g，土鳖虫 12g，青黛末 15g。水煎服，日 1 剂。

9. 治疗痈疽肿痛：山慈菇 15g，蒲公英 30g，金银花 30g，水煎服，外洗。可以联合使用抗菌药物治疗。已经出现多个脓点或破溃流脓的应及时手术，切开引流，清创。

10. 治疗甲状腺肿：生黄芪、生首乌、生牡蛎（先煎）、白花蛇舌草各 30g，生白术、山慈菇、露蜂房、生大黄、泽漆各 12g，云茯苓、夏枯草、生山药、京玄参、半枝莲、炙鳖甲、生苡仁各 15g，制半夏、全当归、粉丹皮、人中黄、浙贝母、守宫粉（分吞）各 9g，绿升麻、芋艿丸（分吞）各 6g。每日 1 剂，水煎分 2 次服。对甲状腺肿大明显者可以试用左甲状腺素（L－T4），对甲状腺肿明显、有压迫症状者应积极采取手术治疗。

【中西药合用禁忌】

1. 由于山慈菇使用过多可导致中毒，临床表现为：中毒后与急性砷中毒所见相同，有流涎、咽喉烧灼感、恶心、频繁呕吐、剧烈腹痛、腹泻、消化道出血、便血、少尿、血尿，严重时可致急性肾小管坏死。急性毒性试验结果：大鼠静脉注射半数致死量（LD_{50}）为 1.6mg/kg；小鼠静脉注射 LD_{50} 为 4.13mg/kg。因此，山慈菇及山慈菇制剂不宜与抗生素、非甾体类抗炎药、抗肿瘤药物等易产生胃肠道反应的西药合用或肾毒性的西药合用。

2. 山慈菇中所含秋水仙碱，不能与抗凝剂（香豆素或其衍生物）或其他低凝血酶原血症诱导剂、肝素、溶栓剂、血小板凝聚抑制剂、血小板减少诱导剂及其它可引起胃肠溃疡或出血的药物等同用，秋水仙碱可增加抗凝剂引起出血的危险性。不宜与具有中枢抑制作用的药物如地西泮合用，可增强中枢抑制作用。不宜与保泰松合用，白细胞减少症、血小板减少症或骨髓抑制的发病率增加。不宜与任何非类固醇类制剂合用，可增加胃肠溃疡或出血的危险性。

3. 含有山慈菇的中成药，如慈丹胶囊、复方山慈菇片、慈苓索痛胶囊等。（1）不宜与洋地黄、地高辛等强心苷类同用，如同时服用洋地黄类，可能会导致强心苷中毒。（2）不宜与氨茶碱同用，同用使毒性增强，出现头痛、头昏、恶心呕吐、心动过速等症状。（3）不宜与肾上腺素、去甲肾上腺素、异丙肾上腺素同用，同时服用此类西药可能会诱发高血压。

千里光

千里光为菊科千里光属植物千里光，以全草入药。又名千里及、九里明、九领光、一扫光。夏秋采收，洗净，鲜用或晒干。始载于《本草图经》。中医认为其性寒，味苦。归肺、肝、大肠经。有清热解毒，凉血消肿，清肝明目之功效。用于风火赤眼，疮疖肿毒，皮肤湿疹及痢疾腹痛等病症。煎汤，15～30g。外用适量，煎水洗；或熬膏搽；或鲜草捣敷；或捣取汁点眼。

【主要成分及药理】

千里光主要含阿多尼弗林碱、大麦芽碱、吡咯里西啶类等生物碱，亦含毛茛黄素，菊黄质，β－胡萝卜素，挥发油，黄酮苷，对羟基苯乙酸，水杨酸，香英兰酸，焦粘酸及鞣质等。现代研究研究揭示其有抗菌、镇咳作用。

【临床中西药合用】

1. 治疗各种炎症性疾病：临床上一般用水煎浸膏片（每片重 0.35g），每 2 天 3 片，日服 4 次，小儿酌减。对上呼吸道感染、急性扁桃体炎、大叶肺炎、急性菌痢、急性肠炎、急性阑尾炎及丹毒等的疗效较为突出。服用过程中仅个别病人有恶心、食欲减退及大便次数增多等现象。可配合抗生素治疗。

2. 治疗各种眼科疾患：应用 50% 千里光眼药水，每 2 ~ 4 小时滴 1 次，治疗急性、亚急性结膜炎 200 例，慢性结膜炎 150 例，沙眼急性期 60 例，沙眼慢性期（疤痕）40 例，游泳池性结膜炎 20 例，浅层点状角膜炎 30 例，树枝状角膜炎 60 例，角膜溃疡 40 例，共计 600 例，治后显效者 378 例（63%），有效者 215 例（36.8%），总有效率为 98.8%，无效者 7 例（1.2%）。另用九里明（千里光）眼药水治急性结膜炎 32 例，全部治愈。曾将其中结膜囊分泌物培养为金黄色葡萄球菌的病例，与氯霉素眼药水治疗组（18 例）相对比，结果两者细菌培养阴转及临床治愈平均天数都很接近。此外，曾用 200% 千里光注射液耳穴注射治疗中央视网膜脉络膜炎 62 例，经 1 ~ 2 个疗程，基本治愈 28 例（视力恢复到 1.0 以上），显效 7 例，有效 21 例（视力略有增进），无效 4 例，恶化 2 例。治疗方法：将耳穴分为 2 组：第 1 组为肾、眼穴，第 2 组为肝、目穴。每日注射 1 次，两组穴位轮换注射，10 天为一疗程，隔 2 ~ 3 天再行第二疗程。肝、肾两穴位可各注 0.1ml（小皮丘）；眼、目两穴位可各注射 0.4ml。用千里光治疗本病无禁忌症及副作用，病程在 1 月以内者痊愈率较高。

3. 治疗滴虫性阴道炎：在阴道常规冲洗后，用带线尾的棉花纱布塞蘸 100% 千里光溶液放入阴道内，24 小时后，由病人自行取出。滴虫多者可先用棉签或棉球蘸药抹洗阴道壁，再放纱布塞。隔日 1 次，5 次为一疗程，月经期暂停治疗。合并感染者与西药抗生素合用，可加强其抗炎抗菌的疗效，降低细菌内毒素，并增强机体免疫机能。

4. 治疗钩端螺旋体病：临床报导应用千里光合剂治疗中型及轻型的流感伤寒型钩端螺旋体病 7 例，全部治愈。有临床症状可配合消除胃肠道症状、止血、消除皮肤粘膜溃疡等疗法。

【中西药合用禁忌】

1. 由于千里光使用过多可导致肝毒性，表现为恶心、呕吐、食欲减退、排便次数增多等消化道反应，可致动物和人不同程度肝损害。毒理研究：毒性很低，副作用较少。观察小鼠口服片剂（20g/kg/d）共 5 天，切片观察除心、肝、肾略有病变外，其他脏器未见异常。因此，不宜与抗生素、非甾体类抗炎药、抗肿瘤药物等易产生胃肠道反应的西药及利福平、异烟肼、氯丙嗪、奋乃静、丙戊酸钠、苯巴比妥等引起肝毒性的西药合用。

2. 千里光含鞣质成分，不宜与酶制剂同用，与具有酰胺或肽结构的酶如胰酶、胃蛋白酶等生成氢键缔合物，改变酶的性质和作用；不宜与金属离子制剂同用，与金属离子制剂如硫酸锌、碳酸亚铁、富马酸铁、葡萄糖酸钙等产生沉淀；不宜与强心苷类同用；与洋地黄、地高辛等强心苷类生成鞣酸盐沉淀，影响吸收；不宜与含氨基比林成分的制剂同用；与含氨基比林成分的优散痛、索密痛、安痛定等药物产生沉淀，使药效降低；不宜与维生素 B_1、B_6 制剂同用，与维生素 B_1、B_6 持久结合，使其从体内排出；不宜与含碳酸氢钠成分的制剂同用口服小苏打、大黄苏打片、健胃散、小儿消食片时，鞣质易与这些药中所含的碳酸氢钠发生分解反应，影响药效；不宜与利血平、麻黄素、颠茄酊等生物碱制剂同用，与生物碱制剂产生沉淀；不宜与抗菌素及氯丙嗪、异烟肼等药物同用，可以产生肝肾毒性。还会与四环素炎、磺胺炎、红霉素、氯霉素、利福平等抗菌素及氯丙嗪、异烟肼等药物产生沉淀，使这些西药吸收减少，疗效降低。

3. 含有千里光的中成药，如清热散结胶囊、千里光片等。（1）不宜与具有抗胆碱作用的西药同用，这类药包括阿托品、奎尼丁、导眠能、美加明等及酚噻嗪类西药。含颠茄生物碱的中药及其制剂有抗胆碱作用，与这些西药同用，会加重副作用。出现口干、瞳孔散大、尿闭、便秘。（2）不宜与洋地黄、地高辛等强心甙同用，此类中药所含生物碱成分会抑制胃肠蠕动，使胃排空延缓，增加药物的吸收，造成强心甙中毒。（3）不宜与红霉素同用，此类中药延长胃排空时间，使红霉素在胃中停留时间过长，易被胃酸破坏而致失效。（4）不宜与异烟肼同用，可能会产生震颤、惊厥、谵妄等症状。

🦅 雷公藤

雷公藤为卫矛科植物雷公藤的干燥根或根的木质部，又名黄藤、黄腊藤、菜虫药等。始载于《本草纲目拾遗》。中医认为其性辛、寒，味苦，有大毒，归肝、肾经。有祛风除湿，活血通络，消肿止痛，杀虫解毒之功效。用于风湿顽痹，麻风病，顽癣，湿疹，疥疮。煎服，去皮根木质部分 15 ~ 25g；带皮根 10 ~ 12g，均需文火煎 1 ~ 2 小时。也可制成糖浆、浸膏片等。若研粉装胶囊服，每次 0.5 ~ 1.5g，每日 3 次。外用适量，研粉或捣烂敷；或制成酊剂、软膏涂搽。

【主要成分及药理】

雷公藤含雷公藤碱、雷公藤次碱、雷公藤碱乙、雷公藤碱丁即雷公藤春碱、南蛇藤 β - 呋喃甲酸胺、南蛇藤苷酰胺、雷公藤内酯 A、B、雷酚萜醇、16 - 羟基雷公藤内酯醇、雷公藤内酯醇即雷公藤甲素、表雷公藤内酯三醇、雷贝壳杉烷内酯、对映 - 雷贝壳杉烷内酯、雷公藤酸、直楔草酸、β - 谷甾醇及胡萝卜苷等生物碱类化合物。现代研究揭示其有抗炎、免疫抑制、抗肿瘤、抗生育、镇痛、降低血液粘滞性、抗凝、纠正纤溶障碍、改善微循环及降低外周血阻力、对多种肾炎模型有预防和保护、促进肾上腺合成皮质激素样、可减少器官移植后的急性排异反应、抑菌等作用。

【临床中西药合用】

1. 治疗免疫性疾病：本药用于治疗免疫病已经有 20 多年。最初为雷公藤冲剂、雷公藤片剂，其有效成分为生物碱和总苷，也是雷公藤的毒性成分，因毒性很大，不久即被淘汰。后研制了含生物碱和总苷的片剂，毒性也很大。去除最毒的生物碱部分，提取了总苷，名雷公藤多苷片，作为国产的免疫抑制药，治疗各种免疫病，如红斑狼疮、类风关、皮肌炎、白塞病、慢性肾炎、银屑病等，均取得较好的疗效。雷公藤多苷的近期疗效是很好的，其治疗机制是抑制免疫和控制炎症反应，能使蛋白尿下降，关节痛明显减轻和缓解，皮疹消除，口腔溃疡控制。能取得临床缓解的效果，但不能治愈。免疫性疾病在免疫抑制剂的基础上酌情加用本品，增强疗效。

2. 治疗类风湿性关节炎：类风湿关节炎，能缓解疼痛，减轻晨僵，但不能阻止病情的慢性演变，不能阻止滑膜炎的损害。但随着病程延长，仍然会产生功能障碍和关节侧歪变形。临床上服用雷公藤多苷片长达十年的类风关病人，关节痛已不明显，但仍然有关节肿胀积液和侧歪变形，丧失了生活自理能力。经检查肝肾功能、心脏功能均有损害，血液细胞减少，已出现了慢性全身性中毒反应，但雷公藤多苷片却不能停用，一次不服，就会感到疼痛难受。类风湿关节炎在控制关节及其他组织的炎症的基础上，可酌情联用雷公藤多苷片。

3. 治疗肾小球肾炎、肾病综合征：对于蛋白尿，雷公藤多苷的近期疗效较好，蛋白尿能明显减少，有的能转阴，产生假性治愈的情况。但是由于没有消除肾小球的炎症，时间延长，雷公藤对于肾脏的毒性损害渐渐加重，因而可能会出现蛋白尿转阴，而肌酐、尿素氮升高的情况。不良反应可以用相关的药物予以暂时地减轻，但不能完全消除。长期用药相关的药物产生了耐药性而失效，本药的慢性毒性就会继续加重。临床上，可以在西医治疗的基础上加用雷公藤多苷片。

【中西药合用禁忌】

1. 由于雷公藤过量可导致肝毒性，表现为纳差、乏力、恶心、尿黄、黄疸、全身皮肤黏膜黄染、巩膜黄染、皮疹、发热；实验室检查：丙氨酸氨基转移酶、天门冬氨酸氨基转移酶、谷氨酰转移酶均升高，总胆红素发生改变。雷公藤过量可致血液系统毒性，主要表现为：全身不适，腹痛，腹泻，伴发热，重度贫血、鼻出血、皮肤瘀斑等，严重者可致急性再生障碍性贫血，纯红再生障碍性贫血及粒细胞缺乏症、骨髓抑制、类白血病反应等；实验室检查：白细胞、红细胞、血小板减少，以粒细胞减少最常见。实验研究发现当雷公藤剂量为 $4.1g \cdot kg^{-1}$ 时，小鼠在观察期内的死亡率为 0，而当剂量为 $5.1g \cdot kg^{-1}$ 时，死亡率为 60%。因此，雷公藤及雷公藤制剂不宜与奥美拉唑、利奈唑胺、结核病化疗药物、桂哌齐特等致血液系统损害和大环内酯类、解热镇痛、抗精神病、抗抑郁、镇静、抗肿瘤等具有肝毒性药物合用。

2. 雷公藤含生物碱，不宜与含碘离子的碘喉片、碘化钾、碘化钠同用。因为在胃酸作用下，碘离子能沉淀大部分生物碱，降低疗效；与重金属盐类的西药如次硝酸铋、硫酸亚铁、氢氧化铝凝胶、胃舒平、硫酸镁联用，也可产生沉淀反应，疗效降低。

3. 含有雷公藤制剂，如雷公藤多苷片、雷公藤片、雷公藤双层片和雷公藤总萜片等。本品及其总苷与氯霉素同用，两者都能抑制骨髓造血机能，可引起血小板减少性紫癜、粒细胞减少、再生障碍性贫血。抗癫痫药苯妥英钠、卡马西平与雷公藤合用，有可能加重肝脏损害；对于雷公藤制剂，儿童、育龄期有孕育要求者、孕妇和哺乳期妇女应禁用；心、肝、肾功能不全者禁用；严重贫血、白细胞和血小板降低者禁用；胃、十二指肠溃疡活动期及严重心律失常者禁用。

苦豆子

苦豆子为豆科植物苦豆子的干燥全草及种子，又名苦豆根、苦甘草、布亚（维吾尔语）等。始载于《新疆中草药手册》。中医认为其性寒，味苦，有毒，归胃、大肠经。有清热燥湿，止痛，杀虫之功效。用于湿热泻痢，胃脘痛，吞酸，湿疹，顽癣，白带过多，疮疖，溃疡。全草煎汤服，1.5～3g。种子炒用，研末服，每次 5 粒。

【主要成分及药理】

苦豆子的主要成分有苦参碱、氧化苦参碱、槐果碱、氧化槐果碱、槐胺碱、槐定碱、莱曼碱、苦豆碱等生物碱类化合物。同时含有蛋白质、糖类、有机酸、黄酮类、色素。苦豆子生物碱属于喹诺里西啶生物碱，由三价氮原子形成的稠合的二个哌啶环，又称双稠哌啶，仍属于哌啶或吡啶的衍生物。按其结构可分为 3 个类型：即羽扇豆碱，二环型；金雀花碱，三环型；鹰爪豆碱，四环型。现代研究揭示其有镇静催眠、镇痛及降温、抗心律失常、正性肌力、降压和降低心率、对心肌缺血和梗塞的保护、降血脂、抗病毒、抗炎及免疫抑制、抑制多种病毒繁殖、增强免疫调节功能和免疫促进、抗肿瘤、对支气管平滑肌具有松弛、治疗支气管哮喘等作用。

【临床中西药合用】

1. 用于治疗绒毛膜癌及恶性葡萄胎等：（1）全身给药：以苦豆根总碱 10ml（每ml 含生药 5g），或槐果碱 200～400mg，加入 5% 葡萄糖液 500ml，静脉滴注，4～6 小时滴完，每日 1 次，10 日为 1 疗程，每 1 疗程间隔 5~7 天。(2) 局部用药：适用于阴道转移者，以苦豆根总碱或槐果碱 200~400mg 从肿瘤结节与健康组织交界处进针，在肿瘤结节之基底部做放射注射，注射 2~3 次后，可同时从瘤体中心注入，每日或隔日 1 次，至转移结节干枯脱落。

2. 用于降血脂：通过实验证明，将苦豆子种子或地上部位通过有机溶剂萃取得到正丁醇，正丁醇部位含总皂苷类、黄酮及双黄酮类化合物，具有降低血清 TC、TG 的作用，同时具有降低 MDA、升高 SOD 活性的作用。肝脏病理切片证明药物还可抑制和逆转脂肪肝的发展。说明该有效成分能有效治疗外源性高脂血症，并同时具有治疗因高脂血症引发的脂肪肝的作用。在阿托伐他汀钙片、辛伐他汀片等降血脂的基础上加用苦豆子。

3. 治急慢性痢疾、阿米巴痢疾：苦豆子草一斤，加水 1000ml，煎煮，滤取药液，浓缩至 500ml。每次服 2ml，一日 3~4 次。在西药抗痢疾病原的基础上，加用苦豆子草。

4. 治胃痛，微吐酸水：苦豆子五粒，生姜一钱，蒲公英二钱，氢氧化铝 0.6g。共研细粉，开水冲服。亦可单用苦豆子五粒，研末冲服。临床上在用奥美拉唑、兰索拉唑等西药的基础上，可酌情加用苦豆子。

5. 治疮疖，外伤化脓，溃疡：临床上，在西药抗感染的基础上，可酌情加用苦豆子适量，砸碎，煎汤外洗患处，洗后用无菌纱布包扎。

6. 治湿疹、顽癣：在西药治疗的基础上，可配合苦豆子干馏油配 10% 软膏外擦。

7. 治滴虫肠炎：在西药抗滴虫肠炎的基础上，配合苦豆子种子五至七粒。研粉，装胶囊口服。

【中西药合用禁忌】

1. 由于苦豆子生物碱过量会导致中毒，表现为机体多器官机能代谢障碍，多出现抽搐、发抖等神经症状，终因机体代谢紊乱而死亡。内脏器官出血而死亡。靶器官是肝脏、肾脏和肺脏。苦豆子总碱的灌胃半数致死量（LD_{50}）为 301.75mg/kg。因此，苦豆子及其制剂不能在机体多器官机能代谢出现障碍时使用。

2. 苦豆子含有生物碱，不宜与含碘离子的碘喉片、碘化钾、碘化钠同用。因为在胃酸作用下，碘离子能沉淀大部分生物碱，降低疗效；不宜与重金属盐类的西药如次硝酸铋、硫酸亚铁、氢氧化铝凝胶、胃舒平、硫酸镁联用，可产生沉淀反应，疗效降低。

3. 含有苦豆子成分的中成药，如苦豆子片、苦豆子油搽剂等，因苦豆子片中含有苦豆子，因此不宜与含碘离子的碘喉片、碘化钾、碘化钠以及重金属盐类的西药合用，会降低疗效。

黄柏

黄柏为芸香科植物黄皮树或黄檗的干燥树皮，前者习称"川黄柏"，后者习称"关黄柏"。始载于《神农本草经》，列为上品。中医认为其性寒，味苦，归肾、膀胱经。有清热燥湿，泻火解毒，除骨蒸之功效。用于湿热泻痢，黄疸尿赤，带下阴痒，热淋涩痛，脚气痿躄，骨蒸痨热，盗汗，遗精，疮疡肿毒，湿疹湿疮。煎服，3～12g。外用适量。清热燥湿、泻火解毒宜生用，滋阴降火宜盐炙用。

【主要成分及药理】

黄柏树皮含有小檗碱、黄柏碱、木兰花碱、药根碱、掌叶防己碱等生物碱类化合物，并含黄柏内酯、黄柏酮、黄柏酮酸及7－脱氢豆甾醇、β－谷甾醇、菜油甾醇等；黄皮树树皮含小檗碱、木兰花碱、黄柏碱、掌叶防己碱等多种生物碱及内酯、甾醇等。现代研究揭示其有抗病原微生物、抑菌、正性肌力、抗心律失常、降压、抗溃疡、镇静、肌松、降血糖等作用。

【临床中西药合用】

1. 治疗流行性脑脊髓膜炎：用黄柏制成的流浸膏（每毫升相当生药黄柏1g），3岁以下每6小时服3ml，3岁以上4～6ml，成人6～10ml。治疗20例，年龄最大24岁，最小4岁，病程最短1天，最长18天，全部治愈。轻症治疗后1天即好转，一般约在治疗8天后症状与体征消失，约10天后脑脊液转为正常。治疗同时仍应予水分、营养及常规护理，并辅以一般对症处理。对于呕吐剧烈的患者，有人试用黄柏甘草汤（黄柏1两，甘草4钱，加水煎成100ml）作保留灌肠，首次50ml，以后每次25ml，每6小时1次。待呕吐停止后，改为内服。治疗10余例，其中4例自始至终均采用保留灌肠法，疗效与内服相同。

2. 治疗细菌性痢疾：内服黄柏干浸膏（0.13g＝生药1g），每次1g，每日4次，治疗31例，全部治愈。又采用黄柏干浸膏（0.2g＝生药1g）每次1g，每日4次，连服2～3日，治疗25例，治愈24例。退热平均为2.3天，腹痛及乙状结肠部压痛消失为4天，里急后重消失为3.3天，大便性状恢复正常肉眼为4天，镜检为4.7天，粪培养转阴为4.4天。有用盐酸黄柏小檗碱片（每片含盐酸小檗碱0.04g，相当于生药1g），首剂服0.24～0.32g，以后每4小时服0.12～0.16g，临床症状好转后，改为每6小时给药1次。治疗菌痢83例，痊愈82例。其近期疗效较磺胺为优。临床上，常在喹诺酮类药物的基础上，酌情加用盐酸黄柏小檗碱片。

3. 治疗肺炎：用0.2%黄柏碱注射液，每次肌肉注射3ml，每8小时1次，体温降至正常后 2 ~ 3 天，减为每日注射 2 次。治疗儿童小病灶性肺炎 6 例、大叶性肺炎 1 例，患儿体温均在用药后 12 ~ 72 小时内下降至正常，炎症吸收消散平均为 9 天。实验证明，黄柏碱在试管内对肺炎双球菌、金黄色葡萄球菌均有显著的抑菌作用。临床上，在西药抗感染的基础上，可酌情加用 0.2% 黄柏碱注射液。

4. 治疗肺结核：用 0.2% 黄柏碱注射液 3 ~ 6ml，肌肉注射，每日 2 次，2 个月为一疗程。治疗 30 例（其中浸润型 26 例，血行播散型 4 例；有空洞者占 17 例），治后病灶吸收好转者 24 例，无变化者 6 例，8 例空洞缩小。血沉增高的 23 例，治后均见减低。副作用有轻微腹泻，注射局部的疼痛，经调整注射液的 PH 至 6.5 左右即仅有酸胀感。一般认为黄柏碱注射液对浸润型渗出为主的炎性病灶有良好的效果，对增殖性病灶则疗效不显。临床上，在西医抗结核治疗的基础上，可酌情加用 0.2% 黄柏碱注射液 3 ~ 6ml，肌肉注射。

5. 治疗肝硬化、慢性肝炎：用黄柏小檗碱注射液治疗肝硬化 40 例，临床治愈 6 例，显效 20 例，有效 10 例，无效 1 例，死亡 3 例；慢性肝炎 19 例，临床治愈 12 例，显效 5 例，无效 2 例，治疗期间未见副作用。临床上，在一般治疗、病因治疗、抗纤维化、抗炎、抗氧化和保肝治疗及针对并发症治疗的基础上，可酌情加用黄柏小檗碱注射液。

6. 治疗滴虫性阴道炎：全身治疗：口服甲硝唑（灭滴灵），500mg，每日 2 次，连用 7 天；或 2g 单剂量服用。性伴同时治疗非常重要，亦可选用单剂量疗法。局部治疗：采用肥皂棉球擦洗阴道后，可用 0.5% 乳酸或硝酸或 1 : 5000 高锰酸钾液冲洗阴道。合并细菌感染者，可用 1 : 2000 新洁尔液冲洗。可选用下列任何一种：滴维净片，每日 1 片置阴道穹窿，10 日为一疗程。卡巴砷片，0.2 ~ 0.4 克置阴道后穹窿，每日 1 次，7 ~ 10 日为一疗程。曲古霉素，每日塞入阴道内 10 万单位，10 日为一疗程。阿沙霉素，每日置入阴道内 1 片，7 ~ 10 日为一疗程。局部用药前，宜用 0.5% 醋酸液冲洗阴道，以提高疗效。临床上，可在西药局部治疗的基础上，酌情加塞黄柏栓剂 1 枚。（每枚重 7g，含黄柏碱 0.5g），4 次为一疗程；对阴道宫颈炎患者，隔日使用 1 枚。本药对妊娠及未婚者，均可使用。

7. 治疗急性结膜炎：用 10% 黄柏煎液滴眼，治疗儿童患者 474 例，每次用 1 ~ 2ml 冲滴，每日 3 次。由于黄柏质量不同，疗效亦有差别。优质黄柏的治愈率 100%（78 例），3 ~ 4 日治愈；劣质黄柏的治愈率为 55.8%（158 例），在 3 日内治愈者为 23.96%。临床上，可在应用两种抗病毒眼药交替滴眼，并合并使用抗生素眼药的基础上，酌情加用 10% 黄柏煎液滴眼。

8. 治疗慢性化脓性中耳炎：采用 20% 或 30% 黄柏煎液（滤过冷藏）滴耳。用时先以双氧水洗净外耳道脓液，拭干，而后滴入药液 5 ~ 10 滴，侧卧 15 分钟。所治 76 例，有 41 例合并鼓膜中央性穿孔。治疗效果：痊愈 59 例，有效 13 例，无效 4 例。与

0.5%金霉素甘油溶液及4%硼酸酒精溶液作对照，疗效相似。

9. 治疗慢性上颌窦炎：临床上，在上颌窦穿刺冲洗术、上颌窦造瘘术等手术的基础上，可酌情用黄柏流浸膏的30%稀释液徐徐注入，每侧隔4日注入1次。

10. 治疗耳部湿疹：临床上，在西药治疗湿疹的基础上，加用用黄柏粉（含小檗碱1.6%）1份，香油1.2份，调成糊状，每日涂药1次。

【中西药合用禁忌】

1. 黄柏超过10g，可以出现恶心，食欲减退。黄柏流浸膏腹腔注射，对小鼠的LD_{50}为2.7g/kg。黄柏碱腹腔注射对小鼠的LD_{50}为69.5mg/kg。黄柏果挥发油灌胃对小鼠的LD_{50}为6.683±0.656g/kg。因此，不宜与易引起食欲减退的西药合用。

2. 黄柏中含有生物碱，不宜与碘离子制剂以及重金属药如硫酸亚铁、硫酸镁、氢氯化铝等合用会产生沉淀，减低药效；不宜与碳酸氢钠等碱性较强的西药合用，会影响溶解度，妨碍吸收；不宜与阿托品、氨茶碱、地高辛合用，会增加毒性；不宜与咖啡因、苯丙胺合用，会产生拮抗作用。不宜与酶制剂如淀粉酶、胃蛋白酶、多酶片等联用，可产生沉淀，降低酶的活性，使疗效降低或失去治疗作用。

3. 含有黄柏成分的中成药，如黄连上清丸、黄连羊肝丸、葛根芩连片、加味香连丸等。其中，黄连上清丸、黄连羊肝丸、葛根芩连片、加味香连丸等中成药中含有黄芩，不宜与菌类制剂如乳酸菌素片，蜡样牙胞杆菌片等联用，因二者同用会抑制或降低菌类制剂的活性。

古山龙

古山龙为防己科古山龙属植物古山龙，以藤茎及根入药，又名黄藤、黄连藤等。始载于《新华本草纲要》。中医认为其性寒，味苦，有小毒，归心、肺、大肠经。有清热解毒，利湿，泻火，止痛，杀虫之功效。用于疟疾、肺痨、胃脘痛胀、乳蛾、痢疾、泄泻、高血压症、神经性头痛、疖肿；外用于湿疹，皮炎，瘙痒症，目赤。外用治眼结膜炎，皮肤湿疹，脓疱疮，阴道炎。煎汤，10～30g。外用适量，煎水洗患处。

【主要成分及药理】

古山龙根含掌叶防己碱、药根碱、非洲防己碱、黄藤素甲、黄藤素乙、黄藤内酯、甾醇等生物碱类化合物。根和茎含掌叶防己碱、药根碱、小檗碱等生物碱类化合物；另含黄藤素甲、黄藤素乙、黄藤内酯及甾醇。树皮及木部亦含有小檗碱；叶中含生物碱甚微。现代研究揭示其有中枢神经系统麻痹、降压、正性肌力、抑菌、对心肌缺血和复灌性损伤保护作用。

【临床中西药合用】

1. 预防流行性脑脊髓膜炎：取古山龙1斤，加水5斤，煮沸半小时。每次服煎液1~3匙，每日2次。也可滴鼻喷喉。有一定预防作用。临床上，在西医预防的基础上，可酌情加用古山龙。

2. 治疗瘤型麻风反应：将古山龙根制成20%的古山龙露。第1天服一次50ml，第2天加至100ml，分2次服。10天为一疗程。一般服2个疗程，重者3个疗程。治疗13例，麻风反应均消失，仅1例于3个月后复发。初步观察，对结节红斑效果最为显著，一般5天左右即可消退、脱皮；对神经痛在7天内亦可减轻或消失。此外，还能使病人食欲增加，睡眠转好，精神欣慰和降低细菌指数等作用。古山龙的每日剂量应控制在生药20g左右（极量不超过生药30g），一般只有口腔干燥，四肢末端发胀等副作用，无需药物处理，只要注意补充水分和休息即可自行消失。如服用过量可出现中毒反应。临床上，在沙利度胺等西药控制的基础上，可酌情加用20%的古山龙露。

【中西药合用禁忌】

1. 广州部队《常用中草药手册》："苦，寒，有小毒。"《广西植物名录》："有小毒。"掌叶防己碱小鼠腹腔注射的半数致死量为136mg/kg；14mg/kg。每天给兔灌胃一次，连给10天，一般状态、肝、肾功能及心电图皆无显著改变。但与有毒性的西药合用仍需慎用。

2. 古山龙含生物碱，不宜与含碘离子的碘喉片、碘化钾、碘化钠同用。因为在胃酸作用下，碘离子能沉淀大部分生物碱，降低疗效；不宜与重金属盐类的西药如次硝酸铋、硫酸亚铁、氢氧化铝凝胶、胃舒平、硫酸镁联用，也可产生沉淀反应，疗效降低。

3. 含古山龙成分的中成药，如消肿止痛酊等。消肿止痛酊中含有川芎，不宜与心得安同用，川芎嗪具有β-受体激动剂样作用，可以强心、扩冠，心得安能阻断其作用。不宜与甲苯丙胺同用，川芎具有镇静作用，可以拮抗苯丙胺的兴奋作用。

罂粟壳

罂粟壳为罂粟科植物罂粟的干燥成熟果壳，始载于《本草发挥》。中医认为其性平，味酸、涩，有毒，归肺、大肠、肾经。有敛肺，涩肠，止痛之功效。用于肺虚久咳，久泻久痢，脱肛，脘腹疼痛，筋骨疼痛。煎服，3~6g。止咳宜蜜炙用，止泻、止痛宜醋炒用。

【主要成分及药理】

罂粟壳中含有吗啡、可待因、罂粟碱、蒂巴因、那可汀等生物碱类化合物，另含有多糖、内消旋肌醇、赤藓醇等。现代研究揭示其有显著的镇痛、镇咳、胃肠道及其括约肌的张力提高、消化液分泌减少、止泻等作用。

【临床中西药合用】

1. 镇痛作用：吗啡注射液即盐酸吗啡注射液，是一种强效镇痛药，适用于其他镇痛药无效的急性锐痛，如严重创伤、战伤、烧伤、晚期癌症等疼痛。心肌梗死而血压尚正常者，应用本品可使病人镇静，并减轻心脏负担。应用于心源性哮喘可使肺水肿症状暂时有所缓解。临床上，常用在其他西药止痛效果欠佳的时候，予以盐酸吗啡注射液镇痛。

2. 催眠作用：吗啡有催眠作用，但睡眠浅而易醒，不能视为真正的催眠药。可待因则并不导致睡眠。临床上，麻醉和手术前给药可保持病人宁静进入嗜睡。

3. 镇咳作用：吗啡的止咳作用也很强，主要由于对咳嗽中枢的抑制。止咳所需的剂量比止痛小，例如吗啡 2～4mg 即可产生显着止咳作用，而止痛则需 5～15mg。现临床常用的三九感冒灵等感冒药都含有罂粟壳。国家对药品中的咖啡因或罂粟壳成分有严格的控制，所以服用正常剂量的感冒药，这些成分对人体基本无损害。临床上，在西药止咳无效的基础上，可酌情加用吗啡镇咳。

【中西药合用禁忌】

1. 罂粟壳使用过量会引起恶心、呕吐、便秘、头昏、嗜睡、排尿困难、呼吸抑制等不良反应发生。吗啡过量可致急性中毒，成人中毒量为 60mg，致死量为 250mg。硫酸吗啡对大鼠静注 LD_{50} 为 900mg/kg。因此，罂粟壳及其罂粟壳制剂不宜与水合氯醛、芬太尼、安定、硫喷妥钠、二氢埃托啡、度冷丁、乙醚、抗组胺类、乌拉坦、苯巴比妥等中枢抑制剂合用。

2. 罂粟壳含生物碱，不宜与含碘离子的碘喉片、碘化钾、碘化钠同用。因为在胃酸作用下，碘离子能沉淀大部分生物碱，降低疗效；与重金属盐类的西药如次硝酸铋、硫酸亚铁、氢氧化铝凝胶、胃舒平、硫酸镁联用，也可产生沉淀反应，疗效降低。临床上，盐酸吗啡注射液与吩噻嗪类、镇静催眠药、单胺氧化酶抑制剂、三环抗抑郁药、抗组胺药等合用，可加剧及延长吗啡的抑制作用。与西咪替丁合用，可能引起呼吸暂停、精神错乱、肌肉抽搐等。

3. 含有罂粟壳的中成药，如克咳胶囊，因克咳胶囊内含麻黄，不宜与催眠剂同用。因为有中枢兴奋作用的麻黄碱可对抗催眠药的作用（但巴比妥可减轻麻黄碱的中枢兴奋作用），使其疗效降低；与氯丙嗪合用，可使血压下降过低，因麻黄碱能促进肾上腺能神经介质的释放，对β受体、α受体都有兴奋作用，而氯丙嗪具有α受体阻断作用，同用时，麻黄碱的血管收缩作用将被拮抗，血管扩张作用单独表现出来，产生降压效果。与呋喃唑酮、苯乙肼等单胺氧化酶抑制剂合用，所含的麻黄碱可促使神经末梢中的去甲肾上腺素大量释放，同时可抑制单胺氧化酶活性，使去甲肾上腺素、多巴胺、5－羟色胺等神经递质不被酶破坏，造成上述神经递质蓄积于神经末梢中，导致高血压危象和脑溢血。克咳胶囊内含苦杏仁、桔梗，所以与维生素C 烟酸谷氨酸、胃酶合剂同用会造成分解，药效降低；同时克咳胶囊因为内含苦杏仁，与可待因、杜冷丁、苯巴比妥合用会加重麻醉，抑制呼吸；与强心甙等合用会药效累加，增加毒性；与降糖药合用会导致血糖升高。遇金属盐类（铅盐、钡盐、铜盐等）可产生沉淀而影响吸收。

槟榔

槟榔为棕榈科植物槟榔的干燥成熟种子，始载于《名医别录》。中医认为其性辛、温，味苦，归胃、大肠经。有杀虫，消积，行气，利水，截疟之功效。用于肠道寄生虫病，积滞泻痢，里急后重，水肿，脚气肿痛，疟疾。煎服，3～10g；驱绦虫、姜片虫 30～60g。焦槟榔功能消食导滞，用于食积不消，泻痢后重。

【主要成分及药理】

槟榔含生物碱0.3%～0.6%，主要为槟榔碱，其余有槟榔次碱、去甲基槟榔碱、去甲基槟榔次碱、槟榔副碱、高槟榔碱、异去甲基槟榔次碱等生物碱类化合物，又含脂肪油14%，有月桂酸、肉豆蔻酸、棕榈酸、十四碳烯酸、油酸、亚油酸、硬脂酸等脂肪酸。尚含鞣质及槟榔红色素。现代药理研究揭示槟榔具有麻痹或驱杀肠道寄生虫、拟胆碱等作用。

【临床中西药合用】

1. 驱虫作用：槟榔碱是有效的驱虫成分。对猪肉绦虫有较强的瘫痪作用，使全虫各部都瘫痪，对牛肉绦虫则仅能使头部和未成熟节片完全瘫痪，而对中段和后段的孕卵节片则影响不大。体外试验对鼠蛲虫也有麻痹作用。槟榔碱对蛔虫也可使之中毒而对钩虫则无影响。槟榔与雄黄、肉桂、阿魏混合的煎剂给小鼠灌服，对血吸虫的感染有一定的预防效果，但与萱草根、黄连及广木香一起用于治疗小鼠血吸虫病则无效。临床上，可以在西药驱杀肠道寄生虫的基础上，加用槟榔碱。

2. 抗真菌、病毒作用：水浸液在试管内对堇色毛癣菌等皮肤真菌有不同程度的抑制作用。煎剂和水浸剂对流感病毒甲型某些株有一定的抑制作用，抗病毒作用可能与其中所含鞣质有关。临床上，可在西药抗真菌、病毒的基础上，酌情加用槟榔煎剂。

3. 治疗青光眼：用槟榔片制成 1:1 滴眼液，每 5 分钟滴 1 次，共 6 次；随后 30 分钟 1 次，共 3 次；以后按病情每 2 小时滴 1 次。眼压控制在正常范围后，每日滴 2 ~ 3 次，每次 1 ~ 2 滴，以防复发。对急慢性青光眼有缩瞳、降眼压作用。控制眼压效果较毛果芸香碱为优，而缩瞳作用比毛果芸香碱维持时间短。刺激性较毛果芸香碱稍大，一般点药后均有轻度疼痛和结膜充血，几分钟后可完全消失。因此，临床上治疗青光眼时，在毛果芸香碱的基础上，可酌情加用槟榔片制成的 1:1 滴眼液。

【中西药合用禁忌】

1. 由于槟榔使用过多可导致中毒，表现为胃肠道充血，出血，肝、脾变色，体积增大，肺脏出血，最终使呼吸器官麻痹而致死亡。槟榔碱的 LD_{50} 为 174.71mg/kg. BW，其可信区间为 145.22 ~ 210.14mg/kg. BW。氢溴酸槟榔碱（以槟榔碱计算）的 LD_{50} 为 454.38mg/kg. BW，其可信区间为 422.26 ~ 488.95mg/kg. BW。因此，槟榔及槟榔制剂不宜与水合氯醛、芬太尼、安定、硫喷妥钠、二氢埃托啡、度冷丁、乙醚、抗组胺类、乌拉坦、吗啡、苯巴比妥等中枢抑制剂合用。

2. 槟榔中含有生物碱，不宜与碘离子制剂、酶制剂以及重金属药如硫酸亚铁、硫酸镁、氢氯化铝等合用会产生沉淀，减低药效；不宜与碳酸氢钠等碱性较强的西药、会影响溶解度，妨碍吸收；不宜与阿托品、氨茶碱、地高辛合用会增加毒性；不宜与咖啡因、苯丙胺合用会产生拮抗作用。

3. 含有槟榔成分的中成药，如槟榔七味丸、手掌参三十七味丸、小儿消积驱虫散、和胃疗疳颗粒、小儿珍珠镇惊丸、开郁舒肝丸、槟榔四消片、香连化滞丸、泻痢消片、调肝和胃丸、木香通气丸等。因小儿珍珠镇惊丸中含有人工牛黄，因此不宜与导致心律失常药物、两性霉素 B 注射剂、氨茶碱注射液、乙胺嘧啶、多虑平、阿米替林、左旋多巴、双氢克尿噻、麻黄碱、阿托品、肾上腺素、多巴胺等合用。因小儿珍珠镇惊丸中含有珍珠，而珍珠内所含的蛋白质及其水解物——多种氨基酸，可抵消黄连素的抗菌作用而降低疗效上。中成药与碱性较强的西药碳酸氢钠合用，会降低生物碱类药物的溶解度，影响吸收，降低疗效。因槟榔四消片中含有大黄，因此不宜与胃蛋白酶合剂、多酶片等消化酶类药物联用，因其能与蛋白质结合形成不溶于水的大分子化合物，不易吸收；不可与去痛片、克感敏片、红霉素、利福平、氨苄西林、麻黄碱、小檗碱、阿托品类药物联用，大黄中含有鞣质，因鞣质是生物碱沉淀剂，同用后会结合生成难溶性鞣酸盐沉淀，不易被机体吸收；不可与西药如钙剂、铁剂、氯化钴等合用，因二者可在回盲部结合，生成沉淀，降低疗效。

三颗针

三颗针为小檗科植物刺黑珠、毛叶小檗、黑石珠等的根皮或茎皮。始载于《分类草药性》。中医认为其性寒，味苦，归肝、胃、大肠经。有清热燥湿，泻火解毒之功效。用于湿热泻痢，黄疸，湿疹，痈肿疮毒，咽喉肿痛，目赤肿痛。煎服，10～15g。外用适量。

【主要成分及药理】

三颗针含有小檗碱、小檗胺、巴马亭、药根碱、尖刺碱、异汉防己碱、木兰花碱等生物碱类化合物。现代研究揭示其有广谱抗菌、抗肿瘤、升高白细胞、抑制血小板集聚、抗心肌缺血与脑缺血、抗心律失常、降压、镇静、抗炎、兴奋子宫、肌肉松弛等作用。

【临床中西药合用】

1. 用于治疗慢性气管炎：细叶三颗针全草煎制成膏后压片，每片重0.23克，相当于生药10g。每次5片，日服2次，10天为一疗程，连续三疗程。每疗程间隔5～7天。共治288例，近期控制28例（12.3%），显效89例（39.03%）。实践证明，对镇咳、止喘、祛痰、消炎均有不同程度的疗效，其中尤以消炎作用较好。服药后80%病人反应食量增加，精神及睡眠好，无副作用。

2. 用于治疗小儿肺炎：从细叶三颗针提取黄连素制成注射液，供静脉注射，每日1～3mg/kg体重，有明显的抗菌、抗感染及退热作用。治疗119例，痊愈21例，显效37例，好转49例，有效率为89%。用药后一般均在48小时内体温降至正常，症状好转，食欲增进。但有少数病人在静注过程中有心慌、出汗、面白及呕吐等反应，停止注射，休息10分钟，症状即可消失。

3. 用于治疗痢疾、肠炎：用细叶三颗针根提取的小檗碱（粗制品）制成胶囊，每粒含0.2g。每次1粒，日服3次，首次倍量，小儿减半。试治10例，一般在服药后第2天症状消失，第3天大便化验恢复正常。

4. 试用于消除流脑的带菌状态：取三颗针2两（先去其外皮），用水浸泡一昼夜，加水500ml，熬成200ml，使用前调整pH在7.0左右，用于滴鼻，每日2次，每次每鼻孔2～3滴，连滴3天。滴药前，清除鼻涕，头往后仰，药液滴入后以咽间有感觉为准。观察61人，投药前带菌数19人，投药后带菌数降至3人。但观察病例较少，共稳定性有待进一步证实。

【中西药合用禁忌】

1. 三颗针妇女慎服，孕期不能用药，以免造成胎儿发育不良。小鼠腹腔注射三棵针流浸膏，LD$_{50}$为3.1g/kg。肾型高血压狗每天灌服针仙合剂15g，共15天，第16～20天剂量增为30g/kg，血压、心电图、肝肾功能均未见显著改变。停药2周后，给以流浸膏10g/kg，每天1次共2周，同样未见变化。提取物"B－19生物碱"给猫灌服100mg/kg，大鼠每天灌服400mg/kg，共1个月，正常人口服400～600mg，均未有毒性反应。因此，不宜与导致流产类西药合用。

2. 三颗针含有生物碱。（1）不宜与含碘离子的碘喉片、碘化钾、碘化钠同用。因为在胃酸作用下，碘离子能沉淀大部分生物碱，降低疗效；与重金属盐类的西药如次硝酸铋、硫酸亚铁、氢氧化铝凝胶、胃舒平、硫酸镁联用，也可产生沉淀反应，疗效降低。（2）不宜与强心苷同用。这类中药在胃肠道中有很强的抑菌作用，肠道菌群的改变使强心苷被细菌代谢的部分减少，血中强心苷浓度升高，易发生中毒。（3）不宜与酶类制剂同用这类中药抑制酶的活性，降低酶类制剂的作用。（4）不宜与青霉素同用。含黄连的注射液与其配伍不稳定，遇酸、碱、醇、重金属离子均易析出沉淀。

3. 含有三颗针的中成药，如清热治痢丸、降糖胶囊、消痔丸、双黄消炎片等。（1）降糖胶囊中含有五味子，因此不宜与西药碳酸氢钠、氢氧化铝凝胶、胃舒平、氨茶碱等碱性药物同服，由于酸碱中和，使中西药均失去疗效；不宜与红霉素同服，可使红霉素在酸性环境中的杀菌力大大减弱，甚至使化学结构遭到破坏，降低生物利用度，影响疗效。不宜与磺胺类药西药同服，因鞣质能与磺胺类药物结合影响磺胺的排泄，导致血及肝内磺胺类药浓度增高，严重者可发生中毒性肝炎。（2）双黄消炎片中含有黄芩，因此不宜与菌类制剂如乳酸菌素片，蜡样牙胞杆菌片等联用，因二者同用会抑制或降低菌类制剂的活性。

升麻

升麻为毛茛科、升麻属植物大三叶升麻、兴安升麻或升麻的根茎，又名龙眼根、周麻、窟窿牙根等。始载于《神农本草经》，列为上品。中医认为其性微寒，味辛、微甘，归肺、脾、胃经。有发表透疹，清热解毒，升举阳气之功效。用于风热感冒，发热头痛，麻疹不透，齿痛，口疮，咽喉肿痛，阳毒发斑，气虚下陷，脱肛，子宫脱垂，崩漏下血。煎服，3～10g。发表透疹、清热解毒宜生用，升阳举陷宜炙用。

【主要成分及药理】

升麻中主要含升麻碱等生物碱类化合物及鞣质，水杨酸、咖啡酸、阿魏酸酚酸类化合物。同时，兴安升麻含升麻苦味素、升麻醇、升麻醇木糖苷、北升麻醇、异阿魏酸、齿阿米素、齿阿来醇、升麻素、皂苷等。现代研究揭示其抗菌、解热、抗炎、镇痛、抗惊厥、升高白细胞、抑制血小板聚集及释放、抑制心脏、减慢心率、降低血压、抑制肠管和妊娠子宫痉挛等作用。

【临床中西药合用】

1. 升麻有降温退热作用：对发热和内热是常用药，与生石膏配伍，治疗非化脓性牙龈肿痛，中医称虚火上升，有较好的疗效。对慢性咽喉炎、扁桃体炎、口腔炎，用升麻与玄参、开金锁等同用也有效；对流感发热，与柴胡、石膏同用能起到退热效果；对急性化脓性感染，则感到病重药轻，缓不济急。补中益气汤中参、芪并不是退热药，升麻和柴胡才是退热药。临床上，在西药降温退热疗效欠佳的情况，可酌情加用升麻、生石膏、知母、青蒿等作用较强的退热药。

2. 升麻有抗过敏功效：对过敏性皮肤病它是一味常用药，可与当归、苦参、地肤子等同用。病情较重较顽固时，可与石膏、大黄等同用。临床上，在西药抗过敏治疗的同时，可酌情加用升麻等中药辅助治疗。

3. 升麻与其他药物配伍能治疗内脏下垂：轻度的一般没有症状，也无需治疗，只是个保健问题；重度的内脏下垂，有症状，才需治疗，要提高平滑肌的张力。除了补中益气外，还需锻炼和休息。升麻并没有增强平滑肌肌力的作用，是升麻、柴胡引参、芪上行，与参、芪协同，加强了参、芪增强肌力的作用。临床上，在西医治疗内脏下垂的同时，可加用升麻、柴胡、人参、黄芪等中药组成的补中益气汤加减方。

【中西药合用禁忌】

1. 升麻过量使用会引起中毒。表现为对胃有刺激，常可引起恶心、呕吐反应。甚至引起头晕、头痛、四肢强直性收缩、阴茎异常勃起、乏力、虚脱。最终可致心脏抑制，血压下降，呼吸麻痹而死亡。小鼠灌胃、大鼠灌胃，异阿魏酸的半数致死量分别为 $8.1g/kg$ 及 $7.9g/kg$。毒理试验：单穗升麻甲醇总提取物对小鼠静注的 LD_{50} 为 700ml/kg。因此，升麻及升麻制剂不宜与水合氯醛、芬太尼、安定、硫喷妥钠、二氢埃托啡、度冷丁、乙醚、抗组胺类、乌拉坦、吗啡、苯巴比妥等中枢抑制剂合用。不宜与阿司匹林、消炎痛、碘化钾、洋地黄、黄连素等对胃有强烈刺激的药物合用。

2. 升麻含有鞣质，不宜与胃蛋白酶合剂，多酶片等消化酶类药物联用，因其具有收敛作用，能与蛋白质结合形成不溶于水的大分子化合物，不易吸收；不可与去痛片、克感敏片、红霉素、利福平、氨苄西林、麻黄碱、小檗碱、阿托品类药物联用，因鞣质是生物碱沉淀剂，同用后会结合生成难溶性鞣酸盐沉淀，不易被机体吸收；不可与西药如钙剂、铁剂、氯化钴等合用，因同服后可在回盲部结合，生成沉淀，使机体难以吸收而降低疗效；不宜与磺胺类西药同服，因鞣质能与磺胺类药物结合影响磺胺的排泄，导致血及肝内磺胺类药浓度增高，严重者可发生中毒性肝炎；其所含水合型鞣质而对肝脏有一定毒性，因此不能与对肝脏有一定毒性的西药利福平、氯丙嗪、异烟肼、红霉素、氯霉素类等联用；内含黄酮类成分，可与金属离子形成络合物，不宜与碳酸钙、硫酸亚铁、氢氧化铝等合用，影响药物吸收；不可与维生素 B₁ 合用，可产生永久性结合物，并排除体外而丧失药效。

3. 含有升麻成分的中成药，如当归拈痛丸、普济回春丸、补中益气膏、补中益气合剂、补气益气片、清暑益气丸等。（1）当归拈痛丸、补中益气膏、补中益气合剂、补气益气片、清暑益气丸中含有当归，因此不宜与华法林等抗凝药同用可导致出血倾向的增加；不宜与阿司匹林联用，会导致眼前房出血。（2）当归拈痛丸、普济回春丸中含有黄芩，因此不宜与菌类制剂如乳酸菌素片，蜡样牙胞杆菌片等联用，因二者同用会抑制或降低菌类制剂的活性。（3）清暑益气丸中含有五味子，因此不宜与西药碳酸氢钠、氢氧化铝凝胶、胃舒平、氨茶碱等碱性药物同服，由于酸碱中和，使中西药均失去疗效；不宜与红霉素同服，可使红霉素在酸性环境中的杀菌作用大大减弱，甚至使化学结构遭到破坏，降低生物利用度，影响疗效；不宜与磺胺类药西药同服，因鞣质能与磺胺类药物结合影响磺胺的排泄，导致血及肝内磺胺类药浓度增高，严重者可发生中毒性肝炎。

 秦艽

秦艽为龙胆科植物秦艽、麻花秦艽、粗茎秦艽或小秦艽的干燥根，又名大叶龙胆、大叶秦艽、西秦艽等。始载于《神农本草经》，列为中品。中医认为其性平，味辛、苦，归胃、肝、胆经。有祛风湿，清湿热，止痹痛，退虚热之功效。用于风湿痹证，筋脉拘挛，骨节酸痛，中风半身不遂，湿热黄疸，骨蒸潮热，小儿疳积发热。煎服，3～10g。

【主要成分及药理】

秦艽含秦艽碱甲、乙、丙等生物碱类化合物，及龙胆苦苷，当药苦苷，褐煤酸，褐煤酸甲酯，α-香树脂醇，β-谷甾醇等。现代研究揭示其有镇静、镇痛、解热、抗炎、抑制反射性肠液的分泌、降低胸腺指数、抗组胺、抑制病毒、细菌、真菌、降低血压、升高血糖、抑制转氨酶升高、抗肝炎等作用。

【临床中西药合用】

1. 治疗关节痛、头痛、牙痛等：取秦艽 100g，或秦艽、白芷各 50g，加入普鲁卡因 1g，制成注射液 100ml，分装、灭菌备用。肌肉注射每次 2ml。曾应用 2000 多人次，对风寒引起的周身疼痛，以及多年风湿性腰腿痛均有止痛效果。

2. 治疗流行性脑脊髓膜炎：将秦艽制成注射液，每毫升约含生药 0.625g，每次 2～5ml，每日 4～6 次，肌肉注射。试治 21 例，经用药 3～7 天均获痊愈，无 1 例发生后遗症。此外，以秦艽为主，结合辨证施治加用其他药物，治疗小儿急性黄疸型传染性肝炎 20 例，获得较好疗效。

【中西药合用禁忌】

1. 由于秦艽过量使用会引起不良反应，主要表现为胃肠道的反应如恶心、呕吐等。秦艽碱甲对小鼠的半数致死量为：口服 480mg/Kg；腹腔注射 350mg/Kg；静脉注射 250～300mg/Kg。因此，秦艽及其制剂不宜与阿司匹林、消炎痛、碘化钾、洋地黄、黄连素等对胃肠道有刺激的药物合用。

2. 秦艽含有生物碱，不宜与含碘离子的碘喉片、碘化钾、碘化钠同用。因为在胃酸作用下，碘离子能沉淀大部分生物碱，降低疗效；不宜与重金属盐类的西药如次硝酸铋、硫酸亚铁、氢氧化铝凝胶、胃舒平、硫酸镁联用，也可产生沉淀反应，疗效降低。

3. 含秦艽的中药制剂，如秦艽鳖甲散、秦艽丸等。因秦艽鳖甲散中含有柴胡，所以不宜与维生素 C、胃蛋白酶合剂等酸性较强的西药联用。因皂苷在酸性环境及酶的作用下，极易水解失效；也不宜与含有金属的盐类药物如硫酸亚铁，枸橼酸铋钾等合用，可形成沉淀。因秦艽鳖甲散中含有当归，所以不宜与华法林等抗凝药同用可导致出血倾向的增加；不宜与阿司匹林联用，会导致眼前房出血。

酸枣仁

酸枣仁为鼠李科植物酸枣的干燥成熟种子。秋末冬初采收成熟果实，除去果肉及核壳，收集种子，晒干，又名山枣仁、山酸枣。始载于《雷公炮炙论》。中医认为其性平，味甘，归心、脾、肝、胆经。有养肝，宁心，安神，敛汗之功效。用于虚烦不眠，惊悸怔忡，烦渴，虚汗。煎汤，6～15g；研末，每次 3～5g；或入丸、散。

【主要成分及药理】

酸枣仁主要含欧鼠李叶碱、碱 E 就是荷叶碱、碱 Ia 就是原荷叶碱、碱 Ib 就是去甲异紫堇定、碱 K 就是右旋的衡州乌药碱、N－甲基巴婆碱、酸李碱、5－羟基－6－甲氧基去甲阿朴啡、安木非宾碱 D 等生物碱类；含亚麻酸、油酸、棕榈酸、硬脂酸、花生酸等有机酸；含白桦脂酸、白桦脂醇、美洲茶酸、麦珠子酸、酸枣皂甙 A、B，以及胡萝卜甙等三萜类；含斯皮诺素、酸枣黄素，6″－芥子酰斯皮诺素、6″－阿魏酰斯皮诺素、6″－对香豆酰斯皮诺素、当药素、6，8－二－C－葡萄糖基芹菜素、芹菜素－6－C－［（6－O－对羟基苯甲酰）－β－D－吡喃葡萄糖基（1→2）］－β－D－吡喃葡萄糖甙等黄酮类。还含苏氨酸、缬氨酸、蛋氨酸、亮氨酸、异亮氨酸、赖氨酸、苯丙氨酸等 17 种氨基酸和钾、钠、钙、锌、铁、铜、锰等多种金属元素。现代研究揭示其有镇静、催眠、镇痛、抗惊厥、降温的作用。

【临床中西药合用】

1. 用于失眠：失眠是中老年常见病，失眠可产生精神萎顿、心悸、头昏眼花、食纳乏味和健忘等并发症。可用安定、阿普唑仑等助睡眠药基础上，加用每晚睡前 1 小时左右服生枣仁散或炒枣仁散，或两者交替服用，每次 5g。也可加用甘草、茯苓、知母等服用，可增加睡眠质量。或者酸枣仁 20g 捣碎用热水浸泡，水温约 95℃，水量宜控制在 300～500mL，保温浸泡 4～5h，震动摇匀后过滤取上清液 200～400mL，于睡前 1h 服用。

2. 治疗神经衰弱：神经衰弱是以慢性疲劳、情绪不稳、神经功能紊乱，并出现易于兴奋和易于疲劳或衰竭，同时伴有睡眠障碍的一种神经症。多发于 16 到 40 岁，脑力劳动者多见。可用酸枣仁加茯神、党参、白芍、夜交藤、合欢皮等药，或可吃含酸枣仁的归脾丸并联用口服艾司唑仑或者普萘洛尔片。

3. 不射精症：口服左旋多巴、麻黄素等有促进射精作用。并可加用酸枣仁 30g，细茶末 60g，共研细末。以人参须 6g，煎水送服药末，每次 6g，每日 2 次。

4. 脑出血后躁狂：脑出血后出现躁狂状态时普遍临床现象。可在常规脱水，护脑降压等对症支持处理基础上加用酸枣仁、茯苓、知母、黄连、大黄、甘草等。

【中西药合用禁忌】

1. 由于酸枣仁过量使用，会使小鼠呈现显著镇静，也可使胃酸过多。酸枣仁 150g/kg 给予小鼠灌胃无毒性症状，大鼠慢性毒性实验证明其毒性极低，小鼠腹腔注射半数致死量为 14.33±2.015g/kg。但极大剂量亦可有毒性表现。因此，酸枣仁和镇静剂类药物合用要慎重。

2. 酸枣仁含有机酸，不宜与复方新诺明合用。因有机酸能酸化尿液，使复方新诺明溶解度减小，产生结晶尿或血尿，造成肾损害。酸枣仁和异烟肼、利福平等合用，可加重肝脏的损害，严重者可发生药源性肝病。

3. 含有酸枣仁的中成药，如枣仁安神胶囊，复方枣仁胶囊，同仁安神丸等。（1）枣仁安神胶囊含有五味子，五味子含有有机酸类成分。不宜与磺胺类合用，因有机酸能碱化尿液，而使磺胺类的溶解性降低，导致在尿中析出结晶，损害肾小管等尿道上皮细胞，引起结晶尿、血尿或形成尿路结石等。（2）复方枣仁胶囊为中西药合剂，含有左旋延胡索乙素，尚不明确与其他西药的相互作用。（3）同仁安神丸含有朱砂，与酸性药物如胃蛋白酶合剂、阿司匹林、心得安、地高辛、利眠宁等同服，可使肠道吸收减少或发生酸碱中和，降低疗效。

第二章

含氰苷类化合物的常用中药

苦杏仁

苦杏仁为蔷薇科植物山杏、西伯利亚杏、东北杏或杏的成熟种子，又名杏仁。始载于《神农本草经》，列为下品。中医认为其性微温，味苦，有小毒，归肺、大肠经。有降气止咳平喘、润肠通便之功效。用于咳嗽气喘，胸满痰多，肠燥便秘。煎服，5~10g。

【主要成分及药理】

苦杏仁含苦杏仁苷等氰苷类化合物及脂肪油、蛋白质、各种游离氨基酸。尚含苦杏仁酶、苦杏仁苷酶、绿原酸、肌醇、苯甲醛、芳樟醇。现代研究揭示其可抑制蛔虫、钩虫及伤寒杆菌、副伤寒杆菌，并有润滑通便、抗突变、抗炎及镇痛、镇咳平喘、抑制胃蛋白酶活性、有微弱抗癌等作用。

【临床中西药合用】

1. 有镇痛作用：苦杏仁苷分解产生的苯甲醛静安息香缩合酶作用生成安息香。安息香具有镇痛作用，因此国内有人用苦杏仁治疗晚期肝癌可解除病人的痛苦，有的甚至不需服用止痛药。临床上，晚期肝癌病人，可在西药盐酸吗啡注射液止痛的基础上，酌情加用苦杏仁。

2. 有抗突变作用：苦杏仁苷能减少由安乃近、灭滴灵、丝裂霉素 C 等引起的微核多染性红细胞的数量。苦杏仁油还有驱虫、杀菌作用，体外试验对人蛔虫、蚯蚓有杀死作用，并对伤寒、副伤寒杆菌有抗菌作用。杏仁还具有抗蛲虫和滴虫感染，治疗再生障碍性贫血作用。临床上，在西医抗突变的治疗上，可酌情加用苦杏仁。

【中西药合用禁忌】

1. 由于苦杏仁过量使用会引起中毒，主要表现为首先感到口中有苦涩味、流涎、头晕、头痛、恶心、呕吐、腹泻、心悸、四肢软弱无力等；稍重则感胸闷，并有不同程度的呼吸困难；严重者呼吸微弱，意识不清，烦燥不安，瞳孔散大，对光反射消失，血压下降，牙关紧闭，全身发生痉挛，四肢冰冷，呈休克状态，最后因呼吸麻痹，心跳停止而死亡。苦杏仁甙一次静脉给药的半数致死量大于 5g/kg。苦杏仁甙给小鼠静脉注射和口服的半数致死量分别为 25g/kg 和 887mg/kg；给人鼠静脉注射、腹腔注射和口服的半数致死量分别为 25g/kg、8g/kg 和 0.6g/kg。因此，不宜与水合氯醛、芬太尼、安定、硫喷妥钠、二氢埃托啡、度冷丁、乙醚、抗组胺类、乌拉坦、苯巴比妥等中枢抑制剂合用。

2. 苦杏仁中含有氰苷类化合物，氰苷在胃酸作用下经酶水解生成具有镇咳作用的氢氰酸，同麻醉、镇静止咳等西药联用，易引起呼吸中枢抑制，甚至使病人死于呼吸衰竭。不宜与具有神经肌肉阻滞作用的氨基糖苷类配伍联用，易引起呼吸中枢的抑制，严重者可出现呼吸衰竭。不宜与与维生素 C 烟酸谷氨酸、胃酶合剂同用会造成分解，药效降低；不宜与可待因、吗啡、杜冷丁、苯巴比妥合用会加重麻醉，抑制呼吸；不宜与强心甙等合用会药效累加，增加毒性；不宜与降糖药合用，会导致血糖升高。不宜与金属盐类（铅盐、钡盐、铜盐等）合用，可产生沉淀而影响吸收。

3. 含有苦杏仁成分的中成药有暑湿感冒冲剂、桔贝合剂、川贝清肺糖浆、复方蛤青注射液、止喘灵注射液等。复方蛤青注射液含有五味子，与西药碳酸氢钠、氢氧化铝凝胶、胃舒平、氨茶碱等碱性药物同服，由于酸碱中和，使中西药均失去疗效；不宜与红霉素同服，可使红霉素在酸性环境中的杀菌力大大减弱，甚至使化学结构遭到破坏，降低生物利用度，影响疗效。不宜与磺胺类药西药同服，因鞣质能与磺胺类药物结合影响磺胺的排泄，导致血及肝内磺胺类药浓度增高，严重者可发生中毒性肝炎。止喘灵注射液中含有洋金花，不宜与强心甙类药物同服，同服将使强心甙类药物的吸收增多，诱发中毒。止喘灵注射液中含有连翘，不宜与菌类制剂如乳酸菌素片，双歧三联活菌片，蜡样牙胞杆菌片等联用，因这些药有较强的抗菌作用，同服后在抗菌的同时，会抑制或降低菌类制剂的活性。止喘灵注射液中含有麻黄，不宜与 APC、扑热息痛、阿司匹林、布洛芬等解热镇痛药合用，以免发汗过多，引起虚脱。与催眠剂同用，有中枢兴奋作用的麻黄碱可对抗催眠药的作用（但巴比妥可减轻麻黄碱的中枢兴奋作用），使其疗效降低；与氯丙嗪合用，可使血压下降过低，因麻黄碱能促进肾上腺能神经介质的释放，对 β 受体、α 受体都有兴奋作用。而氯丙嗪具有 α 受体阻断作用，同用时，麻黄碱的血管收缩作用将被拮抗，血管扩张作用单独表现出来，产生降压效果。

桃仁

桃仁为蔷薇科植物桃或山桃的成熟种子，又名杏仁。始载于《神农本草经》，列为上品。中医认为其性平，味苦、甘，归心、肝、大肠经。有活血祛瘀，润肠通便，止咳平喘之功效。用于经闭痛经，癥瘕痞块，肺痈肠痈，跌扑损伤，肠燥便秘，咳嗽气喘。煎服，5～10g。

【主要成分及药理】

桃仁含苦杏仁苷等氰苷类化合物及苦杏仁酶、挥发油、脂肪油，油中主要含有油酸甘油酯和少量亚油酸甘油酯。现代研究揭示其有增加脑血流量、促进胆汁分泌、延长出血及凝血时间、抑制体外血栓、润滑肠道、利于排便、促进初产妇子宫收缩及出血、镇痛、抗炎、抗菌、抗过敏、镇咳平喘及抗肝纤维化等作用。

【临床中西药合用】

1. 用于中心性视网膜炎等眼病：桃仁注射液肌注或球后注射，肌注疗程30天，共注射10次，共治疗中心性视网膜炎43只眼，有效率95.3%，视网膜色素变性12只眼均有一定疗效。临床上，可针对全身疾病给予抗生素或磺胺类药物及多种维生素，结合血管扩张药物以解除小动脉痉挛，改善微循环，提高组织对缺氧的耐受性。同时，宜及早配合桃仁注射液肌注或球后注射。

2. 用于肝硬化：用桃仁提取物1.5g加入5%葡萄糖液中，隔日静滴，另以虫草菌丝胶囊4.5g/天，分3次口服，疗程3个月。经对治疗的54例肝炎后肝硬化病人中的6例进行肝活检，结果表明，肝网膜血管曲张度、腹水、肝脂肪变、胶原等病变均显著减轻。临床上，在外科治疗、抗病毒、支持治疗、免疫调节等西医治疗的基础上，可酌情加用桃仁提取物1.5g加入5%葡萄糖液中静滴。

3. 用于慢性肾炎：慢性肾炎患者70例分为甲、乙二组，均采用西药常规治疗的同时，甲组加用桃红四物汤加味水煎，早、中、晚各服100m，结果总缓解率甲组80%，乙组57.14%。因此，临床上，可在西药常规治疗的同时，加用桃红四物汤加味水煎。

【中西药合用禁忌】

1. 由于桃仁过量使用会引起中毒，表现为首先是对中枢神经的损害，出现头晕、头痛、呕吐、心悸、烦躁不安，甚则神志不清、抽搐，并引起呼吸麻痹而危及生命。桃仁（未去皮）水提取物的 $LD_{50} = 55.907g \cdot kg^{-1}$，桃仁（去皮）水提取物的 $LD_{50} = 82.943g \cdot kg^{-1}$。因此，桃仁及桃仁制剂不宜与水合氯醛、芬太尼、安定、硫喷妥钠、二氢埃托啡、度冷丁、乙醚、抗组胺类、乌拉坦、苯巴比妥等中枢抑制剂合用。

2. 桃仁中含有苦杏仁苷等氰苷类化合物，氰苷在胃酸作用下经酶水解生成具有镇咳作用的氢氰酸，同麻醉、镇静止咳等西药联用，易引起呼吸中枢抑制，甚至使病人死于呼吸衰竭。因此，不宜与具有神经肌肉阻滞作用的氨基糖苷类配伍联用，易引起呼吸中枢的抑制，严重者可出现呼吸衰竭。不宜与维生素 C 烟酸谷氨酸、胃酶合剂同用，会造成分解，药效降低。不宜与可待因、吗啡、杜冷丁、苯巴比妥合用会加重麻醉，抑制呼吸；不宜与强心苷等合用，会药效累加，增加毒性；不宜与降糖药合用，会导致血糖升高。不宜与金属盐类（铅盐、钡盐、铜盐等）合用，可产生沉淀而影响吸收。

3. 含有桃仁成分的中成药有血府逐瘀丸、生化丸、通经甘露丸、舒筋活血丸等。因血府逐瘀丸、生化丸、通经甘露丸、舒筋活血丸等中成药中含有当归，与华法林等抗凝药同用可导致出血倾向的增加；和阿司匹林联用可导致眼前房出血；与抗结核药异烟肼联用，同服后会产生螯合反应，妨碍机体吸收，降低疗效。因血府逐瘀丸等中成药中含有桔梗、柴胡，不宜与维生素 C、胃蛋白酶合剂等酸性较强的西药联用，因其主要有效成分为皂苷，皂苷在酸性环境及酶的作用下，极易水解失效；也不宜与含有金属的盐类药物如硫酸亚铁、枸橼酸铋钾等合用，可形成沉淀。

郁李仁

郁李仁为蔷薇科植物欧李、郁李或长柄扁桃的干燥成熟种子，又名郁子、郁里仁、李仁肉、小李仁。始载于《神农本草经》，列为下品。中医认为其性平，味辛、苦、甘，归脾、大肠、小肠经。有润肠通便，下气利水之功效。用于津枯肠燥，食积气滞，腹胀便秘，水肿，脚气浮肿，小便不利。煎服，6 ~ 10g。

【主要成分及药理】

郁李仁含苦杏仁苷等氰苷类化合物，及挥发性有机酸、粗蛋白质、纤维素、淀粉、油酸，尚含植物甾醇、维生素 B_1。脂肪油58.3% ~ 74.2%。由郁李果实中离析得郁李糖苷、熊果酸、香草酸、原儿茶酸、阿弗则林、山柰苷、营实苷、营实糖苷。茎皮含鞣质、纤维素，叶含维生素 C、欧李，果实含果糖。现代研究揭示其有润滑性缓泻、抗炎镇痛、显著降压、抗惊厥、扩血管、镇咳祛痰等作用。

【临床中西药合用】

1. 用于肠燥便秘：郁李仁体润滑降，具缓泻之功，善导大肠燥秘，常配合火麻仁、瓜蒌仁同用。因此，临床上，可在西药容积性泻剂、润滑性泻剂、盐类泻剂、渗透性泻剂、促动力剂等治疗便秘的基础上，酌情加用郁李仁6g，松子仁12g，柏子仁12g，桃仁10g，杏仁10g，枳壳10g，煎后温服，适用于老年体弱便秘，产后津枯便秘者。加用郁李仁30g，朴硝30g，当归60g，生地60g，共为细粉，每次服用9g，用于津枯肠燥食积气滞，腹胀便秘者。

2. 治疗小便不利、水肿、脚气等：郁李仁又能利小便而退水肿，对水肿腹满、二便不利者，常用以配生苡仁、冬瓜皮等同用。因此，临床上，在西医治疗此类疾病的基础上，可酌情加用郁李仁、陈皮、槟榔、茯苓、白术各 30g，甘遂 15g，上为末，每服 6g，姜枣汤下，治肿满小便不利。或郁李仁、葶苈子、陈皮各 10g，甘遂 2g，茯苓 15g，瞿麦 12g，杏仁、赤芍各 12g，桔梗 10g，牛膝 10g，煎汤温服，每日分 2 次。

3. 治疗支气管哮喘：临床上，在使用 β 受体激动剂、黄嘌呤类药物、抗胆碱药、糖皮质类固醇、抗过敏药等治疗哮喘西药外，可酌情加用郁李仁、桃仁、杏仁、白果仁（打碎）、炙款冬花、蒸百部各 9g，蜜炙麻黄、麻黄根、甘草各 5g，车前草 24g，土茯苓、忍冬藤各 30g。每日 1 剂，水煎服；或制成糖浆，每次 20ml（儿童 5~10ml）。

4. 治疗偏头痛：临床上，在予以一般的镇痛剂和安定剂（如阿司匹林、布洛芬等）及酒石酸麦角胺等治疗偏头痛西药的基础上，可酌情加用白芍 15g，川芎 30g，郁李仁、甘草、柴胡各 3g，白芥子 9g，香附 6g，白芷 1.5g，随证加减，水煎服。

【中西药合用禁忌】

1. 由于郁李仁过量使用会导致中毒，表现为对延髓生命中枢有先兴奋后麻痹作用，且抑制体内酶的活性，阻碍新陈代谢，引起组织窒息而中毒，甚至引起死亡。查阅相关文献未见郁李仁的毒理研究。因此，郁李仁及郁李仁制剂不宜与水合氯醛、芬太尼、安定、硫喷妥钠、二氢埃托啡、度冷丁、乙醚、抗组胺类、乌拉坦、苯巴比妥等中枢抑制剂合用。

2. 郁李仁中含有氰苷类化合物，所含氰苷在胃酸作用下经酶水解生成具有镇咳作用的氢氰酸，不宜与麻醉、镇静止咳等西药联用，易引起呼吸中枢抑制，甚至使病人死于呼吸衰竭。不宜与具有神经肌肉阻滞作用的氨基糖苷类配伍联用，因为易引起呼吸中枢的抑制，严重者可出现呼吸衰竭。郁李仁与维生素 C 烟酸谷氨酸、胃酶合剂同用会造成分解，药效降低；与可待因、吗啡、杜冷丁、苯巴比妥合用会加重麻醉，抑制呼吸；不宜与强心苷等合用，会药效累加，增加毒性；不宜与降糖药合用会导致血糖升高。郁李仁不宜与金属盐类（铅盐、钡盐、铜盐等）可产生沉淀而影响吸收。

3. 含有郁李仁成分的中成药有五仁润肠丸、治偏痛颗粒、木香郁李仁丸等。因五仁润肠丸含有当归，因此不宜与华法林等抗凝药同用，因二者同用可导致出血倾向的增加；不宜与阿司匹林联用，合用可导致眼前房出血；不宜与抗结核药异烟肼联用，同服后会产生螯合反应，妨碍机体吸收，降低疗效。因治偏痛颗粒中含有柴胡，所以不宜与维生素 C、胃蛋白酶合剂等酸性较强的西药联用，因皂苷在酸性环境及酶的作用下，极易水解失效；也不宜与含有金属的盐类药物如硫酸亚铁，枸橼酸铋钾等合用，可形成沉淀。

🦅 垂盆草

垂盆草为景天科景天属的多年生草本植物，又名地蜈蚣草、鼠牙半枝莲、石指甲、黄开口草、瓜子草。始载于《中国药典》。中医认为其性凉、味甘、淡。归肝、胆、小肠经。有清热解毒、杀菌消炎之功效。用于湿热黄疸，小便不利，痈肿疮疡，急、慢性肝炎。鲜品用量250g，干品用量15～30g。

【主要成分及药理】

垂盆草主要含5，4－二－羟基－3，5－二甲氧基黄酮－7－0－β－D－葡萄糖苷，木犀草素，异鼠李素，异甘草素，香树脂酮，胡萝卜苷，十五烷基硫醇，消旋甲基异石榴皮碱，二氧异石榴皮碱，3－甲酸－1，4－二羟基二氢吡喃，N－甲基－2β－羟丙基哌啶，垂盆草甙，β－谷甾醇，苯甲酸酯等氰苷类化合物，又含葡萄糖、半乳糖、果糖和景天庚糖等糖类成分，还含氨基酸等成分。现代研究揭示其有保肝降酶、抗菌、抑菌作用。

【临床中西药合用】

1. 用于治疗水火烫伤及痈肿创疮疡等症：在西医常规处理的基础上，配合垂盆草效果更好。

2. 用于治疗毒蛇咬伤：在西医常规处理的基础上，可单用鲜草半斤，用冷开水洗净，捣烂绞汁内服，每日一至二次；也可配合半枝莲、野菊花、鬼针草、车前草、生大黄等药煎汤内服，并用鲜草洗净捣烂外敷。

3. 用于治疗传染性肝炎：在西医护肝抗病毒的基础上，配合垂盆草效果更好，对降低血清转氨酶有一定作用，且可使患者的口苦、食欲不振、小便黄赤等湿热症状减轻或消除。

4. 用于治疗肝癌：在西医抗肿瘤的基础上，予垂盆草、半枝莲、生瓦楞、石燕各30g，漏芦、薏苡仁各15g，当归丹参、红花各9g，八月札、白芍、陈皮各6g水煎3次分服，日1剂。能使症状消除，肝肿缩小。

5. 用于治疗白血病：在西医抗肿瘤的基础上，予垂盆草、猪殃殃各30g，羊蹄、狗舌草、紫草、生地、黄精各15g，当归、丹参。赤芍各9g，川芎甘草各6g水煎2次分服。能使临床症状完全或部分缓解。宜于急性各型。

6. 用于治疗肺癌：在西医抗肿瘤的基础上，予垂盆草、白英各30g，水煎服，日1剂。坚持服用，能使病情好转，临床症状基本消失，病灶逐渐缩小。

7. 用于治疗鼻咽癌：在西医抗肿瘤的基础上，予鲜垂盆草适量捣烂局部外敷，日

1－2次。另取灯心草捣碎口含。同时用：野乔麦、汉防己、土牛膝各30g均用鲜品，煎服。继续用至鼻咽部肿物消失，症状接近痊愈。

8. 用于治疗炎性肿痛：在在西医抗炎的基础上，予垂盆草研末，用凡士林调成50%软膏，局部外敷。

【中西药合用禁忌】

1. 由于垂盆草使用过量，可以偶见胸闷心慌，室性期前收缩。垂盆草醇提物的LD_{50}为208. 305g. kg^{-1}。因此，垂盆草及垂盆草制剂不宜与易致氨茶碱注射液、左旋多巴、双氢克尿噻、麻黄碱、阿托品、肾上腺素、多巴胺等等心律失常的西药合用。

2. 垂盆草含有黄酮类成分，不宜与氢氧化铝、三硅酸镁、碳酸钙等含有铝、镁、钙的药物同服，易与金属离子可生成金属络合物，改变药物原有的性质与作用，失去药物疗效。

3. 含垂盆草中成药，如垂盆草颗粒、垂盆草冲剂、佛仁垂盆草片、复方垂盆草冲剂等。（1）垂盆草颗粒、垂盆草冲剂、佛仁垂盆草片、复方垂盆草冲剂所含垂盆草含有鞣质，不宜与维生素B_1、抗生素、甙类、生物碱亚铁盐制剂、碳酸氢钠制剂合用，会产生沉淀、影响吸收、不宜与异烟肼合用，会分解失效。（2）不宜与酶制剂合用，会改变性质、降效或失效，不宜与维生素B_6合用，会形成络合物，降效或失效。

第三章

含醌类化合物的常用中药

大黄

大黄为蓼科植物掌叶大黄、唐古特大黄、或药用大黄的干燥根及根茎，又名凉黄、狗头大黄。始载于《神农本草经》，列于下品。中医认为其性寒、味苦。归脾、胃、大肠、肝、心包经。有攻积滞、清湿热、泻火、凉血、祛瘀、解毒之功效。用于实热便秘，积滞腹痛，泻痢不爽，湿热黄疸，血热吐衄，目赤，咽肿，肠痈腹痛，痈肿疔疮，瘀血经闭，跌打损伤，外治水火烫伤；上消化道出血。酒大黄善清上焦血分热毒。用于目赤咽肿，齿龈肿痛。熟大黄泻下力缓，泻火解毒。用于火毒疮疡。大黄炭凉血化瘀止血。用于血热有瘀出血症。煎服，3~30g，用于泻下不宜久煎。外用适量，研末调敷患处。

【主要成分及药理】

大黄主要含大黄酚-1-葡萄糖甙或大黄酚甙、大黄素-6-葡萄糖甙-芦荟大黄素-8-葡萄糖甙、大黄素甲醚葡萄糖甙、大黄酸-8-葡萄糖甙、芦荟大黄素双葡萄糖甙、大黄酚双葡萄糖甙等醌类化合物，又含有大黄素、大黄素甲醚、芦荟大黄素、大黄酸、大黄鞣酸、没食子酸等鞣酸，还含有脂肪酸、草酸钙、葡萄糖、果糖和淀粉等成分。现代研究揭示其有泻下、抗感染、利胆、止血的作用。

【临床中西药合用】

1. 用于治疗血小板减少症：在西医运用升高血小板药物的基础上，用酒洗大黄10g，甘油5ml，苯甲醇2ml，制成注射液100ml。每次2ml，肌肉注射。对血小板减少症每日1次，手术后止血用每日2次。亦有用生大黄9钱，石灰1两，文火炒拌，直至石灰呈灰粉红色时取出，加入明矾（每100g石灰加入明矾0.6g）共研细粉。将此粉16g加水至100ml，振荡后沉淀过滤。用时取棉球浸药水压迫出血处。此外，对晚期血吸虫病食道静脉破裂出血患者，用大黄炭 1.6g，白芍炭 1.6g，加葡萄糖粉（或细白糖）30g 共研细末，小量分次干吞（于 1 天内吞完）。治疗 10 例，均达到止血效果。一般平均在 7~8 天能起床活动。服用该药后可见恶心消失、胃部舒适、大便逐渐恢复正常，并无迅速腹水蓄积后遗症出现。

2. 用于治疗口腔炎、口唇溃疡及毛囊炎等：在西医常规治疗的基础上合用生大黄 3~8 钱，煎取 150~500ml（每剂最多使用 2 天），供漱口、湿热敷及洗涤用，每天 4~6 次。治疗前先清洗局部，除净分泌物。本法对于一般金黄色葡萄球菌感染的口腔炎、口唇溃疡、皮肤毛囊炎及头部疖肿等炎性疾患均有效，局部培养金黄色葡萄球菌的转阴日数亦比较迅速。

3. 用于治疗烫伤：在西医常规治疗的基础上，先取陈石灰 10 斤除净杂质，过筛，投入锅内用文火炒松，再投入大黄片 5 斤，共同拌炒，俟石灰炒至带桃红色、大黄炒至灰黑色时，即出锅筛去石灰；将大黄摊开冷却后研成细粉备用。用时先以生理盐水清洗创面，而后撒布大黄粉。如有水泡应刺破；拨开表皮，排净泡液后再撒药粉。如仅见局部红肿，则可用麻油或桐油将大黄粉调成糊状涂患处。换药时如发现伤处溃烂，应拭去脓液、脓痂后再撒药粉。在夏季可行暴露疗法。

4. 用于治疗下肢溃疡：在西医常规治疗的基础上，用生大黄 5~7 钱，研成极细粉末；另取甘草捶碎，去净纤维，取细粉约为大黄的 1/5 量，共研极细。先用温开水洗净疮面，揩干后均匀撒布药粉，再用千层（又名千张或百页，为纯黄豆制成品，以薄而韧者为良）覆盖包好。如有渗液外流，应保持创面清洁干净。每日换药 1 次。轻者换药 3~6 次，重者 8~9 次，即可新生肉芽。此时不可再洗，药粉可少用或不用，但千层必需每日一换。当结痂牢固时会发生痒感，不可揭去痂盖，隔 5~7 日或 7 日以上，痂盖自然脱落。

5. 用于治疗治疗小儿蛔虫性肠梗阻：在西医常规治疗的基础上，用大黄粉蜜合剂（生大黄粉 5 钱，炒至微黄的米粉 3 钱，蜂蜜 2 两，加适量温开水调匀），每小时服 1次，每次约 1 汤匙，全剂分 12 次服完；至排出蛔虫为止。

6. 用于治疗肠胀气：在西医常规治疗的基础上，用大黄 1 两研成细末，加适量醋调成糊状，敷于两侧涌泉穴上，每次二小时，必要时可敷 2~3 次。临床观察 6 例，一般敷药后一小时即出现肠腔蠕动感和肛门排气现象，自觉腹胀减轻，有肠鸣音。

【中西药合用禁忌】

1. 由于大黄使用过多可导致中毒，表现为胃肠道反应外，还可以引起严重的缺铁性贫血，此外大黄素及其蒽醌类化合物可引起肾毒性和致癌性。大黄素在进行二年的口饲大黄素实验研究中，大黄素在 280，830，2500ppm 食物含量中，对 F344/N 雄性大鼠无致癌性，对 F344/N 雌性大鼠有可能诱发 Zymmbal 腺癌的发生，对 B6C3F1 雄性小鼠，有可能发生少见的肾小管赘生，但发生率较低；大黄素在312，625，1250ppm食物含量下，B6C3F1雌性小鼠未发现有致癌性的证据。大黄素可导致雄性大鼠肾小管透明和染色的发生率增加，可导致雌性大鼠肾小管透明滴的发生率增加，可导致雌雄大鼠肾小管染色的严重性增大，可导致雌雄小鼠肾小管染色的发生率增加，导致雌性小鼠肾病的发生率增加。蒽醌通过两年给药研究表明，基于肾小管腺瘤、肾脏和膀胱迁移性上皮细胞乳头瘤。基于肾小管腺瘤的发生率增加，表明蒽醌对雌性F344/N大鼠具有致癌性。膀胱移行性上皮细胞乳头瘤或/和癌的发生率以及在雌性大鼠出现的肝细胞腺瘤均与使用蒽醌有关。有明显的证据表明蒽醌可增加雄性和雌性B6C3F1小鼠肝癌的发生率。在雄性和雌性小鼠上的甲状腺滤泡细胞瘤的产生可能与蒽醌的使用有关。使用蒽醌两年，可引起雄性和雌性大鼠肾、肝、脾、骨髓非肿瘤性损害增加，可引起雄性和雌性小鼠肝、膀胱和脾非肿瘤性损害增加，也可导致雄性小鼠甲状腺和肾脏的非肿瘤性损害。使用蒽醌可使雄性和雌性大鼠单核细胞性白血病的发生率减少。大黄的半致死剂量（LD_{50}）以纯草酸对大鼠的影响作计量，大约为每公斤体重375mg，换算至一个约65kg的人，大约需要25g的份量。因此，大黄及大黄制剂不宜与胰酶、淀粉酶、胃蛋白酶、麻黄素、维生素B_1、生物碱类等合用。

2. 大黄中所含的鞣质，可引起多发性神经炎、消化不良、食欲不振等不良反应。不宜与碱性药物配伍，因为这类中药所含蒽醌苷在碱性溶液中易氧化而失效。不宜与青霉素类合用，易形成鞣酸盐沉淀。不宜与喹诺酮类合用，将降低喹诺酮类药物的疗效。不宜与强心苷类合用，将产生鞣酸盐沉淀。不宜与含金属离子类西药合用。因此，不能与喹诺酮、青霉素等同用。

3. 含有大黄成分的中成药，如大黄蛰虫散、六味安消胶囊、牛黄上清丸等。（1）不宜与四环素族配伍。由于牛黄上清丸中含有石膏，而石膏的主要成分是硫酸钙，易与四环素结合，形成难以吸收的四环素钙，降低了四环素类药的生物利用度，也影响了上述药效的正常发挥。（2）不宜与中枢抑制药并用。由于牛黄上清丸等中成药中均含有牛黄，对中枢有抑制作用，故不宜与西药吗啡、苯巴比妥等中枢抑制药并用，以防增加中枢抑制药的毒性，避免引起呼吸困难、昏睡、体位性低血压、昏厥等不良反应。（3）不宜与胰酶、多酶片等同服。大黄蛰虫散、六味安消胶囊、牛黄上清片中含有大黄，大黄粉可通过吸附或结合的方式抑制胃蛋白酶的消化作用，弱化了药物疗效。

🦅 虎杖

虎杖为蓼科植物虎杖的干燥根茎和根，又名大虫杖、苦杖、血藤、九龙根。始载于《名医别录》。中医认为其性微苦，味微寒。归肝、胆、肺经。有利湿退黄，清热解毒，散瘀止痛，止咳化痰之功效。用于湿热黄疸，淋浊，带下，风湿痹痛，痈肿疮毒，水火烫伤，经闭，癥瘕，跌打损伤，肺热咳嗽。煎服，9~15g。外用适量，制成煎液或油膏涂敷。

【主要成分及药理】

虎杖主要含大黄素、大黄素甲醚、大黄酚、蒽甙A、蒽甙B、3，4，5－三羟基芪－3－β－D－葡萄糖甙等醌类化合物。又含细枝含鞣质鞣质等成分。现代研究揭示其有抗菌、抗病毒作用。

【临床中西药合用】

1. 用于治疗治疗烧伤：在西医抗炎、补液的基础上，取虎杖粉（虎杖根洗净晒干研末）800g，茶液（陈茶叶100g，加水3000ml炖后取液）2800ml，或虎杖粉40g，浓茶水（茶叶25g加水500ml煎成）300~400ml，调匀灭菌备用。以灭菌毛笔或棉签蘸药糊均匀地涂在清创后的创面上，1日数次，以创面不干裂为度，待药痂自行脱落，即愈。如药痂下有感染，应早期开窗引流或剪去部分药痂，改用100%虎杖煎液湿敷。亦可用虎杖液内服，每次100ml，每日2次。此外，也有将虎杖粉用食油调糊，涂于轻症患者创面；对于重症患者用虎杖根浓汁涂布。

2. 用于治疗急性黄疸型传染性肝炎：在西医抗病毒、护肝的基础上，予（1）煎剂：每日1两（鲜品加倍，儿童酌减），水煎，分2~3次服。（2）浸膏片：每次3片（1.5克），日服3次。均30天为一疗程，或适当延长。服药后偶有上腹部闷胀不适及轻度恶心感，但不影响继续服药。

3. 用于治疗关节炎：在西医抗炎止痛药的基础上，取虎杖根半斤，洗净切碎，投入白酒1.5斤内浸泡半个月。成人日服2次，每次1小杯（约25ml）。妇女行经期停服。

4. 用于治疗疗肺部炎症：在抗生素的基础上，取虎杖根洗净切片，鲜品2斤或干品1斤，加水5000ml煎至1000ml。日服2~3次，每次50~100ml，见体温降至正常、症状好转即酌情减量，至肺部炎症完全吸收时停药。偶有恶心、呕吐、腹泻等胃肠道反应，可采用新针或耳针处理。

5. 用于治疗慢性气管炎：在西医抗炎、解痉、止咳、化痰的基础上，取阴阳莲、十大功劳、枇杷叶各1两，为一日量，制成糖浆、煎剂或片剂，分3次服，10天为一疗程。间隔3~5天可给第二、第三或第四疗程。又用虎杖3钱，胡颓子叶5钱，鱼腥草（鲜）1两，为一日量，制成煎剂，加糖精矫味，分2~3次服，10日为一疗程，有平喘、消炎作用。

【中西药合用禁忌】

1. 由于虎杖使用过多可导致中毒，主要表现为恶心、呕吐、腹痛、腹泻，常因失水过多产生昏迷、虚脱、休克等，长期服用有血小板减少及出血假倾向，大剂量可造成肝细胞损伤，引起肝功能异常，导致白细胞减少，偶见血尿。小鼠腹腔注射虎杖甙和白藜芦醇甙的 LD_{50} 分别为 $1363.9 \pm 199.4mg/kg$ 和 $1000.0 \pm 57.3mg/kg$。因此，虎杖及虎杖制剂不宜与乙醚、氯仿、吗啡、巴比妥类安眠药、复方阿司匹林、扑热息痛、磺胺类、四环素、氯霉素、红霉素、氨苄青霉素、先锋霉素等肝毒性的西药合用。

2. 虎杖中所含鞣质，可引起多发性神经炎及胃肠反应，临床应用出现、消化不良、食欲不振等。因此，不能与神经损失及胃肠刺激药物、六神丸、安宫牛黄丸等等同用。

3. 含有虎杖的中成药，如双虎清肝颗粒、乙肝扶正胶囊等。（1）不宜与痢特灵、降压药、复降片、苯巴比妥等催眠镇静剂合用。乙肝扶正胶囊有麻黄，麻黄含有麻黄素，两者会产生拮抗，不宜与氨茶碱合用，会增加毒性。（2）不宜与核黄素、烟酸联用。由于双虎清肝颗粒、乙肝扶正胶囊含有大黄，而大黄具有解毒泻火作用和较强的抑菌作用，当与核黄素、烟酸同服时，大黄的抑菌作用明显减弱，疗效降低。（3）不宜与胰酶、多酶片等同服。双虎清肝颗粒、乙肝扶正胶囊中含有大黄，大黄粉可通过吸附或结合的方式抑制胃蛋白酶的消化作用，弱化了药物疗效。

何首乌

何首乌为蓼科蓼族何首乌属多年生缠绕藤本植物，多花蓼、紫乌藤、夜交藤等。又名多花蓼、紫乌藤、夜交藤。始载于《日华子本草》。中医认为其性味微苦，微寒。归肝、胆、肺经。有安神、养血、活络、解毒（截疟）、消痈之功效；制首乌有补益精血、乌须发、强筋骨、补肝肾之功效。用于失眠、脱发、骨质疏松症等，煎服，9～15g。外用适量，制成煎液或油膏涂敷。

【主要成分及药理】

何首乌主要含大黄素，大黄酚、大黄素甲醚，大黄酸，大黄酚蒽酮等醌类化合物，又含白藜芦醇，云杉新甙，2，3，5，4′-四羟基芪-2-O-D-葡萄糖甙，2，3，5，4′-四羟基二苯乙烯-2-O-β-D-葡萄糖苷-2″-O-没食子酸酯，2，3，5，4′-四羟基芪-2-O-葡萄糖甙-3″-O-没食子酸酯等芪类化合物，还含β-谷甾醇，卵磷脂等成分。现代研究揭示其有降血脂及抗动脉硬化、抗衰老的作用。

【临床中西药合用】

1. 用于治疗疟疾：在西医抗疟疾的基础上，取何首乌6～8钱，甘草0.5～1钱（小儿酌减），每日1剂，浓煎2小时，分3次食前服用，连用2天。

2. 用于治疗百日咳：在西医止咳的基础上，取何首乌2～4钱，甘草0.5～1钱，水煎，每日 1 剂分 4～6 次口服。对无合并症，特别是用各种抗菌素疗效不显或晚期病例，有明显疗效。如属初起，可再加车前草、百部、白前、连翘、银花煎服；对鼻出血、咯血、咯痰困难、喘咳有哮鸣音者，酌加对症治疗，以提高疗效。一般无副作用，有些服后有轻度腹泻现象，可加少许诃子或罂粟壳。

3. 用于治疗高血脂：在西医降脂的基础上，将何首乌制成片剂（内含 70% 浸膏及 30% 制首乌粉剂），每次 5 片，日服 3 次，连用半月至 3 个月；或用何首乌 1 两煎服，每日 1 次，连服 1～2 个月。服后少数病例有胸闷，一火感，个别大便次数增多。如连渣内服，其作用似更明显，腹泻现象亦较显著；片剂较煎剂作用明显，大便次数亦增多，但仍能耐受。由此似可说明首乌降低胆甾醇的有效成分可能在药渣部。另有用何首乌 2 钱，桑寄生 6 钱，黄精 3 钱，为 1 日量，制成片剂（何首乌研粉过 120 目筛；桑寄生、黄精水浸 1 小时后煎 2 次各 20 分钟，过滤浓缩成膏，烘干研粉。二者混匀压片），分 2－3 次服。其降脂效果尚较稳定。服药过程中未发现明显副作用，对伴存疾病（如冠心病．高血压）亦无不良影响。

4. 用于治疗疖肿：在西医常规的基础上，取新鲜何首乌 2 斤，切片，放锅内（勿用铁锅）加水浓煎成 250 毫升。外搽患处，每日 1－3 次。治疗 7 例，均在 3 天内痊愈。

【中西药合用禁忌】

1. 由于何首乌相关制剂的不良反应表现为很多肝病的体征和症状。包括黄疸（皮肤、巩膜黄染）、尿色变深、恶心、呕吐、乏力、虚弱、胃痛、腹痛、食欲减退。生首乌醇冷浸液腹腔注射，对小鼠的 LD_{50} 为 5.5g/kg。制首乌醇冷浸液腹腔注射 300g/kg，小鼠无死亡。生首乌醇渗漉液灌胃，对小鼠的 LD_{50} 为 50g/kg，制首乌醇渗漉液灌胃 1000g/kg，小鼠无死亡。因此，何首乌及何首乌制剂不宜与如乙醚、氯仿、吗啡、巴比妥类安眠药、扑热息痛、磺胺类、四环素、氯霉素、红霉素、氨苄青霉素等肝毒性药物合用。

2. 何首乌含糖皮质激素，有增加消化道溃疡的发生。因此，不能与阿司匹林、扶他林等同用。

3. 含有何首乌成分的中成药，如首乌片（丸）、七宝美髯丹、延寿丸等。（1）不宜与氢氧化铝、三硅酸镁、碳酸钙等合用，首乌片（丸）、七宝美髯丹、延寿丸含有补骨脂，补骨脂含有含香豆精类、黄酮类、单萜酚类以及挥发油、皂甙、多糖、类脂等成分，降低疗效。（2）不宜与维生素 C、烟酸、谷氨酸等合用，首乌片（丸）、七宝美髯丹、延寿丸含有女贞子，女贞子有萜类、黄酮类、苯乙醇苷类、挥发油、脂肪酸，降低疗效。（3）不宜与速尿、卡那霉素、庆大霉素、链霉素等合用。首乌片（丸）、七宝美髯丹、延寿丸含有菟丝子，菟丝子含有糖甙，对肾脏血管有兴奋作用，从而出现肾毒性表现。

芦荟

芦荟为百合科芦荟属植物芦荟或斑叶芦荟，以叶或叶的干浸膏入药，花亦供药用，又名小木芦荟。始载于《开宝本草》。中医认为其性寒、味苦。归肝、胃、大肠经。有清肝热、通便之功效。用于便秘、小儿疳积、惊风；外治湿癣。煎服，2～5g。外用适量，研末敷患处。

【主要成分及药理】

芦荟叶主要含芦荟大黄素甙、对香豆酸、少量 α－葡萄糖、戊醛糖、异芦荟大黄素甙等醌类化合物成分，又含蛋白质及许多草酸钙结晶等成分。现代研究揭示其有泻下、治疗创伤、抗癌、抑菌的作用。

【临床中西药合用】

1. 用于治疗癫痫：在西医抗癫痫的基础上，予芦荟三钱，生半夏一两（切碎，姜汁拌炒），白术一两（酒炒），甘草五钱（炒）。共为细末，水泛为丸，如黍米大。每服一钱五分，姜汤送下。

2. 用于治疗痔瘘：在西医常规处理的基础上，予芦荟数分，白酒磨化，和冰片二、三厘，调搽。

3. 用于治疗虫牙：在口腔科常规处理的基础上，用芦荟研末敷上。

【中西药合用禁忌】

1. 由于芦荟使用过多可导致中毒，表现为恶心、呕吐、腹痛、腹泻、出血性肠炎、里急后重、血便、结肠黑变病、流产等。此外，也不乏尿少、蛋白尿、血尿等肾脏损害。芦荟多糖提取物对小白鼠的 LD_{50} 为 25 002.01mg/kg。因此，芦荟及芦荟制剂不宜与两性霉素B、新霉素、头孢霉素Ⅱ、庆大霉素、卡那霉素、链霉素、妥布霉素、丁胺卡那霉素、多粘菌素、万古霉素，磺胺药等具有肾毒性的西药合用。

2. 芦荟中所含蒽醌苷在碱性溶液中易氧化而失效，因此，不宜与麻黄素、阿托品、黄连素、奎宁、利血平、亚铁盐制剂、碳酸氢钠制剂合用。

3. 含有芦荟成分的中成药，如芦荟胶囊、芦荟通畅胶囊、复方芦荟胶囊等。（1）不宜与黄连素同服。含有芦荟成分的中药如芦荟胶囊、芦荟通畅胶囊、复方芦荟胶囊等，因配方中含有黄连素，影响其疗效。（2）不宜与核黄素、烟酸联用。由于复方芦荟胶囊含有大黄，而大黄具有解毒泻火作用和较强的抑菌作用，当与核黄素、烟酸同服时，大黄的抑菌作用明显减弱，疗效降低。（3）不宜与胰酶、多酶片等同服。复方芦荟胶囊中含有大黄，大黄粉可通过吸附或结合的方式抑制胃蛋白酶的消化作用，弱化了药物疗效。

决明子

决明子是豆科植物决明或小决明的干燥成熟种子，又名马蹄决明、钝叶决明、假绿豆、草决明等。始载于《神农本草经》，列为上品。中医认为其性微寒，味苦、甘、咸，归肝、肾、大肠经；有润肠通便，降脂明目之功效，用于便秘及高血脂，高血压。煎服，9~15g。

【主要成分及药理】

决明子主要含大黄酚、大黄素、芦荟大黄素、大黄酸、大黄素葡萄糖甙、大黄素蒽酮、大黄素甲醚、决明素、钝叶决明素、橙黄决明素等醌类化合物，还含维生素 A 等成分。现代研究揭示其有降血压、抗菌作用。

【临床中西药合用】

1. 用于治疗急性结膜炎：在西医抗生素的基础上，予决明子、菊花、蝉蜕、青葙子各 15g，水煎服。

2. 用于治疗急性角膜炎：在西医抗生素的基础上，予决明子 15g、菊花 9g、谷精草 9g、荆芥 9g、黄连 6g、木通 12g，水煎服。

3. 用于治疗习惯性便秘：决明子 18g、郁李仁 18g，沸水冲泡代茶。

4. 用于治疗高血压：在西医抗生素的基础上，予决明子适量，炒黄，捣成粗粉，加糖泡开水服，每次 3g，每日 3 次。决明子 15g，夏枯草 9g，水煎连服 1 个月。

【中西药合用禁忌】

1. 由于决明子使用过多可导致中毒，表现为肠道病变、便秘。查阅相关文献，未查找到决明子的毒理研究报道。因此，决明子及决明子制剂不宜与阿司匹林、扶他林、布洛芬、地塞米松等激素类药物，止咳药（主要指阿片类药物）如可待因、复方甘草片等，以及氯丙嗪、安定、舒乐安定等镇静安眠药可能抑制肠神经及排便中枢，影响排便反射，让便意减弱，引起便秘；抗过敏药，如苯海拉明、扑尔敏等，以及某些胃药，如质子泵抑制剂奥美拉唑和抗酸药碳酸氢钠片、氢氧化铝等，可能减缓肠蠕动；硝苯吡啶、维拉帕米、氢氯噻嗪等降压药，布洛芬、萘普生等解热镇痛药可能抑制黏液分泌，让肠道变干，引起便秘。

2. 决明子中所含所含蒽醌苷在碱性溶液中易氧化而失效，因此，不宜与麻黄素、阿托品、黄连素、奎宁、利血平、亚铁盐制剂、碳酸氢纳制剂等合用。

3. 含有决明子的中成药，如复明片、退障眼膏、降脂宁颗粒、复方石斛片、黄连羊肝片、障翳散、牛黄降压丸、菊明降压丸等。（1）复明片中含有人参，人参含人参皂甙及皂甙元，可以直接兴奋心肌，使动物心脏收缩加强，不可与强心苷合用，会相互增强作用，发生强心苷中毒。（2）退障眼膏中含有当归，不宜与华法林等抗凝药同用可导致出血倾向的增加；不宜与阿司匹林联用，可导致眼前房出血；不宜与抗结核药异烟肼联用，同服后会产生螯合反应，妨碍机体吸收，降低疗效。（3）复方石斛片中含有川芎，不宜与心得安同用，川芎嗪具有 β - 受体激动剂样作用，可以强心、扩冠，心得安能阻断其作用。不宜与甲苯丙胺同用，川芎具有镇静作用，可以拮抗苯丙胺的兴奋作用。（4）牛黄降压丸、菊明降压丸因为都含有决明子成分，所以遵循决明子用药禁忌。

丹参

丹参为唇形科植物丹参的干燥根和根茎，又名赤参、木羊乳、逐马、活血根、紫丹参、红根等。始载于《神农本草经》，列为上品。其性味苦，微寒。归心、肝经。有活血祛瘀，通经止痛，清心除烦，凉血消痈之功效。用于胸痹心痛，脘腹胁痛，癥瘕积聚，热痹疼痛，心烦不眠，月经不调，痛经经闭，疮疡肿痛。用法用量 9～15g。

【主要成分及药理】

丹参主要含大黄酚、大黄素、芦荟大黄素、大黄酸、大黄素葡萄糖苷、大黄素蒽酮、大黄素甲醚、决明素、橙黄决明素等醌类化合物，又含新月孢子菌玫瑰色素、决明松、决明内酯等成分，还含维生素 A 等成分。现代研究揭示其有保护心肌、改善微循环、抗血小板的聚集和血栓形成、抗菌、抗氧化、改善学习记忆的作用。

【临床中西药合用】

1. 用于治疗冠状动脉粥样硬化性心脏病、心绞痛：在西医抗动脉粥样硬化、护心的基础上，予丹参 18g，赤芍、川芎、红花各 9g，降香 6g。煎服或制成冲剂或浸膏分两次服。阴虚阳亢者可加玄参 12g，苦丁茶 9g。气阴两虚者加党参 9g，玉竹 15 克。（复方参香片）丹参 60g，当归 30g，菖蒲 15g，降香 4.5g，细辛 1g。前三者水煎浓缩为浸膏，后二者研粉与浸膏混匀，低温干燥，压成片剂。上述处方为 1 日量，分 3 次服用，4 周为 1 个疗程。复方丹参注射液（1 毫升相当于丹参 . 降香各 1 克），肌肉注射，每次 2ml，每日 1－2 次，2－4 周为 1 疗程。静脉滴注，复方丹参注射液 4ml 加葡萄糖（或低分子右旋糖酐）500ml，2～3 周为 1 疗程。4. 丹参舒心片（每片含丹参提取物 0.2 克），每次 1~2 片，每日 3 次，连服 1 - 2 月。

2. 用于治疗早期肝硬化：在西医抗纤维化、护肝药的基础上，予丹参 12g，桃仁、生地黄、制大黄各 9g，地鳖虫 6 - 9g，党参、黄芪各 9g，鳖甲 24g，水煎服。以此加减常可改善肝功能。妇女月经期暂停用药。

3. 用于治疗中风病：在西医甘露醇降颅压、神经营养药营养神经、改善循环等基础上，丹参注射液 30ml（含生药 45g）加 10% 葡萄糖 10ml 静脉注射，每日 1 次，20 日为一疗程。

4. 用于治疗血脂症：在西药降血脂的基础上，予通脉宁心冲剂（由丹参、川芎、葛根组成）10 克，每日 3 次，口服，5 周为一疗程。

5. 用于治疗肺心病：在常规治疗的基础上将丹参注射液 10ml 加入 5% 或 10% 葡萄糖 250~500ml 中静脉滴注，每日 1 次，7 日为一疗程，一般 2 个疗程。

6. 用于治疗支气管哮喘：在常规治疗的基础上，予丹参片（每片含生药 1g），每日 3 次，每次 3~4 片，小儿每次 2~3 片，口服，6 个月为一疗程。哮喘发作时加用氨茶碱。

7. 用于治疗乙型肝炎：在西医抗病毒、护肝药的基础上，予复方丹参注射液 20ml，加入 10% 葡萄糖 500ml 中静滴，每日 1 次；胸腺因子 D 针 10ml，每日 1 次，肌注。2 个月为一疗程。

【中西药合用禁忌】

1. 由于丹参可引起过敏反应，表现为全身皮肤瘙痒，皮疹，荨麻疹，有的还伴见胸闷憋气，呼吸困难，甚则恶寒，头晕，恶心呕吐，烦躁不安，随即面色苍白，肢冷汗出，血压下降，乃至昏厥休克等。丹参未测出半数致死量，最大耐受量结果显示小鼠灌服丹参多糖最大耐受量为 $15g \cdot kg^{-1}$，相当于临床用药的 200 倍。因此，丹参及丹参制剂不宜与磺胺类、四环素、氯霉素、红霉素、氨苄青霉素、先锋霉素、阿莫西林、氧氟沙星等易引起过敏性休克的西药合用。

2. 丹参所含丹参酮等成分中的酚羟基能与细胞色素 C 中的铁离子络合，颜色变深甚至混浊，导致药效降低；生络合效应而形成赘合物，降低丹参的生物利用度，影响疗效。因此，不宜与抗酸药，如三硅酸镁、氧化镁合剂、复方氧化镁合剂、镁乳、胃舒平、胃得乐片、胃钟镁等合用。

3. 含有丹参成分的中成药，如脑心通、丹参片、复方丹参滴丸、复方丹参片等。(1) 不宜与细胞色素 C 同用，丹参酮等成分中的酚羟基能与细胞色素 C 中的铁离子络合，颜色变深甚至混浊，导致药效降低；不宜与抗肿瘤药环磷酰胺、环乙亚硝脲、5 - 氟脲嘧啶、阿糖胞苷、喜树与碱钠、争光霉素配伍，与上述抗肿瘤药物合用，均能促进肿瘤转移；不宜与阿托品同用，因其能拮抗丹参的降压作用。(2) 不宜与中枢抑制药并用。由于复方丹参滴丸、复方丹参片等中成药中均含有冰片，对中枢有抑制作用，故不宜与西药吗啡、苯巴比妥等中枢抑制药并用，以防增加中枢抑制药的毒性，避免引起呼吸困难、昏睡、体位性低血压、昏厥等不良反应。（3）不宜与胰酶、多酶片等同服。复方丹参滴丸、复方丹参片中含有三七，三七粉可通过吸附或结合的方式抑制胃蛋白酶的消化作用，弱化药物疗效。

紫草

紫草为紫草科植物新疆紫草或内蒙紫草的干燥根，又名山紫草、紫丹、紫芙、藐、地血、鸦衔草、紫草根等。始载于《神农本草经》，列为上品。中医认为其性咸、寒，味甘。归心、肝经。有凉血，活血，解毒透疹之功效。用于血热毒盛，斑疹紫黑，麻疹不透，疮疡，湿疹，水火烫伤。煎服，5～9g。外用适量，熬膏或用植物油浸泡涂擦。

【主要成分及药理】

紫草主要含紫草素、乙酰紫草素、去氧紫草素、异丁基紫草素、异戊酰紫草素、β-二甲基丙烯酰紫草素、β-羟基-异戊酰紫草素、紫草烷、紫草红、α-甲基-正-丁酰紫草素、3，4-二甲基戊烯-3-酰基紫草等醌类化合物，又含软脂酸、油酸及亚油酸等成分。现代研究揭示其有抗病原微生物、解热、缓解胃肠道平滑肌的痉挛疼痛、抗炎、抗菌、抗凝血作用。

【临床中西药合用】

1. 用于治疗急慢性肝炎：在西医抗病毒及护肝的基础上，用从紫草根中提取的紫草红（素）干燥粉末为熔质，以氢氧化钠溶液为溶剂，制成0.2%紫草注射液。肌肉注射，每日1～2次，每次2ml。

2. 用于治疗阴道炎及子宫颈炎：在西医常规治疗的基础上，采用2%.10%.20%.40%紫草菜油浸剂，或用紫草乙醚提出物配成1%菜油制剂，局部应用

3. 用于治疗肿瘤：在西医抗肿瘤的基础上，紫草素类化合物及其衍生物能诱导肿瘤细胞凋亡，激活促细胞分裂原激活蛋白激酶，抑制蛋白酪氨酸激酶和DNA拓扑异构酶I的活性，从而影响肿瘤细胞的代谢、增殖、分化、信号传递、基因表达等过程，阻碍肿瘤细胞的生长。

【中西药合用禁忌】

1. 由于紫草使用过量可致蛋白尿、血尿，光过敏。因此，紫草及紫草制剂不宜与

易引起蛋白尿、血尿的西药合用。

2. 紫草中所含萘醌衍生物，不宜与含各种金属离子的西药，如氢氧化铝制剂、钙制剂、亚铁制剂等合用，两者合用会产生络合物，影响吸收。

3. 含有紫草成分的中成药，如紫草软膏、紫草油、复方紫草油等。（1）不宜与核黄素、烟酸联用。由于复方紫草油含有乳香、没药，而乳香、没药具有解毒泻火作用和较强的抑菌作用，当与核黄素、烟酸同服时，紫草的抑菌作用明显减弱，疗效降低。（2）不宜与中枢抑制药并用。由于紫草软膏、紫草油、复方紫草油等中成药中均含有紫草，对中枢有抑制作用，故不宜与西药吗啡、苯巴比妥等中枢抑制药并用，以防增加中枢抑制药的毒性，避免引起呼吸困难、昏睡、体位性低血压、昏厥等不良反应。（3）不宜与胰酶、多酶片等同服。复方紫草油中含有没药，没药可通过吸附或结合的方式抑制胃蛋白酶的消化作用，弱化药物疗效。

番泻叶

番泻叶为豆科植物狭叶番泻或尖叶番泻的小叶，又名旃那叶、泻叶、泡竹叶等。始载于《饮片新参》。中医认为其性寒，味甘、苦，归大肠经。有泻热行滞，通便，利水之功效。用于热结积滞，便秘腹痛，水肿胀满。每次服2粒（或每次服药粉1g），每天3次，温开水送下。

【主要成分及药理】

番泻叶主要含番泻甙A、B、C、D、大黄酚、大黄素、大黄素甲醚、3－甲基－8－甲氧基－2－乙酰基－1、6－萘二酚－6－O－β－D－葡萄糖甙等醌类化合物，又含山奈酚、多酚氧化酶等成分。现代研究揭示其有泻下、止血、抗菌作用。

【临床中西药合用】

1. 用于治疗急性胰腺炎：在西医抗生素等的基础上，一般每次服番泻叶胶囊4粒（每粒含生药2.5g），每天3次，24小时内未大便者加服1次。

2. 用于治疗急性胆囊炎：在西医抗生素等的基础上，一般每次服番泻叶胶囊4粒（每粒含生药2.5g），每天3次，24小时内未大便者加服1次。

3. 用于治疗胆石症：在西医解痉排石或手术的基础上，一般每次服番泻叶胶囊4粒（每粒含生药2.5g），每天3次，24小时内未大便者加服1次。

4. 用于治疗便秘：在西医一般促胃肠动力药的基础上，一般每日用干番泻叶3～6g，重症可加至10g，开水浸泡后服用。

【中西药合用禁忌】

1. 由于番泻叶使用过多可导致中毒，表现为上腹部剧烈疼痛，呕吐咖啡色液体及排黑便等。番泻叶提取物对小鼠急性毒性 $LD_{50} = 185.44g/kg$，相当于正常人用药量的 1112.6 倍剂量。因此，番泻叶及番泻叶制剂不宜与阿司匹林、布洛芬、扶他林等胃肠刺激性西药合用。

2. 番泻叶中所含大黄酚、大黄素、大黄素甲醚等，可引起多发性神经炎、消化不良、食欲不振等，故不宜与碱性药物配伍，因为这类中药所含蒽醌苷在碱性溶液中易氧化而失效。不宜与青霉素类合用，易形成鞣酸盐沉淀。不宜与喹诺酮类合用，将降低喹诺酮类药物的疗效。不宜与强心苷类合用，将产生鞣酸盐沉淀。不宜与含金属离子类西药合用。因此，不能与喹诺酮、青霉素等同用。

3. 含番泻叶成分的中成药，如牛黄清胃丸、通便灵胶囊等。（1）牛黄清胃丸中含有牛黄，牛黄中所含牛黄酸，对心脏有兴奋作用，对血管稍有舒张作用，临床应用出现"不整脉"。因此，不能与导致心律失常药物，两性霉素 B 注射剂、氨茶碱注射液、乙胺嘧啶、多虑平、阿米替林、左旋多巴、双氢克尿噻、麻黄碱、阿托品、肾上腺素、多巴胺等同用。（2）通便灵胶囊中含有当归，不宜与华法林等抗凝药同用，可导致出血倾向的增加；不宜阿司匹林联用，可导致眼前房出血；不宜与抗结核药异烟肼联用，同服后会产生螯合反应，妨碍机体吸收，降低疗效。

茜草

茜草为茜草科植物茜草的干燥根及根茎，又名地苏木、活血丹、血见愁、过山龙、红龙须根、五爪龙、九龙根、小活血龙、小活血、小红根、红茜草、红茜根等。始载于《黄帝内经》。中医认为其性寒，味苦，归肝经。有凉血，止血，祛瘀，通经之功效。用于吐血，衄血，崩漏，外伤出血，经闭瘀阻，关节痹痛，跌扑肿痛。常用量：6~9g。

【主要成分及药理】

茜草主要含茜草素、异茜草素、羟基茜草素、伪羟基茜草素、茜草酸、茜草甙、大黄素甲醚等醌类化合物，又含茜草萘酸甙Ⅰ及Ⅱ等成分。现代研究揭示其有止血、抗血小板聚集、升高白细胞、有明显的镇咳和祛痰、抗癌、降低尿钙作用。

【临床中西药合用】

1. 用于治疗老年慢性气管炎：在西医抗炎解痉化痰的基础上，茜草根配含羞草根、红背叶（加味含红合剂）治慢性气管炎有较好的止咳、祛痰、平喘作用。其中主要有效药物虽为含羞草根，但茜草根也有镇咳和抗菌作用。

2. 用于治疗崩漏：在西医止血的基础上，应用茜草根（炒炭），配海螵蛸、荆芥炭、白术、续断等作为基本方，再随证加减；如属血崩虚证，则配固涩药如龙骨、牡蛎，补益药如白术、黄芪等以固涩止血、健脾摄血，方如固冲汤。

3. 用于治疗跌打损伤：在制动消肿的基础上，常配泽兰、赤芍、红花等活血祛瘀药同服。

【中西药合用禁忌】

1. 由于茜草使用过多可导致中毒，表现为口干、头痛、乏力、恶心等症状。小白鼠口服复方茜草灌注液的半数致死量（LD_{50}）为 6.59g/kg。因此，茜草及茜草制剂不宜两性霉素 B、新霉素、头孢霉素 Ⅱ、庆大霉素、卡那霉素、链霉素、妥布霉素、丁胺卡那霉素、多粘菌素、万古霉素，磺胺药等具有肾毒性的西药合用。

2. 茜草中所含羟基蒽醌衍生物，可引起多发性神经炎、消化不良、食欲不振等，不宜与碱性药物配伍，因为这类中药所含蒽醌苷在碱性溶液中易氧化而失效。不宜与青霉素类合用，易形成鞣酸盐沉淀。不宜与喹诺酮类合用，将降低喹诺酮类药物的疗效。不宜与强心苷类合用，将产生鞣酸盐沉淀。不宜与含金属离子类西药合用。因此，不能与喹诺酮、青霉素等同用。

3. 含有茜草成分的中成药，如茜芷胶囊、茜女胶囊、益妇止血丸、复方血藤药酒等。（1）不宜安定、扑尔敏、苯海拉明、赛庚啶等抗精神安定药、抗过敏药物合用，由于复方血藤药酒所含具有中枢神经抑制作用，会增强了西药的镇静、安定作用，产生昏睡等副作用，严重时可使血压降低、呼吸抑制。（2）不宜与维生素 C、烟酸、谷氨酸等合用。茜女胶囊含女贞子，女贞子有萜类、黄酮类、苯乙醇苷类、挥发油、脂肪酸，可降低其疗效。（5）不宜与阿司匹林、扶他林等同用，益妇止血丸中含有何首乌，何首乌含糖皮质激素，有增加消化道溃疡的发生。

凤眼草

凤眼草为苦木科植物臭椿的果实，又名椿荚、樗荚、凤眼子、樗树凸凸、樗树子、臭椿子、春铃子等。始载于《品汇精要》。中医认为其性凉，味苦涩，归胃经、大肠经。有清热燥湿、止痢、止血之功效。用于痢疾、白浊、带下、便血．尿血、崩漏。煎服，1～3钱；果实外用适量，水煎冲洗。

【主要成分及药理】

凤眼草主要含臭椿苦酮、臭椿苦内酯、11－乙酰臭椿苦内酯、苦木素、新苦木素等醌类化合物。又含丁香酸、香草酸、β-谷甾醇、壬二酸、D-甘露醇、苦楝素等鞣质成分。还含异槲皮甙、维生素 C 等成分。现代研究揭示其有抗菌、杀灭阴道滴虫作用。

【临床中西药合用】

1. 用于治疗慢性气管炎：在西医抗炎解痉化痰的基础上，取春铃子生药干燥压粉与等量蜜制成丸剂，每丸重 2 钱。每次 1 钱，日服 3 次，10 天为一疗程。

2. 用于治疗尿道炎：在抗生素的基础上，予凤眼草二两，炒黄研面，每服二钱，白开水送服。

3. 用于治疗白带：在西医常规处理的基础上，予凤眼草二两，炒黄研面，每服二钱，白开水送服。

【中西药合用禁忌】

1. 由于凤眼草使用过量，多在服药后第 3、7、10 天出现，主要为口干、恶心、大便干燥，除个别外，停药均自行消失。查阅相关文献，未查及到凤眼草的毒理试验研究报道。因此，不宜与中枢性降压药、神经节阻滞药、去甲肾上腺素能神经末梢阻滞药、肾上腺素受体阻断药（α 受体阻滞药、β 受体阻滞药、α 和 β 受体阻滞药）等抑制交感神经的西药合用。

2. 凤眼草中所含臭椿苦酮，对心脏有兴奋作用，对血管稍有舒张作用，临床应用出现"不整脉"。因此，不能与导致心律失常药物，两性霉素 B 注射剂、氨茶碱注射液、乙胺嘧啶、多虑平、阿米替林、左旋多巴、双氢克尿噻、麻黄碱、阿托品、肾上腺素、多巴胺等等同用。

3. 未查询到含有凤眼草成分的相关中成药。

毛膏菜

毛膏菜为茅膏菜科茅膏菜属植物茅膏菜，以全草入药，又名石龙芽草、山胡椒、胡椒草、夏无踪、白花叶。始载于《本草纲目拾遗》。中医认为其性温，味甘，有毒。有祛风活络，活血止痛之功效。用于跌打损伤，腰肌劳损，风湿关节痛，疟疾（贴大椎穴），角膜云翳（贴太阳穴），淋巴结结核，湿疹，神经性皮炎等。煎汤，3~9g；或浸酒。外用：适量，捣敷；或研末撒敷，或敷贴有关穴位。

【主要成分及药理】

毛膏菜主要含矶松素、茅膏醌、羟萘醌、氢化萘醌等醌类化合物，又含类似胰酶的蛋白酶等成分。现代研究揭示其有降压、抗菌、解痉作用。

【临床中西药合用】

1. 用于治疗类风湿性关节炎：在激素及免疫抑制剂等西医的基础上，将毛膏菜全草晒干研末，用水调和，做成绿豆或黄豆大小的丸子敷患处（痛点），外加胶布固定，24小时后揭除，有一定效果。敷药后局部有轻微灼痛感，并可出现水泡，此为正常反应。

2. 用于治疗风湿性关节炎：在西医消炎止痛药布洛芬的基础上配合毛膏菜，可取得明显的效果。

3. 用于治疗神经性皮炎：在西医营养神经甲钴胺胶囊的基础上，加用毛膏菜局部痒止，鳞屑脱落，收到近期疗效。

【中西药合用禁忌】

1. 查阅相关文献，未查及到毛膏菜使用过量不良反应及毒理试验研究报道。

2. 毛膏菜中所含萘醌类，可引起多发性神经炎、消化不良、食欲不振等不良反应，不宜与碱性药物配伍，因为这类中药所含蒽醌苷在碱性溶液中易氧化而失效。不宜与青霉素类合用，易形成鞣酸盐沉淀。不宜与喹诺酮类合用，将降低喹诺酮类药物的疗效。不宜与强心苷类合用，将产生鞣酸盐沉淀。不宜与含金属离子类西药合用。因此，不能与喹诺酮、青霉素等同用。

3. 未查询到含有毛膏菜成分的相关中成药。

胡桃

胡桃为胡桃科植物胡桃的干燥成熟种子，又名核桃。始载于《神农本草经》，列为久服轻身益气，延年益寿的上品。中医认为其性平，味甘。归肺，肾经。有补肾，温肺，润肠之功效。用于腰膝酸软，阳痿遗精，虚寒喘嗽，大便秘结。煎汤，9～15g；或研末，3～5g。

【主要成分及药理】

胡桃主要含萘醌及其苷类、二芳基庚烷类有机酸类等醌类化合物。又含亚油酸、油酸、亚麻酸等成分；还含蛋白质、碳水化合物、α-及γ-维生素E、维生素 B_2 等多种等成分。现代研究揭示其有强大的杀菌作用、抗炎、降低血糖的作用。

【临床中西药合用】

1. 用于治疗肿瘤：在西医抗肿瘤药的基础上，加用胡桃树枝与龙葵全草制成核葵注射液，每支 2ml，内含胡桃树枝 1.0g、龙葵 0.1g。肌肉注射，每日 1 ~ 2 次，每次 2 ~ 4ml，1 ~ 2 月为一疗程，如需要可续用；瘤体注射（宫颈瘤体），每日 1 次，每次 4 ~ 8ml。用药后似有改善症状、增强体质、减轻疼痛、增加食欲等作用。对部分肿瘤起到缓解或抑制作用，特别是对宫颈癌和肺癌，效果较显著。如配合放疗或化疗比单独使用效果好。加大剂量，可提高疗效。用药期间一般无不良反应，仅个别患者注射后有头晕、口麻等现象，但很快即自行消失。

2. 用于治疗慢性气管炎：在西医抗炎解痉药的基础上，加用胡桃树枝、佛耳草、蕺菜各 1 两，煎煮浓缩成 20ml，加糖适量。每次 10ml，日服 2 次，15 天为一疗程，合并肺气肿者疗效较差。

3. 用于治疗尿路结石：在西医解痉药间苯三酚、654 - 2 的基础上，予胡桃仁 4 两，用食油炸酥，加糖适量混合研磨，使成乳剂或膏状。于 1 ~ 2 天内分次服完（儿童酌减）。连续服药至结石排出、症状消失为止。对于泌尿系各部之结石，一般在服药后数天即能 1 次或多次排石，且较服药前缩小而变软，或分解于尿液中而使呈乳白色。

4. 用于治疗皮炎、湿疹：在西医激素的基础上，予胡桃仁捣碎，炒至完全焦黑出油为度，用乳钵研成糊状，冷后备用。对一般皮炎、湿疹的渗出糜烂期或亚急性期，可用 30 ~ 50% 胡桃仁焦油氧化锌糊膏均匀薄敷，如渗出液多时胡桃仁焦油宜多加，即使使用纯油亦无刺激。如患处渗出液不多、糜烂不重时，可在均匀薄敷的药膏表面再撒上一层滑石粉固定，一般不需包扎；若渗出液较多时则需厚敷，用纱布包扎，每日换药 1 ~ 2 次，下次换药时不能用水洗，同时内服一般脱敏药物。本品具有收敛、消炎、抑制渗出和安抚止痒等作用，无局部刺激，可代替湿敷疗法。

5. 用于治疗外耳道疖肿：在西医常规处理的基础上，取胡桃仁 1 两，用食油 2 两炸枯，过滤弃渣。以其油浸制小纱条（最好加少许冰片），塞入外耳道疖肿处，每日 1 换。一般治疗后能较快止痛，并能维持 24 小时左右，数日可愈。

【中西药合用禁忌】

1. 由于胡桃使用过多可导致中毒，表现为会腹痛、恶心等胃肠道反应症状。核桃楸皮甲醇提取物的 LD_{50} 为 2.622mg/kg，给小鼠灌胃的半数致死 5.433mg/kg，腹腔注射为 403.3 ± 40.0mg/kg。因此，胡桃不宜与抗生素、非甾体类抗炎药、抗肿瘤药物等易产生胃肠道反应的西药合用。

2. 胡桃中所含有机酸，不宜与呋喃妥因、利福平、阿司匹林、吲哚美辛等同服，因前者增加后者在肾脏中的重吸收，从而加重对肾脏的毒性。胡桃中含有黄酮类，不宜与氢氧化铝、三硅酸镁、碳酸钙等含有铝、镁、钙的药物同服，易与金属离子可生成金属络合物，改变药物原有的性质与作用，失去药物疗效。

3. 含有胡桃成分的中成药，如消渴降糖胡桃饮、当归胡桃酒等。（1）不宜安定、扑尔敏、苯海拉明、赛庚啶等抗精神安定药，抗过敏药物合用，由于当归胡桃酒所含清酒具有中枢神经抑制作用，会增强西药的镇静、安定作用，产生昏睡等副作用，严重时可使血压降低、呼吸抑制。（2）不宜与降糖药同服。含有胡桃成分的中成药如消渴降糖胡桃饮等，因配方中含有珍珠，而珍珠内所含的蛋白质及其水解物—多种氨基酸，可影响疗效。（3）不宜与中枢抑制药并用。由于消渴降糖胡桃饮、当归胡桃酒等中成药中均含有牛黄，对中枢有抑制作用，故不宜与西药吗啡、苯巴比妥等中枢抑制药并用，以防增加中枢抑制药的毒性，避免引起呼吸困难、昏睡、体位性低血压、昏厥等不良反应。（4）不宜与胰酶、多酶片等同服。消渴降糖胡桃饮中含有大黄，大黄粉可通过吸附或结合的方式抑制胃蛋白酶的消化作用，弱化了药物疗效。

白及

白及为兰科植物白及的块茎。又名连及草、甘根、白给、箬兰、朱兰、紫兰、紫蕙、百笠。主产于贵州、四川、湖南、湖北、安徽、河南、浙江、陕西等地。夏、秋二季采挖，除去须根，洗净，晒干，生用。始载于《神农本草经》，列为下品。中医认为其性寒，味苦、甘、涩，归肺、胃、肝经。有收敛止血，消肿生肌之功效。用于体内外诸出血证，痈肿疮疡，手足皲裂，水火烫伤。入汤剂，常用剂量每次 3～10g；大剂量可用至 30g；亦可入丸、散剂，每次用 2～5g；研末吞服，每次 1.5g～3g。外用适量。

【主要成分及药理】

白及主要含有大黄素甲醚等蒽类化合物，3，3′-二羟基-2′、6′-双（对-羟苄基）-5-甲氧基联苄、2，6-双（对-羟苄基）-3′、5-二甲氧基-3-羟基联苄、3，3′-二羟基-5-甲氧基-2、5′、6-三（对-羟苄基）联苄等联苄类化合物，4，7-二羟基-1-对-羟苄基-2-甲氧基-9、10-二氢菲、4，7-二羟基-2-甲氧基-9、10-二氢菲等二氢菲类化合物，白及联菲 A、B、C、白及联菲醇 A、B、C 等联菲类化合物，白及双菲醚 A、B、C、D 等双菲醚类化合物。现代研究揭示其有止血、保护胃黏膜、抗菌、抗癌等作用。

【临床中西药合用】

1. 用于治疗肺结核：经抗痨药治疗无效或疗效缓慢的各型肺结核，加用白及后能收到较好效果。用法：研粉内服。成人每日 6～30g，一般用 12～18g。3 次分服。可连服数月，最多有服至 2 年的。此外，以白及粉 3 钱，每日 3 次分服，用于肺结核咯血 13 例，大都于 1～3 日内收到止血效果。

2. 用于治疗百日咳：发病早期即咳痰期应用抗生素治疗，效果较好，痉咳期疗效欠佳，但可以缩短排菌时间，首选红霉素 30～50mg/（kg·d），用药 7～14 天。其次可选用氯霉素 30～50mg/（kg·d），此外还可选用氨苄西林、庆大霉素静脉滴注或肌内注射。磺胺甲恶唑/甲氧苄啶（复方磺胺甲恶唑）亦有效。近来新一代大环内酯类抗生素如罗红霉素、阿奇霉素也有明显疗效。有呼吸暂停或抽搐的婴儿进行气管插管和呼吸道持续正压给氧治疗，可以改善呼吸功能或减低缺氧状态，对抗存在的肺不张，减轻喉和支气管痉挛。沙丁胺醇 0.3mg/（kg·d），分 3 次口服，能解除其痉挛症状，可以减轻婴幼儿呼吸困难。如应用效果不好，可选用镇静剂，苯巴比妥 2～3mg/（kg·次），或氯丙嗪 0.5～1.0mg/（kg·次），2 次/d 或 3 次/d，口服。可加白及粉内服，剂量为 1 岁以内 0.1～0.15g/kg 体重，1 岁以上 0.2～0.25g/kg 体重。

3. 用于治疗支气管扩张：支扩的治疗包括几部分：①抗生素治疗感染；②治疗引起支扩的合并症如鼻窦炎；③对症治疗如咯血、大量脓痰；④特殊原因，如免疫缺陷、先天性遗传病所致支扩，如原来病因无法纠正，只有用一般胸内科治疗；⑤呼吸训练及理疗，以改善生活质量及劳动能力；⑥手术切除或肺移植。成人可每次服白及粉 2～4 克，每日 3 次，3 个月为一疗程。

4. 用于治疗胃、十二指肠溃疡出血：常规处理：①患者应平卧位，烦躁不安时可肌注安定 10mg；②呕血者应禁食，单纯黑粪者可进流质饮食；③病情严重者应吸氧；④放置胃管，吸出胃内积血，了解出血情况，并可灌注药物；⑤加强护理，防止呕吐物吸入呼吸道引起肺炎或窒息。出血少者可酌情选用安络血、止血敏或止血芳酸，加入补液中滴注，出血多者可行胃镜下止血。成人服白及粉每次 1～2 钱，每日 3～4 次。

5. 用于治疗烧伤及外科创伤：在维持补液维持电解质平衡及抗感染的基础上，可取新鲜白及削去表皮，用灭菌生理盐水洗净，按 1∶10 比例加入无菌蒸馏水，冷浸 1 夜，至次日加热至沸，以经灭菌处理的 4 号玻璃漏斗减压过滤。滤液分装于安瓿或玻瓶内，熔封。15 磅高压蒸气灭菌 30 分钟，即成为白及胶浆。凡占体表面积约 20% 以内的局部外伤或第一、二度烧伤，均可应用白及胶浆涂敷治疗。涂药前，先以生理盐水作创面清理；涂药后用凡士林纱布复盖，包扎固定。如无严重感染，可在 5～7 日后换敷。对感染创面需隔日换药 1 次。白及胶浆用于一般外科创伤及烧伤，其治疗作用可能是：一、通过神经反射机制而增强机体的防卫能力，刺激肉芽组织增生；二、对葡萄球菌及链球菌具有抑菌作用，且可在局部形成一保护膜，能控制及防止感染；三、可缩短血凝时间，减少出血，从而有利于创面的愈合。

6. 用于治疗肛裂：原则是软化大便，保持大便通畅，制止疼痛，解除括约肌痉挛，中断恶性循环，促使创面愈合。大便硬者可口服缓泻剂，排便前后用 1∶5000 温高锰酸钾溶液坐浴，保持局部清洁。保守治疗无效者可行手术治疗。可取白及粉用蒸馏水配成 7～12% 的液体。待溶解后稍加温，静置 8 小时，过滤，成为黄白色胶浆。每 100 毫升胶浆再加入石膏粉100g，搅匀，高压消毒，便成白及膏。用药前先以温水或淡高锰酸钾液行肛门坐浴，然后用无齿镊挟白及膏棉球从肛门插入约2cm，来回涂擦2~4次，取出。再用一个白及膏棉球留置于肛门内2~3cm处，另取一个白及膏棉球放在肛裂创面，将涂有白及膏之纱布块敷于肛门，胶布固定。每天换药1次，全疗程10~15日。如第1次治疗不能往内塞药时，可先用多量白及膏敷于肛门部；第2日肛门括约肌松弛，棉球便可顺利塞入并来回涂擦。

【中西药合用禁忌】

1. 由于白及使用过多可引起血栓形成，有心脑血管疾病的患者不宜过量使用，易致心梗及脑栓塞。小鼠尾静脉注射白及及甘露聚糖的 LD_{50} 为 595mg/kg；小鼠腹腔注射的 LD_{50} 为 804mg/kg。因此，不宜与止血类西药药物同用。

2. 白及提取物中所含大黄素甲醚等蒽类化合物，含醌类成分不宜与碱性药物配伍，因为这类中药所含蒽醌苷在碱性溶液中易氧化而失效。

3. 含白及的中成药，如溃疡灵胶囊，因其为含儿茶。（1）不宜与维生素 B_1、抗生素（四环素族、红霉素、灰黄霉素、制霉菌素、林可霉素、利福平等）、甙类（洋地黄、狄戈辛、可待因等）、生物碱（麻黄素、阿托品、黄连素、奎宁、利血平）、亚铁盐制剂、碳酸氢钠制剂合用，易产生沉淀。（2）不宜与异烟肼同用易发生沉淀。（3）不宜与酶制剂（多酶、胃酸酶胰酶）同用，会改变性质、降效或失效。（4）不宜与维生素 B_6 同用，会形成络合物，降效或失效。

第四章

含香豆素类化合物的常用中药

秦皮

秦皮为木犀科植物苦枥白蜡树、白蜡树、尖叶白蜡树或宿柱白蜡树的干燥枝皮或干皮。又名梣木、苦枥木、石檀、苦树、盆桂、樊鸡木、秦木、秤星树、大叶梣、大叶白蜡树、花曲柳。产于吉林、辽宁、河南等地，春、秋二季剥取，晒干，生用。始载于《神农本草经》，列为中品。中医认为其性寒，味苦、涩，归肝、胆、大肠经。有清热燥湿，收涩止痢，止带，明目之功效。用于湿热泻痢，带下阴痒，肝热目赤肿痛，目生翳膜。入汤剂，常用剂量为 6~12g。外用适量，煎洗患处。

【主要成分及药理】

苦枥白蜡树树皮含七叶素、七叶苷等香豆精类及鞣质。白蜡树树皮含七叶素、秦皮素。尖叶白蜡树树皮含七叶素、七叶苷、秦皮苷等。宿柱白蜡树树皮含七叶素、七叶苷、秦皮苷、丁香苷、宿主白蜡苷。现代研究揭示其有抗菌、消炎、镇痛、祛痰、平喘、利尿等作用。

【临床中西药合用】

1. 用于治疗细菌性痢疾：腹泻病人由于大量的排便，导致身体严重缺水和电解质紊乱，此时必须补充大量的水分。含有氯化钠、氯化钾和葡萄糖、枸橼酸钠的补液盐是理想的选择，因为它们能补充体内流失的葡萄糖、矿物质，并且调节钾、钠电解质、水分酸碱平衡；而胡萝卜汁、苹果汁、西瓜汁等不仅能补充水分，而且可以补充必需维生素，也是很好的补充品。可加用秦皮煎剂：每40ml 含生药6钱，1岁以下每天8 - 10ml，1 - 3 岁 10ml，3 岁以上 15ml，分 4 次口服。秦皮素：各家所用的剂量不一，可按每日口服 50mg 的剂量，制成合剂，不论年龄大小，分 4 次服。可按 50 ~ 100mg/kg/日的剂量，分 2 - 3 次服，疗程 5 - 6 日，并按病情需要，配合各种对症处理。可用秦皮乙素按 5mg/kg/日的剂量治疗。

2. 用于治疗慢性气管炎：控制感染可选用青霉素 G80 万 U 肌注，2~3 次/d；磺胺甲恶唑/甲氧苄啶（复方磺胺甲恶唑），每次 2 片，2 次/d；阿莫西林、氨苄西林或头孢氨苄 2~4g/d，分 3~4 次口服；头孢拉定 1~2g/d，分 4 次口服；或环丙沙星 0.25g，3 次/d；氧氟沙星或左氧氟沙星（左旋氧氟沙星）0.2g，2 次/d 口服。严重者应采用静脉途径给药，可选用青霉素 G400 万~600 万 U/d，氨苄西林 6~8g/d，环丙沙星、氧氟沙星或阿米卡星 0.4g/d，头孢拉定、头孢唑林 4g/d 或头孢呋辛 2.25g/d，稀释后分次静脉滴注。扩张支气管常用者有抗胆碱能药物，如异丙托溴铵（溴化异丙托品）。可取苦枥白蜡树树皮制成 1:1 浓度的喷雾液，用气雾发生器射入气雾室，每次吸入 30 分钟，每日 1 次，每次 2ml；或制成浸膏片（每片含浸膏 0.3g），每日 3 次，每次 2 片内服。均以 10 天为一疗程。

【中西药合用禁忌】

1. 由于秦皮中使用过量的能麻痹呼吸中枢。小鼠口服秦皮素 LD_{50} 为 2.39g/kg^{-1}，秦皮苷在 11.5g/kg^{-1} 剂量时只有 30% 动物死亡。因此，秦皮不宜与阿片类及巴比妥类及其他催眠药物合用。

2. 因秦皮提取物中含有鞣质，不宜与（1）维生素 B_1 抗生素（四环素族、红霉素、灰黄霉素、制霉菌素、林可霉素、利福平等）、甙类（洋地黄、狄戈辛、可待因等）生物碱（麻黄素、阿托品、黄连素、奎宁、利血平）、亚铁盐制剂、碳酸氢钠制剂（2）异烟肼（3）酶制剂（多酶、胃酸酶胰酶）（4）维生素 B_6 合用。

3. 含有秦皮的中成药，如秦皮接骨胶囊、八味秦皮丸、秦皮接骨片等。秦皮接骨胶囊、八味秦皮丸里含有龙骨，（1）不宜与四环素、异烟肼，因为多价金属离子能与其药物分子结合，生成在肠道内难以吸收的络合物，从而降低生物利用度，使疗效降低。（2）不宜与强心苷类药物合用，因为强心苷类药物作用时通过心肌释放钙离子，而含大量钙离子的中药会加强强心苷的作用和毒性。复方甘草片与强心苷类药物配伍，易导致心脏对强心苷敏感而引起中毒。（3）不宜与磷酸盐（磷酸氯化喹啉、磷酸可待因等）硫酸盐（硫酸亚铁、硫酸甲苯磺丁脲等）合用。

🌿 前胡

前胡为伞形科植物白花前胡或紫花前胡的根。前者产于浙江、河南、湖南、四川等地；后者主产于江西、安徽、湖南、浙江等地。秋冬季或早春茎叶枯萎或未抽花茎时采挖，除去须根及泥土，晒干，切片生用或蜜炙用。又名土当归、野当归。始载于《雷公炮炙论》。中医认为其性微寒，味苦、辛，归肺经。有降气化痰，疏散风热之功效。用于痰热咳喘，风热咳嗽。入汤剂，常用剂量为 6～10g。或入丸、散。

【主要成分及药理】

白花前胡含外消旋白花前胡素 A 即 Pd、Ia、B 即 Pd－Ⅱ右旋白花前胡素 C、D 及 E，右旋白 Ib（Pd－Ib）、Ⅲ（Pd－Ⅲ），前者即为右旋－3′（R）－当归酰氧基－4′－酮基－3′、4′－二氢邪蒿素［3′（R）－angeloyloxy－4′－keto－3′, 4′－dihydroseselin］，后者即为右旋－3（S）－当归酰氧基－4′－（S）－异戊酰氧基－3′、4′－dihydroseselin）、北美芹素、白花前胡香豆精Ⅰ、Ⅱ、Ⅲ，前胡香豆精 A、补骨脂素、5－甲氧基补骨脂素等香豆素类化合物，紫花前胡含紫花前胡素、紫花前胡素 C－前胡Ⅰ（Pd－C－I）即 3′（S）－（3甲基－2－丁烯酰氧基）－4′（R）－羟基－3′、4′－二氢花椒内酯［3′（S）－seneioyloxy－4′（R）－hydroxy－3′、4′－dihydroxanthyletin］，紫花前胡素 CⅡ（Pd－C－Ⅱ）即 3′（S）－羟基－4′（R—）－（3－甲基－2－丁烯酰氧基）等香豆素类化合物。现代研究揭示其有祛痰、解痉、镇静、扩张冠脉等作用。

【临床中西药合用】

1. 用于治疗慢性呼吸衰竭：积极改善通气选用有效抗生素控制感染、定时翻身拍背促进痰液排出、定时补充足够的水分，合作应用祛痰药降低痰的粘稠度以利排出，使用支气管扩张剂（氨茶碱受体兴奋剂等）解除气道痉挛，既可改善通气又利于排痰。肾上腺皮质激素具有主要非特异性抗炎作用，可减轻呼吸道粘膜水肿充血。可选用地塞米松或氢化考的松静脉点滴。经上述治疗中仍无效或一开始参与就属于重症呼吸衰竭者可以采用气管插管或气管切开成进行机械通气。酌情可加用前杏紫冬汤治疗。处方：前胡、射干、半夏、陈皮、紫菀、冬花、杏仁各 10g，桂枝、麻黄、五味子各 6g，细辛 3g，水煎分 3 次口服，每日 1 剂，半月为 1 个疗程。

2. 用于治疗急性支气管炎：西医对症治疗主要是止咳祛痰，剧烈干咳患者可适当应用镇咳剂，对久咳不愈的患者，必要时可使用可待因 10～30mg，4 次/d，或苯佐那酯 100mg，3 次/d，可试用。痰量较多或较黏时，可应用祛痰剂，如盐酸氨溴索（沐舒坦）30mg，3 次/d，或溴己新 16mg，3 次/d。对有家族史的患者，如查体发现哮鸣音，可吸入支气管扩张药，如沙丁胺醇（喘乐宁）或特布他林等，每 4 小时 2 喷。伴支气管痉挛时可用氨茶碱或 β₂－受体激动剂。临床上可加用前胡散治疗本病疗效显著。方法：前胡、杏仁、荆芥、矮地茶、桑皮、桔梗各 10g，法半夏、陈皮、甘草各 6g，每日 1 剂，水煎 3 次分服。加减：久咳外感者加黄精 20g，白芨 10g；痰中带血者加茅根、侧柏叶各 10g，形寒肢冷者加麻绒、桂枝各 6g，连服 3～6 剂。

3. 用于治疗小儿间质性肺炎：西医治疗首选药物为皮质激素，其次为免疫抑制剂及中药，如病情进展凶险或急性型发病者，可用糖皮质激素冲击疗法，如甲泼尼龙

（甲基泼尼松）500mg/d，持续 3~5 天，病情稳定后改口服。可加用玉煎散疗效颇佳。方法：前胡、玉竹、骨皮、白薇、桑皮各 8g，鼠曲草、白前各 10g，甘草 6g。加减：久病阴虚盗汗者加白参 9g 磨调；痰中带血者加生地、茜草各 6g；咳逆呕吐者加法半夏 4g，芦根 8g；并患外感者加荆芥 6g，青蒿 8g，每日 1 剂，连服 10 剂。

4. 用于治疗慢性支气管炎合并感染：抗菌药物治疗可选用喹诺酮类、大环类酯类、β-内酰胺类口服，病情严重时静脉给药。如左氧氟沙星，阿奇霉素，如果能培养出致病菌，可按药敏试验选用抗菌药，镇咳祛痰：可试用复方甘草合剂，也可加用祛痰药溴己新，盐酸氨溴索，桃金娘油，干咳为主者可用镇咳药物，如右美沙芬等。平喘：有气喘者可加用解痉平喘药，如氨茶碱，或用茶碱控释剂，或长效 β_2 激动剂加糖皮质激素吸入。可加用前胡、炙麻黄、炙甘草、桔梗、葶苈子各 6g，苦杏仁、炙紫菀、浙贝各 9g，水煎服，每日 1 剂，13 日为 1 个疗程。

5. 用于治疗白内障术后虹膜睫状体炎：局部应用妥布霉素滴眼液及配合激素、营养神经药物治疗。可加用前胡、当归、藁本、防风各 10g，熟地、白芍、车前子、茺蔚子各 15g，川芎、红花各 6g，夏枯草 12g，生甘草 3g。

【中西药合用禁忌】

1. 查阅相关文献，未找到前胡使用过量不良反应及毒理试验文献报道。

2. 前胡提取物中含有外消旋白花前胡素等香豆素类化合物，对血小板凝集有抑制作用，故不宜与阿司匹林、氯吡格雷等抗血小板聚集的药物同用。

3. 含有前胡的中成药，如川贝枇杷露、治咳枇杷露、通宣理肺丸、川贝止咳露、儿童止咳液等。川贝枇杷露、治咳枇杷露都含有贝母，不宜与碘离子制剂、碳酸氢钠等碱性较强的西药、重金属药如硫酸亚铁、硫酸镁、氢氧化铝等制剂等药合用。

肿节风

肿节风为金栗兰科植物草珊瑚的全株。又名九节茶、九节风、接骨莲、九爪龙。主要产于江苏，此外福建、四川、广西、浙江等地亦产。夏、秋季采挖，除去杂质，晒干。始载于《唐本草》。中医认为其性微温，味苦、辛，归心、肝经。有清热凉血，活血消斑，祛风通络之功效。用于血热紫斑、紫癜，风湿痹痛，跌打损伤。入汤剂，常用剂量为 15~30g。或入丸、散。外用适量。

【主要成分及药理】

肿节风含 4，4'-blisofraxidi、Eseuletin、SeoPoletin 等香豆素类化合物，内酯，榄香烯、雅槛蓝等挥发油类化合物，黄酮甙、氰甙，硬脂酸、棕榈酸、延胡索酸和琥珀酸等有机酸。现代研究揭示其有抗菌、抗肿瘤、抗溃疡及免疫调节等作用。

【临床中西药合用】

1. 用于治疗肺炎、阑尾炎、蜂窝组织炎：大量抗生素，支持疗法，加强营养、多种维生素及止痛或退热等治疗，可加用本品配合治疗。

2. 用于治疗小儿急性上呼吸道感染：肿节风注射液合用头孢类抗生素，临床常如此搭配且有不错疗效。

3. 用于治疗肿瘤所致疼痛：西医治疗癌痛有三大类药物：①非甾体类抗炎镇痛药物即一般镇痛药；②阿片类镇痛药；③辅助镇痛药、镇静药和营养神经药，根据病人具体情况使用降阶梯治疗。可加用肿节风注射液 20ml 加 10% 葡萄糖溶液 250ml。

4. 用于治疗胃溃疡：使用组胺 H_2 受体拮抗药和质子泵抑制药抑酸，增强黏膜抵抗力的药物，如生胃酮、胶体次枸橼酸铋和硫糖铝等。草珊瑚浸膏内服，类似硫糖铝的作用。

【中西药合用禁忌】

1. 由于肿节风使用过多可致呼吸麻痹而致死，主要表现为全身不适、心慌、出冷汗、脸色苍白、头昏、乏力、心悸、呕吐、大汗淋漓、四肢冰冷，继而出现口唇发绀、呼吸急促，呈鱼口状呼吸，躁动不安、心率过速、尿失禁、反射消失，最终死于呼吸麻痹。肿节风浸膏粉 1 次灌胃，小鼠 LD_{50} 为 $24.75 \pm 8.5 g/kg$；注射液给小鼠静注 LD_{50} 为 $7.78 g/kg$。因此，肿节风不宜与阿片类及镇静催眠药等抑制呼吸药物合用。

2. 肿节风提取物含氰苷、黄酮苷、内酯等化合物，在胃肠内水解为氢氰酸，从而阻止细胞代谢，发生细胞窒息，最后因呼吸麻痹而致死，与镇静催眠药及阿片类止痛药合用可加重呼吸困难。

3. 含有肿节风的中成药，如肿节风浸膏、肿节风片、万通炎康片、抗癌平丸、罗浮山百草油、三蛇胆川贝膏等。（1）罗浮山百草油中含有当归，不宜与华法林等抗凝药同用可导致出血倾向的增加；不宜阿司匹林联用可导致眼前房出血；不宜与抗结核药异烟肼联用，同服后会产生螯合反应，妨碍机体吸收，降低疗效。（2）三蛇胆川贝膏中含有麻黄，麻黄含有麻黄素，不宜与痢特灵、降压药、复降片、苯巴比妥等催眠镇静剂合用，两者会产生拮抗，不宜与氨茶碱合用，会增加毒性。

补骨脂

补骨脂为豆科植物补骨脂的成熟果实。又名破故纸、婆固脂、胡韭子。主要产于陕西、河南、山西、江西、安徽、广东、四川、云南等地。栽培或野生，以河南、四川等地较多。秋季果实成熟时采收，晒干。生用，炒或盐水炒用。始载于《药性论》。中医认为其性温，味苦、辛，归肾、脾经。有补肾壮阳，固精缩尿，温脾止泻，纳气平喘之功效。用于肾虚阳痿、腰膝冷痛，肾虚遗精、遗尿、尿频，脾肾阳虚、五更泄泻，肾不纳气、虚寒喘咳。入汤剂，常用剂量为5~15g。

【主要成分及药理】

补骨脂含补骨脂素、异补骨脂素即是白芷素、花椒毒素即是8-甲氧基补骨脂素、补骨脂定等香豆素类化合物，紫云英甙黄酮类化合物，补骨脂双氢黄酮即是补骨脂甲素、异补骨脂双红黄酮、补骨脂双氢黄酮甲醚等双氧黄酮类，补骨脂苯并呋喃酚、异补骨脂苯并呋喃酚、又含对羟基苯甲酸、豆甾醇、β-谷甾醇-D-葡萄糖甙等苯并呋喃类衍生物，还含有挥发油、碱溶性树脂、皂甙、不挥发萜类油、有机酸、一种甲基糖甙等。现代研究揭示其有保护心肌缺血、促进骨髓造血、类雌激素、抗衰老等作用。

【临床中西药合用】

1. 用于治疗子宫出血：若出血量大，可致贫血及机体抵抗力降低，应加强止血措施及酌情抗感染以防炎症及急性传染病的发生。可加用补骨脂、赤石脂制片内服，但对出血时间过长或过多的患者，需并用其它止血措施。制剂及用法：用补骨脂浸膏（1∶4）及赤石脂等量轧制成片。在月经量有增多倾向时即开始服药，每次6片（合1钱），每日3次，连服3天，必要时可适当延长。根据动物实验，此药的止血有效成分主要在补骨脂。补骨脂有较明显的缩短出血时间，减少出血员的效果；同时对子宫有明显的收缩作用，而赤石脂对子宫收缩则无明显影响。由此推想本品对经血过多的止血作用，可能由于药物促进子宫平滑肌收缩，而减少出血量所致。

2. 用于治疗银屑病：急性期宜用温和保护剂及糖皮质激素制剂。稳定期及消退期可用作用较泼尼药物，如角质促成剂及免疫抑制剂，但应从低浓度开始。皮损广泛时应先小面积使用。外用药物通常选用糖皮质激素制剂、0.1%~2%蒽林软膏、焦油制剂（包括2%~10%煤焦油、松焦油、黑豆馏油和糠馏油）、0.05%~0.1-顺维甲酸霜、0.005%卡泊三醇（钙泊三醇）软膏、0.005%~0.01%芥子气软膏、5%氟尿嘧啶（5-Fu）软膏等，通常1~2次/d，联合应用亚红斑量紫外线照射可增强疗效。可用100%补骨脂溶液肌肉注射，每日1次2.5~3毫升。有瘙痒或皲裂者加用抗组织胺药物或局部用药。皮损类型与疗效有一定关系。皮损呈点滴状者（多为全身泛发，皮屑菲薄，属进行期），疗效较好；呈蛎壳状或斑状者（皮损散在肥厚，多属静止或退行期），疗效较差。儿童组患者皮损多呈泛发点滴状，病程短，属进行期，疗效最为突出。据观察，一般用药10次左右后，瘙痒减轻，皮屑剥脱，皮疹缩小；20~40次后疗效更显。如注射40~60次无效时可考虑中止治疗。治疗中未发现不良反应。此外，有用

50% 补骨脂注射液每日 1 次肌注 5ml，同时配合紫外线照射（每日一次，由 2 分钟开始，逐渐增至 10 分钟；经 15 次后改为隔日 1 次或每周 2 次，达月余可停止）。但经数月后大部分病例复发，如再治仍有效。

3. 用于治疗白癜风：补骨脂素及其衍生物，如甲氧沙林口服后照射紫外线。大剂量维生素：如维生素 B 族、维生素 C、维生素 P 长期服用。有用含铜的药物等治疗如 0.5% 硫酸铜溶液口服。免疫调节剂左旋咪唑口服，冻干卡介苗（BCG）肌注、口服牛胎盘等。皮质类固醇激素：各种皮质类固醇激素如丙酸倍氯美松软膏、卤米松霜剂、去炎松尿素软膏等局部封包治疗。可用 50% 补骨脂注射液肌肉注射，每日 1 次 5ml；外用补骨脂液涂抹局部白斑处（从小面积开始）。同时用紫外线照射，开始 2 分钟，逐渐增至 10 分钟；若以日光照晒，可根据光线强弱，晒 5～20 分钟。如局部发生红肿、水疱应暂停治疗，待恢复后再用。颜面、手等裸露部位，晒后应将药液洗去。一般可持续应用数月或半年以上。对颜面、手、脚裸露部位，效果较慢。本品中含有的补骨脂素，有使色素新生的作用。

4. 用于治疗指、趾甲癣：可坚持外涂 5% 阿莫罗芬指甲油、8% 环吡酮氨（环己吡酮氨乙醇）指甲涂剂 30% 醋酸、乳酸碘配液（10% 碘配和乳酸各 50% 混匀）或复方水杨酸软膏。可用补骨脂配合等量菟丝子制成注射液，肌肉注射，每日 1 次 5ml，可连续数月。一般须经较长时间多次注射方能奏效。

【中西药合用禁忌】

1. 由于补骨脂长期过量使用可致肝毒性，还可引起卵巢功能降低，排卵减少，雌激素水平降低。补骨脂酚、异补骨脂素给小鼠灌胃的 LD_{50} 分别为 $2.3 \pm 0.18/kg$、$180 \pm 29.6mg/kg$；异补骨脂素小鼠腹腔注射的 LD_{50} 为 $138.0 \pm 10.9mg/kg$。因此，补骨脂不宜与氯霉素、四环素、土霉素、红霉素、洁霉素、麦迪霉素、对氨基水杨酸、异烟肼、利福平、吡嗪酰胺及氯仿、三氯乙烯、氟烷、苯巴比妥、水合氯醛等肝毒性药物同用，否则会加重肝功能损害。

2. 补骨脂提取物中含补骨脂素、异补骨脂素即是白芷素、花椒毒素即是 8 - 甲氧基补骨脂素、补骨脂定等香豆素类化合物，具有拮抗维生素 K，故食物中维生素 K 缺乏或应用广谱抗生素抑制肠道细菌，使体内维生素 K 含量降低，可使本类药物作用加强。阿司匹林等血小板抑制剂可与本类药物发生协同作用。水合氯醛、羟基保泰松、甲磺丁脲、奎尼丁等可因置换血浆蛋白，水杨酸盐、丙咪嗪、甲硝唑、西咪替丁等因抑制肝药酶均使本类药物作用加强。巴比妥类、苯妥英钠因诱导肝药酶，口服避孕药因增加凝血作用可使本类药物作用减弱。

3. 含有补骨脂的中成药，如复方补骨脂颗粒、金乌骨通胶囊、骨康胶囊、仙灵骨葆片等，骨康胶囊、仙灵骨葆片里均含有续断，不宜与非甾体抗炎药合用，会损伤胃粘膜。

白芷

白芷为伞形科植物白芷或杭白芷的干燥根。产于河南长葛、禹县者习称"禹白芷",产于河北安国者习称"祁白芷"。此外陕西和东北亦产。杭白芷产于浙江、福建、四川等省,习称"杭白芷"和"川白芷"。夏、秋间叶黄时采挖,除去须根及泥沙,晒干或低温干燥。切片,生用。始载于《神农本草经》,列为中品。中医认为其性温,味辛。归肺、胃、大肠经。有解表散寒,祛风止痛,通鼻窍,燥湿止带、消肿排脓之功效。用于风寒感冒,头痛、牙痛、风湿痹痛,鼻渊,带下证,疮痈肿毒。入汤剂,常用剂量为3~9g。外用适量。

【主要成分及药理】

白芷与杭白芷的化学成分相似,含白当归素、比克－白芷素、比克－白芷醚、以及氧化前胡素、欧前胡内酯、异欧前胡内酯、珊瑚菜素等多种香豆素类化合物,甲基环癸烷、1－十四碳烯等挥发油化合物,另含白芷毒素、花椒毒素、甾醇、硬脂酸等。现代研究揭示其具有解热、镇痛、解痉、抗癌等作用。

【临床中西药合用】

1. 用于治疗头痛、牙痛、三叉神经痛:西医常用非甾体类消炎药及麻醉药。常用的药物有布酚宁(脑清片),对乙酰氨基酚(扑热息痛),阿司匹林、萘普生、吲哚美辛(消炎痛)、布洛芬、罗通定(颅痛定)等;麦角胺咖啡因既能抑制去甲肾上腺素的再摄取,又能拮抗其与β－肾上腺素受体的结合,于先兆期或头痛开始后服用1片,常可使头痛发作终止或减轻。可取白芷2两、冰片2分,共研成末,以少许置于患者鼻前庭,嘱均匀吸入。

2. 用于治疗烧伤:浅Ⅱ度烧伤,采用包扎疗法。水疱皮未破者用75%酒精纱布包扎。水疱皮已破,清创后创面可用凡士林纱布,各类中药制剂(如地白忍合剂,紫草油,虎杖煎剂等),磺胺嘧啶银(铈、锌)霜剂,糊剂涂布包扎。6~8天首次更换敷料,继续包扎数天,多可愈合。如出现创面感染,及时去除水疱皮,清洗创面,取半暴露。深Ⅱ度烧伤、Ⅲ度烧伤,面积较大的需要移植自体皮片才能消灭创面。伤后即取暴露疗法,涂磺胺嘧啶银或3%碘酊,每日3~4次,烤干焦痂使之干透,干燥的焦痂可暂时保护创面,减少渗出,减轻细菌侵入。然后按计划分期批地切除焦痂(坏死组织),植皮。已分离的坏死组织可剪去,如有残存的坏死组织,继续涂磺胺嘧啶银;如为肉芽创面,可用生理盐水、抗菌药液湿敷,感染一经控制,即行植皮,消灭创面。

可加用本品和紫草、白蜡、忍冬藤、冰片及香油（麻油）配制成白芷油，外用。

【中西药合用禁忌】

1. 由于白芷用量过多能引起强直间歇性痉挛，甚至因呼吸中枢麻痹而死亡。白芷煎剂和醚提取物小鼠灌胃的LD_{50}分别为53.82（生药）g/kg和42.88（生药）g/kg。因此，白芷不宜与阿片类及镇静催眠药合用。

2. 白芷的提取物中含白当归素、比克－白芷素、比克－白芷醚、以及氧化前胡素、欧前胡内酯、异欧前胡内酯、珊瑚菜素等多种香豆素类化合物，具有拮抗钙通道阻滞剂受体的活性，与肾上腺素、去甲肾上腺素、多巴胺等合用，可能部分或完全抑制后者升压作用，因此，用于升压时独活不宜与此类药物合用。

3. 含白芷的中成药，如复方三七胶囊、鼻渊通窍颗粒、通窍鼻炎颗粒、利鼻片等，通窍鼻炎颗粒与鼻渊通窍颗粒都含有黄芩，故不宜与乳酶生、整肠生、胃酶制剂等合用，因为这些中药在抵抗病菌的同时也抑制或降低了后者的活力。

🌿 防风

防风为伞形科植物防风的根。主要产东北及内蒙古东部。春、秋二季采挖未抽花茎植株的根，除去须根及泥沙，晒干。切片，生用或炒炭用。又名铜芸、茴芸、茴草、百枝。始载于《神农本草经》，列为上品。中医认为其性微温，味辛、甘。归膀胱、肝、脾经。有祛风解表，胜湿止痛，止痉之功效。用于外感表证，风疹瘙痒，风湿痹痛，破伤风证。入汤剂，常用剂量为4.5～9g。

【主要成分及药理】

防风含补骨脂素、香柑内酯、欧芹属素乙、珊瑚菜素等香豆素类化合物，2－甲基－3－丁烯－2－醇、戊醛、α－蒎烯、己醛、戊醇、己醇等挥发油化合物，尚含色原酮类、聚炔类、多糖类物质以及β－谷甾醇）、胡萝卜甙、甘露醇、蔗糖等。现代研究揭示其具有解热、抗炎、镇静、镇痛、抗惊厥、抗过敏作用。

【临床中西药合用】

1. 用于治疗脑震荡：头痛较重时，嘱其卧床休息，减少外界刺激，可给予罗通定（颅痛定）或其他止痛药。对于烦躁、忧虑、失眠者给予地西泮（安定）、氯氮䓬（利眠宁）等；另可给予改善自主神经功能药物，神经营养药物及钙离子拮抗药尼莫地平等。本品为治疗偏头痛之要药。多与祛风活血、通窍之品白芷、川芎等同用，以增强祛风、通窍、止痛作用。

2. 用于治疗面神经炎：急性期以改善局部循环，消除炎症、水肿为主，激素治疗：泼尼松（20～40mg）或地塞米松（1.5～4.5mg）口服，1次/d，连续10～14天后逐渐减量，应加服钾盐。改善微循环、减轻水肿：羟乙基淀粉（706代血浆）或右旋糖酐40（低分子右旋糖酐）250～500ml，静滴1次。神经营养代谢药：维生素 B_1（10～20mg）口服，3次/d，维生素 B_{12}（100～500μg）、胞磷胆碱（胞二磷胆碱）（250mg）肌注，1次/d，也可用人类重组神经生长因子100～1000μg，经注射用水或生理盐水1～2ml稀释后肌注，1次/d，20次为一疗程。可加用本品。防风入肝经，其祛风功效常用来治疗肝经风动之证，如破伤风引起的角弓反张、牙关紧闭、小儿惊风、痉挛抽搐、中风引起的口眼歪斜、言语塞涩等。

3. 用于治疗小儿呼吸道感染：对病毒感染多采用中药治疗，也可予以抗病毒治疗。对细菌性感染可青霉素等抗生素治疗。发高烧时，可用冷毛巾湿敷前额或整个头部，每10分钟更换一次，往往可控制高热惊厥。还可以用适量退热药，如阿司匹林或扑热息痛。可内服防风通圣颗粒，能有效预防及治疗。

4. 用于治疗过敏性鼻炎：汤剂中运用防风为君药，配合抗过敏药同时使用。

5. 用于治疗炎症：与头孢类抗菌药合用能降低细胞内毒素作用。

【中西药合用禁忌】

1. 由于防风用量过大，可以引起出汗太多，口渴等上伤津液耗气的现象。过敏反应报道属于个别现象。表现为服药后1小时出现腹部不适感，呕吐恶心，出冷汗，皮肤瘙痒等情况。小鼠腹腔注射水煎剂的 LD_{50} 为30.046±0.077g（生药）/kg；灌肠的 LD_{50} 为213.8±25.4（生药）/kg；小鼠腹腔注射防风水提取物的 LD_{50} 为8.05±1.6（生药）/kg；腹腔注射防风醇提取水制剂的 LD_{50} 为11.80±1.90（生药）/kg；水提取液的 LD_{50} 为37.18±8.36（生药）/kg。因此，防风不易与易导致过敏的西药合用。

2. 防风的提取物中含补骨脂素、香柑内酯、欧芹属素乙、珊瑚菜素等香豆素类化合物，与抗血小板药如阿司匹林和潘生丁等药物同用，可延长凝血时间，故不宜与这些药物同用。

3. 含防风的中成药，如防风通圣丸、防风通圣颗粒、风寒双离拐片、尪痹片等。防风通圣丸与尪痹片都含有甘草，故不能与阿司匹林及降血糖药物合用。与阿司匹林合用，可增加胃肠道不良反应，甚至诱发或加重消化道溃疡。甘草可拮抗降血糖药如胰岛素、降糖灵等的作用。也不宜与多元环碱性较强的生物碱如奎宁、麻黄碱、利舍平等配伍，因其可产生沉淀使机体吸收减少而降低疗效。

南沙参

南沙参为桔梗科植物轮叶沙参或沙参的根，主产于安徽、江苏、浙江等地。春秋二季采挖，除去根须，趁鲜刮去粗皮洗后干燥，切厚片或短段生用。又名苦心、识美、虎须、白参等。始载于《神农本草经》，列为上品。中医认为其性微寒，味甘。归肺、胃经。有养阴清肺，益胃生津，补气，化痰之功效。用于肺阴虚证，胃阴虚证。入汤剂，常用剂量为 9～15g。

【主要成分及药理】

南沙参含香豆精类化合物、β-谷甾醇、7α-羟基-β-谷甾醇、β-谷甾醇棕榈酰酯、十八酸-3-β-谷甾醇酯、胡萝卜苷等β-谷甾醇及其衍生物，蒲公英萜酮、羽扇豆烯酮、木栓酮、羽扇豆烯醇醋酸酯、环阿屯醇醋酸酯等三萜类化合物，紫丁香苷、3-甲氧基苯四酸-4-β-D-葡萄糖苷等酚苷类化合物及磷脂类化合物。现代研究揭示其具有调节免疫平衡、祛痰、强心、抗真菌作用。

【临床中西药合用】

1. 用于治疗慢性支气管炎：在应用抗生素、支气管扩张剂及化痰的基础上，若患者干咳无痰或痰少而黏，可用南沙参9g，麦冬10g，杏仁9g，川贝母9g，批把叶9g。每日1剂，水煎服。

2. 用于治疗百日咳：发病早期即咳痰期应用抗生素治疗，效果较好，痉咳期疗效欠佳，但可以缩短排菌时间，首选红霉素30～50mg/（kg·d），用药7～14天。其次可选用氯霉素30～50mg/（kg·d），此外还可选用氨苄西林，庆大霉素静脉滴注或肌内注射。磺胺甲恶唑/甲氧苄啶（复方磺胺甲恶唑）亦有效。近来新一代大环内酯类抗生素如罗红霉素、阿奇霉素也有明显疗效。有呼吸暂停或抽搐的婴儿进行气管插管和呼吸道持续正压给氧治疗，可以改善呼吸功能或减低缺氧状态，对抗存在的肺不张，减轻喉和支气管痉挛。沙丁胺醇0.3mg/（kg·d），分3次口服，能解除其痉挛症状，可以减轻婴幼儿呼吸困难。如应用效果不好，可选用镇静剂，苯巴比妥2～3mg/（kg·次），或氯丙嗪0.5～1.0mg/（kg·次），2次/d或3次/d。可用南沙参9g，百部9g，麦冬10g。每日1剂，水煎服。有缓解痉挛性咳嗽作用。

3. 用于治疗肺结核：在抗结核及对症治疗上，可加用南沙参9g，麦冬6g，甘草3g。开水冲泡，代茶饮服。有止咳作用。

4. 用于治疗慢性胃炎：Hp 相关性胃炎需进行根除 Hp 的治疗。常用的联合方案有两类即：包括铋制剂在内的三联疗法和包括 PPI（质子泵抑制剂）在内的三联疗法。也可加服用南沙参10g，玉竹10g，麦冬10g，白芍10g，佛手5g，延胡索5g。水煎服，每日1剂。

5. 用于治疗食道炎：抗酸止吐口服氢氧化铝每千克体重 0.1～0.3mg，或氧化镁0.2mg。若抗酸剂效果不佳时，可口服甲氰脒胍，每千克体重 5～10 毫克，2 次/g。呕吐时，口服胃复安，每千克体重 0.2～0.5mg，2～3 次/天；抗菌消炎肌注青霉素、链霉素，2 次/天；地塞米松，每千克体重 0.125～1.0mg，1 次/天。真菌感染时，静注两性霉素 B，每千克体重 0.5mg，隔天 1 次。可加用南沙参、麦冬、甘草、桔梗、金银花、连翘各 100g，胖大海 50g，共为蜜丸。每次 1～2 丸，日服 3～5 次，于两餐之间或空腹含化，缓咽。有明显疗效，而且复发率低。

6. 用于治疗小儿口疮：小儿口疮在于预防，防治口疮，首先应注意口腔清洁，勤漱口，多饮水，多吃新鲜水果及蔬菜，患有发热性疾病，一定要注意口腔护理，保持大便通畅。可加用南沙参 6g，玉竹 6g，天花粉 6g，扁豆 6g，大青叶 6g。水煎服，每日 1 剂。一般服药 2～5 剂，溃疡面愈合，疗效显著。

7. 用于治疗虚火牙痛：疼痛较重者可口服非甾体类止痛药。可用大量南沙参（杏叶沙参）与鸡蛋同煮。

【中西药合用禁忌】

1. 查阅相关文献，未见南沙参使用过量不良反应及毒理试验研究文献报道。

2. 南沙参提取物中含有蒲公英萜酮、羽扇豆烯酮、木栓酮、羽扇豆烯醇醋酸酯、环阿屯醇醋酸酯等三萜类化合物，因此不宜与 ACEI 及肾毒性类药物同用，同用会有协同降压及加重肾功能的损害。

3. 含南沙参的中成药，如消炎止咳片，里面含有麻黄，故（1）不宜与痢特灵、降压药（苯乙胼）、复降片、降压灵、催眠镇静剂（苯巴比妥、氯丙嗪等）等同用，因为同用具有拮抗作用；（2）不宜与氨茶碱同用，可增加毒性 2～3 倍；（3）不宜与肾上腺素同用作用累加，血压升高；（4）不宜与地高辛、洋地黄同用，会增加对心脏毒性（5）不宜与异烟肼同用，副作用增强。

北沙参

北沙参为伞形科植物珊瑚菜的干燥根。夏、秋二季采挖，除去须根，洗净，稍晾，置沸水中烫后，除去外皮，干燥。或洗净直接干燥。又名海沙参、银条参。始载于《本草汇言》。中医认为其性平、微寒、味微苦。归肺、胃经。有养阴清肺，益胃生津之功效。用于肺热燥咳，痨嗽痰血，热病津伤口渴。煎服，4.5～9g。

【主要成分及药理】

北沙参的根、根茎含补骨脂素、香柑内酯、花椒毒素、异欧前胡内酯、欧前胡内酯、香柑素、9-甲氧基异欧前胡内酯、花椒毒酚等香豆精类化合物，还含有挥发油、淀粉、三萜酸、豆甾醇、磷脂、氨基酸等成分。现代研究揭示其有免疫抑制作用、解热镇痛作用、抗肿瘤作用、肝保护作用、肺保护作用等作用。

【临床中西药合用】

1. 用于治疗慢性胃炎 Hp 相关性胃炎需进行根除 Hp 的治疗。常用的联合方案有两类即：包括铋制剂在内的三联疗法和包括 PPI（质子泵抑制剂）在内的三联疗法。可加用沙参 12g，玉竹、石斛、天花粉、党参各 9g。每日 1 剂，水煎服。对症见口干舌燥，舌红少苔者有良效。

2. 用于治疗糖尿病：运动各种类型糖尿病基础治疗的首要措施。口服降糖药分为促胰岛素分泌剂（磺脲类、格列奈类）、双胍类、噻唑烷二酮类胰岛素增敏剂、α-糖苷酶抑制剂、二基肽酶-Ⅳ（VDPP-Ⅳ）抑制剂等。药物控制不佳的可用胰岛素注射。可加用北沙参、生地各 12g，石斛、麦冬、天花粉各 9g。每日 1 剂，水煎服。适用于糖尿病，口干口渴明显者。如尿糖多者，加山药 12g，黄芪 9g；血糖高者，配玄参、苍术各 9g，则疗效更好。

3. 用于治疗消化不良：吗丁啉（又名多潘立酮）、普瑞博思（又名西沙必利）等药促进胃肠蠕动。脾胃气阴两虚型，可用北沙参 15g，淮山药 15g，炒扁豆 12g，莲子 10g。水煎，水沸 1 小时后，取汤温服，每日 1 次。有一定疗效。

4. 用于治疗肺结核咳血：在使用抗结核及对症治疗基础上，可用北沙参 30g，百合 30g，鸭肉 150g。一起煮汤，鸭肉熟后饮汤食肉。

5. 用于治疗慢性迁延性肝炎：抗病毒治疗及护肝等对症治疗，主要药物有干扰素、阿糖腺苷、一磷酸阿糖腺苷、阿昔洛韦等。北沙参 10g，当归 10g，麦冬 10g，枸杞子 12g，生地 12g，川楝子 9g。每日 1 剂，水煎服。对肝肾阴虚，两胁作痛，口于舌燥者有较好疗效。

【中西药合用禁忌】

1. 查阅相关文献，未见北沙参使用过量不良反应及毒理试验研究文献报道。

2. 北沙参提取物中含有补骨脂素、香柑内酯、花椒毒素、异欧前胡内酯、欧前胡内酯、香柑素、9-甲氧基异欧前胡内酯、花椒毒酚等香豆精类化合物，具有抗血小板聚集的作用，因此不宜与阿司匹林、氯吡格雷等药物同用。

3. 含北沙参的中成药，如沙参止咳胶囊、肺泰胶囊、沙参玉竹饮等。沙参止咳胶囊里含甘草，（1）不宜与奎宁、麻黄素、阿托品同用可产生沉淀、影响吸收；（2）不宜与强心甙同用可中毒；（3）不宜与降血糖药（降药灵、D-860 等）同用产生拮抗作用。

茵陈

茵陈为菊科植物滨蒿或茵陈蒿的干燥地上部分。春季幼苗高 6~10cm 时采收或秋季花蕾长成时采割，除去杂质及老茎，晒干。春季采收的习称"绵茵陈"，秋季采割的称"茵陈蒿"。又名绵茵陈、白蒿、绒蒿、松毛艾。始载于《神农本草经》，列为上品。中医认为其性辛、微寒、味苦。归脾、胃、肝、胆经。有清湿热，退黄疸之功效。用于黄疸尿少，湿疮瘙痒、传染性黄疸型肝炎。煎服，6~15g。外用适量，煎汤熏洗。

【主要成分及药理】

茵陈含简单香豆素和呋喃香豆等香豆素类化合物，黄酮醇的糖苷和苷元等黄酮类化合物，绿原酸、咖啡酸等有机酸化合物，月桂烯、苧烯、桉油精、α-姜黄烯、达瓦酮、茵陈炔酮、丁香酚、异丁香酚、萘、苯甲醛、龙脑等挥发油化合物。现代研究揭示其有利胆、镇痛消炎、抗病原微生物、免疫调节作用、降血压、降低高血脂、抗血小板聚集、缓解急性心肌缺血的作用。

【临床中西药合用】

1. 用于治疗多种肝炎：抗病毒治疗及护肝等对症治疗，主要药物有干扰素、阿糖腺苷、磷酸阿糖腺苷、阿昔洛韦等。可加用茵陈蒿每次 1~1.5 两，水煎服，每日 3 次，小儿酌减。糖浆：茵陈 2 两，甘草 1 两，红枣 25 枚，加水煎至 160ml，再加糖浆 40ml 混合。1~3 岁 12ml，3~5 岁 15ml，5~10 岁 30ml，均日服 3 次。5% 茵陈注射液：用作经络注射，每穴成人 0.5ml，小儿 0.3ml。第一组取肝热穴（在背部 5、6 胸椎棘突间旁开 5 分，双侧），肝炎点（下肢外踝上 3 寸；双侧），右期门。第二组取肝俞（双），中都（双），右章门。两组交替，每日 1 次。10~45 天为一疗程，两个疗程间停药 3~5 天，一般 2~3 疗程。

2. 用于治疗糖尿病：口服降糖药分为促胰岛素分泌剂（磺脲类、格列奈类）、双胍类、噻唑烷二酮类胰岛素增敏剂、α-糖苷酶抑制剂、二基肽酶-Ⅳ（VDPP-Ⅳ）抑制剂等。药物控制不佳的可用胰岛素注射。茵陈可配合降糖药治疗 2 型糖尿病。

3. 用于治疗多种皮肤病：茵陈煎剂外用可治疗痤疮、带状疱疹等皮肤病。

4. 用于治疗皮癣：茵陈与灰黄霉素合用可加大治疗疗效。

【中西药合用禁忌】

1. 由于茵陈过量使用可致混合型心律失常。蒿属香豆素小鼠灌腹的 LD_{50} 为 497mg/kg，茵陈二块酮小鼠灌胃的 LD_{50} 为 6.98mk/kg，对羟基苯乙酮小鼠腹腔注射的 LD_{50} 为

0.5g/kg，口服给药为 2.2g/kg。故有心律失常或者在服用抗心律失常药物的患者不宜过量服用。

2. 茵陈提取物中含有绿原酸、咖啡酸等有机酸化合物，具有利胆作用，不宜与氯霉素、奎尼丁合用，有拮抗作用。

3. 含茵陈的中成药，如黄疸茵陈颗粒、茵胆平肝胶囊、十味溪黄草颗粒、胆胃康胶囊等。黄疸茵陈颗粒与茵胆平肝胶囊都含有黄芩，不宜与乳酶生、整肠生、胃酶制剂等合用，因为这些中药在抵抗病菌的同时也抑制或降低了后者的活力。

五加皮

五加皮为五加科植物细柱五加的干燥根皮，又名白刺、目骨、追风使、南五加皮等。夏、秋二季采挖根部，洗净，剥取根皮，晒干。始载于《神农本草经》，列为上品。中医认为其性温，味辛、苦。归肝、肾经。有祛风湿，补益肝肾，强筋壮骨，利水消肿之功效。用于风湿痹痛，筋骨痿软，小儿行迟，体虚乏力，水肿，脚气。煎服，4.5~9g。

【主要成分及药理】

细柱五加皮含香豆素类化合物，丁香紫甙、右旋芝麻素、刺五加皮苷 B 等苯丙素类化合物，左旋芝麻素、左旋洒维宁、丁香树脂酚的单葡萄糖苷和双葡萄糖甙等木脂体类化合物，苷 K2 和苷 K3 等三萜类化合物，又含 β - 谷甾醇，胡萝卜苷，豆甾醇，莱油甾醇，水深性多糖和碱性多糖，强心苷及微量挥发油。现代研究揭示其有神经系统的兴奋和抑制双重作用、抗疲劳、抗癌、抗衰老、心血管系统的保护作用、抗菌消炎、调节内分泌、免疫增强的作用。

【临床中西药合用】

1. 用于治疗肥大性腰椎炎：非手术治疗包括卧木板床、腰背肌锻炼，口服硫酸软骨素及丹参片。疼痛较重及压迫较重可行手术治疗。加服用腰痛酒方：五加皮、杜仲、当归、续断、熟地、千年健、威灵仙等各 30g，附片、肉桂的功效与作用、乌药等各 15g，白酒 2500ml，浸泡 7d，每次 15ml，每日 3 次，1 个月为 1 个疗程。

2. 用于治疗腰椎管狭窄症：保守治疗包括：屈髋、屈膝位侧卧，休息 3~5 周症状可缓解或消失，药物治疗：给予适量的非类固醇类抗炎药物（NSAIDS），腰椎保护性支架；如果保守治疗 3 个月无效，自觉症状明显且持续性加重，影响正常生活和工作行手术治疗。加服用强风活血汤：五加皮、防风、独活、秦艽、川芎、威灵仙、赤芍、牛膝、桑寄生等，煎服每日 1 剂、对改善腰痛、间歇性跛性有明显疗效。

3. 用于治疗急性心功能不全：皮下或肌肉注射吗啡 5～10mg 或杜冷丁 50～100mg，使病人安静，扩张外周血管，减少回心血量，减轻呼吸困难，吸氧，静脉给予作用快而强的利尿剂如速尿 20～40mg 或利尿酸钠 25～40mg 加入葡萄糖内静脉注射，以减少血容量，减轻心脏负荷，应注意防止或纠正大量利尿时所伴发的低血钾症和低血容量；静脉滴注硝普钠或酚妥拉明以降低肺循环压力，但应注意勿引起低血压，也可舌下含化硝酸甘油或硝酸异山梨醇降低肺循环静脉压；如近期未用过洋地黄类药物者，可静脉注射快速作用的洋地黄类制剂，如西地兰、毒毛旋花子甙 K 等，对二尖瓣狭窄所引起的肺水肿，除伴有心室率快的心房颤动外，不用强心药，以免因右心室输出量增加而加重肺充血。可加用北五加皮配党参、丹参、柴胡、瓜蒌、红花、枳壳等药制方，水煎内服，每日 1 剂。

4. 用于治疗头癣：灰黄霉素目前仍为首选，对小孢子菌最为敏感。成人 0.6～0.8g/d，儿童 15～20mg/（kg·d），分 3 次饭后服用，疗程 3～4 周；外用药常用者有 5%～10% 硫磺软膏，2.5% 碘酊，3% 克霉唑霜等，连续应用 1 个月，不可间断。涂药前先用肥皂水洗头，脓癣如脓液较多，炎症明显时，可用温和杀菌剂，如 0.1% 依沙吖啶（利凡诺）、1∶4000 高锰酸钾液或 0.1% 呋喃西林敷，或外用抗生素软膏如环丙沙星软膏等。可加用五加皮配黑大豆，焙干后，共研为细末。用时取药末适量，加菜油调成糊状，涂敷于患处，治疗头癣效果良好。

【中西药合用禁忌】

1. 由于五加皮过量出现中毒，主要表现为头晕眼花，声音嘶哑，呼吸困难，心率减慢，血压下降等症状。五加皮注射液对小鼠腹腔注射的急性 LD_{50} 为 81.85±10.4g/kg。因此，不宜与易引起中毒反应的西药合用。

2. 五加皮提取物中含有苷 K2 和苷 K3 等三萜类化合物，具有溶血作用，故不宜与阿司匹林、氯吡格雷等抗血小板等合用，易致出血。

3. 含五加皮的中成药，如刺五加颗粒、通脉刺五加胶囊。两种药都含五加皮，故（1）不宜与维生素 C、烟酸谷氨酸、胃酶合剂同用可使药分解，药效降低；（2）不宜与可待因、吗啡、杜冷丁、苯巴比妥同用加重麻醉，抑制呼吸；（3）不宜与强心苷同用药效累加，增加毒性；（4）不宜与降糖药同用使血糖升高。

独活

独活为伞形科植物重齿毛当归、毛当归、兴安白芷、紫茎独活、牛尾独活、软毛独活以及五加科植物食用楤木等的根及根茎，又名香独活、肉独活、川独活、资丘独活等。始载于《神农本草经》，列为上品。中医认为其性微温，味辛、苦，归肾、膀胱经。有祛风除湿，通痹止痛、解表之功效。用于风寒湿痹，腰膝疼痛，少阴伏风头痛。煎汤，常用剂量，3~10g；或浸酒；或入丸、散。外用适量，煎汤洗。

【主要成分及药理】

独活含甲氧基欧芹素、二氢欧山芹素、花椒毒素、佛山酚、补骨脂素、川白芷素、当归醇、异紫花前胡素、虎耳草素、佛手柑内酯、欧前胡素、异虎耳草素等香豆素类化合物，α-蒎烯、β-水芹烯、1-柠檬烯、4-甲氧基苯基乙烯酮、γ-萜品烯、1，2-二甲基-4-亚甲基环戊烯、α-蒎烯、环茴香萜、甲基百里基醚、α-红没药醇等挥发油成分。现代研究揭示其有镇静、催眠、镇痛、解痉、抗炎、降压、收缩血管、抗菌、光敏感、抑制血小板聚集及血栓形成的作用。

【临床中西药合用】

1. 治疗类风湿关节炎、膝关节炎、肩周炎、骨质疏松：在控制关节及其他组织炎症的基础上加用独活20g、桑寄生20g、细辛3g、秦艽10g、防风10g、肉桂3g、怀牛膝15g、杜仲15g、熟地黄10g、当归10g、川芎15g、白芍20g、人参10g、茯苓15g、甘草6g，煎服，每日1剂，分2次温服。

2. 治疗强直性脊柱炎：在体疗、理疗、西药及外科治疗的基础上配合使用独活20g、桑寄生20g、细辛3g、秦艽10g、防风10g、肉桂3g、怀牛膝15g、杜仲15g、熟地黄10g、当归10g、川芎15g、白芍20g、人参10g、茯苓15g、甘草6g，煎服，日一剂，分两次温服。

3. 治疗腰椎椎间盘突出：腰椎椎间盘突出症大多数病人可以经非手术治疗缓解或痊愈，用独活20g、桑寄生20g、细辛3g、秦艽10g、防风10g、肉桂3g、怀牛膝15g、杜仲15g、熟地黄10g、当归10g、川芎15g、白芍20g、人参10g、山萸肉15g、鸡血藤20g、甘草6g，煎服，日一剂，分两次温服，配合牵引、理疗、推拿，效果更佳。

4. 治疗周围神经炎：用独活20g、桑寄生20g、细辛3g、秦艽10g、防风10g、肉桂3g、怀牛膝15g、杜仲15g、熟地黄10g、当归10g、川芎15g、白芍20g、人参10g、黄芪20g、桂枝15g、鸡血藤20g、甘草6g，煎服，日一剂，分两次温服，积极治疗原发病，对症选用营养神经药物。

5. 治疗慢性气管炎：在使用抗生素的基础上取独活3钱，红糖5钱，加水煎成100ml，分3~4次服，疗程1周。

6. 治疗慢性乙型肝炎关节痛：在使用肌苷片、葡醛内酯片等护肝药物的基础上用独活20g、桑寄生20g、细辛3g、秦艽10g、防风10g、怀牛膝15g、杜仲15g、熟地黄10g、当归10g、川芎15g、白芍20g、茵陈30g、赤芍60g、柴胡10g、延胡索10g、鸡内金15g、莱菔子30g、灵芝菌5g，水煎服，分两次温服。

7. 用于治疗阳痿：独活 20g、桑寄生 20g、防风 10g、肉桂 3g、怀牛膝 15g、杜仲 15g、熟地黄 10g、当归 10g、川芎 15g、白芍 20g、甘草 6g、续断 20g、乳香 6g、没药 6g、仙茅 15g、补骨脂 15g。每日温服两次，用药期间禁房事，可配合使用前列腺素 E 等血管扩张药物。

8. 治疗原发性血小板减少性紫癜：独活 20g、桑寄生 20g、细辛 3g、秦艽 10g、防风 10g、肉桂 3g、怀牛膝 15g、杜仲 15g、熟地黄 10g、当归 10g、川芎 15g、白芍 20g、人参 10g、茯苓 15g、甘草 6g，煎服，日一剂，分两次温服，配合使用激素治疗。

9 治疗黄褐斑：独活 20g、桑寄生 20g、防风 10g、肉桂 3g、怀牛膝 15g、杜仲 15g、熟地黄 10g、当归 10g、川芎 15g、白芍 20g、茯苓 15g、甘草 6g，煎服，每日 1 剂，分 2 次温服，注意防晒，配合使用维生素 C 等。

10. 治疗雀斑：在使用脱色治疗的基础上配合独活 20g、桑寄生 20g、防风 10g、肉桂 3g、怀牛膝 15g、杜仲 15g、熟地黄 10g、当归 10g、川芎 15g、白芍 20g、甘草 6g，煎服，日一剂，分两次温服，避免或减少烈日暴晒。

【中西药合用禁忌】

1. 由于独活使用过多可导致肝毒性、肾毒性，表现为肝脏浊肿、脂肪性变及急性出血性坏死、肝脏坏死，肾脏严重充血、血尿。大鼠肌肉注射花椒毒素的半数致死量为 160mg/kg，香钳内酯半数致死量为 945mg/kg。小鼠腹腔注射欧芹酚甲醚的半数致死量为 16mg/kg。因此，独活不宜与金属类药物、麻醉镇静药、解热镇痛药、抗菌药物、抗结核药如异烟肼、对氨基水杨酸钠、利福平等、抗甲状腺药、抗肿瘤化疗药物等肝毒性、肾毒性药物合用。

2. 独活提取物中的二氯甲烷含甲氧基欧芹素等香豆类化合物，具有拮抗钙通道阻滞剂受体的活性，与肾上腺素、去甲肾上腺素、多巴胺等合用可能部分或完全抑制后者升压作用，因此用于升压时独活不宜与此类药物合用。

3. 含有独活的中成药，如荆防颗粒、强力天麻杜仲胶囊、治伤胶囊、治感佳胶囊、泻青丸、清胃丸、九味羌活颗粒、通天口服液、新复方大青叶片、芎菊上清颗粒、跳骨片、天麻丸、壮骨关节丸、抱龙丸、国公酒、祛风止痛片、舒筋丸、舒筋活络酒、疏风定痛丸、中华跌打丸、正天丸、狗皮膏、骨刺消痛液等。（1）骨刺消痛液、国公酒等含有清酒成分，不宜安定、扑尔敏、苯海拉明、赛庚啶等抗精神安定药，抗过敏药物合用，由于乙醇具有中枢神经抑制作用，会增强了西药的镇静、安定作用，产生昏睡等副作用，严重时可使血压降低、呼吸抑制。（2）不宜与消心痛、硝酸甘油等抗心绞痛药合用，可使西药的扩张血管作用增强，引起心痛，血压降低，胃肠不适。（3）不宜与心痛定、可乐定、利血平等降压药合用，易引起低血压、昏厥。（4）不宜与降糖灵、格列吡嗪、胰岛素等降血糖药合用，因二者均有抑制糖异生的作用，会引起严重的低血糖反应和不可逆的神经系统病变，常有头晕呕吐，严重精神错乱、惊厥等。
（5）不宜与灭滴灵、先锋霉素等合用，可阻止清酒成分在体内的分解代谢，促使乙醇在体内蓄积，产生双硫酸样毒性反应。

羌活

羌活为伞形科植物羌活（背翅芹）或宽叶羌活的干燥根茎及根，又名蚕羌、竹节羌、大头羌、狗引子花、曲药。始载于《神农本草经》，列为上品。中医认为其性温，味辛、苦，归膀胱、肾经。有解表散寒，祛风，除湿，止痛之功效，用于风寒感冒头痛，风湿痹痛，肩背酸痛。煎汤，常用剂量是 3～10g；或入丸、散。

【主要成分及药理】

羌活含 7 - 异戊烯氧基 - 6 - 甲氧基、7 - 二甲基 - 2，6 - 辛二烯氧基、欧前胡素酚、东茛菪素、王草素、异秦皮素、5 - 香叶氧基 - 7 - 甲氧基、秦皮苷等香豆素类化合物，镰叶芹二醇、镰叶芹醇、8 - 乙酸基 - （1，9Z） - 十七二烯 - 4，6 - 二炔 - 3 - 醇、海茴香烯炔二醇等聚烯炔类化合物，芹菜萜醇苷 E、姜花萜三醇、异白菖蒲脑、白榆萜醇苷 A、格里萜酮等倍半萜类化合物，酚酸类、甾体、黄酮、酰胺类、糖类、挥发油、有机酸等其他成分。现代研究揭示其有解热、抗炎、镇痛、抑制迟发型超敏反应、抗心律失常、抗心肌缺血的作用。

【临床中西药合用】

1. 用于风寒感冒：羌活 10g、独活 10g、防风 6g、蔓荆子 6g、藁本 10g、川芎 6g、甘草 3g，煎服，日一剂，分两次温服。或九味羌活颗粒姜汤或开水冲服，每次 5g，每日 2～3 次，可配合服用抗病毒口服液。

2. 治疗偏头痛：用川芎 10g、荆芥 15g、细辛 6g、甘草 6g、防风 10g、白英 10g、薄荷 9g、羌活 10g、菊花 15g、蝉蜕 10g 用法：为细末，一日三次，每次 6g，茶水调服。急性发作期可使用如洛芬待因片、双氯芬酸钠等止痛药物，用药期间保持情志舒畅。

3. 治疗冠心病：在扩冠护心的基础上配合使用川芎 10g、当归 10g、羌活 10g、人参 10g、丹参 10g、甘草 6g，早晚温服。

4. 治疗支气管炎：羌活 12g、石膏 20g、杏仁 20g、甘草 3g、细辛 3g、干姜 6g、五味子 9g、茯苓 20g、鱼腥草 20g、黄芩 12g、黄芪 15g。治疗扁桃体炎：用羌活（12～15）g、板蓝根、蒲公英各 30g，水煎，每日一剂，每服 6g，分 2 次服，配合使用抗生素治疗。

5. 治疗霉菌性阴道炎和外阴炎：用羌活 50g、白鲜皮 30g，日 1 剂，水煎，分早、晚熏洗患处，配合口服阿奇霉素。

6. 治疗皮肤病（白癜风）：羌活 150g、旱莲草 120g、当归、赤芍、熟地、生地各 90g，为 1 个疗程剂量，共研细末，炼蜜为丸，每次服 9g，日服 3 次，连服 2 个疗程，可配合使用薄芝糖肽调节免疫，血栓通活血通络，紫外线照射等。治疗斑秃：用羌活 20g、天麻 6g、钩藤 10g、熟地黄 10g、当归 15g、川芎 10g、白芍 15g、菟丝子 10g、木瓜 10g、甘草 6g，每日一剂，水煎服，并配合用梅花针打刺患部致微充血，然后涂以乳没油剂。治疗慢性荨麻疹：白鲜皮 6g、桑白皮 6g、地骨皮 6g、大腹皮 9g、羌活 9g、茯苓 15g、黄芪 15g、陈皮 12g、当归 9g、丹皮 6g，先后服用 20 余剂。治疗风疹、湿疹：用羌活 15g、防风 10g、细辛 3g、白芷 10g、川芎 10g、生地 10g、甘草 10g、黄芩 10g、蝉蜕 15g、双花 15g、连翘 15g、薄荷、秦艽各 10g，水煎服，可配合使用二联或三联抗过敏药物。

7. 治疗水肿：羌活 10g、附子 6g、白术 10g、茯苓 10g、白芍 10g、甘草 5g，积极治疗原发病，可同时口服呋塞米以利水消肿。

8. 治疗痛风：山栀 12g、当归 6g、羌活 10g、川芎 9g、黄芩 9g、伸筋草 15g、透骨草 10g，水煎服，一日一剂，低嘌呤饮食，配合使用非甾体抗炎药。

9. 治疗类风湿性关节炎：用独活 10g、防风 12g、桂枝 9g、茯苓 12g、党参 10g、羌活 20g、葛根 20g、白芷 10g，早晚温服，配合使用抗炎治疗。

10. 治疗中风偏瘫：在针灸、活血通络的基础上配合使用羌活 18g、瓜蒌仁 30g、枳实、厚朴、大黄各 10g，早晚温服。可同时使用营养神经药物。

11. 治疗阳痿：羌活 20g，肉桂、制附片、茯苓、丹皮、泽泻各 10g，熟地、山药、枣皮、淫羊藿、阳起石、补骨脂、黄芪各 15g。每日温服两次，用药期间禁房事。可配合服用前列腺素 E 等血管扩张药物。

12. 治疗小儿癫痫：羌活、朱茯神、夜交藤各 9g，天麻、钩藤、生石决明、川牛膝、桑寄生、杜仲、山栀、黄芩、葛根、半夏、石菖蒲各 6g、益智仁 10g，每日 1 剂，连服 2 月。急性发作期使用镇静药物。

13. 治疗月经不调：妇科得生丸每次 1 丸，每日 2 次，用于肝气不舒，胸满胁痛，经期提前或错后，行经腹痛。可同时服用黛力新。

【中西药合用禁忌】

1. 由于羌活使用过多会产生胃肠道反应，表现为腹胀、腹泻、恶心、呕吐等。羌活挥发油灌胃对小鼠的半数致死量为 2.83g/kg 及 6.64 ± 0.8276ml/kg。因此，羌活不宜与抗生素、非甾体类抗炎药、抗肿瘤药物等易产生胃肠道反应的西药合用。

2. 羌活中含有机酸，不宜与呋喃妥因，利福平，阿司匹林，吲哚美辛等同服，因前者增加后者在肾脏中的重吸收，从而加重对肾脏的毒性。羌活中含有黄酮类，不宜与氢氧化铝、三硅酸镁、碳酸钙等含有铝、镁、钙的药物同服，易与金属离子可生成金属络合物，改变药物原有的性质与作用，失去药物疗效。

3. 含羌活的中成药，如九味羌活颗粒、九味羌活丸、感冒解毒灵颗粒、感冒软胶囊、荆防颗粒、跳骨片、木瓜酒、杜记独角膏、疏风定痛丸、舒筋丸、天麻丸、健步强骨丸、重感灵片、感冒清胶囊、正天丸、国公酒、再造丸、妇科得生丸、活络丸、狗皮膏、追风透骨胶囊、肿痛安胶囊、平肝舒络丸、治伤胶囊、养血生发胶囊等。（1）木瓜酒、国公酒等含清酒成分，不宜与水合氯醛合用，会生成毒性物质；不宜与苯巴比妥、苯妥英钠、安乃近、降糖药合用，会降低疗效；不宜与氯丙嗪、奋乃静合用，会生成毒性物质；不宜与血管扩张药（胍乙啶苄甲胍、噻嗪类）合用，会增加毒性；不宜与水杨酸制剂合用，会加重血压下降；不宜与酶制剂合用，会变性失效；不宜与胰岛素、降糖灵、优降糖合用，会使血糖更低；不宜与新抗凝双香豆素合用，会降低疗效。（2）追风透骨胶囊、正天丸中含有麻黄，不宜与痢特灵、降压药（苯乙肼）、复降片、降压灵合用，两者相互拮抗；不宜与氨茶碱合用，会增加毒性 2 ~ 3 倍；不宜与催眠镇静剂（苯巴比妥、氯丙嗪等）合用，两者相互拮抗；不宜与肾上腺素合用，会作用累加，血压升高；不宜与地高辛、洋地黄合用，增加对心脏毒性；不宜与异烟肼合用，会使得兴奋等副作用增强。

🌿 紫花地丁

紫花地丁为堇菜科植物紫花地丁的干燥全草。又名铧头草、光瓣堇菜。始载于《本草纲目》。中医认为其性寒，味苦、辛，归心、肝经。有清热解毒，凉血消肿之功效。用于疔疮肿毒，痈疽发背，丹毒，毒蛇咬伤。煎汤，常用剂量是 15 ~ 30g。外用鲜品适量，捣烂敷患处。

【主要成分及药理】

紫花地丁主要含木犀草素、山柰黄素 – 3 – 二葡萄糖苷等香豆素类化合物，芹菜素、木犀草素、苷类等黄酮类化合物，有机酸类化合物，挥发油成分，生物碱，酰胺，甾体，内酯，酚类和糖类化合物。现代研究揭示其有明显的抗菌作用，对结核杆菌、痢疾杆菌、金黄色葡萄球菌、肺炎球菌、皮肤真菌及钩端螺旋体有抑制，有确切的抗病毒、清除自由基活性、抗肿瘤活性、降脂、抗凝血、调节免疫的作用。

【临床中西药合用】

1. 治疗细菌感染性疾病：在使用抗生素的基础上配合五味消毒饮：金银花、野菊花、蒲公英、紫花地丁、紫背天葵子各 10g，治疗火毒结聚而引起痈疮疖肿的首选方剂，具有清热解毒、消散疔疮的功效。

2. 治疗上呼吸道感染：黄芩、蒲公英、紫花地丁及野菊花各 10g，日服两次，配合抗生素治疗。

3. 治疗乳腺增生病：木香、川芎各 6g，紫花地丁、栀子、金银花、黄芪、白芷、当归、瓜蒌、白术、香附、郁金、赤芍、蒲公英、高良姜各 10g，具有疏肝解郁、化痰散结、活血通络、消肿止痛等功效。配合使用调节内分泌药物，必要时手术切除。

4. 治疗慢性前列腺炎：在使用抗生素、α 受体阻滞剂的基础上配合使用淫羊藿 10g、紫花地丁 10g、蒲公英 6g、黄柏 5g、白花蛇舌草 10g，分两次温服。

5. 用于骨髓炎、骨折、软组织损伤等的治疗：在治疗原发病的基础上用当归 10g、川芎 6g、黄芪 20g、骨碎补 15g、延胡索 10g、紫花地丁 10g，早晚温服。

6. 治疗糜烂性胃炎：黄芪 20g、蒲公英 10g、紫花地丁 10g、黄连 10g、酒制大黄 6g，配合使用护胃、保护胃粘膜药物。

7. 治疗肺炎：在使用抗生素等对症支持治疗的基础上配合使用黄芩 6g、紫花地丁 10g、乳香 10g、金银花 10g、野菊花 10g、连翘 20g、栀子 10g，水煎服。

8. 治疗尖锐湿疣：白花蛇舌草 10g、紫花地丁 10g、蒲公英 15g、败酱草 10g、板南根 10g、大青叶 10g、黄芪 20g、白术 10g，具有清热解毒，提高机体免疫力，以加强抗病毒之功效，可配合冷冻、激光治疗。

9. 治疗新生儿尿布皮炎：由薄公英、芒硝各 6g、紫花地丁、川椒、侧柏叶各 3g、槐花 2g、苍术、荆芥各 1g 组成，用开水焖泡 30min，外洗患处。有糜烂渗液时，可用硼酸溶液湿敷。

10. 治疗肛门脓肿：在控制炎症的基础上用金银花、蒲公英各 30 克，紫花地丁、冬葵子各 15 克，白芨 20 克，大黄 10 克，川芎 6 克，水煎 30 分钟滤出外用坐浴。或者蒲公英、紫花地丁、黄芩各 30 克，乳香、血余炭、没药各 15 克，水煮取浓汁坐浴。

11. 治疗慢性盆腔炎：红藤、蒲公英、紫花地丁、丹参、白花蛇舌草、赤芍各 20~30g，每日 1 剂，煎取药液 100~200mL，待温度降至 39~40℃时灌肠，每晚睡前保留灌肠。可配合使用头孢美唑预防感染、血栓痛以活血通络、多蒙特增强免疫治疗。

12. 治疗流行性腮腺炎：紫花地丁及蒲公英鲜品捣烂为糊治疗腮腺炎，用两层纱布包裹好，展平敷于患处，每日早晚各 1 次，每次 30min，7d 为一疗程。配合使用抗生素。

13. 治疗静脉炎：取紫花地丁 30g、黄柏 30g，清水洗净后泡在 1800ml 冷水中，1h 后用武火煎煮至 500ml 浓液，用无菌纱布过滤后装入事先消毒好的瓶中，冷藏备用，使用时将温度为 10℃左右的药液倒入清洁器皿中，用无菌纱布蘸药液，以不滴水为宜，直接冷敷于清洁后的炎症局部，一天两次，每次 30 分钟。

14. 治疗蜂窝组织炎：患部清洁后，取鲜嫩的紫花地丁适量，放在清洁容器内捣烂，见绿色汁溢出，即可将捣烂的紫花地丁敷于患处，配合使用抗生素。

15. 治疗毒蛇咬伤：可用鲜品捣汁内服，也可配合雄黄少许捣烂外敷。尽早选用抗毒血清，预防感染。

【中西药合用禁忌】

1. 由于紫花地丁使用过多可导致胃肠道反应，表现为胃痛、腹胀及腹泻等。紫花地丁水提物对小鼠的灌胃给药 MTD 为 480g/（kg·d）。查阅相关文献，未见紫花地丁毒理试验报道。因此，紫花地丁不宜与非甾体类抗炎药、抗精神病药、抗肿瘤药物、肾上腺皮质激素类药、抗酸剂和 H_2 受体阻滞剂等易引起胃肠道不良反应药物合用。

2. 紫花地丁含有黄酮类成分，不宜与氢氧化铝、三硅酸镁、碳酸钙等含有铝、镁、钙的药物同服，易与金属离子可生成金属络合物，改变药物原有的性质与作用，失去药物疗效。

3. 含有紫花地丁中成药，如男康片、二丁胶囊、消炎片、消炎退热颗粒、双虎清肝颗粒、尿感宁颗粒、复方瓜子金颗粒、复方南板蓝根片等。（1）双虎清肝颗粒含有丹参，不宜与胃舒平、细胞色素 C 注射液合用，会形成络合物影响吸收、不宜与环磷酰胺 5 - 氟尿嘧啶喜树碱钠合用，会促进肿瘤转移。（2）双虎清肝颗粒因含有虎杖，虎杖中有鞣质，不宜与维生素 B_1、抗生素、甙类、生物碱亚铁盐制剂、碳酸氢钠制剂合用，会产生沉淀、影响吸收、不宜与异烟肼合用，会分解失效。（3）不宜与酶制剂合用，会改变性质、降效或失效，不宜与维生素 B_6 合用，会形成络合物，降效或失效。

第五章

含木脂素类化合物的常用中药

五味子

五味子为木兰种植物五味子的果实，又名荎、荎蕏尔雄、玄及、会及、五梅子。始载于《神农本草经》，列为上品。中医认为其性温，味酸、甘，归肺、肾、心经。有收敛固涩、益气生津、补肾宁心之功效。用于肺虚喘咳，口干作渴，自汗，盗汗，劳伤羸瘦，梦遗滑精，久泻久痢、心悸、失眠、多梦。煎汤，常用剂量是 3~6g；研末；每次 1~3g；熬膏；或入丸、散。外用：研末掺；或煎水洗。

【主要成分及药理】

五味子含五味子素和它的伪 γ - 五味子素、五味子甲素、新五味子素、五味子醇乙、五味子酯甲、五味子酯乙等木脂素类化合物，多糖、挥发油、三萜、有机酸、氨基酸和无机元素。现代研究揭示其有镇静、催眠、保护脑细胞、镇痛、镇咳和祛痰作用，能降低血压、能利胆、护肝、提高免疫、抗氧化、抗衰老、抑菌、抗肿瘤、降血糖、抗溃疡的作用。

【临床中西药合用】

1. 治疗无黄疸型传染性肝炎：五味子粉对传染性肝炎有较明显的降低谷丙转氨酶的作用，且奏效较快，无明显副作用，适用类型较多。用法：将五味子烘干、研末，过 80~100 目筛。成人每次 1 钱，日服 3 次，30 天为一疗程。亦可制成蜜丸服。配合使用护肝药物。

2. 治疗急性肠道感染：取北五味子 10 斤，水煎 2~4 小时，去渣加红糖 3 斤，浓缩成 5000ml。一般每日服两次，重者 3 次，每次 50ml，小儿酌减。积极控制感染。

3. 治疗神经衰弱：能使患者失眠、头痛、头晕、眼花及心跳、遗精等症状消失或改善，从而恢复健康。制剂、剂量：取五味子 40g，浸入 50% 的酒精 20ml 中，每日振荡一次，10 天后过滤；残渣再加同量酒精浸泡 10 天过滤。两次滤液合并，再加等量蒸馏水即可服用。成人每日 3 次，每次 2.5ml，一个疗程总量不超过 100ml。亦可将五味子浸泡于烧酒中 1 个月，制成 40% 酊剂服用，每次 2.5ml 加水 7.5ml，每日 2 次，连服 2 周或 1 个月。配合使用营养神经药物。

4. 治疗潜在型克山病：40% 五味子酊，日服三次，每次 30 滴或 2ml。10 天为一疗程，可连用 2~3 个疗程。服药后多次开水。配合使用维生素 C 静脉注射、血管活性药物、抗心律失常药物等。

5. 治疗冠心病：在扩冠护心的基础上用丹参 30g、五味子 10g、麦冬 15g、黄芪 30g、党参 20g、炙甘草 6g，水煎至 400mL，分早晚温服。在心绞痛发作时给予硝酸甘油片 0.5mg 舌下含服。

6. 治疗糖尿病：参芪降糖胶囊每次 3 粒，每日 3 次，一个月为一个疗程，效果不显著或治疗前症状较重者，每日用量可达 8 粒，每日 3 次。可配合服用二甲双胍、阿卡波糖等药物，严格糖尿病饮食。

7. 治疗肺炎：在抗感染的同时给予人参五味子汤：人参 5g，白术 10g，茯苓 10g，甘草 3g，麦冬 10g，五味子 5g，水煎温服，每日 1 剂，1 个月为 1 个疗程，共服 2 - 3 个疗程。

8. 治疗口腔溃疡：预防感染的基础上用复方五味子含漱液由金银花、五味子、乌梅、连翘、白及组成，漱口液漱口，每次约 1~2min，而后吐出。具有清热解毒，敛疮生肌功效。

9. 用于肿瘤患者：在手术后化疗、放疗期间辅助用参芪五味子片辅助治疗肿瘤患者，每次 3~5 片，每日 3 次，具有一定的免疫调节和骨髓保护作用。

10. 治疗过敏性哮喘：炙麻黄 5g、地龙 5g、鱼腥草 10g、柴胡 10g、草苈子 10g、射干 10g、五味子 10g、细辛 5g、蜂房 5g、甘草 10g。煎服，每日一剂，分两次服用。配合使用平喘药物。

11. 治疗小儿遗尿：五味子 25g、肉桂 5g、硫黄 15g，共研细末，加适量的米醋调均，每晚睡前 1 小时，选用 75% 酒精消毒清洗脐部，然后取调好的药物贴于患儿脐部中央，以纱布覆盖，再用胶布固定，次日晨去掉贴药，一般贴敷 3 次见效，6 次即愈。皮肤溃疡者忌用，敷药局部过敏者慎用。可同时给予丙咪嗪、奥西布宁等药物治疗。

【中西药合用禁忌】

1. 由于五味子使用过多，表现为步态蹒跚，呈抑制状态，呼吸困难致死。五味子给小鼠灌胃的半数致死量为 8.75 ± 2.41g/kg。因此，五味子及五味子制剂不宜与水合氯醛、乌拉坦、吗啡、苯巴比妥等中枢抑制剂合用。

2. 五味子所含有机酸，不宜与磺胺类药物联用，同服后能加重对肾脏的损伤，会导致磺胺类药物及其代谢产物在尿液中的溶解度降低，甚至在肾小管中易析出结晶而致结晶尿、血尿；不宜与氨基糖苷类（链霉素、红霉素、庆大霉素、卡那霉素等）合用会导致药效减弱；不宜与氢化铝、氨茶碱等碱性药物合用，会引起中和反应，降低或者失去疗效；不宜与呋喃妥因、利福平、阿司匹林、消炎痛合用，会加重对肾脏的毒性。

3. 含五味子的中成药，如参芪五味子胶囊、复方灵芝颗粒、小青龙合剂、利胆隆颗粒、和肝利胆冲剂、复方川贝精片、安宫降压丸、复方五味子片、人参五味子颗粒、五味安神颗粒、利肺片、降糖胶囊、生脉颗粒、保胎灵胶囊、七味都气丸、玉液消渴颗粒等。（1）因复方灵芝颗粒中有柴胡，柴胡含有槲皮素，不宜与含有各种金属离子的西药，如氢氧化铝制剂、钙制剂、亚铁制剂合用，两者合用会形成络合物，影响吸收。（2）小青龙合剂中有麻黄，麻黄含有麻黄素，不宜与痢特灵、降压药、复降片、苯巴比妥等催眠镇静剂合用，两者会产生拮抗，不宜与氨茶碱合用，会增加毒性。（3）人参五味子颗粒中有人参，人参含人参皂甙及其皂甙元，可以直接兴奋心肌，使动物心脏收缩加强，不可与强心苷合用，会相互增强作用，发生强心甙中毒。

🦅 厚朴

厚朴为木兰科植物厚朴或凹叶厚朴的树皮或根皮，又名厚皮，重皮，赤朴，烈朴。始载于《神农本草经》，列为中品。中医认为其性温，味苦、辛，归脾、胃、肺、大肠经。有燥湿消痰，下气除满之功效。用于湿滞伤中，脘痞吐泻，食积气滞，腹胀便秘，痰饮喘咳。常用剂量是 3～10g，或入丸散。

【主要成分及药理】

厚朴含厚朴酚、和厚朴酚为主，还含有四氢厚朴酚、异厚朴酚、龙脑基厚朴酚、辣薄荷基厚朴酚、辣薄荷基和厚朴酚、二辣薄荷基厚朴酚等木酯素类化合物，厚朴碱、木兰花碱、武当木兰碱、白兰花碱、木兰箭毒碱、氧化黄心树宁碱、N－降荷叶碱、番荔枝碱、鹅掌楸碱等生物碱成分、挥发油、棕榈酮、槲皮苷、芦丁、花生酸、二十六烷醇、β－谷甾醇、胡萝卜苷。现代研究揭示其有抗氧化、抗菌、抗病毒、抗炎、镇痛、抗肿瘤、保护心肌、护肝、抗焦虑、抗抑郁、抗老年痴呆、抗吗啡戒断反应、抗凝血、抗溃疡、降压等作用。

【临床中西药合用】

1. 治疗阿米巴痢疾：将川厚朴制成煎剂内服，每次 20ml（相当于生药 2 钱），每日 2 次。对脱水及中毒症状严重者应酌情补液及维持电解质平衡。

2. 用于制止针麻下全子宫切除术的鼓肠现象：试用厚朴粉于术前 12 小时 1 次吞服，体重 50kg 以下者 5 ~ 7.5g，50 公斤以上者 7.5 ~ 10g。配合使用抗生素。

3. 治疗慢性重型肝炎内毒素血症：厚朴三物汤加味：大黄、厚朴、枳实、生黄芪、金钱草、柴胡等，生药100g 水煎 50mL，治疗 3 周，能降低内毒素与 AST、谷酸丙氨酸转氨酸水平。同时给予护肝药物、抗生素治疗。

4. 治疗慢性咽炎：慢性咽炎突出症状表现均有咽中异物感、舌苔腻、脉弦，用半夏厚朴汤：用半夏 10g、厚朴 19g、甘草 10g、紫苏 10g、茯苓 10g，水煎，每日 1 剂，咽部充血消失，后壁淋巴滤泡增生消退。配合预防感染。

5. 治疗不完全性肠梗阻：在禁食、胃肠减压、纠正水电解质及酸碱平衡的基础上用厚朴15g、大黄 12g、枳实 9g，每日 1 剂，水煎取汁 200mL，分早、晚 2 次灌胃。

6. 治疗功能性消化不良：厚朴12g、干姜 3g、陈皮 12g、茯苓 10g、草豆蔻 6g、木香 6g、甘草 3g、生姜 6g，腹胀甚加槟榔 10g，恶心重加半夏 10g，脾气虚加白术 10g，头身困重明显加藿香 10g，每日 1 剂，分 2 次早晚饭前口服。可同时给予抑制胃酸药物、促胃肠动力药物。

7. 治疗慢性浅表性胃炎：半夏10g、厚朴 10g、紫苏 10g、茯苓 10g、苍术 6g、黄连 3g、吴茱萸 6g、陈皮 6g、甘草 3g，每日 1 剂，分 2 次早晚饭前口服。能改善黏膜局部充血、水肿、糜烂、胆汁反流、黏膜白间及血管透见。可联合使用泮托拉唑护胃治疗。

9. 治疗神经官能症：主要表现胁肋胀痛不适，情绪不宁，心情抑郁或情绪失常，易怒善哭，咽中有异物感以及失眠等。用半夏 10g、厚朴 12g、紫苏花 10g、茯苓 10g、合欢花 10g、甘草 6g，日 1 剂，分两次服用。配合使用黛力新口服。

10. 治疗急性化脓性扁桃体炎：用半夏10g、厚朴 10g、柴胡 6g、太子参 10g、板蓝根 10g、夏枯草 10g、玄参 15g、象贝母 10g、郁金 10g、桔梗 6g、牡丹皮 10g、黄芩 10g、香附 10g，水煎服，早晚温服，配合使用抗生素治疗。

【中西药合用禁忌】

1. 厚朴有慢性毒性作用，慢性毒性表现为影响食物利用率、血常规、肾功能、睾丸和卵巢的发育方面。厚朴煎剂给小鼠腹腔注射的半数致死量为 6.12 ±0.038g/kg，厚朴浸膏给小鼠腹腔注射和皮下注射的半数致死量分别为 6.38 ±0.038g/kg 和 2.52g/kg。因此，厚朴不宜与金属类药物、麻醉镇静药、解热镇痛药、抗菌药物、抗结核药如异烟肼、对氨基水杨酸钠、利福平等、抗甲状腺药、抗肿瘤化疗药物等肾毒性药物及影响睾丸、卵巢发育的药物合用。

2. 厚朴含生物碱，不宜与碱性西药注射液、胃蛋白酶、乳酶生、多酶片、淀粉酶等酶制剂、碳酸钙、氯化钙、硫酸亚铁等金属盐类、碘化物、碘化钠合用，会产生沉淀。厚朴中所含木兰箭毒碱，不宜与士的宁同用，其肌松作用可被士的宁所对抗。不宜与链霉素、卡那霉素、多粘菌素等同用，这些抗生素具有箭毒样作用，合用会导致呼吸抑制等毒性反应。厚朴中含有鞣质，不宜与维生素 B_1、抗生素（四环素类、红霉素、灰黄霉素、制菌霉素、林可霉素、利福平等）、甙类（洋地黄、狄戈辛、可待因等）、生物碱（麻黄素、阿托品、黄连素、奎宁、利血平）、亚铁盐制剂、碳酸氢钠制剂合用，会产生沉淀、影响吸收；不能与异烟肼合用，会分解失效；不宜与酶制剂（多酶、胃酸酶胰）合用，会改变性质、降效或失效；不宜与维生素 B_6 合用，会形成络合物，降效或失效。

3. 含厚朴的中成药，藿香正气口服液、保济丸、麻仁丸、利胆排石片、加味保和丸、通幽润燥丸、六合定中丸、四正丸、沉香化滞丸、胃尔宁片、舒肝丸、平肝舒络丸、木香顺气丸、益肝冲剂、厚朴排气合剂、如意金黄散等。（1）藿香正气口服液中有甘草，甘草中含甘草酸、甘草次酸，不宜与奎宁、阿托品、盐酸麻黄碱等多元环碱性较强的生物碱合用，会生成大分子盐类，产生沉淀，减少药物的吸收；不宜与强心苷合用，甘草的皮质激素样作用能保钠排钾，导致心脏对强心苷敏感性增高，产生强心苷中毒；不宜与降糖药同用，甘草具糖皮质激素样作用，可以升血糖，拮抗降糖药的作用。（2）保济丸中有蒺藜，蒺藜含挥发油、鞣质、皂甙、生物碱等成分，不宜与抗胆碱脂酶药如毒扁豆碱同用，蒺藜可增加乙酰胆碱的作用，并有抗胆碱酯酶的作用，与此类西药同用，会产生毒性反应；不宜与降血糖药同用，会促进皮质激素的释放，升高血糖和胆固醇，可降低降糖药的效应。（3）麻仁丸中有大黄，大黄含鞣质成分，不宜与维生素 B_1、抗生素、甙类、生物碱类合用，会产生沉淀；不宜与异烟肼合用，会分解失效；不宜与酶制剂合用，会改变性质，降效或失效。

肉豆蔻

肉豆蔻为肉豆蔻科肉豆蔻属植物肉豆蔻的干燥种仁，又名肉果、玉果、顶头肉。始载于《药性论》。中医认为其性温，味辛，归脾、胃、大肠经。有温中行气，涩肠止泻之功效。用于脾胃虚寒，久泻不止，脘腹胀痛，食少呕吐。煎服，常用剂量是 3～9g，入丸、散服，每次 0.5～1g，内服须煨熟去油用。

【主要成分及药理】

肉豆蔻含脱氢二异丁香酚、5－甲氧基脱氢二异丁香酚、肉豆蔻酚－C、肉豆蔻酚－D、肉豆蔻醇－A、肉豆蔻醇－B 等木脂素类化合物，单萜烃类、倍半萜烯类、芳香醚类、单萜醇类、酯类等挥发油成分、二芳基壬酮类等脂肪油成分、苯丙素，并含有毒物质肉豆蔻醚。现代研究揭示其有镇静催眠、抗炎、镇痛、抗菌、麻醉、刺激胃肠道、护肝、抗肿瘤、止泻作用。

【临床中西药合用】

1. 治疗冠心病：在扩冠护心的基础上用丹参 20g、檀香 20g、降香 20g、肉豆蔻 20g、大枣 20g，煎服，每日温服 2 次，可用于治疗冠心病、心烦心悸、心绞痛。

2. 治疗消化不良：蛇床子、肉豆蔻、干姜、胡椒、石榴、肉豆蔻、肉桂各等量，制成散剂，每次 1.5～3g，每日 1～2 次，白糖水送服。配合使用促进胃肠动力药物。

3. 治疗慢性肠炎：用肉豆蔻、补骨脂、五味子、吴茱萸、白术、肉桂、附片、干姜、焦三仙各 10g、黄芪、枳壳各 30g、党参 20g，每日 1 剂，早晚分服。配合使用调节胃肠道菌群药物。

4. 治疗呕吐：肉豆蔻 10g、木香 6g、干姜 6g、法半夏 9g、甘草 3g，水煎服，分次温服，若有水电解质失衡，应积极补液。

5. 用于神经官能症：二十味肉豆蔻丸每次 2～3g，每日 2～3 次，能镇静、安神，用于治疗神经紊乱、烦躁、精神恍惚、失眠、头晕、健忘等症。可联合使用营养神经药物。

6. 治疗腹痛：肉豆蔻散：肉豆蔻 30g、生姜汁 2 勺、白面 60g、上 3 味，将姜汁和面做饼子，裹肉豆蔻末煨令黄熟，研为细末，每服 4g，空心米饮调下，日午再服。急性时可使用止痛药物，积极针对原发病治疗。

7. 治疗肠道易激惹征：白芍、肉豆蔻、补骨脂各 20g、五味子、柴胡、白术、防风、陈皮各 15g、浓煎取汁 200ml，分早晚 2 次空腹温服，7 天为 1 疗程。联合使用胃肠道解痉药、促胃肠动力药。

8. 治疗虚寒便秘：补骨脂、生姜各 180g、吴茱萸 80g、五味子、肉豆蔻各 120g、川椒 30g、精制硫磺各 18g、大枣 80 枚，先煮沸生姜，后入枣同煮至烂熟，去生姜及枣核，余药研成极细末。用枣肉和匀成条，手工为丸，阴干贮瓶备用，每丸重 10g，每服 1 丸，日服 3 次，服后用米汤服下。可配合使用通便西药。

9. 治疗遗尿：补骨脂、肉豆蔻、吴茱萸、益智仁各 6g，五味子 5g，猪膀胱 1 个，将上药装入膀胱内，将其口扎好，用粗针头将膀胱刺数孔，放入盆内，加水 1.5kg，煮沸后 1 小时左右去渣及汤液，取膀胱切片食之，成人 1 次食完，小儿可分 2～3 次食完。联合应用阿米替林、去安加压素、奥普西宁。

10. 治疗遗精：肉豆蔻、五味子各 12g、补骨脂、大枣、山茱萸各 30g、吴茱萸 6g、生姜 10g、白芍 24g、日一剂，温服。积极治疗原发病。

【中西药合用禁忌】

1. 由于肉豆蔻使用过多，表现为口渴、脉弱、体温过低、眩晕、恶心和呕吐、心动过速、焦虑、癫痫发作、过度兴奋、无目标徘徊、语无伦次、急迫强求等现象，甚至可产生阿托品样作用，症状包括脸红、心动过速和口干，也可引起流产、休克、昏迷或死亡。肉豆蔻醚对猫的半数致死量为 0.5～1.0ml/kg，皮下注射 0.12ml 可引起广泛的肝脏变性。猫服肉豆蔻粉 1.9g/kg 可引起半昏睡状态，并于 24 小时内死亡。肉豆蔻醚和榄香脂素对正常人有致幻作用。因此，肉豆蔻不宜与抗微生物药物、抗精神病药物、降压药及其他心血管药物、抗酸药、肾上腺皮质激素药等致幻药合用。

2. 肉豆蔻中肉豆蔻种核外用可引起过敏性皮炎，应避免与含黄樟脑的草药同服如罗勒、樟脑和肉桂等等；不宜与苯巴比妥类药物合用，可降低苯巴比妥类药物的疗效；不宜与单胺氧化酶抑制剂同时服用，可加强单胺氧化酶抑制剂活性。

3. 含有肉豆蔻的中成药，如黑锡丹、二十味肉豆蔻丸、清肺十八味丸、桂灵片、二十五味珍珠丸、肥儿丸、香砂养胃颗粒、丁蔻理中丸、白脉胶囊、舒肝丸、木香分气丸、沉香舒气丸、抗栓再造丸、开胃健脾丸、补益滋生丸等。(1) 黑锡丹中有附子，附子含乌头碱，次乌头碱、新乌头碱等成分，不宜与肾上腺素类同用，乌头碱可增强肾上腺素对心肌的直接作用，合用产生被动异位心律；不宜与强心苷类同用，会加重对心肌的毒性；不宜与心得安、利血平同用，心得安、利血平对抗附子的强心作用；不宜与嘌呤类利尿剂同用，附子可抑制嘌呤类利尿剂的效应。(2) 二十味肉豆蔻丸中有牛黄，牛黄中所含牛黄酸，对心脏有兴奋作用，对血管稍有舒张作用，临床应用出现"不整脉"。因此，不能与导致心律失常药物，两性霉素 B 注射剂、氨茶碱注射液、乙胺嘧啶、多虑平、阿米替林、左旋多巴、双氢克尿噻、麻黄碱、阿托品、肾上腺素、多巴胺等等同用。(3) 清肺十八味丸中有石膏，石膏含钙成分，不宜与四环素族、异烟肼合用，会形成络合物；不宜与洋地黄合用，会增强作用和毒性；不宜与磷酸盐合用，会产生沉淀、使疗效降低。

连翘

连翘为木犀科植物连翘的干燥果实，又名连壳、黄花条、黄链条花、黄奇丹、青翘、落翘。始载于《神农本草经》，列为下品。中医认为其性微寒，味苦，归肺、心、小肠经。有清热解毒，消肿散结，疏散风热之功效。用于痈疽，瘰疬，乳痈，丹毒，风热感冒，温病初起，温热入营，高热烦渴，神昏发斑，热淋尿闭。煎汤，常用剂量是 6～15g；或入丸，散。外用：煎水洗。

【主要成分及药理】

本品含连翘苷、连翘脂素、牛蒡子苷元、牛蒡子苷、罗汉松脂素等木脂素类化合物、连翘粉、连翘苷酯苷等苯乙醇苷类化合物、白桦脂酸、齐墩果酸、熊果酸等五环三萜类、挥发油成分。现代研究揭示其有抗菌、抗炎、抗病毒、抗内毒素、抑制弹性蛋白酶活力、解热、镇痛、抗氧化、抗肝损伤、镇吐、利尿、降血压作用。

【临床中西药合用】

1. 治疗急性肾炎：在控制感染、利水消肿、降血压基础上取连翘 18g，加水用文火煎至 150 毫升，分 3 次食前服，小儿酌减。视病情需要连服 5～10 日，忌辣物及盐。或者麻黄连翘赤小豆汤加白茅根、小蓟、玄参、山豆根、车前草、仙鹤草、茯苓皮、生姜皮、陈皮。3 剂，水煎频服，日 1 剂，分 3 次温服。

2. 治疗紫癜病：取连翘 18g，加水用文火煎成 150 毫升，分 3 次食前服，忌辣物。可同时使用抗组胺药物、糖皮质激素、免疫抑制剂等。

3. 治疗肺脓肿：在抗炎和引流基础上将连翘制成注射液，每毫升含连翘 1g，采用气管滴入法合并肌肉注射，气管滴入一般用 6～10 毫升，每日 1 次；症状好转后隔日 1 次；趋向萎缩或闭合后则每周 2 次。

4. 治疗视网膜出血：取连翘 18g～21g，文火水煎，分 3 次食前服。配合使用止血药物、抗血小板聚集药物。

5. 治疗支气管肺炎：方用麻黄连翘赤小豆汤加瓜蒌皮、黄芩、苏子、葶苈子、莱菔子，3 剂，水煎服，日 1 剂，分 3 次温服。联合使用抗生素。

6. 治疗肛周脓肿：预防感染，配合五味消毒饮加减。具体方药为：金银花 15g、紫花地丁、蒲公英、野菊花各 30g、紫背天葵 15g、红藤 30g、生薏苡仁 30g、泽泻 30g、皂角刺 15g、川芎 30g、牛膝 30g、法半夏 15g、贝母 15g、甘草 5g，加水煎熬取汁反复 3 次，每次煎熬 20min，3 次药液混合后作为分 3 次服用的剂量，1 剂/d。继续局部马应龙痔疮膏外用。并嘱咐不饮酒、饮食清淡、多饮水。

7. 治疗皮肤病：银屑病：连翘 15g、当归 15g、生地黄 20g、赤芍 10g、栀子 10g、黄芩 10g、花粉 10g 玄参 15g、射干 10g、葛根 12g、大黄 9g、防风 9g、甘草 6g，煎服。配合卡铂三醇软膏外用。荨麻疹：连翘 15g、栀子 10g、当归 10g、赤芍 10g、玄参 15g、黄芩 10g、红花 12g、白蒺藜 12g、大黄 10g、花粉 12g、蝉蜕 10g、甘草 10g，煎服，配合口服抗过敏药物。药物性皮炎：连翘 15g、栀子 10g、当归 12g、赤芍 10g、玄参 15g、生地黄 30g、葛根 12g、白蒺藜 12g、大黄 10g、花粉 10g、蝉蜕 10g、甘草 10. 银花 30g，煎服，配合抗过敏药物。痤疮：金银花 20g、连翘 15g、炒栀子 10g、黄芩 10g、竹叶 10g、泽泻 20g、龙胆草 10g、野菊花 30g、红花 10g、枇杷叶 15g、天花粉 10g、焦麦芽、焦山楂、焦神曲、焦槟榔各 18g，水煎服，早晚服用，配合克林霉素凝胶外用。

8. 治疗扁桃体炎、咽喉炎、呼吸道感染及肺炎：银翘散加青蒿、黄芩、前胡、杏仁、竹沥、僵蚕、鲜芦根等药，水煎服，早晚服用。配合使用抗生素。

9. 治疗病毒性心肌炎：在抗病毒、保护心肌基础上用金银花 30、连翘 12g、牛蒡子 12g、大青叶 30g、板蓝根 15g、桔梗 12g、甘草 6g、黄芩 10g、麦冬 15g、太子参 12g、丹参 15g，水煎服。

10. 治疗妇科疾病：慢性盆腔炎：连翘 12g、丹参 10g、赤芍 10g、川芎 6g、当归 10g、桃仁 10g、红花 10g、小茴香 3、络石藤 10g、炙甘草 6g，煎服，配合使用抗生素、增强免疫药物。卵巢囊肿：连翘 9g、皂角刺 9g、三棱 9g、莪术 9g、鸡内金 9g、苏木 9g、赤芍 9g、茯苓 9g、牡丹皮 9g、桃仁 9g、丹参 15g，煎服，必要时给予手术切除。治疗妊娠呕吐频作不能进食，在补液、维持水电解质平衡基础上单用连翘 20g。煎服。治疗小儿腹痛呕吐，在维持水液平衡基础上用连翘 15g，配伍白芍 10g、炙甘草 6g，浓煎，徐徐少饮。治疗乳腺增生：海藻 400g、香附子 300g、青皮 200g、当归 400g、炒山药 300g、炒赤芍 300g、连翘 600g、炒莪术 200g、昆布 400g、土鳖虫 60g、浙贝母 300g、姜半夏 300g、桂枝 200g、陈皮 200g、水蛭 60g、炒三棱 200g，首先将浙贝母、海藻、昆布、香附、炒赤勺、炒山药、姜半夏、桂枝、青皮、陈皮等 10 味中药加水适量，煎煮 3 次，第 1 次 2h，第 2 次 1h、第 3 次 0.5h，合并 3 次所得的煎液，滤过，滤液浓缩至稠膏；然后再将当土鳖虫、炒莪术、当归、水蛭、连翘、炒三棱等 7 味药粉碎成细粉，并将细粉倒入稠膏中混合均匀，在 60℃ 以下以水泛丸，进行干燥，制成水丸约 25000 粒，即得。配合使用调节内分泌药物。

11. 治疗亚急性甲状腺炎：银花、连翘、牛子、黄芩、荆芥、浙贝各 10g，芦根、板蓝根各 30g，薄荷、淡豆豉、竹叶、桔梗、甘草各 6g，水煎服，早晚温服。配合口服优甲乐。

12. 治疗肺源性心脏病：在控制感染、控制心律失常基础上用银花 15g，连翘、竹叶、板兰根、荆芥、黄芩、芦根、玄参、麦冬各 10g，酸枣仁、夜交藤各 15g，黄芪 20g、牛蒡子 10g，甘草 6g，水煎服，早晚温服。

13. 治疗小儿外感发热：金银花 15g、连翘 10g、薄荷 10g、荆芥 12g、蝉蜕 9g、桔梗 9g、甘草 3g，水煎待温保留灌肠，每日 1 次。配合补液、抗感染。

【中西药合用禁忌】

1. 由于连翘过量摄入会产生细胞毒性，甚而导致肝肾等脏器的损伤。连翘注射液（1∶1）小鼠腹腔注射半数致死量为 24.85±1.12g/kg，复方连翘注射液小鼠腹腔注射半数致死量为 119.5g（生药）/kg。因此，不宜与生物碱类、抗生素、烷化剂、铂剂类等细胞毒性药物合用。

2. 连翘抗菌力强，不宜与菌类制剂如乳酶生、整肠生、金双歧、胃酶制剂合用，两者均有较强的抗菌作用，会在抵抗病菌的同时也抑制或降低后者的活力。

3. 含有连翘的中成药，如感冒解毒灵颗粒、四季感冒片、风热感冒颗粒、桑菊感冒颗粒、双黄连口服液、感冒止咳胶囊、柴连口服液、牛黄至宝丸、泄热合剂、导赤丸、牛黄上清丸、黄连上清丸、抗病毒口服液、复方金银花口服液、三清胶囊、牛黄解毒片、甘露消毒丸、防风通圣丸、清瘟解毒丸、醒脑再造胶囊、抗扁桃腺炎合剂、风痛安胶囊、抗妇炎胶囊、连翘败毒丸、清热化毒丸、小儿清咽颗粒、明目蒺藜丸、复方鱼腥草片、健儿清解片、银翘解毒片、维 C 银翘片、牛黄清宫丸等。（1）牛黄上清丸、牛黄解毒片、导赤丸中含大黄，因大黄中含醌类成分，不宜与碱性药物配伍，因为这类中药所含蒽醌苷在碱性溶液中易氧化而失效。（2）牛黄上清丸、牛黄解毒片中含有牛黄，不宜与水合氯醛、吗啡、苯巴比妥等西药联用，因为牛黄能增加水合氯醛、吗啡、苯巴比妥的中枢神经抑制作用，可能出现急性中毒，如昏睡、呼吸中枢抑制、低血压等。（3）防风通圣丸中含麻黄，麻黄碱有升压作用，不宜与降压灵、利血平、呱乙啶、复方降压片等降压药同用，与降压药产生药理作用的拮抗；不宜与氯丙嗪、苯巴比妥等镇静催眠药同用，麻黄碱能兴奋中枢神经，拮抗镇静催眠药的中枢抑制作用；不宜与洋地黄、地高辛等强心苷类同用麻黄碱使心肌收缩力增强，心输出量增加，心律加快，如同时服用洋地黄类，可导致强心苷中毒。

杜仲

杜仲为杜仲科植物杜仲的干燥树皮，又名扯丝皮、思仲、丝棉皮、玉丝皮。始载于《神农本草经》，列为上品。中医认为其性温，味甘，归肝、肾经。有补肝肾，强筋骨，安胎之功效。用于肾虚腰痛，筋骨无力，妊娠漏血，胎动不安；高血压。煎汤，常用剂量是 6～9g。

【主要成分及药理】

本品含环氧木脂素、双环氧木脂素、环木脂素和新木脂素等木脂素类化合物，咖啡酸、松柏酸、愈创木丙三醇、松柏苷、丁香苷、间羟基苯丙酸、绿原酸、绿原酸甲酯、香草酸等苯丙素类化合物，杜仲醇、杜仲醇苷、京尼平、脱氧杜仲醇、京尼平苷、京尼平苷酸等环烯醚萜类化合物，槲皮素、山奈酚、紫云英苷、异槲皮苷、芦丁等黄酮类化合物。现代研究揭示其有降压、利尿作用、中枢镇静作用、抑制迟发型超敏反应、抗肿瘤、抗炎、抑制子宫收缩、抗衰老、促进骨细胞增殖、调节血脂、安胎、增强体能、利胆、镇痛作用。

【临床中中西药合用】

1. 治疗高血压病：以 10% 杜仲酊每次 30 滴，日服 3 次。或杜仲降压片口服，每次 5 片，每日 3 次。可配合使用钙通道阻滞剂等降压药。

2. 治疗小儿麻痹后遗症：用杜仲 1.5 两，猪脚 1 只；加水适量，文火熬 4 小时，取药汁每日 2 次分服；次日将药渣另加猪脚 1 只再行煎服，隔日 1 剂，共服 10 剂。配合康复训练。

3. 治疗多囊卵巢综合症、月经过少：熟地黄 20g、山茱萸、山药、杜仲、鹿角片、枸杞子各 15g、当归 10g、菟丝 30g、附子、肉桂各 6g，煎服，配合使用达英－35。

4. 治疗更年期综合征：熟地黄 20g、山药 20g、山茱萸 15g、枸杞 10g、鹿角胶 l0g、菟丝子 10g、杜仲 10g、当归 15g、肉桂 10g、制附子 7.5g，煎服，配合使用营养神经药物。

5. 治疗骨质疏松症：熟地黄 15g、黄芪 10g、山药 10g、鸡血藤 12g、山茱萸 10g、枸杞子 10g、杜仲 10g、菟丝子 10g、桃仁 5g、当归 10g、乳香 10g、没药 10g、红花 5g、制附子 5g、肉桂 8g、鹿角胶 10g、甘草 6g，水煎服，配合使用维生素 D、钙剂。

6. 治疗退行性膝关节炎：熟地黄 30g、山药 20g、山茱萸 20g、枸杞子 20g、菟丝子 15g、鹿角胶 15g、杜仲 20g、肉桂 10g、蜈蚣 2 条、制附子 6g、怀牛膝 30g，水煎服，配合使用解热镇痛药。

7. 治疗老年甲状腺功能减退症：熟地黄 15g、炒山药 30g、山茱萸 9g、枸杞子 15g、鹿角胶 15g、菟丝子 30g、杜仲 15g、当归 10g、肉桂 6g、制附子 10g、淫羊藿 15g、黄芪 30g、党参 15g、炒白术 15g、茯苓 15g、炙甘草 9g。配合使用优甲乐。

8 治疗阿尔海默病：熟地黄、山药、山茱萸、枸杞子各 12g，当归、白芍 10g，炒枣仁、茯神、益智仁、巴戟天、杜仲、菟丝子各 15g，甘草 3g，核桃仁 20g），加尼莫地平片 60mg/d。

9. 治疗坐骨神经痛：独活 10g、桑寄生 10g、杜仲 10g、怀牛膝 15g、细辛 3g、秦艽 10g、茯苓 10g、川芎 6g、防风 10g、熟地黄 10g、甘草 6g，水煎服，配合使用营养神经药物。

10. 治疗慢性乙型肝炎关节痛：在护肝药物基础上用独活 10g、桑寄生 10g、杜仲 10g、怀牛膝 15g、细辛 3g、秦艽 10g、茯苓 10g、川芎 6g、防风 10g、熟地黄 10g、甘草 6g，有黄疸者加茵陈 30g、赤芍 60g；肝区隐痛者加柴胡、延胡索各 10g，纳少、腹胀者加鸡内金 15g、莱菔子 30g。

11. 治疗颈椎病：独活 10g、桑寄生 10g、杜仲 10g、怀牛膝 15g、细辛 3g、秦艽 10g、茯苓 10g、川芎 6g、防风 10g、熟地黄 10g、甘草 6g，同时根据具体病情采用相应的推拿牵引，并用复方丹参注射液 16ml 静脉滴注，每日 1 次。

12. 治疗阳痿：独活 10g、桑寄生 10g、杜仲 10g、怀牛膝 15g、细辛 3g、秦艽 10g、茯苓 10g、川芎 6g、防风 10g、熟地黄 10g、甘草 6g，腰部酸痛较重者加川续断 20g、乳香 6g、没药 6g；阳虚明显者加仙茅 15g、补骨脂 15g；肢冷明显者加炮附子 10g、黄芩 12g，服药期间禁房事，避风寒。配合使用前列腺 E 等血管扩张药物。

13. 治疗强直性脊椎炎：独活 10g、桑寄生 10g、杜仲 10g、怀牛膝 15g、细辛 3g、秦艽 10g、茯苓 10g、川芎 6g、防风 10g、熟地黄 10g、甘草 6g，水煎服并外用。以普通伤湿止痛膏 1 张，上以麝香保心丸或丹参滴丸研粉敷，贴在膝关节最痛点，24h 换1 次。

14. 治疗腰椎间盘突出：独活 10g、桑寄生 10g、杜仲 10g、怀牛膝 15g、细辛 3g、秦艽 10g、茯苓 10g、川芎 6g、防风 10g、熟地黄 10g、甘草 6g，水煎服，并且配合骨盆牵引、五点支撑法、三点支撑法、飞燕点水法。

15. 预防流产：滋肾育胎丸口服，淡盐水或蜂蜜水送服，1 次 5g，1 日 3 次。乐孕宁口服液每次 10ml，每日 3 次。配合使用黄体酮胶囊。

【中西药合用禁忌】

1. 杜仲有慢性毒性，会影响食物利用率、血常规和肝功能，也会影响肝、脾、睾丸、卵巢生长。给小鼠静脉注射的半数致死量为 574.1 ± 1.0g（原生药）/kg，亚急性试验，杜仲煎剂对大鼠、豚鼠、兔及犬的肾组织有轻度的水肿变性。因此，不宜与金属类药物、麻醉镇静药、解热镇痛药、抗菌药物、抗结核药如异烟肼、对氨基水杨酸钠、利福平等、抗甲状腺药、抗肿瘤化疗药物等肝毒性药物及影响睾丸、卵巢发育的药物合用。

2. 杜仲中含黄酮类化合物，不宜与含各种金属离子的西药，如氢氧化铝制剂、钙制剂、亚铁制剂等合用，两者合用会产生络合物，影响吸收。

3. 含有杜仲的中成药，如杜仲颗粒、强力天麻杜仲胶囊、滋肾育胎丸、乐孕宁口服液、疏风定痛丸、舒筋丸、右归丸、复方杜仲键骨颗粒、参芪杜仲丸、杜仲降压片、健步强骨丸、脂脉康胶囊、颈康胶囊、消栓再造丸、天麻丸、偏瘫复原片、龙鹿胶囊、河车大造丸、定坤丸、千金止带丸等。（1）疏风定痛丸中含有麻黄，含生物碱成分，不宜与酶制剂合用，会产生沉淀，降低酶的活性，使疗效降低或失去治疗作用；不宜与士的宁、阿托品、麻黄素等配伍，可加重毒副反应，引起中毒；不宜与降压灵、复方降压片、利血平等降压药合用，因麻黄碱是交感神经兴奋剂，有升高血压作用，对抗中枢抑制作用；不宜与镇静催眠药合用，可降低其疗效；不宜与洋地黄、地高辛等合用，会导致心率加快，增强强心药对心脏的毒性。（2）复方杜仲健骨颗粒、参芪杜仲丸中有人参，人参含苷类，不宜与维生素 C、烟酸谷氨酸、胃酶合剂合用，会分解，药效降；不宜与可待因、吗啡、杜冷丁、苯巴比妥合用，会加重麻醉，抑制呼吸；不宜与强心苷合用，会使得药效累加，增加毒性；不宜与降糖药合用，会血糖升高。（3）强力天麻杜仲胶囊含有川乌，川乌中有生物碱，不宜碘离子制剂合用，会产生沉淀；不宜与碳酸氢钠等碱性较强的西药合用，会影响溶解度，妨碍吸收；不宜与重金属药如硫酸亚铁、硫酸镁、氢氧化铝、酶制剂等合用，会产生沉淀；不宜与阿托品、氨茶碱、地高辛合用，会增加毒性；不宜与咖啡因、苯丙胺合用，会产生拮抗。

八角莲

八角莲为小檗科植物八角莲的根茎及根，又名一把伞、六角莲、独叶一枝花、独脚莲、一碗水、八角七、八角兵盘七、鬼臼。始载于《福建民间草药》。中医认为其性凉，味甘、苦，有小毒，归肺、肝经。有清热解毒，化痰散结，祛瘀消肿之功效。用于治疗毒蛇咬伤，跌打损伤；外用治虫蛇咬伤，痈疮疔肿，淋巴结炎，腮腺炎，乳腺癌。煎汤，常用剂量是 3～12g；磨汁，或入丸、散。外用适量，磨汁或浸醋、酒涂搽；捣烂敷或研末调敷。

【主要成分及药理】

本品含二去甲基鬼臼毒素、鬼臼毒素、去甲基鬼臼毒素、山荷叶素、鬼臼毒酮、苦鬼臼毒素葡萄糖苷、去甲基鬼臼毒素葡萄糖苷等木脂素类化合物，山奈酚、槲皮素、山奈黄素等黄酮类化合物，谷甾醇等甾醇类化合物。现代研究揭示其有兴奋心肌、扩张血管、兴奋平滑肌、抗肿瘤、抗病毒、抑制生育、抗癫痫、抗炎、抗氧化剂、解痉、抗溃疡、利胆利尿、止咳、降低血压，增强免疫功能、保肝的作用。

【临床中西药合用】

1. 治疗流行性乙型脑炎：积极补充足量液体、降温、使用镇静止痉药物，用八角莲注射液 100ml 含 40g 生药提取物治疗乙型脑炎，成人 40ml 加 10% 葡萄糖液 250ml 静脉滴注，疗程 5～7 天，儿童用量均减。

2. 治疗病毒性脑炎：抗病毒治疗基础上用八角莲注射液（生药 40g/100ml，每支 20ml）治疗，3 岁及以下儿童，每日 20ml 加入 10% 葡萄糖液 500ml 静脉滴注，3 岁以上每日用量 40ml，用法同前，体温正常 3 天后停药。

3. 治疗带状疱疹：应用八角莲注射液（每毫升含生药 250ml）治疗带状疱疹，成人每次 2ml，儿童减半，肌内注射，每日 2 次，直至痊愈。配合使用抗病毒治疗。

4. 治疗各种疣：从八角莲根部提取八角莲脂，以安息香酊为溶液，制成 25% 八角莲酊外涂治疗各种疣。

5. 治疗流行性腮腺炎：保证液体摄入量，高热者用解热镇痛药物，配合八角莲注射液（生药 40g/ml，每支 20ml）治疗，成人每日 40ml，儿童每日 20ml，加入 10% 葡萄糖液 250ml 静脉滴注。

6 治疗毒蛇咬伤：八角莲、七叶一枝花、白马骨、飞来鹤、粉防己各 10g，水煎服。外用阴行草、白马骨、柳叶白前、蛇葡萄适量，煎水冲洗；再用鱼腥草、杠板归、星宿菜、崔草等鲜草捣烂敷患处周围。尽早使用抗毒血清。

7. 皮肤感染：八角莲研粉，加凡士林90%，调成软膏敷患处。积极控制感染。

8. 乳腺癌：八角莲、黄杜鹃各15g，紫背天葵1两，加白酒1斤，浸泡7天后内服外搽。每服3钱，每日2~3次。必要时行手术切除。

9. 治疗瘰疬：八角莲一至二两，黄酒二两。加水适量煎服。

10. 治痰咳：八角莲四钱，猪肺二至四两，糖适量。煲服。配合使用祛痰止咳药物。

11. 治跌打损伤：八角莲根一至三钱，研细末，酒送服，每日二次。配合使用改善循环药物。

【中西药合用禁忌】

1. 八角莲内含主要毒物为鬼臼树脂及其主要化学成份鬼臼脂素之剧毒物，表现为中枢神经系统先兴奋后抑制状态、刺激胃肠道增强蠕动，肠道吸收功能障碍、心血管系统的刺激性损伤作用。八角莲可使肝脏中 TNF－α，IL－6 水平升高，肝组织 ALT、AST，γ－GT，ROS，MDA 的表达增强，通过炎症反应加重肝细胞的损伤，最后导致肝损伤。八角莲粉剂予小鼠灌半数致死量为 0.493g/kg、家兔灌服半数致死量为 4.5g/kg。因此，八角莲不宜与水合氯醛、乌拉坦、吗啡、苯巴比妥等中枢抑制剂合用，不宜与多潘立酮、西沙比利等促胃肠动力药合用，不宜与肝毒性药物合用。

2. 八角莲含有黄酮类成分，不宜与氢氧化铝、三硅酸镁、碳酸钙等含有铝、镁、钙的药物同服，会与金属离子可生成金属络合物，改变药物原有的性质与作用，失去药物疗效。

3. 含有八角莲的中成药，如八角莲注射液、复方八角莲酊。（1）复发八角莲酊中有黄柏，黄柏含小檗碱，不宜与强心苷同用，黄柏在胃肠道中有很强的抑菌作用，肠道菌群的改变使强心苷被细菌代谢的部分减少，血中强心苷浓度升高，易发生中毒，不宜与酶类制剂同用，这类中药抑制酶的活性，降低酶类制剂的作用，不宜与青霉素同用，遇酸、碱、醇、重金属离子均易析出沉淀。（2）复方八角莲酊中有苦参，苦参含生物碱，不宜与胃蛋白酶、乳酶生等酶制剂、碳酸钙、氯化钙、硫酸亚铁等金属盐类、碘化物合用，会产生沉淀。

狼毒

狼毒为瑞香科植物瑞香狼毒或大戟科植物狼毒大戟、月腺大戟的根，又名续毒、川狼毒。始载于《神农本草经》，列为下品。中医认为其性平，味苦、辛，归肝、脾经，有毒。有逐水祛痰，破积杀虫之功效。用于水肿腹胀，痰、食、虫积，心腹疼痛，慢性气管炎，咳嗽，气喘，淋巴结、皮肤、骨、副睾等结核，疥癣，痔瘘。煎汤，常用剂量是 1～3g；或入丸、散。外用适量，研末调敷；或醋磨汁涂；或取鲜根去皮捣烂敷。本品有毒，内服宜慎；体弱及孕妇忌服。

【主要成分及药理】

本品含鹅掌楸树脂醇 B、松脂醇和罗汉松树脂醇等木脂素类化合物，双二氢黄酮类化合物为主的黄酮类化合物，二萜类化合物，虎耳草素、异虎耳草素、异佛手柑丙酯和牛防风素等香豆素类化合物，鞣质类化合物，苯乙酮类化合物。现代研究揭示其有抗肿瘤、抗菌、抗病毒、抗惊厥、抗癫痫、调节免疫等作用。

【临床中西药合用】

1. 治疗皮肤病：可用于治疗牛皮癣、神经性皮炎及慢性湿疹：取月腺大戟洗净，剥去老皮，切碎，加水煎煮，直至用手一捻即成粉末为止；然后用纱布过滤，药液继续煎煮浓缩至一定粘度，冷后涂布患处，每日或隔日 1 次。或制成片剂，每片含生药 0.18g，前 5 天临睡前内服 1 片，第 6～10 天早晚各 1 片，以后增至早、中、晚备 1 片，一疗程为 20～30 天，个别延长至 35 天，总剂量 7～12g。可联合使用调节免疫药物。

2. 治疗结核病：淋巴结核、骨结核、皮肤结核、副睾结核、结核性角膜炎及肺结核：先制成狼毒枣，其法取狼毒放入锅内，加水煎煮，把大枣放入笼屉，约蒸二小时半即成；狼毒与大枣按 3∶4 配制。成人每日 3 次，开始服狼毒枣每次 10 粒，视副作用有无，逐渐递增或减少，每次最多 20 粒；或第一周每日 130g（约 30 粒），第二周每日 225g（约 45 粒），第 3 周以后每日 300g（约 60 粒）分三次食后内服，连服三个月为一疗程；间隔 1～2 周，视情况可再给第二疗程。

3. 治疗肿瘤：胃癌、肝癌、肺癌、甲状腺乳头状腺癌：取狼毒 1 钱放入 200ml 水中煮后捞出，再打入鸡蛋 2 只煮熟后吃蛋喝汤。也可用狼毒与鸡血藤、苡米、半枝莲等制成复方狼毒注射液，每日 1 次，每次 20～40ml，加入 5% 葡萄糖液行静脉滴注；或制成复方狼毒片内服。可联合化放疗。

4. 治疗慢性气管炎：在使用抗生素基础上取狼毒大戟制成煎剂或丸剂，每次剂量相当于干品 0.5g，每日 3 次，饭后服。

5. 治疗癫痫：在镇静基础上用狼毒大戟水煎液经阴离子交换树脂柱吸附，经过 0.3% 氨水脱得碱性提取液 1g 生药，成人 20ml/d，儿童 10ml/d，分 2 次口服。

6. 治疗乳腺增生：用蒙药入味狼毒散外敷。可配合使用调节免疫药物。

7. 虫咬伤：狼毒煎剂药浴与散剂涂擦治疗山羊疥螨病。配合使用抗生素预防感染。

8. 治外伤出血：在使用止血药基础上用绵大戟研末撒于伤口。

9. 治疗阴道炎：用狼毒汤加碱水煎液坐浴熏洗治疗滴虫性阴道炎。配合使用抗生素。

【中西药合用禁忌】

1. 狼毒有大毒，中毒则腹痛、腹泻，里急后重。狼毒对 EB 病毒有激活作用的瑞香狼毒醚提物与促癌物 TPA 一样，能促进腺病毒 5 型转化正常鼠胚细胞，狼毒不仅对 EB 病毒有激活作用，而且对腺病毒转化细胞也有促进作用，其可能具有潜在的致癌性。狼毒水提取物及醇提取物腹腔注射对小鼠的半数致死量分别为 275.9g（生药）/kg 及 171.96g（生药）/kg。因此狼毒不宜与胃肠道刺激药物、致癌药物合用。

2. 狼毒含鞣质成分，不宜与酶制剂同用，与具有酰胺或肽结构的酶如胰酶、胃蛋白酶等生成氢键缔合物，改变酶的性质和作用；不宜与金属离子制剂同用，与金属离子制剂如硫酸锌、碳酸亚铁、富马酸铁、葡萄糖酸钙等产生沉淀；不宜与强心苷类同用；与洋地黄、地高辛等强心苷类生成鞣酸盐沉淀，影响吸收；不宜与含氨基比林成分的制剂同用；与含氨基比林成分的优散痛、索密痛、安痛定等药物产生沉淀，使药效降低；不宜与维生素 B_1、B_6 制剂同用，与维生素 B_1、B_6 持久结合，使其从体内排出；不宜与含碳酸氢钠成分的制剂同用口服小苏打、大黄苏打片、健胃散、小儿消食片时，鞣质易与这些药中所含的碳酸氢钠发生分解反应，影响药效；不宜与利血平、麻黄素、颠茄酊等生物碱制剂同用，与生物碱制剂产生沉淀；不宜与抗菌素及氯丙嗪、异烟肼等药物同用，可以产生肝肾毒性。还会与四环素炎、磺胺炎、红霉素、氯霉素、利福平等抗菌素及氯丙嗪、异烟肼等药物产生沉淀，使这些西药吸收减少，疗效降低。

3. 含有狼毒的中成药，如结核灵片。结核灵片中有狼毒，狼毒含有黄酮类成分，不宜与氢氧化铝、三硅酸镁、碳酸钙等含有铝、镁、钙的药物同服，会与金属离子可生成金属络合物，改变药物有的性质与作用，失去药物疗效。

牛蒡

牛蒡为菊科二年生草本植物牛蒡的干燥成熟果实，又名牛蒡子、恶实、大力子、牛菜等。始载于《药性论》。中医认为其性凉，味辛、苦，归肺、胃经。有疏风散热，宣肺透疹，解毒利咽之功效，用于风热感冒、头痛、咽喉痛、疔腮、疹出不透、痈疖疮疡。煎汤或捣汁，常用剂量为每次 6～16g。外用适量，捣敷、熬膏涂贴或煎水洗。

【主要成分及药理】

牛蒡主要含牛蒡苷、牛蒡醇、罗汉松脂素、2，3－二苄基丁内酯木脂素、牛蒡苦素、双牛蒡苷元等木脂素类化合物，2－庚酮、4－甲基环己醇、苯乙酮、庚酸、胡薄荷酮等挥发油成分，棕榈酸甲酯、又酸甲酯、亚油酸甲酯等脂肪酸类化合物，以及鞣质、黄酮类、粘液质、过氧化物酶等多种化学成分。现代研究揭示其有降血糖、提高免疫力、抗氧化、抗肿瘤的作用。

【临床中西药合用】

1. 用于治疗扁平丘疹：口服牛蒡子配伍的透疹汤，配伍西药他扎罗汀乳膏用药治疗扁平丘疹，无毒副反应，不留疤痕、色素沉着等后遗，经济方便，疗效确切，无复发。

2. 用于治疗糖尿病：此外中药牛蒡可降低糖尿病大鼠尿蛋白，减轻其肾脏损害，在糖尿病肾病西医治疗的基础上，加用牛蒡子颗粒（有效成分总木脂素苷），有其独特的优势，可改善患者临床症状，有效减少蛋白尿，减轻水肿，并有降低血糖、血压，调节脂代谢，改善微循环等作用，效果优于单纯西医治疗。

【中西药合用禁忌】

1. 由于牛蒡使用过多可导致神经系统毒性，表现为惊厥、头晕、胸闷气急、瘙痒、皮肤丘疹、呕吐、最后转入麻痹状态。牛蒡苷小鼠灌胃给药的半数致死量为 7.13g/kg，小鼠腹腔注射的半数致死量为 0.74g/kg。因此，牛蒡及牛蒡制剂不宜与草酸铂、青霉素类、奥沙利铂、硝苯地平等神经毒性药物合用。

2. 牛蒡含木脂素类成分，不宜与巴比妥类同用，可延长巴比妥类药物的致眠时间，增强巴比妥和利血平对自主运动的抑制作用。同用易出现头昏、思睡，更严重者会影响呼吸功能。牛蒡内含鞣质，不宜与胃蛋白酶合剂，多酶片等消化酶类药物联用，因其具有收敛作用，能与蛋白质结合形成不溶于水的大分子化合物，不易吸收；不可与去痛片、克感敏片、红霉素、利福平、氨苄西林、麻黄碱、小檗碱、阿托品类药物联用，因鞣质是生物碱沉淀剂，同用后会结合生成难溶性鞣酸盐沉淀，不易被机体吸收；不可与西药如钙剂、铁剂、氯化钴等合用，因同服后可在回盲部结合，生成沉淀，使机体难以吸收而降低疗效；不宜与磺胺类西药同服，因鞣质能与磺胺类药物结合影响磺胺的排泄，导致血及肝内磺胺类药浓度增高，严重者可发生中毒性肝炎；其所含水合型鞣质而对肝脏有一定毒性，因此不能与对肝脏有一定毒性的西药利福平、氯丙嗪、异烟肼、红霉素、氯霉素类等联用；内含黄酮类成分，可与金属离子形成络合物，不宜与碳酸钙、硫酸亚铁、氢氧化铝等合用，影响药物吸收；不可与维生素 B_1 合用，可产生永久性结合物，并排除体外而丧失药效。牛蒡不宜与肾上腺素类同用，会降低肾上腺素的升压作用。

3. 含牛蒡的中成药，如水牛角解毒丸、风热感冒颗粒、清音丸、清咽利膈丸等。（1）不宜与酸性较强的药物配伍。水牛角解毒丸、风热感冒颗粒中含桔梗，在酸性环境中，其所含皂苷易在酶的作用下水解而失效。（2）不宜与乳酶生、整肠生、胃酶制剂等合用。清音丸、清咽利膈丸中含黄芩，在抵抗病菌的同时也抑制或降低了这些药物的活力。（3）不宜与一些西药制剂如碳酸钙、维丁胶、硫酸镁、硫酸亚铁、氢氧化铝、碳酸铋等同用，以防形成络合物影响药物吸收。

第六章

含黄酮类化合物的常用中药

 黄芩

黄芩为唇形科黄芩属多年生草本植物，其根入药，又名山茶根、土金茶根、黄芩茶、腐肠等。始载于《神农本草经》，列为中品，中医认为其性寒，味苦，归心、肺、胆、大肠经。有清热燥湿、泻火解毒、止血、安胎之功效。用于温热病、上呼吸道感染、肺热咳嗽、湿热黄胆、肺炎、痢疾、咳血、目赤、胎动不安、高血压、痈肿疔疮。煎汤或入丸、散剂，常用量为每次 3～9g。外用适量煎水洗或研末敷患处。

【主要成分及药理】

黄芩根主要含黄芩素、黄芩新素、黄芩甙、汉黄芩素，汉黄芩甙、木蝴蝶素 A、黄芩黄酮 I、白杨素、2，5，8－三羟基－7－甲氧基黄酮、2，5，8－三羟基－6，7－二甲氧基黄酮等黄酮类化合物。另外还含 β－谷甾醇、菜油甾醇及豆甾醇等甾醇类化合物。现代研究揭示其有抗菌、抗病毒、抗炎、抗凝以及降血脂的作用。

【临床中西药合用】

1. 用于治疗过敏性鼻炎：黄芩汤加碱制成黄芩汤滴鼻剂能降低变应性鼻炎血清中组胺水平，与富马酸酮替芬滴鼻液合用对治疗过敏性鼻炎有显著疗效。

2. 对肠管有明显抑制：可延长地高辛，维生素 B_{12}、灰黄霉素等在小肠上部的停留时间有利于吸收，提高疗效。

【中西药合用禁忌】

1. 黄芩口服制剂无明显不良反应，对于个别病人可出现胃部不适、腹泻等，过敏体质者可出现大水疱样药疹。由于黄芩静脉注射毒性较大使用过多可导致心血管系统反应，主要表现为血压下降，小鼠腹腔注射黄芩甙的半数致死量为 3.018g/kg。小鼠皮下注射的致死量为：醇提物 6g/kg、黄芩甙 6g/kg、汉黄芩素 4g/kg，因此，不宜与引起过敏反应或降低血压的西药合用。

2. 黄芩不宜与乳酶生、整肠生、胃酶制剂等合用，因其在抵抗病菌的同时也抑制或降低了这些药物的活力。不宜与菌类制剂如乳酸菌素片，双歧三联活菌片，蜡样牙胞杆菌片等联用。同服后黄芩在抗菌的同时，会抑制或降低菌类制剂的活性。黄芩活性成分的黄酮结构中具有邻二羟基以及 3、5 位羟基，易与金属离子形成络合物。故黄芩及其制剂不宜与一些西药制剂如碳酸钙、维丁胶、硫酸镁、硫酸亚铁、氢氧化铝、碳酸铋等同用，以防形成络合物影响药物吸收。黄芩注射液在碱性条件下稳定，故与葡萄糖注射液等酸性注射液配伍，则会使黄酮、蒽醌类溶解度降低。

3. 含黄芩的中成药，如乙肝解毒胶囊、二母宁嗽丸、儿童清热导滞丸、千金化痰丸等。（1）不宜与胰酶、淀粉酶、胃蛋白酶、洋地黄类、麻黄素、硫酸亚铁、维生素 B1 等合用。乙肝解毒胶囊、千金化痰丸中含有大黄，其所含大量鞣质与上述西药能相互结合，生成鞣酸盐沉淀，可引起多发性神经炎、消化不良、食欲不振等。（2）不宜与四环素合用。因二母宁嗽丸中含有石膏，而石膏的主要成分是硫酸钙，易与四环素结合，形成难以吸收的四环素钙，降低了四环素类药的生物利用度，也影响了上述药效的正常发挥。（3）不宜与士的宁同用。儿童清热导滞丸中含有厚朴，而厚朴中所含木兰箭毒碱，其肌松作用可被士的宁所对抗。

葛 根

葛根为豆科植物野葛或甘葛的干燥根，又名葛藤、粉葛、干葛、葛麻藤等。始载于《神农本草经》，列为中品。中医认为其性凉，味甘、辛，归脾、胃经。有解肌退热、透疹、生津止渴、升阳止泻之功效。用于治伤寒、温热头痛项强、烦热消渴、泄泻、痢疾、斑疹不透、高血压、心绞痛、耳聋。煎汤或捣汁，常用剂量为每次 9～15g。外用适量，捣敷于患处。

【主要成分及药理】

葛根主要含大豆苷、大豆苷元、葛根素等黄酮类物质，还有大豆素 -4，7 -二葡萄糖苷、葛根素 -7 -木糖苷，葛根醇、葛根藤素及异黄酮苷和淀粉等成分。现代研究揭示其有促进血液循环、降低血糖等药理作用。

【临床中西药合用】

1. 用于治疗心律失常：在西医用药的基础上加用葛根 30g，每日 1 剂，治疗病毒性心肌炎所致的心率失常，与不加用葛根的病例相比，疗效显著，可明显缩短用药时间。

2. 用于慢性鼻窦炎：葛根 30g，白芍、白芷各 9g，桂枝 6g，细辛 3g，煎制流浸膏后打成颗粒装胶囊，每次服 3 粒，一日三次，配合西医抗生素、滴鼻剂治疗疗效显著，有效率 90%。

3. 用于心血管系统疾病：葛根素注射液能显著降低患者血液粘稠度、血小板凝集率、凝血因子Ⅰ含量，与光子氧透射液合用于慢性肺心病的治疗可改善肺心病心力衰竭者的心功能，具有较好的作用。

【中西药合用禁忌】

1. 由于葛根使用过多可导致肝毒性和肾毒性，表现为暂时性腹胀、恶心、发热、黄疸等，极少数病人出现溶血反应。葛根小鼠静脉、腹腔注射葛根素的半数致死量分别为 634.3mg/kg，小鼠灌胃及静注葛根素半数致死量为 2g/kg。因此，葛根不宜与金属类药物、麻醉镇静药、解热镇痛药、抗菌药物、抗结核药、抗甲状腺药、抗肿瘤化疗药物等肝毒性、肾毒性药物合用。

2. 葛根成分中含有具有邻二羟基或 3、5 位羟基结构的黄酮类化合物，易与金属离子形成络合物。故葛根及其制剂不宜与一些西药制剂如碳酸钙、维丁胶、硫酸镁、硫酸亚铁、氢氧化铝、碳酸铋等同用，以防形成络合物影响药物吸收。

3. 含有葛根的中成药，如葛根黄芩黄连汤、葛根苓连微丸等。(1) 不宜与菌类制剂如乳酸菌素片，双歧三联活菌片，蜡样牙胞杆菌片等联用。葛根黄芩黄连汤、葛根苓连微丸中含有黄芩，同服后黄芩在抗菌的同时，会抑制或降低菌类制剂的活性。(2) 不宜与酸性西药（注射剂如葡萄糖）合用。可使黄芩中黄酮类药用成分溶解度降低影响药物的吸收从而降低疗效。(3) 不宜与乳酶生、整肠生、胃酶制剂等合用。因为黄芩在抵抗病菌的同时也抑制或降低了这些药物活力。

银杏叶

银杏叶为银杏科植物银杏的干燥叶，又名飞蛾叶、鸭脚子。始载于《品汇精要》。中医认为其性平，味甘、苦、涩，归心、肺经。有活血化瘀、通络止痛、敛肺平喘、化浊降脂之功效。用于瘀血阻络、胸痹心痛、中风偏瘫、肺虚咳喘、高脂血症。煎服，常用剂量为每次 9～12g。

【主要成分及药理】

银杏叶主要含山柰素、槲皮素、异鼠李素、银杏黄素、异银杏黄素、阿曼托黄素、白果黄、儿茶素、表儿茶素、没食子儿茶素等黄酮类化合物，银杏内酯 A、B、C、J、M、白果内酯等萜内酯类化合物，原儿茶酸、p－羟基苯酸、香草酸、咖啡酸、p－香豆酸、阿魏酸、绿原酸等有机酸类物质，以及聚戊烯醇类、烷基酚酸类、氨基酸、甾类、和多糖类化合物等。现代研究揭示其有通便、利尿、排毒、解毒、降低胆固醇水平，防止动脉硬化、降压、消除血管壁沉积的作用。

【临床中西药合用】

1. 用于治疗糖尿病：银杏叶制剂与降糖药合用治疗糖尿病有较好疗效，可用于糖尿病的辅助药。能明显减轻经期腹痛及腰酸背痛等症状。

2. 用于治疗支气管、哮喘：银杏叶用于辅助西医治疗支气管哮喘，也有较好疗效。

3. 用于改善脑血流循环：银杏叶提取物溶于生理盐水/葡萄糖输液或低分子右旋糖酐或羟乙基淀粉中，按 1∶10 的比例混合静脉注射，主要用于脑部、周围血流循环障碍。如急慢性脑功能不全及其后遗症：脑卒中、注意力不集中、记忆力衰退、痴呆等。

【中西药合用禁忌】

1. 由于银杏叶使用过多可导致中毒，表现为对血小板的凝聚功能的抑制，相应增加脑出血的危险。银杏叶提取物大鼠静脉注射半数致死量为 1202mg/kg，灌胃半数致死量为 17.9g/kg，因此，银杏叶不宜与肝素、香豆素抗凝血剂类、抗血小板凝集药物等抗凝血药物同服。

2. 银杏叶中黄酮类成分可与金属离子形成络合物，因此不宜与西药制剂碳酸钙、硫酸亚铁、氢氧化铝等同用，会因络合影响药物的吸收。

3. 含银杏叶的中成药，如心舒宁片、银杏露。（1）不宜与碳酸钙、维丁胶、硫酸镁、硫酸亚铁、氢氧化铝、碳酸铋等同用。因心舒宁片中含有葛根，可形成络合物影响药物吸收。（2）不宜与安定类镇静催眠药合用。银杏露中含白果仁，与安定类等镇静催眠药合用会抑制呼吸中枢、损害肝脏。

槐花

槐花为豆科植物槐的干燥花及花蕾，又名金药树、槐米、豆槐、槐蕊等。始载于《日华子本草》。中医认为其性平、微寒，味苦，归肝经。有清热、凉血、止血、降压、清肝明目之功效。用于肠风便血、痔血、尿血、血淋、崩漏、衄血、赤白痢下、风热目赤、痈疽疮毒。入丸、散剂或煎汤，常用剂量为每次 5～9g。外用适量，用水煎洗或研末撒。

【主要成分及药理】

槐花主要含赤豆皂苷Ⅰ、Ⅱ、Ⅴ，大豆皂苷Ⅰ、Ⅲ，槐花皂苷Ⅰ、Ⅱ、Ⅲ等三萜皂苷类化合物，槐花甲素、槲皮素、芸香苷、异鼠李素、异鼠李素－3－芸香糖苷、山奈酚－3－芸香糖苷等黄酮类化合物，月桂酸、十二碳烯酸、肉豆蔻酸、十四碳烯酸十四碳二烯酸、棕榈酸、十六碳烯酸、硬脂酸、十八碳二烯酸、十作碳三烯酸、花生酸等脂肪酸类化合物以及甾醇类、鞣质类成分。现代研究揭示其有抗炎、解痉、抗溃疡、降胆固醇的作用。

【临床中西药合用】

1. 用于治疗高血脂：槐花有调节异常血脂的作用，可降低胆固醇、甘油三酯、低密度脂蛋白，升高高密度脂蛋白；抑制脂质在肝脏的沉积。明显降低血浆粘度，清除体内过多的自由基，能延缓衰老、延年益寿、祛病健身。每天用槐花 10～30g，煎汤代茶饮，可预防、缓解高脂血症所致的心悸、气短、胸闷、头痛、头晕、耳鸣、乏力、食欲减退等。对于高血脂患者，在服用西药的基础上同时服用槐花茶，经治疗可显著促进降低甘油三酯、胆固醇含量，帮助血浆粘度恢复正常，减轻临床症状。

2. 用于治疗高血压：适用于轻中度高血压病，用槐花开水冲泡代茶饮，每日 10～20g，缓解减轻临床症状，预防心脑血管并发症的发生。对脑出血后遗症有较好的康复作用。对重症高血压病可配合其他降压药如卡托普利应用疗效更好，而且能减少其他降压药的用量，减轻其不良反应。

【中西药合用禁忌】

1. 由于槐花使用过多可导致肾毒性和肝毒性，表现为恶心、呕吐、胃肠不适、发烧、皮肤痒痛、丘状皮疹、脸手浮肿、面部水疱及块状糜烂、中毒性肾炎、中毒性肝炎等症状。槐花中所含的芦丁小鼠腹腔注射半数致死量为 950mg/kg，槲皮素小鼠口服半数致死量为 160mg/kg。因此，槐花不宜与金属类药物、麻醉镇静药、解热镇痛药、抗菌药物、抗结核药、抗甲状腺药、抗肿瘤化疗药物等肝毒性、肾毒性药物合用。

2. 槐花含有槲皮素，应避免与碳酸钙、维丁胶性钙、硫酸镁、硫酸亚铁、氢氧化铝和碳酸铋类药物合用，因其能形成络合物而相互影响疗效。槐花活性成分的黄酮结构中具有邻二羟基以及 3、5 位羟基，易与金属离子形成络合物。故槐花及其制剂不宜与一些西药制剂如碳酸钙、维丁胶、硫酸镁、硫酸亚铁、氢氧化铝、碳酸铋等同用，以防形成络合物影响药物吸收。

3. 含有槐花的中成药，如地榆槐角丸、止血宁片。（1）不宜与菌类制剂如乳酸菌素片，双歧三联活菌片，蜡样牙胞杆菌片等联用。因地榆槐角丸中含有黄芩，同服后在抗菌的同时，会抑制或降低菌类制剂的活性。（2）不宜与乳酶生、整肠生、胃酶制剂等合用。地榆槐角丸中黄芩，在抵抗病菌的同时也抑制或降低了这些药物的活力。（3）不宜与酸性西药（注射剂如葡萄糖）合用。地榆槐角丸含有黄芩，合用可使黄芩中黄酮类药用成分溶解度降低影响药物的吸收从而降低疗效。(4) 不宜与肾上腺素、去甲肾上腺素、异丙肾上腺素、醛固酮等肾上腺素类西药同用。因止血宁片中含有三七，合用会加重激素的副作用，如高血压、水肿等。

满山红

满山红为杜鹃花科杜鹃花属植物兴安杜鹃的干燥叶，又名映山红、达子香等。始载于《东北常用中草药手册》。中医认为其性寒，味辛、苦，归肺、脾经。有止咳，祛痰之功效。用于解表透疹，祛风利湿。用于麻疹不透，风湿关节痛，荨麻疹，皮肤瘙痒，水肿，小便不利。煎汤，常用剂量为 6~12g。外用适量，煎水洗或热熨。

【主要成分及药理】

满山红主要含金丝桃苷、异金丝桃苷、杜鹃素、8－去甲杜鹃素、山奈酚、槲皮素、杨梅树皮素、杜鹃黄素、二氢槲皮素、棉花皮素等黄酮类物质，东莨菪素、伞形花内酯等香豆精类物质，香草酸、对－羟基苯甲酸、没食子酸、原儿茶酸、丁香酸、杜鹃醇等酚酸类物质，以及氢醌和微量梫木毒素等。现代研究揭示其有镇咳、祛痰、平喘、强心的作用。

【临床中西药合用】

1. 用于治疗慢性气管炎：在西药治疗慢性气管炎的同时，使用满山红叶酊剂有止咳、祛痰、平喘的效果，促进治疗效果。

2. 用于治疗炎症：在服用消炎西药的基础上，辅以满山红 6g，对炎症有明显的抑制作用，相比于单纯西药组疗效改善显著。

【中西药合用禁忌】

1. 由于满山红临床上副反应轻微，但长期服用满山红可能对肝脏有一定影响。挥发油一号给小鼠腹腔注射的半数致死量为生药 69.9g/kg，给豚鼠静脉灌注致死量为生药 59.6g/kg。因此，不宜与易引起肝损伤的抗结核、抗真菌西药合用。

2. 满山红含槲皮素，不宜和铁剂同服，因硫酸亚铁的铁离子可和槲皮素形成络合物，降低铁剂疗效。满山红成分中中含有具有邻二羟基或 3、5 位羟基结构的黄酮类化合物，易与金属离子形成络合物。满山红及其制剂不宜与一些西药制剂如碳酸钙、维丁胶、硫酸镁、硫酸亚铁、氢氧化铝、碳酸铋等同用，以防形成络合物影响药物吸收。

3. 含满山红的中成药，如长城止咳喘糖浆、痰咳清片、复方满山红胶囊、复方满山红糖浆、止咳喘冲剂。(1) 不宜与菌类制剂如乳酸菌素片，双歧三联活菌片，蜡样牙胞杆菌片等联用。长城止咳喘糖浆、痰咳清片中含有黄芩,同服后在抗菌的同时,会抑制或降低菌类制剂的活性。(2)不宜与酸性较强的药物配伍。复方满山红胶囊、复方满山红糖浆、止咳喘冲剂中含桔梗,在酸性环境中,其所含皂苷易在酶的作用下水解而失效。(3)不宜与酸性西药(注射剂如葡萄糖)合用。长城止咳喘糖浆、痰咳清片中含有黄芩,合用可使黄芩中黄酮类药用成分溶解度降低影响药物的吸收从而降低疗效。

槲寄生

槲寄生为桑寄生科槲寄生属灌木植物,通常寄生于麻栎树、苹果树、白杨树、松树各树木。又名北寄生、桑寄生、柳寄生、黄寄生、冻青、寄生子等。始载于《中华本草》。中医认为其性平,味苦、甘,归肝、肾经。有治补肝肾、强筋骨、祛风湿、安胎之功效。用于筋骨疼痛,肢体拘挛,腰背酸痛,跌打损伤,风湿痹痛,腰膝酸痛,胎动不安,胎漏下血。入散剂,内服煎汤,常用剂量为每次9~15g。

【主要成分及药理】

槲寄生主要含槲皮素、槲皮苷、萹蓄苷、右旋儿茶酚等黄酮类化合物,内消旋肌醇,棕榈酸,琥珀酸,阿魏酸,咖啡酸,原儿茶酸等有机酸。现代研究揭示其有扩张冠脉、降低动脉压、减慢心率、抗肿瘤、抗血小板聚集、降压、改善微循环、增强免疫功能的作用。

【临床中西药合用】

1. 用于治疗冠心病、心绞痛及心律失常:将桑寄生制成冲剂,每包相当于生药1.3两。日服2次,每次0.5包,少数病例每次1包。观察64例,疗程4周至5个月不等。治疗期间,有高血压者继续服降压药,原用复方硝酸甘油者,仍继续服用。结果心绞痛症状改善的有效率为76%,其中显效(心绞痛程度减轻二级)率占24%;心电图改善有效率为44%,显效者占25%。

2. 用于治疗先兆性流产和习惯性流产:用寄生茯苓汤配合黄体酮口服液治疗先兆性流产和习惯性流产57例,结果有效55例,无效2例总有效率96.5%。

3. 用于治疗高血压:采用中药(金匮肾气丸加黄芪、桑寄生、菟丝子、杜仲等)配合心痛定治疗老年高血压病58例,有效率96.7%。与单用心痛定治疗对照,治疗好转率差异有统计学意义(P<0.01)。

【中西药合用禁忌】

1. 由于槲寄生中萹蓄苷成分长期使用可导致神经系统毒性、肾毒性,表现为头痛、惊厥、呼吸麻痹、肾脏充血、血尿。对小鼠腹腔注射，半数致死量为1.173g/kg，毒性很小，小鼠中毒后，由于阵挛性惊厥，致呼吸停止而死。槲寄生煎剂小鼠腹腔注射的半数致死量为11.24g/kg，因此，槲寄生不宜与草酸铂、青霉素类、奥沙利铂、硝苯地平等神经毒性药物以及金属类药物、解热镇痛药物、抗肿瘤化疗药物等肾毒性药物合用。

2. 槲寄生中含槲皮素，因此应避免与碳酸钙、维丁胶性钙、硫酸镁、硫酸亚铁、氢氧化铝和碳酸铋类药物合用，因其能形成络合物而相互影响疗效。

3. 含槲寄生的中成药，如风湿止痛药酒、寄生追风液、罗浮山风湿膏药、保胎丸、复方羚角降压片、降压平片等。（1）不宜与肾上腺素、去甲肾上腺素、多巴胺等合用。因风湿止痛药酒、寄生追风液、罗浮山风湿膏药中含有独活，独活提取物中的二氯甲烷含甲氧基欧芹素等香豆类化合物，具有拮抗钙通道阻滞剂受体的活性，与肾上腺素、去甲肾上腺素、多巴胺等合用可能部分或完全抑制后者升压作用。（2）不宜与菌类制剂如乳酸菌素片，双歧三联活菌片，蜡样牙胞杆菌片等联用。因保胎丸、复方羚角降压片、降压平片中含有黄芩，同服后在抗菌的同时，会抑制或降低菌类制剂的活性。（3）不宜与酸性西药（注射剂如葡萄糖）合用。保胎丸、复方羚角降压片、降压平片中含有黄芩，合用可使黄芩中黄酮类药用成分溶解度降低影响药物的吸收从而降低疗效。

🍃 桑白皮

桑白皮为桑科植物桑的干燥根皮，又名桑根白皮、桑根皮、桑皮、白桑皮。始载于《药性论》。中医认为其性寒，味甘，归肺经。有泻肺平喘、利水消肿之功效。用于肺热喘咳、水肿胀满尿少、面目肌肤浮肿。入散剂，内服煎汤，常用剂量为每次9～15g。外用适量，捣汁涂或煎水洗。

【主要成分及药理】

桑白皮主要含桑素、桑色烯、环桑素、环染色烯、桑根皮素（环桑根皮素、氧化二氢桑根皮素）、桑黄酮A、B、C、D、E、F、G、H、I、K、L、Y、Z、桑白皮素C、D，桑根酮A、B、C、D、E、F、G、H、I、J、K、L、M、N、O、P等黄酮类化合物，以及伞形花内酯、乙酰胆碱等降压成分。现代研究揭示其有降压、利尿、镇静镇痛、抗炎、抗菌、降糖、镇静镇痛、抗血小板聚集的作用。

【临床中西药合用】

1. 用于治疗慢性阻塞性肺疾病：对肺胀急性痰热蕴肺证以头孢他啶联合应用左氧

氟沙星抗感染治疗的同时给予桑白皮汤加减口服治疗，可显著提升治疗效果。

2. 用于治疗脂溢性皮炎：采用中药美诺平颗粒（白花蛇舌草，黄芩，石膏，金银花，连翘，丹皮，赤勺，桑白皮，皂角刺等）配和西药治疗脂溢性皮炎100例，并设单用西药对照组。观察结果显示治疗组有效率为89.5%，对照组为66.4%。两组疗效对比，有显著性差异。

3. 用于治疗肝硬化腹水：采用健脾活血利水方（生黄芪、大腹皮、炒白术、党参、茯苓皮、桑白皮、猪茯苓、丹参、泽兰、陈橘皮、生姜皮等）配合西药治疗本病42例，并设单用西药对照组，观察两组症状及体征变化情况。结果显示治疗组总有效率95%，对照组总有效率67.5%，两组疗效对比，有显著性差异。

【中西药合用禁忌】

1. 由于桑白皮无毒。在常规剂量内水煎服没有不适反应。长期服用或大剂量（30g以下）水煎服也没有明显副作用。脾虚者大剂量会引起滑肠便稀，甚至水样便。便多及风寒咳嗽忌服。桑白皮经水、乙醇、醚等处理后所得之黄色粉末，小鼠静注的半数致死量为32.7mg/kg，正丁醇和水提物小鼠腹腔注射10g/kg或静注5g/kg，均未引起死亡，其醇提物一次大量或多次小量给药，动物均未出现副作用。因此，不宜与引起肠道功能紊乱的西药合用。

2. 桑白皮不宜与阿托品同用，会抑制桑白皮的降压作用、扩张血管作用和祛痰作用；桑白皮不宜与泻下剂同用，桑白皮有导泻作用，与硫酸镁等同用会导致严重腹泻；桑白皮不宜与利尿剂同用，同用会增效，增加钠、钾、氯化物的排泄，易引起低血钾症。

3. 含桑白皮的中成药，如二母宁嗽丸、泻白丸、小儿止嗽金丹、止咳枇杷冲剂、宁嗽丸、百咳静糖浆、参苏感冒片、强力枇杷露等。（1）不宜与四环素合用。因二母宁嗽丸、泻白丸中含有石膏，而石膏的主要成分是硫酸钙，易与四环素结合，形成难以吸收的四环素钙，降低了四环素类药的生物利用度，也影响了上述药效的正常发挥。（2）不宜与酸性较强的药物配伍。因小儿止嗽金丹、止咳枇杷冲剂、宁嗽丸、百咳静糖浆、参苏感冒片、强力枇杷露中含桔梗，在酸性环境中，其所含皂苷易在酶的作用下水解而失效。

侧柏叶

侧柏叶为柏科植物侧柏的干燥枝梢和叶，又名扁柏、香柏、丛柏叶等。始载于《药性论》。中医认为其性寒，味苦、涩，归肺、肝、脾经。有凉血止血、化痰止咳、生发乌发之功效。用于吐血、衄血、咯血、便血、崩漏下血、肺热咳嗽、血热脱发、须发早白。入丸、散剂，内服煎汤，常用剂量为每次 6~12g。外用适量，煎水洗，捣敷或研末调敷。

【主要成分及药理】

侧柏叶主要含柏木双黄酮、侧柏酮、芹菜素、槲皮甙、山柰酚－7－O－葡萄糖甙、槲皮素－7－O－鼠李糖甙、杨梅树皮素－3－O－鼠李糖甙、杨梅树皮素、扁柏双黄酮、穗花杉双黄酮等黄酮类成分；含 α－侧柏酮、含侧柏烯、小茴香酮、蒎烯、丁香烯等挥发油成分；含棕榈酸、硬脂酸、月桂酸、肉豆蔻酸、油酸、亚油酸、癸酸等脂类成分；另含 10－二十九烷醇，β－谷甾醇，缩合鞣质，去氧鬼臼毒素，异海松酸等成分。现代研究揭示其有镇咳、祛痰、平喘、止血、镇静、抗菌的作用。

【临床中西药合用】

1. 用于治疗咳嗽：本品煎剂的醇沉部分、醇提取液 10g/kg 及其提取物黄酮 250mg/kg 腹腔注射，对小鼠由 SO_2 所致的咳嗽，均有镇咳作用；石油醚提取物，乙醚析出物及酚性物对小鼠氨熏法所致咳嗽；均有显著的镇咳作用。电刺激猫喉上神经实验表明其具有明显的镇咳作用，故其作用部位可能在中枢，临床上常配合止咳类西药使用。

2. 用于治疗急、慢性细菌性痢疾：将侧柏叶晒干或焙干后研成粗末，加入18%乙醇，以浸没药粉为度，浸泡 4 昼夜，过滤取浸液服用，每日 3 次，配合西药治疗，7~10 日为 1 疗程，共治114 例，治愈106 例，治愈率93.0%。

【中西药合用禁忌】

1. 由于侧柏叶中占侧柏酮成分，大量使用可导致肝毒性、肾毒性，表现为眩晕、恶心或呕吐，小鼠腹腔注射急性半数致死量为 15.2g/kg，水煎剂经醇沉后部分小鼠腹腔注射半数致死量为 30.5g/kg。因此，不可与麻醉镇静药、解热镇痛药、抗菌药物、抗结核药、抗甲状腺药、驱虫药、抗癌药等肝毒性、肾毒性药物合用。

2. 侧柏叶不宜与胰酶、淀粉酶、胃蛋白酶、洋地黄、麻黄素、硫酸亚铁、抗生素、维生素 B_1 等合用，因侧柏叶中所含大量鞣质与上述西药能相互结合，生成鞣酸盐沉淀，引起多发性神经炎、消化不良、食欲不振等不适。

3. 含侧柏叶的中成药，如十灰丸、湿疹散、九华痔疮栓、清热地黄丸、痔疮止血丸等。（1）不宜与胰酶、胃蛋白酶、多酶片等同服。因十灰丸、湿疹散、九华痔疮栓、清热地黄丸中含有大黄，大黄能抑制这些酶的消化功能。（2）不宜与各种金属离子的西药同用，如氢氧化铝制剂、钙制剂、亚铁制剂等同用。因痔疮止血丸中含地榆，同用可加重肾脏毒性。

红花

红花为菊科植物红花的干燥管状花，又名红蓝花、刺红花、菊科等。始载于《本草经图》。中医认为其性温，味辛，归心、肝经。有活血化瘀、散湿消肿之功效。用于闭经、痛经、恶露不净、胸痹心痛、瘀滞腹痛、胸胁刺痛、跌打损伤、疮疡肿痛。入散剂或浸酒，内服煎汤，常用剂量为每次 3～10g。外用适量，研末撒。

【主要成分及药理】

红花主要含红花甙、前红花甙、山奈酚、槲皮素、6－羟基山奈酚、山奈酚－3－葡萄糖甙、槲皮素－7－葡萄糖甙、槲皮素－3－葡萄糖甙、山奈酚－3－芸香糖甙、芦丁等黄酮类化合物；绿原酸、加啡酸、儿茶酚、焦性儿茶酚、多巴等多酚类化合物；乙酸乙酯、苯、乙苯、对二甲苯、邻二甲苯、苯乙醛、壬醛等挥发油成分；棕榈酸、硬脂酸、花生酸、油酸、亚油酸、亚麻酸、肉豆蔻酸、月桂酸等甘油酯类成分；另含红花多糖。现代研究揭示其有抑制心脏、抗凝血、镇静、抗炎、降压的作用。

【临床中西药合用】

1. 用于治疗脑梗塞：红花黄色素注射液联合西药治疗脑梗死具有很好的临床治疗效果，对患者的神经功能缺损情况具有明显的治疗作用。

2. 用于治疗阑尾炎：红花消痈汤联合西药保守治疗阑尾炎，疗效满意，无严重不良反应。

3. 用于治疗感染性休克：在使用碳青霉烯类（如泰能）必要时联合抗阳性菌糖肽类或联合抗真菌药，病原菌明确后改用相应简单敏感抗菌药的降阶梯治疗法治疗感染性休克时，联合应用藏红花颗粒可显著提高疗效。

【中西药合用禁忌】

1. 由于红花中的红花黄色素使用过量可导致消化系统、神经系统的中毒反应，表现为腹泻、腹痛、胃肠出血、头晕、头胀痛、过敏性休克。静脉注射对小鼠的半数致死量为 2.35g/kg，小鼠死前出现活动增加，站立不稳，呼吸急促，竖尾，随即发生强直惊厥，最后出现呼吸抑制。因此，不可与异烟肼、巴比妥类等神经系统毒性药物及硫酸亚铁、制酸药、氨茶碱、氟尿嘧啶、甲氨喋呤等消化系统毒性药物同用。

2. 红花含有槲皮素，应避免与碳酸钙、维丁胶性钙、硫酸镁、硫酸亚铁、氢氧化铝和碳酸铋类药物合用，因其能形成络合物而影响疗效。

3. 含红花的中成药，如三七活血丸、心宁片、归红跌打丸、风湿关节炎丸、风湿骨痛丸、血府逐瘀丸、天麻追风膏等。（1）不宜与肾上腺素、去甲肾上腺素、异丙肾上腺素、醛固酮等肾上腺素类西药同用。因三七活血丸、心宁片、归红跌打丸中含三七，合用会加重激素的副作用。（2）不宜与洋地黄、地高辛、毒毛旋花子甙 K 等强心甙类同用。因风湿关节炎丸、风湿骨痛丸、天麻追风膏中含麻黄，合用后药理作用相互加强产生毒副反应。（3）不宜与酸性较强的药物合用。因血府逐瘀丸中含桔梗，在酸性环境中，其所含皂苷易在酶的作用下水解而失效。

蒲黄

　　蒲黄为香蒲科植物水烛香蒲、东方香蒲或同属植物的干燥花粉。又名香蒲、水蜡烛、蒲草。始载于《神农本草经》，列为上品。中医认为其性平，味甘，归肝、心包经。有止血、化瘀、通淋之功效。用于吐血、衄血、咯血、崩漏、外伤出血、经闭痛经、胸腹刺痛、跌扑肿痛、血淋涩痛。入丸、散剂，内服煎汤，常用剂量为每次 5 ~ 10g。外用适量，敷患处。

【主要成分及药理】

　　蒲黄主要含香蒲新甙，槲皮素，山奈酚，异鼠李素，柚皮素等黄酮类化合物；β - 谷甾醇，β - 谷甾醇葡萄糖甙，β - 谷甾醇棕榈酸酯等甾醇类化合物；天冬氨酸，苏氨酸，丝氨酸，谷氨酸，缬氨酸，精氨酸，脯氨酸，胱氨酸，色氨酸等氨基酸，以及多糖类成分。现代研究揭示有增加冠脉流量、降血脂、抗动脉粥样硬化、抗血小板聚集、兴奋子宫及肠道平滑肌、调整免疫功能的作用。

【临床中西药合用】

　　1. 用于治疗糜烂型口腔扁平苔藓：沙利度胺联合蒲黄粉治疗糜烂型口腔扁平苔藓疗效高、可降低该病的复发率。

　　2. 用于治疗原发性高血压：用生蒲黄配伍赤芍、丹皮、红花、牛膝、地龙、代赭石、牡蛎组成的复方蒲黄汤配合西药治疗原发性高血压，相比单纯服用西药，可显著改善疗效。

　　3. 用于治疗溃疡性结肠炎：将蒲黄研末，经 80 目筛过滤，用药前先用开塞露排空大便，在肠镜直视下将药粉末分散于溃疡面及周围，配合西医用药，治疗溃疡性结肠炎，相比单纯西医治疗治愈率有显著提高。

【中西药合用禁忌】

　　1. 由于蒲黄使用过多可导致肾毒性和肝毒性，表现为胃肠不适、恶心、呕吐、丘状皮疹等症状及中毒性肾炎、中毒性肝炎等疾病。蒲黄中所含槲皮素小鼠口服半数致死量为 35.57g/kg。因此，蒲黄不宜与抗菌药物、抗结核药、抗甲状腺药、抗肿瘤化疗药物等有肝毒性、肾毒性的药物合用。

2. 蒲黄不宜与阿托品、六甲溴胺同用。因其能阻滞 M - 胆碱能受体或神经节，拮抗或逆转蒲黄的降压作用。阿托品可取消蒲黄的降低心率作用。蒲黄用于活血化瘀时不宜与碱性药物同服因在碱性条件下蒲黄的促纤溶作用消失，抗凝作用减弱。

3. 含有蒲黄的中成药，如白蒲黄片、田七痛经散、田七痛经胶囊、痛经灵颗粒等。（1）不宜与菌类制剂如乳酸菌素片、双歧三联活菌片、蜡样牙胞杆菌片、乳酶生、整肠生、胃酶制剂等联用。白蒲黄片中含有黄芩，同服后在抗菌的同时，会抑制或降低菌类制剂的活性。（2）不宜与酸性西药（注射剂如葡萄糖）合用。白蒲黄片中含有黄芩，合用可使黄芩中黄酮类药用成分溶解度降低影响药物的吸收从而降低疗效。（3）不宜与肾上腺素、去甲肾上腺素、异丙肾上腺素、醛固酮等肾上腺素类西药同用。因田七痛经散、田七痛经胶囊中含三七，合用会加重激素的副作用。（4）不宜与碳酸钙、维丁胶性钙、硫酸镁、硫酸亚铁、氢氧化铝和碳酸铋类药物合用。因痛经灵颗粒中含有红花，能与上述药物形成络合物而相互影响疗效。

雪莲

雪莲为菊科植物绵头雪莲花、鼠曲雪莲花、水母雪莲花、三指雪莲花、槲叶雪莲花的带根全草，又名霄荷花、大木花、大拇花等。始载于《纲目拾遗》。中医认为其性温，味甘、微苦，归肝、脾、肾经。有补肾壮阳、调经止血之功效。用于雪盲、牙痛、风湿性关节炎、阳痿、月经不调、崩漏、白带。煎汤，常用剂量为每次 6~12g。外用适量，鲜全草捣烂敷患处。

【主要成分及药理】

雪莲主要含金合欢素、高车前素、槲皮素、芦丁、槲皮素 - 3 - O - α - 鼠李糖苷等黄酮类化合物；大苞雪莲碱、秋水仙碱等生物碱类化合物；紫丁香苷、绿原酸、香豆素等苯丙素类化合物；二氢去氢广木香内酯、去氢广木香内酯、大苞雪莲内酯等内酯类化合物以及多糖类和挥发油类化合物。现代研究揭示其有抗癌、降低皮肤血管的通透性、解痉、抗炎、抗自由基和抗疲劳的作用。

【临床中西药合用】

1. 用于治疗缺血性中风：雪莲通脉丸配合基础西药如阿托伐他汀钙、拜阿司匹林，在缺血性中风的治疗上可以进一步改善临床症状，降低炎性因子，改善神经功能评分。

2. 用于治疗烧伤：雪莲中含有的生物碱、黄酮及挥发油等成分，具有明显的通经活血、抗炎镇痛作用。中药复方雪莲烧伤膏配合消炎止痛西药在Ⅱ度烧伤创面中相较于单纯西医治疗有显著的疗效改善，雪莲对Ⅱ度烧伤创面有收敛作用，能减少创面渗液，有较好的消炎、消肿作用，促进创面愈合，特别对Ⅰ度烧伤后引起的剧痛、水肿，有明显的止痛、收敛作用。

3. 用于治疗肩周炎：使用雪莲注射液配合康宁可通、利多卡因等药物治疗肩周炎，可显著缓解患者症状，提高疗效。

【中西药合用禁忌】

1. 由于雪莲中含秋水仙素过量使用可导致肾毒性，表现为恶心、食欲减退、腹胀、腹泻、血尿、少尿，对骨髓有直接抑制作用，可引起粒细胞缺乏，再生障碍性贫血。因此，雪莲不宜与金属类药物、解热镇痛药物、抗肿瘤化疗药物等有肾毒性的药物合用。

2. 雪莲不宜与酶制剂同用，可与具有酰胺或肽结构的酶如胰酶、胃蛋白酶等生成氢键缔合物，改变酶的性质和作用。雪莲不宜与金属离子制剂同用，会与金属离子制剂如硫酸锌、碳酸亚铁、富马酸铁、葡萄糖酸钙等产生沉淀。雪莲不宜与强心甙类同用，会与洋地黄、地高辛等强心苷类药物合用会生成鞣酸盐沉淀，影响吸收。

3. 含雪莲的中成药，如复方雪莲胶囊、雪莲药酒、鹿骨雪莲酒等。（1）不宜与肾上腺素、去甲肾上腺素、多巴胺等合用，因复方雪莲胶囊、雪莲药酒中含独活，合用可能部分或完全抑制这些药物的升压作用。（2）不宜与强心苷合用，鹿骨雪莲酒中含五加皮，合用会使药效累加增加毒性。（3）不宜和磺胺类药合用，鹿骨雪莲酒中含白芍，合用会析出结晶而致结晶尿、血尿。

🌿 芜花

芜花为瑞香科植物芜花的干燥花蕾，又名药鱼草、老鼠花等。始载于《神农本草经》，列为下品。中医认为其性寒，味苦、辛，有毒，归肺、脾、肾经。有泻水逐饮、解毒杀虫之功效，用于水肿胀满、胸腹积水、痰饮积聚、气逆喘咳、二便不利，外治疥癣秃疮，冻疮。煎汤，常用剂量 1.5～3g；研末服，常用剂量 0.6～1g，每日 1 次。外用：研末调敷或煎水洗。

【主要成分及药理】

芜花花蕾含芜花酯丁、芜花酯戊等二萜原酸酯类化合物和芜花素、3'-羟基芜花素即木犀草素-7-甲醇、芜根甙、芹菜素、木犀草素等黄酮类化合物；还含苯甲酸及刺激性油状物。花含芫花酯甲、芫花酯乙、芫花酯丙、芫花瑞香宁即 12 - 苯甲酰氧基瑞香毒素等二萜原酸酯类化合物；花挥发油中含大量脂肪酸，其中棕榈酸、油酸和亚油酸含量较高，约占总油量的 60%；含正二十四烷、正十五烷、正十二醛、十一醛、苯甲醛、a - 呋喃甲醛、苯乙醇、1 - 辛烯 - 3 - 醇、葎草烯、丙酸牻牛儿醇酯和橙花醇戊酸酯等；芫花种仁中含 34% -57% 巴豆霜，油中含巴豆树脂（系巴豆醇与甲酸、丁酸及巴豆油酸结合而成的酯），含巴豆毒素、巴豆苷及一种类似蓖麻碱的生物碱等其他成分。现代研究揭示其有利尿、镇咳、祛痰、抗惊厥、麻醉、促进肠蠕动、抗生育、抑制黄嘌呤氧化酶、抗白血病、抗菌的作用。

【临床中西药合用】

1. 用于呼吸系统疾病：本品能祛痰止咳，用于咳嗽痰喘证。可单用或与大枣煎服。近代有用醋制芫花的粉剂及苯制芫花制成的胶囊或水泛丸，以防治慢性支气管炎，与抗生素连用，可取得良效。

2. 用于胸水、腹水：本品泻水逐饮，常与甘遂、京大戟等同用泻胸胁水饮，并能兴奋肠道，使肠道蠕动增加，张力提高，引起强烈水泻和腹痛，并可增加胆汁流量，可用于各种原因导致的胸水、腹水，与西药配合使用可明显减少腹水产生并缩短治疗周期。

3. 用于皮肤病：本品外用能杀虫疗疮，煎汤外洗、捣汁外擦或配雄黄用猪脂调敷，用以治头疮、白秃、顽癣等皮肤病及痈肿，效果欠佳时，可配合使用抗感染或激素治疗。

4. 用于精神分裂症：黄芫花泻水逐饮，祛痰止咳，治疗精神分裂症有一定的疗效，黄芫花汤联合维思通片等抗精神病药物起效快，能明显改善情感及思维障碍等，且不良反应发生率低，安全性好，缩短住院时间，并发症少，是一种有效治疗慢性精神分裂症的方法。

【中西药合用禁忌】

1. 由于过服芫花或芫花根外导致芫花中毒，出现恶心，呕吐，腹痛，腹泻，皮疹，外用者则会出现出血，严重者可见痉挛，抽搐，昏迷以及呼吸衰竭。芫花给小鼠灌胃，给药后 7 天发现在给药 1h 后部分动物开始出现烦躁、呼吸增强、全身抖动等中毒症状，其半数致死量为 30.4mg/g，95% 的置信区间为 25.3 ~ 38.9，因此，芫花不宜与铁剂、化疗药、解热镇痛消炎药等胃肠道刺激药物及不宜与水合氯醛、乌拉坦、吗啡、苯巴比妥等中枢抑制剂合用。

2. 芫花中含有黄酮类成分，不宜与氢氧化铝、三硅酸镁、碳酸钙等含有铝、镁、钙的药物同服，这些金属离子可与黄酮类生成结合物，失去疗效。动物实验表明，芫花与甘草合用，其利尿、泻下作用受抑制，且毒性增强，提示两药不宜合用。

3. 含有芫花的中成药主要为十枣丸，含甘遂、大戟，后两者中含巨大戟二萜醇型化合物、三萜类化合物、以及少量假白榄酮型化合物、甾体类化合物过量使用可出现剧烈的腹痛、腹泻、脱水、呼吸衰竭、神经麻痹等一系列中毒症状，甚至严重威胁生命安全。

桑 枝

桑枝为桑科植物桑的嫩枝，又名桑条、嫩桑枝等。始载于《本草图经》。春末夏初采收、去叶、略晒、趁新鲜时切成长 30~60cm 的段或斜片，晒干。中医认为其性平，味微苦，归肝经。有祛风湿，通经络，行水气之功效。用于风湿痹痛，中风，水肿脚气，肌体风痒，肩臂关节酸痛麻木。煎汤或熬膏，常用剂量 50~100g。外用煎水熏洗。

【主要成分及药理】

桑枝含堪非醇 $-3-$ 氧 $-\beta-D-$ 吡喃葡萄糖苷、槲皮素 $-3-$ 氧 $-\beta-D-$ 吡喃葡萄糖苷、槲皮素 $-3-$ 氧 $-\alpha-L-$ 鼠李吡喃糖苷 $-\beta-D-$ 吡喃葡萄糖苷、堪非醇 $-3-$ 氧 $-\alpha-L-$ 鼠李吡喃糖苷 $-\beta-D-$ 吡喃葡萄糖苷、桑素、桑色烯、环桑素、环桑色烯等黄酮类成分；游离蔗糖、果糖、水苏糖、葡萄糖、麦芽糖、棉子糖、阿拉伯糖、木糖等多糖类成分；豆甾醇、菜油甾醇、蚊麻甾醇等甾醇类成分；乙酸、丙酸、丁酸、异丁酸、异已酸、草酸等挥发油成分。现代研究揭示其有抗氧化、抗炎、镇痛、降脂、降糖、降压、抗病毒、抗肿瘤、免疫调节的作用。

【临床中西药合用】

1. 用于风湿：本品性平，祛风湿而善达四肢经络，通利关节，痹证新久、寒热均可应用，尤宜于风湿热痹，肩臂、关节酸痛麻木者。但因单用力弱，多随寒热新久之不同，配伍其他药物。偏寒者，配桂枝、威灵仙等；偏热者，配络石藤、忍冬藤等；偏气血虚者，配黄芪、鸡血藤、当归等。若与柳枝、杉枝、槐枝等配伍外洗，可治风毒攻手足疼痛，皮肤不仁，可与抗甾体消炎药联用增强疗效。

2. 用于循环系统疾病：本品尚能利水，一系列的动物实验表明桑枝提取物可有效改善大鼠血糖、血脂水平，降低血压，临床上配合应用可明显减轻高血糖、高血压并发症，利于血糖、血脂及血压水平的控制，改善"三高"患者的远期生存质量。

【中西药合用禁忌】

1. 查阅相关文献，未见桑枝不良反应报道及毒理研究。

2. 桑枝含鞣质类成分 （1）不宜与胃蛋白酶、淀粉酶、胰酶、多酶等酶制剂合用，胃蛋白酶、淀粉酶等酶类西药可以促进消化液的分泌，加强胃肠道活动，增进食欲，桑枝中的鞣质可与酶类药物形成酰胺键或者肽键结合，形成牢固的氢键络合物，使酶降低疗效或失效。（2）不宜与维生素 B_1、维生素 B_6 合用，桑枝中的鞣质与维生素 B_1 和 B_6 能形成螯合物使两者的作用受到影响。（3）不宜与抗生素如四环素、红霉素、利福平、林可霉素等配伍，这些药物会与桑枝中的鞣质产生沉淀，使其失去活性而降低疗效。（4）不宜与抗菌药物、氯丙嗪、异烟肼等药物联合应用，会产生肝脏、肾脏毒性，严重危害患者身体健康。（5）不宜与铁剂合用，桑枝中的鞣质成分遇铁剂会形成不溶性沉淀，沉淀物不能被小肠吸收。（6）桑枝不宜与吐温-80 合用，会影响药剂质量，主要是鞣质可能与吐温-80 相互作用产生沉淀浑浊。

3. 含桑枝的中成药，如风热感冒颗粒、追风壮骨膏、金毛狗脊丸等。（1）风热感冒颗粒含杏仁，其具有氰苷类成分，与具有神经肌肉阻滞作用的氨基糖苷类配伍应用，易引起呼吸中枢的抑制，严重者可出现呼吸衰竭；含有酪胺类化合物的神曲，被肝脏中的单胺氧化酶氧化分解，失去活性，某些头孢菌素能抑制单胺氧化酶使之失去破坏酪胺类化合物的活性，并使其在体内蓄积，反射性的引起交感神经兴奋，使神经末梢大量释放肾上腺素、去甲肾上腺素、多巴胺，引起过敏症状，严重病例可致死亡，故不宜与头孢菌素类合用。（2）追风壮骨膏含川乌，不宜与氨基糖苷类抗生素同用，因为川乌富含生物碱类，虽然可以使得氨基糖苷类抗生素抗菌作用增强但药物分布到组织中的浓度升高；含五味子不宜与大环内酯类抗生素连用，如红霉素在碱性环境中抗菌作用较强，当 PH 值 5.5～8.5 时，抗菌效力逐渐增加，如果同时含大量有机酸的中药如五味子联用，可促使红霉素的单链水解而失去药效，当 PH 值低于 4 时，抗菌效果几乎完全消失。（3）金毛狗脊丸内含牛膝，不宜与安体舒通、氨甲喋啶合用，避免发生高血钾等副作用。

桑叶

桑叶为桑科植物桑叶的干燥叶，又名铁扇子、蚕叶。始载于《神农本草经》，列为中品。中医认为其性微寒，味苦、甘，归肺、肝经。有清凉散降、疏散风热、清肺润燥、清肝明目之功效。用于风热感冒、肺热燥咳、头晕头痛、目赤昏花。煎汤，常用剂量6～10g；或入丸、散。外用适量，煎水洗或捣敷。

【主要成分及药理】

桑叶含芸香苷、槲皮素、异槲皮苷、槲皮素-3-三葡糖苷、微量的β-谷甾醇和菜油甾醇、β-谷甾醇、β-D-葡糖苷、蛇麻脂醇、内消旋肌醇、昆虫变态激素牛膝甾酮和蜕皮甾酮、溶血素、绿原酸等黄酮类。此外含乙酸、丙酸、丁酸、异丁酸、戊酸、异戊酸、己酸、异己酸、水杨酸甲酯、愈创木酚、酚、邻苯甲酚、间苯甲酚、丁香油酚等挥发油成分，含草酸、延胡索酸、酒石酸、柠檬酸、琥珀酸、棕榈酸、棕榈酸乙酯、三十一烷、羟基香豆精、蔗糖、果糖、葡萄糖、天门冬氨基酸和谷氨酸等氨基酸；含维生素 C、谷胱甘肽、叶酸、5 - 甲酰四氢叶酸、维生素 B_2、腺嘌呤、胆碱、胡芦巴碱，以及铜、锌、硼、锰等其它成分。现代研究揭示其有清肺润燥、止咳化痰、凉血降压、清肝明目、消肿、止痢、减肥、除脚气、降血糖等作用。

【临床中西药合用】

1. 用于糖尿病：以霜桑叶代茶饮，每日用量在 10～20g 之间，若是鲜品则用量加倍，能使餐后血糖升高现象得到控制，实现降低血糖值的效果，但血糖超过 7.0mmol/l 时仍需降糖药物治疗。

2. 用于高血压、高血脂：高血压头晕目眩患者，可予本品配合金银花、菊花置于保温瓶中，加入适量的沸水，盖焖 20min，代茶饮，可与西药结合有效控制血压，延缓高血压并发症；高血脂患者可予本品配合粳米、鲜荷叶、砂糖上药煎汁去渣，加粳米煮粥，加砂糖调匀，早晚各一次，改善血脂情况，可与辛伐他汀等降脂药物配合治疗。

3. 用于抗炎、抗感染：治疗泪腺炎可配合金银花、黄连、野菊花等水煎后过滤去渣，倒入盆内首先熏洗而后洗眼患处，每日 2 次，疗程为 3～5 天，如疗效欠佳，可加用抗感染滴眼液。

【中西药合用禁忌】

1. 由于桑叶过量使用，会抑制消化酶，引起出血性肠炎；刺激消化道；出现恶心、呕吐的症状；肠胃不适，出现腹痛、腹泻等。10% 桑叶注射液小鼠（体重量 20g）1 次腹腔注射的安全用量相当于人用量的 250 倍。以相当于人用量的 60 倍连续给小鼠腹腔注射 21 天，对肝、肾、肺等无损害。若给予更大剂量，则使上述脏器发生变性和出血。因此，桑叶不宜与与铁剂、化疗药、解热镇痛消炎药等有胃肠道刺激药物同用。

2. 桑叶含有槲皮素等成分，不宜与含各种金属离子的西药，如氢氧化铝制剂、钙制剂、亚铁制剂、碳酸铋、硫酸镁、维丁胶性钙等合用，能与金属离子形成络合物而影响吸收。

3. 含有桑叶的中成药主要有夏桑菊颗粒，含半夏如药用剂量过大，生品内服或误用，均可导致中毒，表现为对口腔、咽喉、食管及胃肠道黏膜的刺激作用及神经系统毒性，如服食大量生半夏，也可引起智力发育障碍。

射干

射干为鸢尾科射干属植物射干的干燥根茎，又名乌扇、乌蒲、黄远、草姜、凤翼等。始载于《神农本草经》，列为下品。中医认为其性寒，味苦，归肝、肺经。有清热解毒、利咽消痰、散血消肿之功效。用于咽喉肿痛、痰咳气喘等症，为治疗喉痹咽痛之要药。入丸、散或鲜品捣汁，常用剂量是 3~9g。外用适量，或研末吹喉，或捣烂敷，内服煎汤。

【主要成分及药理】

射干根及根茎含鸢尾甙元、鸢尾黄酮、鸢尾黄酮甙、射干异黄酮、甲基尼泊尔鸢尾黄酮、鸢尾黄酮新甙元A、洋鸢尾素、野鸢尾甙、5－去甲洋鸢尾素等异黄酮类成分；此外含射干酮、茶叶花宁即香草乙酮、射干醛、28－去乙酰基射干醛、异德国鸢尾醛、16－O－乙酰基异德国鸢尾醛、棕榈酸甲酯和硬脂酸甲酯、鸢尾苷及其苷元鸢尾黄素、芒果素、1，4－苯醌、白藜芦醇和茶叶花宁、异丹叶大黄素等；种子中含有射干醇A、B，射干醌A、B，1－（2－羟基－3，5－二甲氧基）苯基－10－十五烯，1－（3－羟基－5－甲氧基）苯基－10－十五烯；花、叶中均含杜果甙。现代研究揭示其有抗炎、解热、抗病毒等作用。

【临床中西药合用】

1. 用于咽喉肿痛：本品苦寒泄降，清热解毒，入肺经，有清肺泻火，利咽消肿之功，为治咽喉肿痛常用之品。主治热毒痰火郁结，咽喉肿痛，可单用；或与升麻、甘草等同用。若治外感风热，咽痛音哑，常与荆芥、连翘、牛蒡子同用。射干口服液对治疗病毒引起的咽喉疾患总有效率为91%，治愈率、显效率达72%。射干抗病毒注射液联合病毒唑治疗耳带状疱疹疗程短、见效快，未出现不良反应，无耐药性。

2. 用于呼吸道疾病：本品善清肺火，降气消痰，以平喘止咳。常与桑白皮、马兜铃、桔梗等药同用，治疗肺热咳喘，痰多而黄；若与麻黄、细辛、生姜、半夏等药配伍，则可治疗寒痰咳喘，痰多清稀。射干麻黄汤（射干、麻黄、杏仁等）与西药（抗生素、激素、解痉药等）治疗哮喘46例，治疗组总有效率93.5%，对照组总有效率77.5%，两组疗效有效显著差异（P<0.05）。射干麻黄汤配合西替利嗪治疗小儿支气管炎有明显的协同作用。

【中西药合用禁忌】

1. 由于射干临床观察有小毒，不宜大剂量服用，也不宜长期服用，大剂量或长期服用可出现胃痛、腹痛。临床剂量用 10g 以上有滑肠便稀甚至水泻反应，有慢性肠炎经常便溏的病人不宜使用，即使大便正常的病人，用 15g 以上也会使大便次数增多，用 30g 以上，有胃痛、腹痛反应。在使用射干时，宜多加入和胃理气药，以保护肠胃功能。射干中含次野鸢尾黄素、鸢尾苷、鸢尾甲苷、草夹竹桃苷、鸢尾苷元等毒性成分，射干乙醇提取物灌胃对小鼠的半数致死量为 66.78g/kg；小鼠灌胃射干醇浸液（1：1）的半数致死量为 66.78g/kg；鸢尾甙皮下注射兔的致死量为 8～10g/kg，故不宜与聚乙二醇电解质散剂、甘露醇、硫酸镁等可引起腹痛、腹泻的药物同用。因此，不宜与消炎药、激素类等有刺激胃肠道的西药合用。

2. 射干含黄酮类成分与金属离子药物合用可形成络合物，影响药物吸收，故不宜与铁剂、钙剂等含金属离子药物合用。

3. 含射干的中成药，如射干利咽口服液、清咽润喉丸、清咽利膈丸等。（1）射干利咽口服液含木通，不宜与抗病毒药及抗真菌药连用，以免加重肝肾毒性。（2）清咽润喉丸含山豆根，不宜与硫酸亚铁、磺胺类、氨茶碱、制酸剂、洋地黄、左旋多巴同用，以免加剧对消化道损害，导致恶心呕吐、腹泻等不适；含冰片，不宜与解热镇痛消炎药、镇静催眠药、抗精神失常药、抗癫痫药等同用，以免发生荨麻疹型药疹。

🌿 金钱草

金钱草为报春花科植物，又名过路黄、镜面草等。始载于《纲目拾遗》，中医认为其性凉，味甘、微苦，归肝、胆、肾、膀胱经。有利水通淋、清热解毒、散瘀消肿、清利湿热之功效。用于热淋、沙淋、尿涩作痛、肾炎水肿、湿热黄疸、疮毒痈肿、毒蛇咬伤、跌打损伤等。煎汤，常用剂量 15～60g，鲜品加倍；或捣汁饮。外用适量，鲜品捣敷。

【主要成分及药理】

金钱草主要含槲皮素、槲皮素 - 3 - O - 葡萄糖苷、三奈素等黄酮类；正十六酸、9，12 - 十八烯酸、硬脂酸等挥发油成分，此外金钱草尚含有酚性、苷类、鞣质、胆碱等成分。现代研究揭示其有排石、抗炎、利尿、抑制免疫细胞、松弛血管平滑肌的作用。

【临床中西药合用】

1. 用于泌尿系统结石：金钱草中黄酮类成分和酚羟基可与尿液中的钙离子发生络合反应，减少尿液中钙离子浓度，防止草酸钙类结石不断沉积。金钱草联合多沙唑嗪治疗尿结石 100 例，均顺利完成相关治疗，并且无不良反应，用药安全方便，有较好的临床疗效。

2. 用于化脓性疾病、毒蛇咬伤：本品有解毒消肿之效，可用治恶疮肿毒，毒蛇咬伤等疾病。可用鲜品捣汁内服或捣烂外敷，或配蒲公英、野菊花等同用，可在使用抗生素或抗蛇毒血清的基础上，加速创面愈合，降低感染机率。

3. 用于循环系统疾病：金钱草可能通过刺激胆碱受体或阻断植物生境系统的神经节增加心脑、冠脉血流量，对急性心肌缺血也有显著的保护作用，另一方面可能由于金钱草富含总黄酮类物质，对由于心肌缺血所引起的心肌损伤有保护作用，金钱草及组方可提高心肌缺血患者远期生活质量，减少手术率。

4. 用于尿路及生殖系统感染：金钱草具有清热利尿、祛风止痛、消炎解毒等功效，临床上运用其抗菌、治疗尿路感染具有较好的疗效，金钱草联合莫西沙星治疗尿路感染 124 例，总有效率为 98.4%，高于对照组的 83.9%，较单用莫西沙星临床疗效更优，且减少了莫西沙星的用药时间和耐药性的产生。此外以广金钱草为主要成分的复方金钱草颗粒在体外能显著抑制解脲支原体的生长，且抑制作用与药物浓度呈正相关。

【中西药合用禁忌】

1. 由于长期服用金钱草，可能引起接触性皮炎和过敏反应，甚则会损伤身体的正气，对于治疗肾结石或胆结石的作用会大大下降甚至加重病情但其毒性很低，金钱草黄酮腹腔注射的 LD_{50} 为 $1583mg/kg \pm 251mg/kg$，煎剂给大鼠灌胃，每天 $20g/kg$，连续 6 天，并未死亡，犬一次灌胃 $100g$ 以上，对血压无大影响。排石汤犬和小鼠灌服，在分别大于临床剂量的 5 倍和 200 倍时，对心、肝功能无影响。因此，金钱草不宜与蛋白酶抑制剂如沙奎那韦、安泼那韦等，磺胺类如磺胺嘧啶等，及氨苯蝶啶同用。

2. 金钱草中的钾离子含量高，与保钾利尿药安体舒通、氨苯蝶啶等合用可引起高血钾症，故不宜与安体舒通、氨苯蝶啶等留保利尿药合用。

3. 含金钱草的中成药，如金钱草片、金甲排石胶囊、五淋化石丸、结石通片等。
(1) 金钱草片、结石通片、五淋化石胶囊含石韦，不宜与含有金属离子的西药如胃舒平、碳酸钙、硫酸亚铁等联用，因为黄铜类成分可与金属离子结合形成络合物，影响药物疗效；不可与环孢素 A（CsA）同用，因为含槲皮素的中药与 CsA 合用时，患者可能会因血药浓度下降出现移植排异反应，故当石斛与环孢素 A 合用时应当严密监测患者基本情况；不宜与具有肾毒性的西药如呋喃妥因、利福平、阿司匹林、吲哚美辛等同服，因其原儿茶酸、咖啡酸等成分可增加肾毒性药物在肾脏中的重吸收，加重对肾脏的毒性。（2）金甲排石胶囊含厚朴，不宜与链霉素合用，因后者含有的箭毒碱，与厚朴中的木兰毒碱有协同作用，会加重其呼吸抑制的毒副反应；含枳壳，其具有抗休克作用的有效成分 N - 甲基酪胺、对羟福林，主要作用于 α - 受体，而酚妥拉明为 α - 受体阻滞剂，故不宜与此类药物合用。

菊 花

菊花为菊科植物菊的干燥头状花序。9~11 月花盛开时分批采收，阴干或焙干，或熏、蒸后晒干。药材按产地和加工方法不同，分为"亳菊"、"滁菊"、"贡菊"、"杭菊"。始载于《神农本草经》，列为上品。中医认为其性微寒，味甘、苦。归肺、肝经。有散风清热，平肝明目之功效。用于风热感冒，头痛眩晕，目赤肿痛，眼目昏花。煎服，常用剂量是每次 5~9g。

【主要成分及药理】

菊花含香叶木素、芹菜素、木犀草素、槲皮素、香叶木素 7OβD 糖葡萄苷等黄酮类化合物，棕榈酸 16β、22α 二羟基假蒲公英甾醇酯、棕榈酸 16β、28 二羟基羽扇醇酯、棕榈酸 16β 羟基假蒲公英甾醇酯、假蒲公英甾醇等三萜及甾醇类化合物，单萜、倍半萜类等挥发油化合物，还含有正戊基甲糖苷、咖啡酸丁酯和乙酯、氯原酸、4O 咖啡酰基奎宁酸等成分。现在研究揭示其有心肌细胞正性肌力作用、抗病毒、抗衰老、抗炎、抗肿瘤等作用。

【临床中西药合用】

1. 用于治疗冠心病：硝酸酯类改善心肌缺血，如硝酸甘油，消心痛，欣康等，他汀类降血脂药稳定斑块，抗血小板制剂。可加白菊花 10g，加温水浸泡过夜，次日煎 2 次，每次半小时；待沉淀后除去沉渣，再浓缩至 500ml。每日 2 次，每次 25ml。2 个月为一疗程。

2. 用于治疗高血压病：在口服降压药控制血压的基础上，可每日加用菊花、银花各 0.8~1 两（头晕明显加桑叶 4 钱，动脉硬化、血清胆固醇高者加山楂 4~8 钱），混匀，分 4 次用沸滚开水冲泡 10~15 分钟后当茶饮。一般冲泡 2 次后，药渣即可弃掉另换。不可煎熬，否则会破坏有效成分。

【中西药合用禁忌】

1. 查阅相关文献，未见菊花使用过量不良反应及毒理试验研究文献报道。

2. 菊花提取物中含有香豆素类化合物，具有拮抗维生素 K，故食物中维生素 K 缺乏或应用广谱抗生素抑制肠道细菌，使体内维生素 K 含量降低，可使本类药物作用加强。

3. 含菊花的中成药，如感冒灵颗粒、夏桑菊颗粒、牛黄上清片、眩晕宁片等。牛黄上清片与眩晕宁片都含有甘草，不宜与多元环碱性较强的生物碱如奎宁、麻黄碱、利舍平等配伍，因其可产生沉淀使机体吸收减少而降低疗效。

 细辛

细辛为马兜铃科植物辽细辛或华细辛的带根全草，又名小辛、细草、少辛、独叶草、金盆草、山人参。始载于《神农本草经》，列为上品。中医认为其性温，味辛，归心、肺、肾经。有祛风散寒，通窍止痛，温肺化饮之功效。用于风寒感冒，头痛，牙痛，鼻塞鼻渊，风湿痹痛，痰饮喘咳。煎汤，常用剂量是 1.5~9g；研末，1~3g。外用适量，研末吹鼻、塞耳、敷脐；或煎水含漱。

【主要成分及药理】

本品含山奈酚-3-葡萄糖苷（Ⅰ）、山奈酚-3-芸香糖苷（Ⅱ）、山奈酚-3-龙胆二糖苷（Ⅲ）等黄酮类化合物，甲基丁香酚、香脂素和黄樟醚等挥发油成分，马兜铃酸，细辛脂素和芝麻脂素等挥发性成分，Fe、Zn、Cu、Mg、Ca 等微量元素。现代研究揭示其有局部麻醉、解热镇痛、抑菌、抑制中枢、抗炎、提高机体新陈代谢功能、抗组胺及抗变态反应、抑制呼吸、抗惊厥、平喘、杀虫、对心血管双向调节等作用。

【临床中西药合用】

1. 治疗呼吸系统疾病：对于肺炎、哮喘等疾病，用细辛脑注射液静脉推注一次 16~24mg 稀释于 20% 的葡萄糖注射液 40ml 中，缓解静脉推注，一日 2~3 次，小儿剂量酌减。静脉滴注：一次 16~24mg，6 岁以上儿童：用 5% 或 10% 葡萄糖注射液稀释成 0.01%~0.02% 的溶液，一日 2 次，疗效肯定。

2. 用于局部麻醉：可用干燥细辛经乙醚提取的挥发油制成 3% 麻醉液，作为局部浸润麻醉与神经阻滞麻醉的注射剂，行耳鼻咽喉科、口腔科及眼科手术。于细辛麻醉液中加入适量 1% 肾上腺素溶液，可适当延长麻醉时间，减轻术后组织肿胀反应。

3. 治疗慢性支气管炎：对痰多胸闷者，以细辛、炙麻黄，配桂枝、半夏、五味子、百部、紫菀、款冬花、瓜蒌、薤白、生姜。其中细辛、炙麻黄逐渐递增，效佳。配合使用抗生素。

4. 治疗变异性心绞痛：在护心、缓解心绞痛基础上用生麻黄 10g，制附子 3~5g，细辛 3~5g，麦冬 15g，日 1 剂，分 2 次，煎服。

5. 治疗病态窦房结综合征：积极治疗原发病，以细辛 3g、附片 10g、炙甘草、桂枝、麻黄各 9g，党参 12g，黄芪 18g，日 1 剂，分 2 次，煎服。

6. 治疗老年下肢动脉硬化症：在改善微循环基础上用细辛（后下）3g、当归 12g、赤芍药 15g、通草 12g、白丝瓜络 12g、浮萍 15g、怀牛膝 12g、茄根 15g、忍冬藤 30g、骨碎补 12g、连翘 15g、草薢 12g、红花 15g、桂枝 10g，水煎服（药液饮量宜重），日 1剂，分 2 次，煎服。

7. 治疗类风湿性关节炎：在抗炎基础上用细辛 3g，配制附子 10～30g、豨莶草 30～100g，并随症加减他药。日煎 2 次，每次 40min，共煎取 200ml，每次服 50ml，3h 服1 次，日 4 次。

8. 治疗坐骨神经痛：应用 B 族维生素，用细辛 3g，制川、草乌各 12g，麻黄 12g、牛膝 20g、木瓜 20g、乳香 10g、乌药 10g，水煎 1h 余，且细辛用量不小 12g。

9. 治疗头痛：在用止痛药物基础上用细辛、白芷 30g，川芎 90g，煎后兑入黄酒250ml，分 4 次服。

10. 治疗三叉神经痛：用北细辛 3g、荆芥穗 90g、露蜂房 36g，加水 600ml，浸泡20min，煮开后文火煎 15min，取汁 350ml 左右，再加水 400ml 煎煮 15min，取全液与第1 煎混合，1 日数次含漱咽下。配合使用卡马西平、苯妥英钠等药物。

11. 治疗脉管炎：用当归细辛汤：当归 20g、桂枝 10g、白芍药 10g、细辛 3g、桃仁12g、牡丹皮 12g、丹参 30g、羌活 10g、茯苓 15g、牛膝 15g、川芎 10g、通草 8g、红枣8 枚。日 1 剂，1 个月为 1 个疗程。可配合使用右旋糖酐 -40、血管扩张剂等。

12. 治疗椎间盘突出症：荆芥、豨莶草、丝瓜络、炙麻黄、山甲片（先煎）各10g，熟地黄 30g，细辛 3g，白芍药、怀牛膝、人参各 15g，蜈蚣（研吞）3 条。加清水至 500ml，浸泡 1h，煎后取浓缩液 200ml，日 1 剂，早晚各 1 次，7d 为 1 疗程，共 3 个疗程。可同时服用硫酸氨基葡萄糖。

13. 治疗肩周炎：细辛 5g，冰片 2g，生姜 7g，白酒数滴。将 3 药混合冲细加白酒数滴拌匀，然后将药摊在"麝香虎骨膏"上贴在患部，24h 后揭掉，隔 3h 后再贴。可口服消炎镇药、痛点局部封闭治疗。

14. 治疗鼓膜炎：用复方细辛液：细辛、荜茇、白芷、花椒、高良姜、冰片各 3g研末于 60% 酒精 300ml 中浸 2d 取滤液滴耳，3 次/d、2 滴/次。酌情使用抗病毒剂、止痛剂。

15. 治疗过敏性鼻炎：细辛（后入）3g、竹叶 30g、葛根 21g、防风 6g、桂枝 10g、党参 12g、甘草 6g、独活 12g、附子 21g、鲜姜 10 片、大枣 15 枚。日 1 剂，分 2 次。可联合使用抗组胺药物。

16. 治疗牙痛：用白芍药 30g、细辛 3g、甘草 10g。日 1 剂，水煎服。可配合甲硝唑外用。

17. 治疗复发性口疮：将细辛研为细末，每次取 2g。用米醋调为糊状，敷于脐部，外贴纱布或膏药，日换药 1 次，3d 为 1 个疗程。或用细辛 10g，加水 1000ml，煎煮 5～10min，取液 60ml，分 3 次口含、漱口，每次 10～15min，漱后吐出，不可吞咽入胃。

19. 治疗痛经：桂枝、白芍药、高良姜各 15g，细辛（先煎）3g，艾叶、吴茱萸各

10g，大枣 4 枚，炙甘草 10g。于经前 2 ~ 3d 开始服药，1 剂/d。至本次经净为 1 个周期。疼痛剧烈者可同时服用止痛药物。

20. 治疗阳痿：用细辛代茶饮，每杯 5g，连泡 3 杯。可配合使用前列腺素 E 等血管扩张剂。

【中西药合用禁忌】

1. 细辛挥发油对中枢神经有抑制作用，呼吸先于心跳而停止，对心肌、平滑肌有直接抑制作用。对小鼠灌胃与静脉注射，其半数致死量分别为 123.75mg 及 7.78mg/10g。小鼠腹腔注射细辛油的半数致死量为 1.2 ± 0.04ml/kg 因此，细辛不宜与水合氯醛、乌拉坦、吗啡、苯巴比妥等中枢抑制剂合用，同用易引起中毒反应。

2. 细辛挥发油所含黄樟醚毒性较大，用细辛挥发油长期喂食动物，可致肝肾脂肪变，肾功能损害，甚至诱发肝癌。因此不宜与抗生素、解热镇痛药、镇静催眠药、抗结核药、激素类药、抗肿瘤药物等肝肾毒性药物合用。细辛具有兴奋 β - 肾上腺素能受体的效应，使心率加快，心肌收缩力增强，不宜与心得安同用，心得安能阻断细辛的作用。

3. 含有细辛成分的中成药，如细辛脑注射液、小青龙合剂（颗粒）、九味羌活丸（颗粒、口服液）、儿童清肺丸、烧伤喷雾剂、川芎茶调颗粒、通天口服液、追风透骨丸、正天丸、复方南星止痛膏、抗栓再造丸、平肝疏络丸、九味肝泰胶囊、跳骨片、鼻炎灵片、鼻渊通窍颗粒、辛芩颗粒、万通筋骨片等。（1）小青龙合剂、鼻渊通窍颗粒有麻黄，麻黄含生物碱成分，不宜与酶制剂合用，会产生沉淀，降低酶的活性，使疗效降低或失去治疗作用；不宜与士的宁、阿托品、麻黄素等配伍，可加重毒副反应，引起中毒；不宜与降压灵、复方降压片、利血平等降压药合用，因麻黄碱是交感神经兴奋剂，有升高血压作用，对抗中枢抑制作用；不宜与镇静催眠药合用，可降低其疗效；不宜与洋地黄、地高辛等合用，会导致心率加快，增强强心药对心脏的毒性。（2）烧伤喷雾剂含有大黄，含鞣类，不宜与维生素 C、烟酸谷氨酸、胃酶合剂合用，会分解，使药效降低；不宜与可待因、吗啡、杜冷丁、苯巴比妥合用，会加重麻醉，抑制呼吸；不宜与强心鞣合用，会使药效累加，增加毒性；不宜与降糖药合用，会使血糖升高。

第七章

含萜类化合物的常用中药

穿心莲

穿心莲为爵床科植物穿心莲（圆锥须药草）的干燥地上部分，又名苦胆草、四方草等。始载于春莲秋柳《岭南采药录》。中医认为其性寒，味苦，无毒，归心、肺、大肠、膀胱经。有清热解毒，凉血，消肿之功效，用于感冒发热，咽喉肿痛，口舌生疮，顿咳劳嗽，泄泻痢疾，热淋涩痛，痈肿疮疡，毒蛇咬伤。煎汤，常用剂量 15～25g；或研末。外用：煎汁涂或研末调敷。

【主要成分及药理】

穿心莲全草主要含穿心莲内酯、14-去氧代-11-穿心莲内酯、14-去氧-11、12-去氢穿心莲内酯、14-去氢穿心莲内酯、穿心莲内酯、14-脱氧穿心莲内酯、新穿心莲内酯、穿心莲潘林内酯、穿心莲新甙甙元等二萜类成分；此外含木蝴蝶素A、汉黄芩素、穿心莲黄酮、5，2-二羟基-7、8-二甲氧基黄酮、3-O-甲基魏穿心莲黄素、芹菜素-4，7-二甲醚、5-羟基-7，8-二甲氧基黄烷酮、5-羟基-7，8-二甲氧基黄酮等黄酮类成分。现代研究揭示其有解热、抗炎、提高免疫能力、影响垂体-肾上腺皮质激素系统功能、抗蛇毒及毒蕈碱样作用、中止妊娠、保肝利胆、抗肿瘤等作用。

【临床中西药合用】

1. 用于各种炎症：穿心莲的有效成分对多种细菌有抗菌作用，特别对幽门螺杆菌作用较强。阿莫西林、甲硝唑联合穿心莲片治疗儿童幽门螺旋杆菌相关性胃炎45例，有效率达91.7%。穿心莲与咪康唑结合使用，治疗真菌性角膜炎能有效提高治愈率，而且大大减少了并发症的发生。穿心莲联合利巴韦林对急性上呼吸道感染有较好的疗效。

2. 用于终止妊娠：在使用米非司酮配伍米索前列醇终止早孕的过程中，穿心莲片辅助治疗米非司酮可终止早孕，缩短出血时间，减少出血量，穿心莲不仅具有抗雌激素的作用，同时还具有抗炎作用。

3. 用于心血管系统疾病：穿心莲具有较强的抗血栓、促进纤溶作用，并且有一定的舒张血管作用，穿心莲与阿司匹林联合应用可抑制溶栓后血小板的活化，优于阿司匹林单独应用。

4. 用于呼吸系统疾病：穿心莲内酯具有清热解毒，燥湿之功效，应用穿琥宁注射液配合抗生素治疗呼吸道感染，每日 10～12mg/kg，加入 10% 葡萄糖溶液中静滴，2～4d 体温恢复正常，5～6d 咽痛、咳嗽症状及肺部啰音有所改善。

5. 用于消化系统疾病：穿心莲煎水代茶饮，每日 1 剂，可治细菌性痢疾、胃肠炎，或以 20% 穿心莲注射液进行穴位注射，可治疗消化不良，必要时辅以补液治疗。

6. 用于抗病毒：穿心莲内酯在体外有抗 HIV 特性，穿心莲内酯及其衍生物均可不同程度地通过抑制蛋白原转化酶 1 和 7 及 Furin 蛋白酶的活性而起到抗 HIV 作用，穿心莲内酯可协同齐多夫定，通过抑制反转录酶的活性而抑制外周血单核细胞 HIV‑1 的复制而起到抗 HIV 的作用。

【中西药合用禁忌】

1. 由于穿心莲毒性很小，但大剂量使用，可致胃肠不适，食欲减退。小鼠口服粗结晶 10g/kg，活动减少，常闭眼不动似睡眠状，解剖后肉眼观察心、肾、肝、脾等外观正常；每天口服 0.5g/kg，连服 10 天，对小鼠的生长、食欲、大便、精神状态及红白细胞计数、血红蛋白及白细胞分类计数等均未见异常。按 0.15ml/10g 小鼠腹腔注射穿心莲内脂，其 LD_{50} 位 718.21mg/kg。因此，不宜与铁剂、化疗药、解热镇痛消炎药等有胃肠道刺激的药物同用。

2. 穿心莲含有机酸，（1）不宜与大环内酯类如庆大霉素、红霉素等同用，因穿心莲不是直接抑菌药，但能提高机体白细胞吞噬细菌的能力，从而发挥消炎解毒作用，而大环内脂类抗生素对其有抑制作用。（2）不宜与青霉素 G 同用，会增加过敏反应的危险性，与鱼腥草注射液配伍应禁用。（3）不宜与活菌制剂如乳酶生、整肠生、培菲康、金双歧等联用，会杀灭活菌制剂中的活菌，降低活菌制剂的疗效。（4）穿心莲制剂不宜与氨基糖苷类联用，可能加重肾损害而林可霉素、喹诺酮类、氨苄青霉素、磷霉素等并不具有直接肾毒性作用，与穿心莲制剂合用容易导致过敏。

3. 含有穿心莲成分的中成药，如清火栀麦片，含栀子，不宜与活菌制剂合用，会杀灭活菌制剂中的活菌，使其失去疗效；不宜与四环素同用，因其可抑制胃酸分泌，影响四环素的吸收，降低四环素的血液有效浓度。

青蒿

青蒿为菊科植物青蒿的干燥地上部分，又名草蒿、茵陈蒿等。始载于《神农本草经》，列为下品。中医认为其性寒，味苦、辛，归肝、胆、三焦、肾经。有清热解暑、除蒸、截疟之功效。用于暑邪发热、阴虚发热、夜热早凉、骨蒸劳热、疟疾寒热、湿热黄疸。煎汤，常用剂量 6～15g，治疟疾可用 20～40g，不宜久煎；鲜品用量加倍，水浸绞汁饮；或入丸、散。外用适量，研末调敷；或鲜品捣敷；或煎水洗。

【主要成分及药理】

青蒿主要含青蒿素、青蒿素Ⅰ、青蒿素Ⅱ、青蒿素Ⅲ即氢化青蒿素、脱氧青蒿素、青蒿素Ⅳ、青蒿素Ⅴ、青蒿素Ⅵ、青蒿素B的异构体青蒿素C、青蒿互G、无羁萜及3β－无羁萜醇等萜类成分；槲皮万寿菊素－6，7，3，4－四甲醚、猫眼草酚、蒿黄素、5－羟基－3，6，7，4－四甲氧基黄酮、紫花牡荆素等黄酮类成分；东莨菪素、香豆粗、6，8－二甲氧基－7－羟基香豆粗、5，6－二甲氧基－7－羟基香豆精及蒿属香豆精等香豆精类成分；左旋－樟脑、β－丁香烯、异蒿属酮、β－蒎烯、乙酸乙脑酯、1，8－桉叶素、香苇醇、小茴香酮等挥发油类成分；棕榈酸、豆甾醇、β－谷甾醇、石南藤酰胺乙酸酯、5－十九烷基间苯二酚－3－O－甲醚酯、二十九醇、2－甲基三十烷－8－酮－23－醇、三十烷酸三十一醇酯、100000 的 β－糖甙酶Ⅰ、Ⅱ等其它成分。现代研究揭示其有抗血吸虫、增强免疫、抗病原微生物、减慢心率、抑制心肌收缩力、降低冠脉流量的作用。

【临床中西药合用】

1. 用于发热：本品苦寒，入肝走血，具有清退虚热、凉血除蒸的作用。用治阴虚发热、骨蒸劳热、潮热盗汗、五心烦热。舌红少苔者，常与银柴胡、胡黄连、知母、鳖甲等同用。青蒿鳖甲汤（青蒿、鳖甲、知母、生地等）合萘普生治疗恶性肿瘤发热46 例，有效率91.3％。

2. 用于疟疾：本品辛寒芳香，主入肝胆，截疟之功甚强，尤善除疟疾寒热，为治疗疟疾之良药。本品芳香透散，又长于清解肝胆之热邪，可与黄芩、滑石、半夏等药同用，治疗湿热郁遏少阳三焦，气机不利，寒热如疟，胸痞作呕之证。青蒿素类药物与甲氟喹联用治疗恶性疟病例51 例，全部治愈，28d 复燃率为3.9％，比单用双氢青蒿素复燃率明显低，联用效果良好，同时也可延缓和阻止疟原虫抗药性的产生。青蒿素类药物与咯萘啶合用治疗恶性疟病例29 例，全部治愈，28d 无复燃出现，效果良好，有利于减少和阻止疟疾的传播。

【中西药合用禁忌】

1. 由于青蒿素大剂量单次肌注可引起各种急慢性毒性症状，如颤动、发抖、运动失调、呼吸缓慢，多脏器损害，胚胎毒，致突变，甚至呼吸、心跳骤停等。小鼠灌胃青蒿素 LD_{50} 为 4223mg/kg，治疗指数 47.1，安全系数为 13.7。采用猫、犬、家兔、豚鼠、大鼠、小鼠等动物，青蒿素给药途径有灌胃、肌肉注射、腹腔注射等，剂量为 100～1600mg/kg，连续给药 3～7 天，结果当剂量相当于临床用量 70 倍时，未见犬、猫、兔、豚鼠、大鼠等动物心血管系统、肝肾功能有异常变化，仅小鼠灌胃青蒿素 800mg/kg·d 组给药后 4 天出现谷丙转氨酶一过性升高。因此，青蒿不宜与苯巴比妥类、苯二氮类等中枢神经系统抑制剂及合用。

2. 青蒿含有钾，青蒿及其制剂与洋地黄合用，会与洋地黄竞争心肌细胞膜受体，导致洋地黄类药效下降。

3. 含有青蒿的中成药，主要是青蒿鳖甲片其中含有鳖甲，鳖甲中富含钙离子不宜与氨基糖苷类如庆大霉素合用，氨基糖苷类抗生素与血浆蛋白的结合很少，但能与钙离子结合，起到促进神经肌肉接头的阻滞作用，进而使庆大霉素的毒性作用增强。不宜与大环内脂类合用，因为金属离子能与上述药物分子内的酰胺基和酚羟基结合，生成难溶性的化合物或络合物而影响吸收，降低药效，大环内酯类药物分子的大环结构与金属离子螯合物形成复合物；不宜与强心苷类同用，因为钙离子与强心苷对心脏有类似作用，能加强心肌收缩力，抑制 NA – K – ATD 酶，能增加强心苷的作用于毒性，尤其对于低血钙患者更易诱发中毒，应予注意。

龙胆

龙胆为龙胆科植物龙胆或三花龙胆的根及根茎，又名地胆头，磨地胆等。始载于《神农本草经》，列为下品。中医认为其性寒，味苦，归肝、胆经。有泻肝胆实火，除下焦湿热之功效。用于湿热黄疸、阴肿阴痒、带下、湿疹瘙痒、耳聋、胁痛、口苦、惊风抽搐。煎汤，常用剂量 5～15g；或入丸、散。外用：适量，煎水洗，研末捣敷。

【主要成分及药理】

龙胆主要含龙胆苦甙，当药苦甙，当药甙，苦龙胆酯甙等环烯醚萜甙类苦味成分；龙胆碱、龙胆黄碱等生物碱成分。现代研究揭示其有保肝、利胆、利尿、健胃、抗炎、升血糖、抗菌、镇静、镇痛、降压等作用。

【临床中西药合用】

1. 用于生殖系统感染：本品苦寒，清热燥湿之中，尤善清下焦湿热，常用治下焦湿热所致诸证，可配苦参用，或配栀子、大黄、白茅根等药煎汤外洗用，改善患者症状，减少西药外洗及阴道上药。

2. 用于肝病：本品苦寒沉降，善泻肝火胆实火，多配柴胡、黄芩、栀子等药同用以养肝护肝，动物实验表明龙胆对肝细胞膜具有保护作用、可抑制在肝脏发生的免疫反应及促进吞噬细胞的吞噬功能，对于病毒性肝炎患者在抗病毒的基础上使用，可延缓肝损伤，改善患者预后。

3. 用于中枢神经系统疾病：本品少量应用对神经系统有兴奋作用，但较大剂量时可出现麻醉作用，对于高热、癫痫等原因所致抽搐可较大剂量使用本品以清泻肝胆实火之功，常配牛黄、青黛、黄连等药用，用于惊风抽搐急症，但急性大发作时，需配合使用西医对症治疗。

【中西药合用禁忌】

1. 由于龙胆草长期和大剂量服用，会妨碍消化，出现头痛、面红、头晕、心率减慢。龙胆碱小鼠灌胃的 LD_{50} 位 460mg/kg，皮下注射大于 500mg/kg，静脉注射为 250～300mg/kg。因此，龙胆不宜与阿司匹林、皮质类固醇等影响消化功能的药物及氯化钠、先锋必、碳酸氢钠等升高血压的药物合用。

2. 龙胆中含有槲皮素成分，不宜与含各种金属离子的西药（如氢氧化铝制剂、钙制剂、亚铁制剂等）合用，会形成络合物，影响吸收；含有苷类成分，不宜与维生素C、烟酸谷氨酸、胃酶合剂配伍，会分解药品，使药效降低；不宜与可待因、吗啡、杜冷丁、苯巴比妥配伍，会加重麻醉，抑制呼吸；不宜与降糖药配伍，会升高血糖，会降低降糖药的作用。

3. 含龙胆的中成药，如龙胆泻肝丸，其中含栀子，不宜与四环素类同用，栀子可抑制胃酸的分泌，影响四环素的吸收，降低其血药浓度；含木通，不宜与抗真菌及抗病毒如阿昔洛韦等同用，避免增加肝肾毒性；含柴胡，不宜与硫酸亚铁、次碳酸铋等同用，以免产生沉淀；含黄芩，不宜与酸性较强的药物如维生素C、枸橼酸等铋钾同用，因黄芩所含苷类在酸性条件下极易水解成苷元和糖而降低疗效，并且相互作用下可使毒性增加 1～3 倍，引起许多毒副反应，如恶心、呕吐、头晕、头痛、心动过速、心律失常等反应。

地黄

地黄为玄参科植物地黄的新鲜或干燥块根，又名生地，坏庆地黄等。始载于《神农本草经》，列为上品。中医认为其性凉，味甘苦，归心、肝、肾经。有滋阴补肾、养血补血、凉血之功效。用于强心利尿、解热消炎、促进血液凝固和降低血糖。鲜地黄：

常用剂量 12～30g。生地黄、熟地黄：9～15g。

【主要成分及药理】

地黄的主要含益母草甙，桃叶珊瑚甙，梓醇，地共同甙 A、B、C、D，美利妥双甙，都桷子甙，都桷子甙，8－表马钱子甙酸，艋骨草酸，6－O－E－阿魏酰基筋骨草醇，6－O－Z－阿魏酰基筋骨草醇，焦地黄甙 A、B 等环烯醚萜甙类成分；还含 D－葡萄糖，D－半乳糖，D－果糖，蔗糖，棉子糖，水苏糖，甘露三糖，毛蕊花糖等糖类成分。还含赖氨酸，组氨酸，精氨酸，天冬氨酸，谷氨酸，苏氨酸，缘氨酸，甘氨酸，丙氨酸，缬氨酸，腺甙，5－羟甲基糠醛等。现代研究揭示其有降血糖、止血、抗弥散性血管内凝血、抗炎、增强免疫、抗肝损害等药理作用。

【临床中西药合用】

1. 用于血液系统疾病：近现代研究表明地黄中单体活性成分地黄苷 D 可明显增加血虚模型小鼠白细胞、血小板、网织红细胞数和骨髓 DNA 含量，生地黄苦寒入营血分，其性甘寒质润，为清热、凉血、止血之要药，熟地甘温质润，补阴益精以生血，为养血补虚之要药。临床生地配合使用维生素 K_1、氨甲磺酸等止血药，可有效缩短止血周期，熟地常与当归、白芍、川芎同用，组成四物汤，以使血红蛋白浓度上升，或作为西医补血治疗如口服琥珀酸亚铁辅助治疗。

2. 用于心脑血管疾病：地黄配方口服可有效对抗脑缺血，降低急性高血压，稳定寒冷情况下的血压，并可改善空腹血糖、胰岛素水平、总胆固醇、三酰甘油等，疗效不佳时配合使用硝酸甘油、阿托伐他汀、辛伐他汀等心脑血管药物。

3. 用于器官衰老：以地黄尤其是熟地黄为主组成的配方，以六味地黄丸为代表，可延缓胸腺、脾脏及生殖器官的衰老萎缩，改善机体免疫力，可配合免疫增强剂如胸腺素、左旋咪唑等使用。

【中西药合用禁忌】

1. 生地性寒凉，容易导致脾虚泄泻，胃寒少食，而熟地则易腻胃，导致湿阻中焦，运化失常。研究表明地黄，尤其是熟地黄中含有 5－羟甲基糠醛，随着蒸制时间延长，此物质含量逐渐增加，对人体产生一定的毒副作用，使人体横纹肌及内脏损害，具有神经毒性，能与人体蛋白质结合产生积累中毒，常常被作为葡萄糖输液中的有害物质加以含量控制，因此，本品不宜与紫衫醇等化疗和靶向治疗药物及葡萄糖合用。

2. 地黄含苷类成分，不宜与活菌制剂合用，会杀灭活菌制剂中的活菌，使其失去疗效。

3. 含地黄的中成药，如六味地黄丸、知柏地黄丸、乌鸡白凤丸、大黄蛰虫丸、百合固金丸等。(1) 六味地黄丸含茯苓，与口服林可霉素合用，影响药物透过生物膜的吸收，透过生物膜减少90%。六味地黄丸含酒萸肉，为酸性中药，①不宜与氢氧化铝、氨茶碱等碱性西药合用会起中和反应，使药效降低甚至失去药效；②不宜与红霉素同用，因前者含较多的有机酸，联用后使红霉素药效降低；③不宜与抗生素如四环素、红毒素、利福平、林可霉素等配伍，会产生沉淀，使其失去活性而降低疗效；④不宜与环孢素同时服用，会引起环孢素血药浓度升高，超过理想范围。(2) 知柏地黄丸含山茱萸，不宜与大环内酯类抗生素连用，如红霉素在碱性环境中抗菌作用较强，当PH值5.5～8.5时，抗菌效力逐渐增加，含山药，不宜与酶类制剂如多酶片、胃蛋白酶配伍，因两者可产生沉淀，使药效降低；含泽泻，不宜和螺内酯、氨苯蝶啶合用，因其含钾可致高血钾。(3) 乌鸡白凤丸中含牡蛎，不宜与四环素类、喹诺酮类同用，因其所含钙质与四环素类、喹诺酮类分子中的迁胺键、酚羟基形成螯合物，而使吸收降低，抗菌作用减弱。同时钙离子能增强强心苷对心脏的毒性，故对心脏病患者使用强心苷类药物如地高辛、西地兰等时应禁用本药。

 玄参

玄参为玄参科植物玄参及北玄参的根。又名元参、乌元参等。始载于《神农本草经》，列为中品。中医认为其性微寒，味甘、苦、咸，归肺、胃、肾经。有清热凉血、滋阴降火，解毒散结之功效，用于温热病热入营血，身热，烦渴，舌绛，发斑，骨蒸劳嗽，虚烦不寐，津伤便秘，目涩昏花，咽喉肿痛，瘰疬痰核，痈疽疮毒。煎汤，常用剂量15～25g；或入丸、散。外用：适量，捣敷或研末调敷。

【主要成分及药理】

玄参主要含哈帕甙，玄参甙，桃叶珊瑚甙，6 - O - 甲基梓醇 [2]，2 - (3 - 羟基 - 4 - 甲氧基苯基) 乙基 1 - O - [α - L - 阿拉伯糖基 (1→6)] - [阿魏酰基 (1→4)] - α - L - 鼠李糖基 (1→3) - β - D - 葡萄糖甙 (1→6)] - [阿魏酰基 (1→4)] - α - L - 鼠李糖基 (1→3) - β - D - 葡萄糖甙环烯等醚萜类化合物；此外含生物碱、糖类、甾醇、氨基酸、肉桂酸、脂肪酸、微量挥发油、胡萝卜素等化学成分。现代研究揭示其有降压、降血糖、镇静、抗惊厥、解热、抗菌等药理作用。

【临床中西药合用】

1. 用于抗炎、抗感染：可用玄参泡茶或组方治疗脉管炎、慢性咽炎、急性咽炎、复发性口疮，特别是对慢性单纯性咽炎疗效更佳，疗效欠佳时，可配合抗生素使用。

2. 用于心血管系统疾病：本品可对心血管系统起积极作用，煎汤口服可降低血压、扩张冠状动脉、抗血小板聚集，并且可以改善微循环及毛细血管通透性，抑制心肌肥厚，缓解缺血脑中风症状，心血管系统疾病在急性期西医治疗后，玄参组方可用于后期调理及预防再次发作。

3. 用于抗感染治疗：玄参所含皂苷具有溶血与局部刺激作用，对各类细菌如金黄色葡萄球菌、乙型链球菌等抗菌作用明显，其中玄参叶的抗菌活性比玄参根强，此外还具有治疗内毒素血症的作用，临床治疗效果较单用抗生素佳。

【中西药合用禁忌】

1. 玄参食用过量，可导致安静，消瘦，反应迟钝，腹泻等不良反应。因此，不宜与镇静剂及刺激胃黏膜的西药合用。查阅相关文献，未查及到玄参毒理试验研究报道。

2. 玄参含有生物碱成分，不宜与生物碱类西药土地宁、阿托品、麻黄素等合用，会出现同类毒副作用相加的情况，使毒副作用增强；不宜与羧酸类溴化物、酶制剂（胃蛋白酶、乳酶生、多酶片、淀粉酶等）、重金属盐类（碳酸钙、氯化钙、硫酸亚铁等）、碘化物等西药联用，会产生沉淀，使中药的药效降低；不宜与碳酸氢钠、青霉素钠、磺胺密啶等碱性注射液配伍，生物碱游离产生沉定，因为玄参含有生物碱成分，制成的注射液在酸性条件下稳定；不宜与具有同类药理作用的西药同服，以免毒副作用增强。

3. 含玄参的中成药，如太和妙灵丸（太和妙灵丹）、天麻片、卫生宝丸（卫生宝丹）、玄麦甘桔冲剂等。（1）太和妙灵丸（太和妙灵丹）、卫生宝丸（卫生宝丹）中有柴胡，因此不宜与维生素C、胃蛋白酶合剂等酸性较强的西药联用，因皂苷在酸性环境及酶的作用下，极易水解失效；也不宜与含有金属的盐类药物如硫酸亚铁，枸橼酸铋钾等合用，可形成沉淀。（2）天麻片中有当归，因此不宜与华法林等抗凝药同用可导致出血倾向的增加；和阿司匹林联用可导致眼前房出血；与抗结核药异烟肼联用，同服后会产生螯合反应，妨碍机体吸收，降低疗效。（3）玄麦甘桔冲剂，此药中含桔梗，不宜与硫酸亚铁、次碳酸铋等合用，以免产生沉淀。

栀子

栀子为茜草科植物栀子的果实，又名山栀子、黄果子。始载于《神农本草经》，列为中品。中医认为其性寒，味苦，归心、肺、三焦经。有清热，泻火，凉血之功效。用于热病虚烦不眠、黄疸、淋病、消渴、目赤、咽痛、吐血、衄血、血痢、尿血、热毒疮疡、扭伤肿痛。煎汤，常用剂量10～20g；或入丸、散。外用研末调敷。

【主要成分及药理】

栀子的果实主要含栀子苷，都桷子苷，都桷子素龙胆双糖苷，山栀苷，栀子酮苷，鸡屎藤次甙甲酯，去乙酰车叶草甙酸甲酯等环烯醚萜类成分；绿原酸，3，4 - 二 - O - 咖啡酰其奎宁酸，3 - O - 咖啡酰基 - 4 - O - 芥子酰基奎宁酸，藏红花酸，藏红花素，熊果酸，藏红花素葡萄糖甙等酸类成分；芸香甙以及 D - 甘露醇，β - 谷甾醇，胆碱，二十九烷，叶黄素等黄酮类成分；栀子的果皮及种子中也含栀子甙、都桷子甙、都桷子甙酸、都桷子素龙胆双糖甙；栀子的花含栀子花酸 A、B 和栀子酸；叶含栀子甙，都桷子甙，栀子醛，二氢茉莉酮酸甲酯，乙酸苄橼，芳樟醇等三萜成分；根茎含 D - 甘露醇，齐墩果酸，豆甾醇。现代研究揭示其有利胆、镇静、降压、抗微生物、泻下等作用。

【临床中西药合用】

1. 用于抗炎解热镇痛：栀子苦寒清降，能清泻三焦火，邪泡水服用，可缓解炎症早期水肿及促进晚期组织增生和肉芽组织，并且表现出镇痛的作用，实验研究表明其可明显延长异戊苯巴比妥的睡眠时间，必要时可配合使用抗生素或止痛镇静药。

2. 用于肝胆系统疾病：本品有清利下焦肝胆湿热之功效，可用治肝胆湿热郁蒸之黄疸、小便短赤者，常配茵陈、大黄等药用，或配黄柏用，在一定程度上阻止胆固醇结石的形成，配合口服熊去氧胆酸胶囊的治疗结石药物可减少手术或者体外震波碎石难度。

3. 用于止血：本品善清利下焦湿热而通淋，清热凉血以止血，故可治血淋涩痛或热淋证，常配木通、车前子、滑石等药用。黄栀子粉加适量苯甲酸，对一般上消化道出血有一定的疗效。

【中西药合用禁忌】

1. 栀子有肝肾胃毒性，并且可抑制精子及抗早孕，小鼠急性腹腔注射半数致死量为 27.45g/kg，皮下注射为 31.79g/kg，与镇静有效量比较，安全指数较小。栀子醇渗漉浓缩液（300%）1 次给药，腹腔注射和灌胃小鼠的半数致死量分别为 17.1g/kg 和 107.48/kg。栀子甙和栀子水提物对小鼠的急性毒性很低，前者口服、腹腔注射、静脉注射给药的半数致死量为 3g/kg。水提物腹腔注射给药的半数致死量为 5g/kg。栀子乙醇提取物小鼠灌胃的半数致死量 107.4g/kg，腹腔注射 27.45g/kg。栀子乙醇提取物 10g/kg 灌胃，连续 4 天，使小鼠环己烯巴比妥钠睡眠时间延长，肝脏呈灰绿色，乙醇提取物 4g/kg 或去羟栀子甙 250mg/kg 灌胃，连续 4 天，可使大鼠肝微粒体 P - 450 含量和对硝基苯甲醚脱甲基酶活性降低，肝呈灰绿色。栀子骨髓微核试验、Ames 试验和睾丸染色体畸变试验表明，栀子无致突变，致畸效应。因此，不宜与四环素类如四环素，非类固醇抗炎镇痛药如布洛芬等肝肾胃毒性药物及磺胺类药、呋喃坦啶、安体舒通、环磷酰胺、秋水仙碱等抑制精子药同用。

2. 栀子含苷类成分，不宜与活菌制剂合用，会杀灭活菌制剂中的活菌，使其失去疗效；不宜与四环素同用，因其可抑制胃酸分泌，影响四环素的吸收，降低四环素的血液有效浓度。

3. 含有栀子的中成药，如丹栀逍遥丸、栀子金花丸、清开灵颗粒、清火栀麦片等。（1）丹栀逍遥丸中含柴胡，不宜与硫酸亚铁、次碳酸铋等同用，否则可形成沉淀，亦有报道称与干扰素同用可致间质性肺炎。（2）栀子金花丸中含大黄、黄芩，不宜与含金属离子的药物如钙剂、铁剂等，以免影响药物疗效，因为大黄与含金属离子的药物同用可在回盲部结合，生成难以吸收的沉淀物，黄芩的黄酮类物质与含金属离子的药物合用可形成络合物。（3）清开灵颗粒中含珍珠母，不宜与强心苷类药物同用，因为珍珠母含钙离子与强心苷对心脏有类似作用，能加强心急收缩力，抑制 Na – K – ATP 酶，能增强强心苷的作用和毒性，尤其对于低血钙患者更易诱发中毒。

🦅 芍药

芍药为毛莨科芍药亚科芍药属多年生草本植物的干燥根。又名将离、离草、花中丞相等。分为赤芍和白芍，根据现今应用情况及历代本草中的记载可认为白芍是栽培的芍药植物的根，赤芍则主要来自野生芍药的根。始载于《神农本草经》，列为中品。中医认为其性微寒、味苦、酸，归肝、脾经。有养血柔肝、缓中止痛、敛阴收汗之功效。用于治疗胸腹腰肋疼痛、自汗盗汗、阴虚发热、月经不调、崩漏、带下。煎汤或入丸、散剂，常用剂量是每次 4~10g。

【主要成分及药理】

芍药主要含芍药苷、氧化芍药苷、苯甲酰芍药苷、乙基芍药苷、乙基芍药新苷、苯甲酰氧芍药苷、去苯甲酰基芍药苷、p – 羟基苯甲酰芍药苷、没食子酰芍药苷、没食子酰氧芍药苷、芍药内酯苷等单萜与萜苷类化合物，齐墩果酸、桦木酸等三萜类化合物，儿茶素、山柰酚、山柰酚 – 3 – O – β – D – 葡萄糖苷、山柰酚 – 3 – 7 – 二 – O – β – D – 葡萄糖苷、二氢芹菜素等黄酮类化合物，苯甲酸、棕榈酸、没食子酸、对羟基苯甲酸、香草酸、丁香酸、没食子酸乙酯、没食子酸甲酯等芳酸及其酯类化合物。现代研究揭示其有抑制中枢神经系统、激发免疫系统、扩张血管、解痉镇痛、促进溃疡愈合、抗炎、抗肿瘤、抗肝损、增加心肌收缩力的作用。

【临床中西药合用】

1. 用于解痉镇痛：芍药对疼痛中枢和脊髓性反射弓的兴奋有镇静作用，故可治疗中枢性或末梢性的筋系挛急及挛急引起的疼痛，与甘草配伍，可加强其镇静、镇痛、松弛平滑肌的作用，现主要用于治疗肋间神经痛、坐骨神经痛等中枢性或末梢神经性疼痛及胃痉挛、胃痛等内脏痛。可与莨菪碱西药解痉类药如654-2等合用，有效的解除肌肉痉挛和疼痛，提高疗效；与吗啡合用，对扭体反应有协同作用；与戊四唑合用，能够对抗戊四唑产生的惊厥。

2. 用于冠心病心绞痛：芍药中所含芍药苷，能够扩张冠状动脉，降低血压，d-儿茶精和没食子酸乙酯成分有抗血栓和抗血小板聚集作用，与红参、白芍、黄芪、当归、麦冬、丹皮、首乌和甘草配伍组成人参芍药散，可用于治疗缓解期气阴两虚型冠心病心绞痛，可减少发病频率，改善心肌缺血，急性期配合使用硝酸甘油，可以明显提高患者的生活质量。

3. 治疗过敏性紫癜：芍药具有抗 IV 型变态反应作用及较明确的类激素样作用，可以增强机体抵抗力、改善微循环，以抑制抗原-抗体反应，减轻炎症渗出，改善血管通透性等来减轻损害，可降低过敏性紫癜患者毛细血管的脆性，缩短病程，与地黄、丹皮、犀角屑配伍，可加强疗效，并可治疗急性出血性紫癜、血小板减少性紫癜、急性黄色肝萎缩、弥漫性血管内凝血、尿毒症、急性白血病等属热入营血者，疗效不显或病情较重者可与抗生素、抗组胺药、氨苯砜、糖皮质激素、免疫抑制剂（环磷酰胺或硫唑嘌呤）等药物合用。

【中西药合用禁忌】

1. 芍药毒性很低，正常情况下，无明显不良反应。小鼠 LD_{50}：静脉注射为 3530mg/kg，腹腔注射为 9530mg/kg。

2. 芍药含有芳酸类化合物，芳酸类属于有机酸，不可与呋喃妥因、利福平、阿司匹林、吲哚美辛等同服，因前者增加后者在肾脏中的重吸收，从而加重对肾脏的毒性。

3. 含有芍药成分的中成药，如舒肝丸、逍遥丸、乌鸡白凤丸、脑心通胶囊、桂枝茯苓胶囊等。（1）舒肝丸中含有朱砂，不能与碘化钾、西地碘片、溴化钾、三溴合剂等同服，因朱砂含汞离子，在肠中与碘离子相遇后，可产生剧毒的碘化汞，从而导致药源性肠炎或赤痢样大便；不能与如硫酸亚铁等具有还原性的西药同服，同服后能使 Hg++还原成 Hg+，毒性增强；朱砂碱性较强，与胃蛋白酶合剂、阿司匹林等酸性药物联用，可降低疗效。（2）乌鸡白凤丸中含人参、逍遥丸中含柴胡，两药主要有效成分均为皂苷，不宜与维生素C、胃蛋白酶合剂等酸性较强的西药联用，因皂苷在酸性环境及酶的作用下，极易水解失效；也不宜与含有金属的盐类药物如硫酸亚铁，枸橼酸铋钾等合用，可形成沉淀。（3）逍遥丸、乌鸡白凤丸等中成药中含有当归、煅牡蛎，不宜与抗结核药异烟肼联用，因异烟肼分子结构中含有肼类官能团，同服后会产生螯合反应，妨碍机体吸收；又能影响酶系统发挥干扰抗结核杆菌代谢的作用，从而降低疗效。

樟脑

樟脑为樟科植物樟的枝、干、叶及根部，经提炼制得的颗粒状结晶。又名韶脑、潮脑、脑子等。生产于台湾及长江以南地区。以台湾产量最大，质量最佳。多为栽培品。每年多在 9~12 月砍伐老树，锯劈成碎片，置蒸馏器中进行蒸馏，冷却后即得粗制樟脑，再经升华精制而得精制樟脑。因易挥发，应密封保存。始载于《品汇精要》。中医认为其性温，味辛、苦，归心、脾经。有除湿杀虫，温散止痛，开窍辟秽之功效。用于疥癣瘙痒、湿疮溃烂、跌打伤痛、牙痛、痧胀腹痛、吐泻神昏。入散剂或用酒溶化服内服，常用剂量是每次 0.1~0.2g。外用适量，研末撒布或调敷。

【主要成分及药理】

樟脑主要成分为纯粹的右旋樟脑，是萜类化合物。现代研究揭示其有兴奋、强心、消炎、镇痛、抗菌、止咳、促渗、杀螨的作用。

【临床中西药合用】

1. 治疗足癣感染：樟脑除湿解毒杀虫的作用，樟脑 3g 配豆腐 2 块同捣外敷，可用于治疗下肢皮肤湿毒疾患引起的渗液，外敷 2~3 次即可获效。疗效不显或病情较重者可与抗生素（头孢氨苄胶囊、红霉素）抗真菌药、盐酸特比萘芬等霜剂或软膏合用，增加疗效。

2. 治疗神经性皮炎：樟脑酊由土槿皮、樟脑、斑蝥、酒精组成，先将土槿皮、斑蝥研成粉，加入酒精浸 3 天，过滤后，滤液加樟脑备用。每日外搽 1 次，用消毒纱布包，以起水疱结痂自愈。可与抗组胺类药物、钙剂等合用对症止痒，辅以维生素 B 族内服，疗效更佳。

3. 杀螨作用：樟脑油还具有良好的体外抗蠕形螨的作用，机制可能是通过直接触杀作用和神经肌肉毒性作用完成的。用樟脑油配硫酸镁、甘草，上药置于乳钵内，研至液化，外用，可杀螨。配合硫磺粉、硫磺皂、甲硝唑外洗，疗效更佳。

4. 用于止呕：本品对于胃肠道粘膜有刺激作用，使胃部感到温暖及舒适，口服樟脑磺酸钠注射液可治疗呕吐。可与噻嗪类药物、抗组胺药、抗胆碱能药等合用，增加疗效。

【中西药合用禁忌】

1. 由于樟脑具有毒性，主要表现为中枢神经系统毒性，内服 0.5~1.0g 可引起眩晕、头痛、温热感，乃至兴奋、谵妄等。2.0g 以上在一暂时性的镇静状态后，即引起人脑皮层的兴奋，导致癫痫样痉挛，最后可由于呼吸衰竭乃至死亡。内服 7～15g 或肌肉注射 4g，可致命。其 LD_{50} 小鼠灌胃为 1213mg/kg，大鼠经皮为 70mg/kg。因此，不宜与水合氯醛、乌拉坦、吗啡、苯巴比妥等中枢抑制剂合用。不宜与抗抑郁药合用，使癫痫样痉挛加剧。

2. 含樟脑的中成药：如复方樟脑乳膏、复方樟脑酊、风油精、十滴水、万金油等。(1) 仁丹等中成药中含有朱砂，不宜与碘化钾、溴化钾、三溴合剂等同服，因同服后可产生剧毒的碘化汞，从而导致药源性肠炎或赤痢样大便；不能与如硫酸亚铁等具有还原性的西药同服，可增强毒性；朱砂碱性较强，与胃蛋白酶合剂，阿司匹林等酸性药物联用，可降低疗效。(2) 十滴水等中成药中含有大黄，大黄含鞣质较多，不易与胃蛋白酶合剂等消化酶类药物联用，因其所含成分主要为蛋白质，易与鞣质结合发生化学反应，不易被胃肠道吸收；也不可与维生素 B_1 合用，合用后会在体内产生永久性结合物，并排除体外而丧失药效；不可与去痛片、克感敏片、红霉素、小檗碱、阿托品类药物联用，因鞣质是生物碱沉淀剂，同用后会结合生成难溶性鞣酸盐沉淀，不易被机体吸收；不可与西药如钙剂、铁剂、氯化钴等合用，因同服后可在回盲部结合，生成沉淀，使机体难以吸收而降低疗效。

冰片

冰片为由菊科艾纳香茎叶或樟科植物龙脑樟枝叶经水蒸汽蒸馏并重结晶而得，亦有用松节油经一系列化学方法工艺而得。又名片脑、桔片、艾片、龙脑香、梅花冰片、羯布罗香、梅花脑、冰片脑、梅冰等。始载于《本草纲目》。中医认为其性凉，味辛、苦，归心、肝经。有开窍醒神，清热散毒，明目退翳之功效。用于闭证神昏、目赤肿痛，喉痹口疮、疮疡肿痛，溃后不敛。入丸、散，常用剂量是每次 0.5～1g。外用适量，研粉点敷患处。

【主要成分及药理】

冰片主要含葎草烯、β-榄香烯、石竹烯等倍半萜，齐墩果酸、麦珠子酸、积雪草酸、龙脑香醇酮、龙脑香二醇酮、古柯二醇等三萜化合物以及龙脑。现代研究揭示其有抗菌、抗炎、抗生育、止痛等作用。

【临床中西药合用】

1. 治疗慢性气管炎：本品平喘效果较好，并有一定的镇咳、祛痰效力。将冰片研细，和入等量凡士林调匀，涂在油纸上，贴于膻中穴，用于治疗慢性支气管炎。加用祛痰药溴己新，盐酸氨溴索，桃金娘油，祛痰效果更佳。与抗菌药合用，如喹诺酮类、大环类酯类、β 内酰胺类。若有气喘者可加用解痉平喘药，如氨茶碱，或用茶碱控释剂，或长效 β$_2$ 激动剂加糖皮质激素吸入。

2. 治疗蛲虫病：本品有一定的止痛及温和的防腐作用，取冰片和香油，混匀调成糊状，先用一棉球蘸药糊塞入肛门内涂抹，再用另一棉球蘸药在肛门口涂抹。在使用本品时，口服甲苯达唑效果最佳。也可与恩波吡维铵、噻嘧啶、苄酚宁、噻乙吡啶配合使用。

3. 用于溃疡性口腔炎：本品与鸡蛋合用，对某些溃疡性或糜烂性口腔炎有较好疗效，止痛作用明显，加速炎症消除，促进口腔粘膜剥脱，糜烂和溃疡的愈合。特别对物理因素所引起的粘膜损害效果良好，可与抗菌药合用，发挥辅助治疗作用。

4. 防治心脑血管疾病：本品能使冠状窦血流量回升、减慢心率和降低心肌耗氧量的作用。与冠心苏合丸合用，起协同的作用。可与调脂药物合用，如他汀类，贝特类，烟酸等，提高降脂疗效。

5. 治疗化脓性中耳炎：本品具有拮抗前列腺素和抑制炎性介质释放的作用，可治急、慢性化脓性中耳炎。可与抗生素或其他抗菌药物合用，控制感染。如青霉素类、头孢类等药物合用。

【中西药合用禁忌】

1. 由于冰片用量过大时，可有胃肠道刺激作用，表现为恶心、呕吐、腹痛，可见肝、脾大，可使中枢神经兴奋，引起惊厥、意识丧失、痉挛，严重时可致呼吸衰竭而死亡。冰片的急性毒性实验结果不尽一致，小鼠灌胃的 LD$_{50}$，l - 龙脑、d - 龙脑和 dl - 异龙脑分别 3720mg/kg，4960mg/kg 和 3830mg/kg；龙脑、异龙脑和合成冰片分别为 2879mg/kg，2269mg/kg 和 2507mg/kg。小鼠腹腔注射，冰片乳剂的 LD$_{50}$ 为 907mg/kg。以 125mg/kg 和 500mg/kg 慢性给药，l - 龙脑和 d - 龙脑对外周血液指标和器官重量有影响；dl - 异龙脑引起肝损害。龙脑 5g/kg（＝LD$_{50}$）给大鼠灌胃使脑突触体碱性磷酸酶的米氏常数（Km）增加，表明对碱性磷酸酶有竞争性抑制作用，可能与其神经毒性作用有关。因此，不宜与水合氯醛、乌拉坦、吗啡、苯巴比妥等中枢抑制剂合用。

2. 冰片不宜与解热镇痛药如阿司匹林，抗精神失常药如氯丙嗪，降血糖药如胰岛素，抗心律失常药如奎尼丁合用，二者同用可出现荨麻疹型药疹。

3. 含冰片的中成药，如仁丹、麝香保心丸、速效救心丸、复方丹参滴丸、华佗再造丸、大活络丹等。（1）复方丹参滴丸中含有三七，其主要有效成分为皂苷，不宜与维生素 C、胃蛋白酶合剂等酸性较强的西药联用，因皂苷在酸性环境及酶的作用下，极易水解失效；也不宜与含有金属的盐类药物如硫酸亚铁，枸橼酸铋钾等合用，可形成沉淀。（2）复方丹参滴丸等中成药中含有丹参，不宜与华法林等抗凝药同用，可导致出血倾向的增加；和阿司匹林联用可导致眼前房出血。（3）大活络丹中含有麻黄，而麻黄的主要成分为麻黄碱，与降压药及氯丙嗪，苯巴比妥等镇静催眠药同用时，可产生药理作用拮抗。

鸡矢藤

鸡矢藤为茜草科植物鸡矢藤或毛鸡矢藤的地上部分及根，又名鸡屎藤、牛皮冻、臭藤。主产于我国南方各省。多为野生，也有栽培品。夏季采收地上部分，秋冬挖掘根部。洗净，地上部分切段，根部切片，鲜用或晒干。生用。始载于《生草药性备要》。中医认为其性平，味甘、微苦，归脾、胃、肝、肺经。有消食健胃，化痰止咳，清热解毒、止痛之功效。用于饮食积滞，小儿疳积，热痰止咳，热毒泻痢，咽喉肿痛，痈疮疖肿，烫火伤，多种痛症。煎服，常用剂量是每次 15～60g。外用适量，捣敷或煎水洗。

【主要成分及药理】

鸡矢藤含车叶草苷、鸡矢藤苷、鸡矢藤次苷、鸡矢藤苷酸、脱乙酰车叶草苷等环烯醚萜甙类化合物，山奈酚和槲皮素等黄酮类化合物，乙酸异戊酯、乙酸苯甲酯、十五碳酸乙酯、软脂酸、癸酸异戊酯等挥发油类化合物，以及茜根定－1－甲醚、臭矢菜B、臭矢菜D、异落叶松树脂醇、异东莨菪香豆素等。现代研究揭示其有镇痛、抗炎、降低尿酸水平、镇静、抗惊厥的作用。

【临床中西药合用】

1. 治疗胃肠道疾病：鸡矢藤具有保护胃肠道，抑制胃肠道的炎性病变与溃疡的作用，对多种胃肠道疾病均有较好的疗效，用单味鸡矢藤根煎水内服，可治疗胃痛、食积腹泻、阑尾炎等，小儿疳积可配猪小肚一个，疗效不显或病情较重者可酌情配合使用胃粘膜保护剂、止吐药、抑酸药、促胃动力药、抗生素等，增加疗效。

2. 用于止痛：鸡矢藤具有止痛作用，鸡矢藤注射液和乙醚提取物对蟾蜍坐骨神经腓肠肌标本，均有传导阻滞的局麻作用，临床上常用于胃肠疼痛，胆、肾绞痛，各种外伤、骨折、手术后疼痛、神经痛等。对中、重度疼痛，可以与西药合用，如非甾体类抗炎药、中枢性止痛药、麻醉性止痛药、解痉止痛药等，这样可以减少其用量及并发症，增强止痛效果。

3. 急性肾衰竭：鸡矢藤能降低脂质过氧化物，减少氧自由基生成，减轻缺血再灌流性肾损伤，可用于急性肾衰竭，有助于受损肾功能恢复。可与呋塞米等排钾利尿剂合用，促进尿钾排泄，纠正高钾血症。

4. 治疗肛门湿疹：鸡矢藤具有祛风利湿的作用，外用可治疗皮炎、湿疹及疮疡肿毒。可与抗组胺类药物合用，止痒快，疗效更好，亦可配合维生素 B 族、维生素 C 以及调整神经功能的药物。急性或亚急性泛发性湿疹时，可静脉滴注 5% 溴化钙、10% 葡萄糖酸钙或 10% 硫代硫酸钠溶液。对有广泛感染者应配合使用有效的抗生素治疗。

【中西药合用禁忌】

1. 查阅相关文献，未见鸡矢藤使用过量不良反应报道及毒理试验研究。

2. 鸡矢藤所含黄酮类化合物，不宜与胃蛋白酶、多酶片、淀粉酶等酶制剂，碳酸钙、氯化钙、硫酸亚铁等金属盐类合用，可产生沉淀。鸡矢藤中含有槲皮素，能与金属离子形成络合物，影响吸收，因此，不宜与含各种金属离子的西药合用，如氢氧化铝制剂、钙制剂、亚铁制剂等。

3. 含鸡矢藤的中成药，如鸡矢藤注射液、鸡矢藤汤等。鸡矢藤汤中含有大黄，不可以与含碱性成分的西药配伍，因此类中药容易在碱性环境下氧化失去或降低药效；不能与磺胺类西药同服，因鞣质能与磺胺类药物结合影响磺胺的排泄，导致血及肝内磺胺类药浓度增高，严重者可发生中毒性肝炎；不宜与淀粉酶、多酶片等消化酶类药物联用，二者可结合形成氢键络合物，不易被胃肠道吸收。

车前草

车前草为车前科植物车前或平车前的干燥全草，又名苤苜、马舄、车前、陵舄、牛舌草、虾蟆衣、牛遗、胜舄、车轮菜、胜舄菜、蛤蟆草等。车前草幼苗长至 6 ~ 7 片叶 13 ~ 17cm 高时可采收作为菜用。车前草在旺长后期和戮穗期之前，穗已经抽出与叶片等长且未开花，此时药效最高，可进行全草收割。把全草连根拔起，洗净泥沙和污物晒 2 ~ 3d，待根颈部干燥后收回室内自然回软 2 ~ 3d，可成商品出售。始载于《神农本草经》，列为上品。中医认为其性寒，味甘，归肝、肾、肺、小肠经。有清热利尿、祛痰、凉血、解毒之功效。用于水肿尿少、暑湿泻痢、痰热咳嗽、痈肿疮毒等症。煎汤，常用剂量是每次 15 ~ 30g，鲜品 30 ~ 60g，或捣汁服。外用适量，煎水洗、捣烂敷或绞汁涂。

【主要成分及药理】

车前草含其苷类，熊果酸、桃叶珊瑚苷、梓醇、京尼平甙酸、3，4 - 二羟基桃叶珊瑚苷和 6 - O - B - 葡萄糖桃叶珊瑚苷等环烯醚萜类化合物，高车前苷、车前子苷、车前苷和木犀草素等黄酮类化合物，连翘酯苷、3，4 - 二羟基苯乙醇基 - 6 - O - 咖啡醇基 - β - D - 葡萄糖苷等苯乙酰咖啡酰糖酯类化合物，Mg、Cu、Fe、Zn、Pb、Cr、Mn、Cd 等元素。现代研究揭示其有利尿、镇咳、平喘、祛痰、抗衰老、缓泻、降低胆固醇和血糖、杀灭病原微生物、保护肝脏、抗癌的作用。

【临床中西药合用】

1. 用于降血脂：车前草中具有降血脂活性物质基础氧化单萜类挥发油成分，主要含有芳樟醇，芳樟醇可直接下调胆固醇调节元件结合蛋白－2基因的表达，从而使HMG－CoA还原酶的表达得到抑制，可用于降血脂。与辛伐他汀、阿托伐他汀等他汀类药物合用，能更好的降血脂，保护心脏、动脉血管、内膜功能。也可与胆汁酸螯合剂类药物合用，抑制胆固醇的吸收。

2. 用于利尿：车前草有一定利尿作用，水分排出增多，并增加尿素、尿酸及氯化钠的排出，用于治疗非淋菌性尿道炎、产后尿潴留等。在用四环素族药物进行治疗，治疗疗程较长，辅以中药车前草煎水内服以清热解毒，利水通淋。可与噻嗪类利尿药合用治疗各类轻、中度水肿。

3. 用于抗病原微生物：车前草具有抗疱疹病毒和抗腺病毒作用，可用于治疗带状疱疹、单纯疱疹、生殖器疱疹等疾病。带状疱疹疼痛明显者可与镇痛药如吲哚美辛合用，同时可以口服或肌注维生素 B_1、B_{12}。未破溃皮肤瘙痒者可结合炉甘石洗剂涂擦，疱疹破裂后和结合抗生素软膏涂擦。继发感染时可配合使用0.5%新霉素霜或莫匹罗星软膏外用。

4. 用于镇咳、平喘、祛痰：车前草可显著对抗组胺、乙酰胆碱所致豚鼠离体气管的收缩，使气管平滑肌松弛，具有平喘作用，还可使气管分泌量显着增加，有一定祛痰作用。车前黄酮甙除能促进气管及支气管粘液的分泌外，还能抑制呼吸中枢，使呼吸加深变慢，并有一定镇咳作用。可与苯佐那酯、那可汀外周性镇咳药合用，增加疗效。

【中西药合用禁忌】

1. 由于车前子长期大量服用，可能因利尿排钾而出现头晕、心悸，所以要控制好服用的量。车前草煎剂小鼠静脉给药的半数致死量为7.9g/kg。车前果胶水溶液小鼠腹腔注射的半数致死量为1.7g/kg；大鼠每日口服2g/kg及3g/kg，连续28天，狗每日口服3g/kg及5g/kg，连续3星期，均未见明显异常。因此，车前子不宜与排钾利尿西药合用。

2. 车前草含黄酮类成分，不宜与氢氧化铝、三硅酸镁、碳酸钙等含有铝、镁、钙的药物同服，这些金属离子可与黄酮类生成结合物，失去疗效；车前草不宜与锂盐制剂合用，因为亲水锂可以阻止锂盐电离分解，可降低锂盐的血药浓度，使其疗效降低。

3. 含车前草中成药，如复方金钱草颗粒、八正颗粒、八正片、癃清片、前列回春胶囊、龙胆泻肝丸、肾宝合剂等。（1）八正颗粒、八正片等中成药中含有大黄，前列回春胶囊含虎杖，二者均富含鞣质，不能与磺胺类西药同服，合用可导致血及肝内磺胺类药浓度增高，严重者可发生中毒性肝炎；不可与去痛片、克感敏片、氨苄西林、麻黄碱、小檗碱、阿托品类药物联用，因鞣质是生物碱沉淀剂，同用后会结合生成难溶性鞣酸盐沉淀，不易被机体吸收；不可与西药如钙剂，铁剂，氯化钴等合用，因同服后可在回盲部结合，生成沉淀，使机体难以吸收而降低疗效。（2）八正颗粒、八正片等中成药中含有滑石，因其富含金属离子，故不能与卡那霉素，新霉素等联合使用，否则会在胃肠道形成不溶性盐类和络合物而失效。如需联用，其间隔时间以 3～4h 为宜。

🍃 苍术

苍术为菊科多年生草本植物毛苍术或北苍术的干燥根茎，又名赤术、枪头菜、马蓟、青术、仙术等。南苍术主产于江苏、湖北、河南等地，北苍术主产于主产内蒙古、河北、山西、辽宁、吉林、黑龙江等地。春。秋二季采挖，晒干，切片，生用、麸炒或米泔水炒用。始载于《证类本草》。中医认为其性温，味辛、苦，归脾、胃、肝经。有燥湿健脾，祛风散寒之功效。用于脘腹胀满，泄泻，水肿，脚气痿躄，风湿痹痛，风寒感冒，夜盲。煎服，常用剂量是每次 5～10g。

【主要成分及药理】

苍术含茅术醇、β‐桉油醇、苍术酮、苍术内酯Ⅰ、Ⅱ、Ⅲ、白术内酯A、芹烷二烯酮、α‐芹油烯、β‐芹油烯、榄香油醇、β‐榄香烯、γ‐榄香烯、愈创醇、β‐石竹烯、马兜铃酮等倍半萜类成分，苍术素、苍术素醇、乙酰苍术素醇等聚乙烯炔类化合物。现代研究揭示其具有抗炎、降血糖、抗缺氧、抗菌抗病毒、保肝、镇痛、抗心律失常、利尿、免疫抑制等作用。

【临床中西药合用】

1. 治疗感冒头痛：苍术有祛风除湿、解表发汗的作用，所以可用于外感风寒引起的身体疼痛等症状。临床上常以陈皮、羌活、防风、甘草、半夏、厚朴等配上苍术入药，治疗无汗患者效果更好，亦可配合白加黑、快克等西药治疗。

2. 治疗泄泻：苍术燥湿，芳香辟秽，具有除湿止泻的功用，治疗时常用藿香、马齿苋等配以苍术入药，用于治疗寒湿痢及慢性胃炎，慢性肠炎等症，病情较重或疗效不佳时宜酌情配合西医抗炎、抑酸、保护胃粘膜等对症治疗。用苍术配白术煎制成汤作为药引送服中成药保和丸，用于治疗消化不良，肠鸣、泄泻、腹痛、舌苔厚腻，病势急且病情较重时，可作为辅助疗法，与西医对症治疗相配合。

3. 治疗风疹：苍术有清热除湿，止痒杀菌的功效，常用苍术配生地、木通、苦参、防风、蝉衣、牛蒡子等为方，用于治疗皮肤风疹块，皮肤湿疹、瘙痒无度、阴囊湿疹者。治疗各型荨麻疹，疗效亦可，或与受体拮抗剂合用如苯海拉明、赛庚啶、扑尔敏等合用，可提高疗效。苍术还可作为食材，泡于酒中，常饮所制药酒，可治各种湿疹湿疮。

4. 用于养肝明目：苍术提取物及 β - 桉叶醇、茅术醇、苍术酮对四氯化碳一级培养鼠肝细胞损害均有明显的预防作用。单味苍术可治疗青盲、雀目、眼目干涩等眼病，另苍术含有丰富的维生素 A，能治疗维生素 A 缺乏引起的夜盲症和角膜软化症，可与柴胡参术汤、加味逍遥散、明目地黄丸等中成药合用。作为食材与猪肝或羊肝煎服可明目。

【中西药合用禁忌】

1. 由于苍术使用过量，可以出现"阿托品中毒"样现象，最初表现为口干渴、皮肤及颜面普遍发红，有红斑疹，干燥无汗，惊恐，烦躁或者嗜睡，之后手足舞动，谵妄，幻视，严重者发生痉挛或者强直，常伴有中度发热，少数可达40℃以上。瞳孔散大，对光反射消失或者减弱，血压升高，脉搏速而弱，可以经 12～24 小时后，由躁狂、谵妄而入昏迷，可致死。实验证明苍术有明显的抗副交感神经介质乙酰胆碱引起的肠痉挛。对正常家兔离体小肠的自发运动，苍术使小肠张力降低。对交感神经介质肾上腺素引起的兔肠肌松弛，苍术制剂在振幅上能促进肾上腺素抑制作用的振幅恢复。此外，苍术也可通过对抗胆碱作用而对抗盐酸所致大鼠急性胃炎及幽门结扎所致大鼠胃溃疡；另苍术醇有促进胃肠运动作用，对胃平滑肌也有轻微收缩作用。因此，苍术不宜与阿托品及莨菪碱类药物合用。

2. 苍术含挥发油，具有中枢神经抑制作用，会加强巴比妥类、水合氯醛的镇静作用，同用易引起毒性反应；苍术含有有机酸，不宜与呋喃妥因、利福平、阿司匹林、吲哚美辛等同服，因前者增加后者在肾脏中的重吸收，从而加重对肾脏的毒性。

3. 含苍术的中成药，如风湿马钱片、藿香正气水、风湿关节炎片、木香顺气丸、保济丸、肝舒乐颗粒等。（1）风湿关节炎片、风湿马钱片等中成药中含有麻黄，麻黄碱为其主要成分，不宜与降压药合用，也不易与氯丙嗪，苯巴比妥等镇静催眠药同用，合用可产生拮抗作用。（2）肝舒乐颗粒等中成药中含有柴胡，因柴胡主要成分为皂苷，与维生素 C、胃蛋白酶合剂等酸性较强的西药联用时，易水解失效；也不宜与含有金属的盐类药物如硫酸亚铁，枸橼酸铋钾等合用，可形成沉淀。

甜叶菊

甜叶菊为菊科植物甜叶菊的叶，又名甜茶。春、夏、秋季均可采收，除去茎枝，摘取叶片，鲜用或晒干。原产于南美巴拉圭和马西交界的高山草地。现北京、河北、陕西、江苏、福建、湖南、云南等地均有引种。始载于《中草药》。中医认为其性平，味甘。有生津止渴，降血压之功效。用于消渴、糖尿病、高血压。煎汤，常用剂量是每次 3～10g，或开水泡，代茶饮。

【主要成分及药理】

甜叶菊含 16，18－二羟基、13－甲基 17－双环庚烷等萜类化合物，蛇菊苷、甜叶菊苷 A、B、C、D、E、甜叶菊素 A、B、C、D、E、F、G、H、卫矛醇苷 A、B、蛇菊醇及其糖苷、豆甾醇、β－谷甾醇、菜油甾醇、豆甾醇－β－D－葡萄糖苷等甾醇类，槲皮苷、槲皮素－3－O－葡萄糖苷、槲皮素－3－O－阿拉伯糖苷等黄酮类及其苷类成分。现代研究揭示其有调节血压、软化血管、降低血脂、降血糖、尿糖、抑菌止血、镇痛、减肥养颜、养阴生津、帮助消化，促进胰腺、脾胃功能和清热解毒的作用。

【临床中西药合用】

1. 治疗糖尿病：有临床研究表明甜叶菊叶水提物，可提高机体的葡萄糖耐受性，明显降低血糖水平，本品冲开水泡饮，或加入牛蒡根、葛根，代茶饮，可作为食疗辅助治疗糖尿病，并戒酒，适量运动、减少水果和高脂食物的摄入，宜酌情与二甲双胍、格列齐特、格列本脲、阿卡波糖等口服降糖药合用，增加降糖效果。

2. 治疗高血压：甜叶菊所含蛇菊苷可通过扩张小动脉，引起利尿及尿钠排泄增多，肾血流量及肾小球滤过率增加，从而降低正常或肾性高血压大鼠的血压，具有调节血压、软化血管、降低血脂的作用，可用于辅助治疗原发性高血压。轻度高血压可用本品或加入玉米须、决明子、荷叶等泡水代茶饮，血压较高者可酌情与氯沙坦、尼群地平、尼莫地平、左旋氨氯地平等一线降压药合用。

【中西药合用禁忌】

1. 由于甜菜菊大量饮用会导致胃寒而腹泻。毒性仓鼠 20 只 1 个月龄，雌雄各半，分别口服甜菜菊。在生长发育二性交配生殖等方面无异常。甜菜菊在上述剂量，对仓鼠生长发育、生殖均无影响。雄性大鼠（25～30d 龄），喂服甜叶菊叶水提取物 60d，结果表明血糖和血中三碘甲状腺氨酸（T3）、甲状腺素（T4）水平、睾丸、前列腺、唾液腺、胰腺中锌含量、体重增长、睾丸重量以及前列腺、唾液腺及肾上腺等与对照组比较均无明显差异。因此，甜菜菊不宜与引起腹泻的西药合用。

2. 甜叶菊内含槲皮苷、槲皮素－3－O－葡萄糖苷、槲皮素－3－O－阿拉伯糖苷等黄酮类成分，可与金属离子形成络合物，故不宜与碳酸钙、硫酸亚铁、氢氧化铝等合用，影响药物吸收，不可与维生素 B₁合用，可产生永久性结合物，并排除体外而丧失药效。

3. 含甜叶菊的中成药，如增抗宁胶囊。增抗宁胶囊含有黄芪，不宜与维生素 C、胃蛋白酶合剂等酸性较强的西药联用，以防水解失效；不宜与大环内脂类同用，可降低其抗菌疗效。黄芪中所含黄酮类成分，可与金属离子形成络合物，不宜与碳酸钙、硫酸亚铁、氢氧化铝等合用，影响药物吸收；不可与环孢素 A 合用，因其可致环孢素的血药浓度下降而出现移植排斥；不宜与具有肾毒性的西药如呋喃妥因、利福平、阿司匹林、吲哚美辛等同服，因其可增加后者在肾脏中的重吸收，加重对肾脏的毒性，与磺胺类药物、大环内酯类抗菌药易引起尿闭或血尿，会产生副作用。

第八章

含挥发油类化合物的常用中药

薄荷

薄荷为唇形科植物薄荷的干燥地上部分，又名蕃荷菜、菝蔺、吴菝蔺、南薄荷、猫儿薄苛、升阳菜、薄苛、蔢荷、夜息花等。主产于江苏的太仓以及浙江、湖南等省。夏、秋二季茎叶茂盛或花开至三轮时，选晴天，分次采割，晒干或阴干。切段，生用。始载于《雷公炮炙论》。中医认为其性凉，味辛。归肺、肝经。有疏散风热，清利头目，利咽透疹，疏肝行气之功效。用于风热感冒，温病初起，风热头痛，目赤多泪，咽喉肿痛，麻疹不透，风疹瘙痒，肝郁气滞，胸闷胁痛。煎服，常用剂量是每次 3 ~ 6g，宜后下。

【主要成分及药理】

薄荷含左旋薄荷醇、左旋薄荷酮、异薄荷酮、胡薄荷酮、胡椒酮、胡椒烯酮、二氢香芹酮、乙酸薄荷酯、乙酸癸酯等挥发油类化合物，薄荷异黄酮苷、异瑞福灵、木犀草素 – 7 – 葡萄糖甙、刺槐素 – 7 – O – 新橙皮糖苷、β – 胡萝卜苷等黄酮类化合物，迷迭香酸、咖啡酸等有机酸类化合物，甘氨酸、天冬氨酸、缬氨酸、蛋氨酸等氨基酸类化合物。现代研究揭示其有兴奋中枢神经、利胆、抗早孕、抗着床、抗炎镇痛、抗病原体等药理作用。

【临床中西药合用】

1. 治疗消化系统疾病：本品能抑制胃肠平滑肌收缩，能对抗乙酰胆碱而呈现解痉作用，利用薄荷脑的化学刺激，减轻由于腹壁紧张带来的不适，减轻产后腹胀、便秘等症。胆舒胶囊为天然植物薄荷中提取的薄荷油单一成分中药制剂，临床研究证实，可用于治疗胆囊炎、胆石症和胆道感染等。为了解除括约肌痉挛和疼痛，可配合使用阿托品肌内注射，硝酸甘油舌下含服、哌替啶（杜冷丁）等药物。也可与金胆片、清肝利胆口服液等中成药合用，消炎利胆，清利肝胆湿热。

2. 用于疱疹和溃疡：清凉油由薄荷油、薄荷脑、樟脑、桉叶油等组成，具有消炎退肿、止痛止痒等功效。可与内服抗组胺药合用，治疗丘疹性荨麻疹，可止痒消炎。

3. 由于治疗炎症：本品对金黄色葡萄球菌、白色葡萄球菌、甲型链球菌、乙型链球菌、卡他球菌、肠炎球菌、福氏痢疾杆菌、炭疽杆菌、白喉杆菌、伤寒杆菌、绿脓杆菌、大肠杆菌有抑菌作用。可用于治疗急性结膜炎、风湿性关节炎、口腔炎、冠周炎、流行性腮腺炎等疾病。临床上将薄荷加入雾化液中吸入，辅助治疗婴幼儿支气管肺炎，比常规药物雾化更为有效。

4. 用于风热感冒：薄荷饮：薄荷 15g、黄芩 20g、黄芪 30g、丹皮 20g。煎服法：每剂用清水 700ml 煎至约 200ml，去渣取汁，温服，隔 8 小时后翻渣再煮 1 次，每日服 2 次，疗效不佳时可予西医抗炎、抗病毒等对症治疗。

【中西药合用禁忌】

1. 由于薄荷使用过量可导致中毒，表现为恶心、呕吐、眩晕、眼花、大汗、腹痛、腹泻、口渴、四肢麻木、血压下降、心率缓慢、昏迷等。最后死于呼吸衰竭。薄荷脑对大鼠皮下注射的致死量为 2.0g/kg。同属植物圆叶薄荷和欧薄荷油的半数致死量分别为 $641.1 \pm 2.4mg/kg$ 和 $437.4 \pm 18.3mg/kg$。小鼠一次口服中剂量的薄荷油，即可出现可兴奋中枢神经，收缩毛细血管，超量服用后可引起中枢麻痹，特别是延髓麻痹。因此，薄荷及薄荷制剂不宜与水合氯醛、乌拉坦、吗啡、苯巴比妥等中枢抑制剂合用。

2. 薄荷中含有机酸类成分，不宜与具有肾毒性的西药如呋喃妥因、利福平、阿司匹林、吲哚美辛等同服，因其可增加后者在肾脏中的重吸收，加重对肾脏的毒性，与磺胺类药物、大环内酯类抗菌药易引起尿闭或血尿，会产生副作用；所含黄酮类成分，不可与碳酸钙、硫酸亚铁、氢氧化铝等含金属离子的西药制剂合用，因二者合用可形成络合物，不易吸收。

3. 含薄荷的中成药，如仁丹、复方樟脑乳膏、小二双清颗粒、和胃整肠丸、保济丸、力康霜等。（1）保济丸中含有滑石粉，与卡那霉素，新霉素等联合使用时，会在胃肠道形成不溶性盐类和络合物而失效，如需联用，其间隔时间以 3～4h 为宜，也不能与异烟肼联用，因异烟肼分子结构中含有肼类官能团，同服后会产生螯合反应，妨碍机体吸收。（2）仁丹等中成药中含朱砂，不能与碘化钾、西地碘片、溴化钾、三溴合剂等同服，因汞离子与碘离子在肠中相遇后，会生成有剧毒的碘化汞，从而导致药源性肠炎或赤痢样大便；不能与具有还原性的西药如硫酸亚铁同服，同服后能使 Hg^{2+} 还原成 Hg^+，毒性增强。

🌿 莪术

莪术为姜科植物蓬莪术、广西莪术或温郁金的干燥根茎。又名莪术、蓬莪术、山姜黄、芋儿七、臭屎姜等。产中国台湾、福建、江西、广东、广西、四川、云南、安徽等地。秋、冬两季茎叶枯萎后采挖，除去地上部分、须根、鳞叶，洗净蒸或煮至透心，晒干，切片生用或醋制用。载于《雷公炮炙论》。中医认为其性温，味辛、苦，归肝、脾经。有破血行气，消积止痛之功效。用于癥瘕积聚，经闭，心腹瘀痛，食积脘腹胀痛。煎服，常用剂量是每次 3～15g，醋制后可加强祛瘀止痛作用。外用适量。

【主要成分及药理】

莪术含莪术醇、莪术二酮、吉马酮、α-蒎烯、β-蒎烯、β-榄香烯等挥发油类化合物，姜黄素、脱甲氧基姜黄素和双脱甲氧基姜黄素等姜黄素类化合物。现代研究揭示其有抗肿瘤、抗早孕、升高白细胞、抗病毒、抗菌、抗炎、保肝、治疗癫痫等作用。

【临床中西药合用】

1. 用于呼吸系统：本品具有抗菌、抗炎、抗病毒，改善肺部微循环，减轻支气管的超过敏反应，直接灭活呼吸道合胞病毒等作用，可治疗病毒性肺炎、小儿喘息性支气管炎等疾病，与清热解毒类中药，如金刚烷胺、板蓝根、黄芪、金银花、大青叶、连翘等药物合用疗效更佳，多作为辅助疗法，对于病情较重者，宜根据具体病情，及时予西医退热、舒缓支气管平滑肌，抗病毒或抗菌治疗，并注意保持空气流通，呼吸道通畅，补充维生素及蛋白质等。

2. 用于消化系统：本品具有改善肠道微循环，促进小肠粘膜损害上皮再生，加快肠粘膜修复，可止泻，用于治疗婴幼儿秋季腹泻疾病。与庆大霉素、病毒灵、消食片合用，可增加疗效。

3. 用于治疗急、慢性肾功能衰竭：本品可使肾衰组织血流量明显增加，降低血肌酐、尿素氮，降低肾小球透明变性及硬化百分率、蛋白沉积百分率，并在尿蛋白定量方面有持续而明显的减少尿蛋白排出的作用，故可治疗急、慢性肾功能衰竭。可配合透析疗法。

4. 用于治疗皮肤溃疡：温莪术挥发油能抑制多种致病菌的生长，具有抗真菌作用，尤对念球菌作用最强，可治疗皮肤溃疡。可与抗过敏药物，抗寄生虫药物，抗生素（抗感染，保护创面），以及促进溃疡愈合等药物合用。

5. 用于抗肿瘤：莪术挥发油制剂对多种癌细胞既有直接破坏的作用，又能通过免疫系统使特异性免疫增强而获得明显的免疫保护效应，从而具有抗癌作用。对宫颈癌、肝癌、鼻咽癌、白血病等多种癌症均有较好的疗效。对早、中期子宫颈癌，可用莪术注射液 10～30ml，注入于病灶局部，每日一次，疗程 3 个月左右，疗效较好，但晚期病例无效；亦可配合口服水煎剂，处方：莪术（醋制）9g，三棱（醋制）9g，水三碗煎成一碗，早饭前和晚饭后各服半碗；或用莪术挥发油软膏外用局部敷治。取莪术、三棱各 9g，郁金 12g，重楼、石打穿各 30g 水煎服，日 1 剂，能缓解肝区疼痛等临床症状，使肝肿大缩小，病情明显好转。可与烷化剂、二氢叶酸还原酶抑制药等药物合用，增加疗效。

【中西药合用禁忌】

1. 由于莪术制剂作局部注射时，可有刺激性疼痛，静脉推注过快会出现胸闷，面部潮红，呼吸困难等症。最后死于呼吸衰竭。莪术醇提取物（生药），小鼠口服的半数致死量为 86.8±12g/kg。因此，莪术制剂不宜与中枢呼吸抑制剂使用。

2. 莪术具有还原性，与具有氧化性的药物如硝酸甘油、硝酸异山梨酯等联用，会因产生微量硝酸、硫酸，相互氧化还原而影响疗效。

3. 含莪术的中成药，如双金胃肠胶囊、少林风湿跌打膏、乳康片、乳安片、止痛化癥片、复方莪术油软胶囊、复方莪术油栓等。（1）双金胃肠胶囊中含有莪术，可与金属离子形成络合物，不宜与碳酸钙、硫酸亚铁、氢氧化铝等合用，影响药物吸收；不可与环孢素 A 合用，因其可致环孢素的血药浓度下降而出现移植排斥；所含有机酸成分，不宜与具有肾毒性的西药如呋喃妥因、利福平、阿司匹林、吲哚美辛等同服，因其可增加后者在肾脏中的重吸收，加重对肾脏的毒性，与磺胺类药物、大环内酯类抗菌药易引起尿闭或血尿，会产生副作用；不宜与降压药合用，也不易与氯丙嗪，苯巴比妥等镇静催眠药同用，与这些药产生药理作用拮抗。（2）少林风湿跌打膏含有儿茶，不宜与胃蛋白酶合剂、多酶片等消化酶类药物联用，因其具有收敛作用，能与蛋白质结合形成不溶于水的大分子化合物，不易吸收；不可与去痛片、克感敏片、红霉素、利福平、氨苄西林、麻黄碱、小檗碱、阿托品类药物联用，因鞣质是生物碱沉淀剂，同用后会结合生成难溶性鞣酸盐沉淀，不易被机体吸收；不可与西药如钙剂、铁剂、氯化钴等合用，因同服后可在回盲部结合，生成沉淀，使机体难以吸收而降低疗效；不宜与磺胺类西药同服，因鞣质能与磺胺类药物结合影响磺胺的排泄，导致血及肝内磺胺类药浓度增高，严重者可发生中毒性肝炎；其所含水合型鞣质而对肝脏有一定毒性，因此不能与对肝脏有一定毒性的西药利福平、氯丙嗪、异烟肼、红霉素、氯霉素类等联用；内含黄酮类成分，可与金属离子形成络合物，不宜与碳酸钙、硫酸亚铁、氢氧化铝等合用，影响药物吸收；不可与维生素 B_1 合用，可产生永久性结合物，并排除体外而丧失药效。

艾叶

艾叶为菊科植物艾草的干燥叶，一般入药成分是在春、夏 2 季，花未开、叶茂盛时采摘后晒干或阴干的叶，始载于《名医别录》。中医认为其性温，味苦、辛，归肝、脾、肾经。有温经止血，散寒调经，安胎之功效。用于出血证，月经不调，痛经，胎动不安。煎汤，常用剂量，3 ~ 10g；或入丸、散剂；或捣汁用。外用适量，捣烂敷；煎水熏洗；炒热温熨；捣绒作炷或制艾条熏灸。温经止血宜炒炭用。

【主要成分及药理】

艾叶主要含桉叶素、樟脑、龙脑、芳樟醇、蒿醇、β - 石竹烯、萜品烯醇、侧柏酮、α - 侧柏醇等挥发油类化合物，鞣质以及氯化钾、维生素 A、B、C 类等微量元素等成分。现代研究揭示其水煎液有抑菌、抗凝血、抑制血小板聚集、抗过敏性休克、平喘、镇咳、祛痰、兴奋子宫、抑制心脏收缩、中枢神经镇静、增加消化液分泌、小剂量可增强食欲、护肝利胆、增强免疫功能的作用；艾叶烟熏有抑制腺病毒、鼻病毒、流感病毒，灭活口腔支原体和肺炎支原体的作用。

【临床中西药合用】

1. 用于平喘、镇咳、祛痰：临床常用中成药主要为艾叶油胶囊，主要为艾叶油与淀粉共制胶囊，每粒含艾叶油 0.075ml。有平喘，镇咳，祛痰，消炎作用。其有效成分为挥发油中的萜品烯醇，其直接作用于气管，调节呼吸中枢，对药物性哮喘有明显保护作用，并能延长乙酰胆碱加组胺的引哮潜伏期。用于支气管炎，肺气肿，口服，每次 2 ~ 3 丸，每日 3 次。用于肺结核喘息症，10% 艾叶油，每次 30ml，食前半小时服，每日服 3 次，同时加服异烟肼。

2. 用于抗菌抗病毒：临床上，可在西医抗菌、抗病毒的基础上，加用艾叶点燃烟熏。艾烟熏 20min 后可抑制金黄色葡萄球菌和乙型溶血型链球菌，熏 30min 可抑制大肠杆菌，熏 50min 可抑制绿脓杆菌。

3. 用于止血：常见中成药有胶艾丸（艾叶、阿胶、当归、芍药、生地、川芎、甘草），能养血调经，止血安胎，用于先兆流产，产后子宫复位不全，子宫功能性出血。治疗出血性疾患，妇人崩中，连日不止者，用熟艾、炒阿胶、干姜；妊娠卒下血不止者，用生艾叶、炙阿胶、蜂蜜；产后泻血不止者，用干艾叶、老生姜各 15g，浓煎汤，一服便止。在常规西医止血治疗基础上加用以上中成药或方药，效果更好。

4. 用于护肝利胆：艾叶注射液（为艾叶 2 次蒸馏液含生药为 1g/ml）每日肌注 1 次，每次 4ml，疗程 1 ~ 2 个月，治疗迁延性肝炎、慢性肝炎、肝硬化。

5. 用于温经、散寒调经：常用于妇科疾病。常见中成药物有妇科通经丸。治疗慢性盆腔炎，以艾叶配吴茱萸、白芷、黑芥穗、川楝子、苍术，治疗虚寒型盆腔炎，每日1剂，水煎分3次服。治疗寒性闭经，对于因经期受凉，或经期前服寒凉药物所致的闭经，将艾叶31g，肉桂12g，小茴香12g，台乌15g，川芎12g，共研细末，先将食盐250g置锅内炒热，再倒入药末，混匀炒热，然后用布包好，热熨小腹部。每次20min，每天早晚各1次。治原发性不孕，用艾附暖宫丸加减，治疗妇人子宫虚冷，带下白淫，四肢酸痛，倦怠乏力，饮食减少，经脉不调，面色无泽，婚久不孕。

【中西药合用禁忌】

1. 由于艾叶使用过量后可导致中毒，主要表现为喉头干渴、恶心、呕吐，继而全身无力、头晕、耳鸣、四肢出现震颤，最后从某一部分肌肉开始痉挛，逐渐向周围扩展达全身，每次痉挛20~30s，以后全身肌肉弛缓，缺乏张力，若间歇发作数次，则出现谵妄，惊厥甚至瘫痪现象，若延续数日，则有肝脏肿大，出现黄疸，严重可致死亡。由于神经反射的变化，以及血管壁本身受损，可使子宫充血、出血等，孕妇可招致出血或流产。慢性中毒者有感觉过敏，共济失调、幻想、神经炎、癫痫样痉挛等症状。艾叶挥发油对局部有刺激性，如局部吸收可使肢体末梢麻痹，口服刺激胃肠道增加分泌，大量进食可引起胃肠道急性炎症，中枢神经过度兴奋引起惊厥，严重时可引起癫痫样惊厥，全身吸收后造成肝细胞代谢障碍，导致中毒性肝炎。家兔腹腔注射1mL/kg，可使兔活动减少；当注射2mL/kg，用药10min后，兔呼吸减慢，最后死亡；艾叶油小鼠灌胃的半数致死量为2.47mL/kg，腹腔注射半数致死量为1.12mL/kg。因此，艾叶及艾叶制剂不宜与助消化类药物、兴奋中枢神经类药物及肝毒性类药物合用。

2. 艾叶中含挥发油类化合物，会造成对中枢神经系统的毒性，不宜与中枢神经系统的药物合用，合用可能部分或完全抑制后者的作用。艾叶中含有鞣质，因此不宜与维生素 B_1、四环素族、红霉素、灰黄霉素、制霉菌素、林可霉素、利福平等抗生素、洋地黄、地高辛、可待因等武类、麻黄素、阿托品、黄连素、利血平等生物碱、亚铁盐制剂、碳酸氢钠合用，否则容易产生沉淀，影响吸收；不宜与异烟肼合用会导致分解失效；不宜与多酶、胃酸酶、胰酶等酶制剂合用会改变性质、降低疗效或失效；不宜与维生素 B_6 制剂合用会形成络合物，降效或失效。

3. 含有艾叶成分的中成药，如艾附暖宫丸、加味生化颗粒、妇科通经丸、参茸保胎丸、化癥回生片、安坤赞育丸、十珍香附丸、妇康宁片、调经化瘀丸等。（1）十珍香附丸、妇康宁片、调经化瘀丸含有艾叶炭，不宜与酶类、生物碱、抗生素、磺胺类、强心武类药物及阿司匹林合用，由于艾叶炭会吸附酶类、生物碱、抗生素、磺胺类、强心武类药物及阿司匹林，减少这些药在胃肠道的吸收，降低疗效，故不宜同用；不宜与助消化药（多酶片、胰酶片、乳酶生等）合用，由于其会抑制助消化药酶的活性而失去助消化作用。（2）艾附暖宫丸、加味生化颗粒、参茸保胎丸、安坤赞育丸、妇康宁片等中含有当归，不宜与华法林等抗凝药同用可导致出血倾向的增加；不宜与阿司匹林联用，会导致眼前房出血。

肉桂

肉桂为樟科植物肉桂的树皮，又名菌桂、牡桂、桂、大桂、玉桂、辣桂、筒桂。始载于《唐本草》。中医认为其性热，味辛、甘，归肝、脾、肾、心经。有补火助阳，散寒止痛，温经通脉，引火归原之功效。用于肾虚作喘，阳痿，宫冷，腹痛，虚寒吐泻，寒疝，腰痛，胸痹，阴疽，闭经，痛经，阳虚眩晕，目赤咽痛。煎汤，常用剂量，2～5g，宜后下，不宜久煎；碾粉，每次1～2g。外用适量，碾细调敷，或酒浸涂擦。

【主要成分及药理】

肉桂主要含桂皮醛、桂皮酸、乙酸桂皮酯、乙酸苯丙酯、苯甲酸苄酯、苯甲醛、香豆精、β-荜澄茄烯、菖蒲烯、β-榄香烯、原儿茶酸、反式桂皮酸等挥发油化合物、鞣质、香豆素以及南烛木树脂酚-3α-○-β-D-葡萄糖甙、3，4，5-三甲氧基酚-β-D-洋芫荽糖（1→6）-β-D-葡萄糖甙、消旋-丁香树脂酚、5，7-二甲基-3'，4'-二氧亚甲基-消旋-表儿茶精、肉桂醛环甘油-1、3-缩醛（9，2'-反式）、肉桂醛环甘油-1，3-缩醛（9，2'-顺式）、肉桂甙、桂皮甙和桂皮多糖AX等萜类化合物。现代研究揭示其有兴奋交感神经、肾上腺髓质，增加其血流量，降血压，抑制血小板聚集，抗凝血，镇静，镇痛，解热，促进肠蠕动，增加消化液分泌，排除消化道积气，缓解胃肠痉挛性疼痛，通过胃血流量增加，改善微循环来抑制应激性溃疡形成的作用。

【临床中西药合用】

1. 用于补火助阳：常见中成药有桂附理中丸（肉桂、附子、党参、白术、干姜、甘草），治脾肾阳虚之脘腹冷痛，食少便溏，手足冷，脉沉迟，用于慢性胃肠炎，胃及十二指肠球部溃疡，胃扩张属脾肾虚寒者。在常规抑酸护胃治疗基础上加用此药对上述疾病效果更好。右归丸（熟地、山药、菟丝子、杜仲、鹿角胶、山萸、枸杞、当归、肉桂、附子），用于肾病综合征，老年骨质疏松症，精少不育症，贫血，白细胞减少症属肾阳不足，命门火衰者。

2. 用于镇痛：肉桂本有温经通脉止痛作用，常与独活、桑寄生、杜仲等同用，如独活寄生汤，在止痛的基础上加用此方治疗寒湿腰痛；与附子、干姜、川椒等同用，如桂附丸，在扩血管的基础上加用此方可治寒邪内侵的胸痹心痛。

3. 用于抗菌：临床上，可在西药抗菌治疗的基础上，酌情加用 0.5% 的肉桂油，主要为铜绿假单胞菌（绿脓杆菌）感染，将 0.5% 的肉桂油置于消毒容器中，消毒纱布浸泡液敷创面或塞入创口及窦道内，每日更换 1 次。

4. 用于增强免疫：肉桂油为常见的健胃药。肉桂水提物能抑制网状内皮系统吞噬功能和抗体作用。小儿流涎，取肉桂 10g（1 次量），研成细末，醋调制成糊饼状，每晚临睡前将药匀摊于两块纱布上，分别贴于双侧涌泉穴，并用胶布固定，次日早晨取下，一般连敷 3~5 次。

5. 用于祛痰镇咳：桂皮油吸收后由肺排出，使黏液稀释，呈现祛痰镇咳作用。老年性支气管炎可在西医祛痰镇咳的基础上，酌情加用肉桂 9g，研末 3 次冲服。

6. 用于附子中毒：在西医对症处理的基础上，肉桂 5~10g，泡沸水口服，治疗急性附子中毒。

【中西药合用禁忌】

1. 由于肉桂使用过多可导致中毒，主要表现为头昏、眼花、眼胀、眼涩、眼睑下垂、口舌麻木、咳嗽；对肾脏有毒，常见的泌尿系症状为尿少、尿闭、排尿困难、尿道灼热疼痛，甚至引起血尿；消化道症状为恶心、呕吐、腹痛。肉桂醛对小鼠的半数致死量，静脉注射为 132mg/kg，腹腔注射为 610mg/kg，灌胃为 2225mg/kg；肉桂煎剂小鼠静脉注射的半数致死量为 18.48 ± 1.80g/kg。因此，肉桂及肉桂制剂不宜与金属类药物、麻醉镇静药、解热镇痛药、抗菌药物、抗结核药如异烟肼、对氨基水杨酸钠、利福平等、抗甲状腺药、抗肿瘤化疗药物等肾毒性药物以及助消化类药物合用。

2. 肉桂含桂皮醛、桂皮酸等挥发油化合物，具有增强心肌收缩力的作用，不宜与比索洛尔、拉贝洛尔等 β 受体阻滞剂合用，合用可能部分或完全抑制后者降低心率、降低心肌耗氧量的作用。肉桂中有鞣质，不宜与维生素 B_1、抗生素、甙类、生物碱亚铁盐制剂、碳酸氢钠制剂合用，会产生沉淀，影响吸收；不宜与异烟肼合用，会分解失效；不宜与酶制剂合用，会改变性质、降效或失效；不宜与维生素 B_6 合用，会形成络合物，降效或失效。

3. 含肉桂成分的中成药，如十六味冬青丸、十滴水、七味葡萄散、女金丸、五苓散、五味清浊散、止痛化癥胶囊、牛黄清心丸、仲景胃灵丸、补肾固齿丸、纯阳正气丸、柏子养心丸、痛经丸、麝香保心丸、再造丸、补血调经丸、茴香橘核丸、十全大补丸、八味肾气丸、人参养荣丸、右归丸、肾气丸、人参再造丸、乙肝扶正胶囊、二益丸、十二温经丸、宁坤养血丸、活络丸、调经姊妹丸、温经丸等。（1）宁坤养血丸、柏子养心丸、痛经丸等中成药中含有当归，不宜与华法林等抗凝药同用可导致出血倾向的增加；不宜与阿司匹林联用，会导致眼前房出血（3）二益丸中含有甘草，不宜与降血糖的西药如甲苯磺丁脲、苯乙双胍等合用，因为甘草含有糖皮质激素样物质，会使血糖上升，与这些药物合用时会产生药理拮抗，抵消或降低血糖药物的降糖作用。

（4）牛黄清心丸、麝香保心丸等中成药中含有牛黄，因此不宜与水合氯醛、乌拉坦、吗啡、苯巴比妥合用，容易对中枢产生抑制。

✨ 藿香

藿香为唇形科植物广藿香或藿香的全草，广藿香又名枝香，藿香又名排香草，野藿香。始载于《名医别录》。中医认为其性微温，味辛，归脾、胃、肺经。有化湿，止呕，解暑之功效。用于湿阻中焦，呕吐，暑湿或湿温初起。煎汤，常用剂量，5～10g，鲜品加倍，不宜久煎；或入丸、散剂。外用适量，煎水含漱、浸泡；或碾粉调敷。藿香叶散寒解表，藿香梗和中止呕。

【主要成分及药理】

藿香主要含甲基胡椒酚、茴香醚、茴香醛、d-柠檬烯、对-甲氧基桂皮醛、α-蒎烯、β-蒎烯、辛酮-3、辛醇-3、对-聚伞花素、辛烯-1-醇-3、芳樟醇、l-石竹烯、β-榄香烯、β-葎草烯、α-衣兰烯、β-金合欢烯、γ-毕澄茄烯、二氢白菖考烯等挥发油化合物以及微量鞣质等成分。现代研究揭示其有促进胃液、增强消化力、对胃肠解痉、防腐、抗菌、收敛止汗、扩张微血管的作用。

【临床中西药合用】

1. 用于胃肠道疾病：常见中成药物有藿香正气水、口服液，治外感风寒，内伤湿滞所致恶寒发热，头痛晕重，上吐下泻，脘腹痛，苔白腻及山岚瘴疟。主要是利用藿香水溶性成分具有增加胃酸分泌，提高胃蛋白酶活性，减少腹泻次数和镇痛的作用。用于胃肠型感冒，急性胃肠炎属湿滞脾胃，外感风寒者。水丸，每支10ml，口服，每次一支，一日2～3次；口服液，每支10ml，口服，每次一支，一日2～3次；大蜜丸，每丸重9g，口服，每次一丸，一日2～3次；浓缩丸，每丸重3g，口服，每次一丸，一日2～3次；片剂，每片0.3g，口服，每次3～5片，一日2～3次；软胶囊，每粒0.45g，口服，每次2～3粒，一日2～3次；冲剂，每袋5g，口服，每次1袋，一日2～3次，温开水冲服。儿童量酌减。中成药物益气增液口服液具有益气止泻、纠正脱水等功能，临床上用于治疗小儿泄泻伴有失水之症效果明显。胃更新口服液具有温中和胃、健脾燥湿、行气止痛的功效，用于慢性胃炎、肠炎、胃及十二指肠溃疡等为肠道疾病。灵应茶饼具有提神醒脑、止渴生津、宽中下气、健脾开胃、清火解酒的作用，用于伤暑、感冒、腹痛、饱胀、呕吐、嗳酸等症状的治疗。胃肠舒胶囊具有化湿健脾、宽胸消胀的功效，用于治疗脾胃失盛引起的不思饮食、胃寒腹痛、脘腹胀满、恶心呕吐、吞酸嗳气。以上药物结合抑酸护胃药物的使用效果更佳。

2. 用于清暑热，化浊，宣通鼻窍：常见中成药物有藿胆丸，主要由广藿香叶、猪胆浸膏组成。用于风寒化热，胆火上攻所致鼻塞欠通，鼻渊头痛。水丸，每袋 36g，口服，每次 3～6g，一日 2 次，温开水送服。在临床上，治疗中暑病人时，在物理降温、西药降温、对症治疗的基础上，可酌情加用藿香正气水。

3. 治疗恶心：治疗恶心服用中药有胃不舒服、恶心反应的病人，藿香是常用药，可在复方中加入；化疗后恶心欲吐，可再用中药来和胃增食，用藿香与陈皮、半夏、佛手、白豆蔻等，有助于加速消化功能的恢复；对妊娠恶心，本品也是常用药；治疗外感与和胃一般用藿香，止呕一般用藿梗，许多化湿的中药普遍能抑制唾液分泌，如苍术、厚朴、半夏等，而藿香没有抑制唾液分泌的作用，对口腔干燥的病人并不禁忌。在西药止呕的基础上，可酌情加用藿香与陈皮、半夏、佛手、白豆蔻等中药。

【中西药合用禁忌】

1. 由于藿香使用过量可引起中毒，主要表现为不同程度的站立不稳、左右摇晃、抽搐、僵直、喉部痉挛、呼吸困难等现象，甚至呼吸中枢麻痹而死亡。广藿香醇给小鼠灌胃给药的 LD_{50} 为 4.693g/kg，腹腔给药的 LD_{50} 为 3.145g/kg。因此，藿香及其制剂不宜与水合氯醛、乌拉坦、吗啡、苯巴比妥合用，容易对中枢产生抑制。

2. 藿香中含甲基胡椒酚等挥发油化合物，具有镇静作用。不宜与尼可刹米、二甲弗林、洛贝林等中枢神经兴奋剂合用，合用可能部分或完全抑制后者的兴奋中枢神经作用。

3. 含藿香成分的中成药，如不换金正气散、时疫救急丸、暑湿感冒冲剂（暑湿感冒颗粒）、七香止痛丸、藿香正气水、藿胆丸。（1）藿香正气水含有清酒成分，不宜与苯巴比妥、苯妥英钠、安乃近及降血糖西药合用，由于藿香正气水中含有的乙醇的药酶诱导作用，增加对肝药酶的活性，使上述西药在体内的代谢加快、半衰期缩短，以致显著降低疗效，故不宜配伍使用。同时，不宜与安定、扑尔敏、苯海拉明、赛庚啶等抗精神及抗过敏药物合用，由于乙醇具有中枢神经抑制作用，会增强了西药的镇静、安定作用，产生昏睡等副作用，严重时可使血压降低、呼吸抑制。不宜与含有水合氯醛药物合用，合用能产生有毒的醇合三氯乙醛，严重者可以致死。（2）藿香正气软胶囊不宜与胃复安同服，因为胃复安加强胃窦部收缩的强度与频率，促进胃排空，减少胆汁返流，藿香正气的组方药物能显著抑制肠平滑肌的活动。与胃复安合用时，可产生药理性拮抗，使胃复安的药效降低或两者的作用均减弱。（3）藿胆丸为含胆汁制剂，与奎尼丁合用会形成络合物影响吸收，和氯霉素合用会降低疗效。（4）时疫救急丸中含有雄黄，不宜与硫酸盐，硝酸盐，亚硝酸盐及亚铁盐类西药合服，因雄黄所含硫化砷具有氧化还原性，遇上述无机盐类后即生成硫化砷酸盐沉淀物，既阻止西药的吸收，又使含雄黄类的中成药失去原有疗效，并有导致砷中毒的可能。

紫苏

紫苏为唇形科植物紫苏的干燥叶（或带嫩枝），又名桂荏、白苏、赤苏。始载于《药性论》。中医认为其性温，味辛，归肺、脾经。有解表散寒，行气宽中之功效。用于风寒感冒，咳嗽呕恶，妊娠呕吐，鱼蟹中毒。煎汤，常用剂量是每次 6~9g；或捣汁冲服。外用适量，捣烂敷或煎水熏洗。

【主要成分及药理】

紫苏全草主要含紫苏醛、左旋柠檬烯、α－蒎烯等挥发油化合物以及精氨酸、枯酸、矢车菊素 3－（6－对香豆酰－β－D－葡萄糖甙）5－β－D－葡萄糖甙等成分。紫苏叶主要含异白苏烯酮等挥发油化合物等成分。尖紫苏全草主要含异戊基－3－呋喃甲酮、紫苏醛、α－及 β－蒎烯、d－柠檬烯、l－芳樟醇、莰烯、薄荷醇、薄荷酮、紫苏醇、二氢紫苏醇、丁香油酚等挥发油化合物等成分。现代研究揭示其有解热、镇静、抑菌、缓解支气管痉挛、增强脾细胞免疫功能及免疫抑制作用、兴奋胃肠运动、止呕、止血、抗凝血、降血脂、抑制兴奋传导等作用。

【临床中西药合用】

1. 用于抗炎：用于上呼吸道感染，在使用头孢类等抗生素的基础上，使用紫苏叶与干姜（10∶1）制成 25% 苏叶液，每次服 100ml，每日 2 次，10 日为一疗程，可加强抗感染疗效。主要由于紫苏水提取液可以抑制肿瘤坏死因子生成而起抗炎作用，并且有益于人体免疫机能。

2. 用于感冒：常见中成药物有通宣理肺口服液，主要由紫苏叶、前胡、桔梗、苦杏仁、麻黄、甘草、半夏、茯苓、枳壳、黄芩、陈皮组成。有解表散寒，宣肺止嗽作用。用于风寒感冒咳嗽，咯痰不畅，发热恶寒，鼻塞流涕，头痛无汗，肢体酸痛。可联合使用西药治疗的基础上辨证选方，加强疗效。

3. 用于止血：紫苏水提液在体外能抑制 ADP 和胶原诱导的血小板聚集反应。有研究发现可用于子宫出血，使用紫苏提取液（生药 2g/ml，即每毫升相当于原生药 2g），以无菌棉球、纱布浸润紫苏液贴敷于出血处，止血效果显著。

4. 用于降血脂：常见有紫苏子油，为富含 α－亚麻酸的苏子油。研究发现其具有改变大鼠脑和肝脏中脂肪酸的作用，可以用于降低血脂。临床上高脂血症，在服用贝特类、他汀类降脂药物的基础上，服用紫苏子油，疗程 8 周。

5. 治疗鞘膜积液：用紫苏叶 50g，加水 350ml，煮沸 15min 后过滤，放入一小容器内趁热熏，待冷却至皮温，将睾丸放入药内浸泡 10～20min，每日 1 次，治疗睾丸鞘膜积液，一般用药 3～10 天可痊愈。在睾丸鞘膜积液注射治疗的基础上使用此方，可增强效果。

6. 治疗寻常疣：临床上，在病毒唑加利多卡因，疣疹基底部注射及 5% 5 - 氟尿嘧啶软膏、10% 水杨酸火头棉胶、10% 福尔马林溶液，局部外用及离子机电灼疣体部、冷冻等西医治疗的基础上，酌情加用紫苏，取洗净之鲜紫苏叶摩擦疣部，每次 10～15 分钟，敷料包扎，每日 1 次。

【中西药合用禁忌】

1. 由于紫苏叶中含有大量的草酸，经常食用，会导致在人体内沉积过多，从而导致损害神经系统、消化系统，还会损害到人体的造血功能。通过实验表明，紫苏酮具有毒性、刺激性以及有导致过敏的作用。紫苏的成分紫苏酮等酮类化合物均为 3 - 取代呋喃类化合物，对小鼠、山羊、小母牛均显示毒性作用，尤其对肺部，可因肺水肿及胸膜渗出而死亡，但给药途径不同，毒性不同，紫苏酮 10mg/kg 静脉注射可使山羊致死，40mg/kg 灌胃却无影响。因此，紫苏及紫苏制剂不宜与非甾体类抗炎药、抗肿瘤药物等易产生胃肠道反应的西药合用。不宜与金属类药物、麻醉镇静药、解热镇痛药、抗菌药物、抗结核药如异烟肼、对氨基水杨酸钠、利福平等、抗甲状腺药、抗肿瘤化疗药物等肝毒性、肾毒性药物合用。

2. 紫苏中含有黄酮类化合物、类胡萝卜素及迷香酸等活性成分，具有抑制血小板聚集作用，不宜与注射用血凝酶、凝血酶冻干粉、卡络磺钠片等止血药物合用时会抑制后者的止血作用。

3. 含有紫苏的中成药，如风寒感冒冲剂（风寒感冒颗粒）、暑湿感冒冲剂（暑湿感冒颗粒）。（1）风寒感冒颗粒、暑湿感冒颗粒中均含有苦杏仁，不宜与具有神经肌肉阻滞作用的氨基糖苷类配伍联用，易引起呼吸中枢的抑制，严重者可出现呼吸衰竭。不宜与维生素 C 烟酸谷氨酸、胃酶合剂同用会造成分解，药效降低；不宜与可待因、吗啡、杜冷丁、苯巴比妥合用会加重麻醉，抑制呼吸；不宜与强心苷等合用会药效累加，增加毒性；不宜与降糖药合用，会导致血糖升高。不宜与金属盐类（铅盐、钡盐、铜盐等）合用，可产生沉淀而影响吸收。（2）风寒感冒颗粒中含有麻黄，不宜与 APC、扑热息痛、阿司匹林、布洛芬等解热镇痛药合用，以免发汗过多，引起虚脱。与催眠剂同用，有中枢兴奋作用的麻黄碱可对抗催眠药的作用（苯巴比妥可减轻麻黄碱的中枢兴奋作用），使其疗效降低；与氯丙嗪合用，可使血压下降过低，因麻黄碱能促进肾上腺能神经介质的释放，对 β 受体、α 受体都有兴奋作用，而氯丙嗪具有 α 受体阻断作用，同用时，麻黄碱的血管收缩作用将被拮抗，血管扩张作用单独表现出来，产生降压效果。

丁香

丁香为桃金娘科植物丁香的干燥花蕾，又名公丁香（花蕾）、母丁香（果实）。始载于《药性论》。中医认为其性温，味辛，归脾、胃、肺、肾经。有温中降逆，散寒止痛，温肾助阳之功效。用于脾胃虚寒，呃逆呕吐，食少吐泻，心腹冷痛，肾虚阳痿。煎汤，常用剂量，1~3g；或入丸、散。外用适量，研末调敷。

【主要成分及药理】

丁香主要含有丁香油酚、乙酰丁香油酚、β-石竹烯、甲基正戊基酮、水杨酸甲酯、葎草烯、苯甲醛、苄醇、间甲氧基苯甲醛、乙酸苄酯、胡椒酚、α-衣兰烯等挥发油化合物以及齐墩果酸、黄酮、对氧萘酮类鼠李素、山奈酚、番樱桃素、番樱桃素亭、异番樱桃素亭、去甲基化合物异番樱桃酚等三萜化合物等成分。现代研究揭示其有抗菌、抗真菌、驱虫、健胃、止牙痛、防治肝损伤等作用。

【临床中西药合用】

1. 用于抗炎杀菌、解热镇痛：具有较广泛的外治作用。可用于某些皮肤病，如癣，丁香15g加入70%酒精至100ml，浸2天去渣，每日外擦患处3次。口腔溃疡，丁香30g加200ml温水浸泡1天，涂于口腔黏膜潮红或溃烂处，日3~4次。牙痛，丁香10粒，研成细末，纳入龋洞中或牙缝隙处，约数十秒即能止痛，重者可连续使用2~3次。

2. 用于消化系统：临床上，在西药促进胃酸和胃蛋白酶分泌、解除痉挛的基础上，可酌情加用以下方法。小儿腹泻，丁香1.5g，肉桂3g，研末，水调糊，摊在伤湿止痛膏上并加热，贴于脐上，12小时换药1次。呃逆，丁香1g细嚼，徐徐咽下，待药味尽，将口内剩余药渣吞下，呃逆立止。忌用冷水漱口及食生冷食物。

3. 其他：麻痹性肠梗阻，丁香30~60g研末加入75%酒精（或开水）调和，敷于脐及脐周，塑料薄膜覆盖并固定。睾丸鞘膜积液，母丁香粉2g放患者肚脐中（高于皮肤0.2cm），固定，每隔2天换药，20天为1疗程，疗程间隔5~10天。痔疮，紫丁香干冷水浸泡煮沸，取汁熏洗患处，每晚1次，每次15~20分钟。

【中西药合用禁忌】

1. 由于丁香使用过多可导致中毒，主要表现为潜伏期在15min至1h，恶心、呕吐、腹泻、上消化道出血，中毒严重时，可导致肝功能、肾功能障碍，呼吸困难，甚至昏迷、死亡。丁香中含有丁香油酚，其为主要的致毒物质，主要作用于消化器官，首先受损害的是胃与肝脏，重症中毒多波及呼吸中枢与肾脏等。丁香给小鼠腹腔注射煎剂的半数致死量为 1.8g/kg。口服丁香油的花生油溶液为 1.6g/kg，煎剂的中毒症状为呼吸抑制及后肢无力。狗口服丁香油的花生油溶液 5g/kg，可发生呕吐而死亡。尸检发现胃底及幽门部粘膜红肿并有溃疡及出血点，十二指肠部有浮肿及充血，肺有瘀血点。镜检肝、肾也有瘀血及肿胀，部分肝细胞坏死，心肌水肿。狗如口服 2g/kg，仅发生呕吐而不致死亡。大鼠口服丁香油酚，半数致死量为 1.93g/kg，中毒症状为后肢麻痹、昏睡、尿失禁并常有血尿，病理解剖发见上消化道呈出血状态，少数有粘膜溃疡，各内脏及腹膜、肠系膜显着充血。对中毒大鼠曾用印防己毒素、可拉明、士的宁、咖啡因及五甲烯四氮唑等解救，但无明显效果。因此，丁香及丁香制剂不宜与对胃有损伤类药物、肝毒性、肾毒性类药物，抑制呼吸中枢类药物合用。

2. 丁香中含有丁香酚等挥发油化合物，具有降压的作用，不宜与肾上腺素、去甲肾上腺素、多巴胺等合用可能部分或完全抑制后者升压作用；不宜与巴比妥类同用，由于丁香中含有的甲基丁香酚有镇静作用，与巴比妥有协同效应，同用易产生毒性反应；不宜与氯丙嗪同用，具有中枢抑制方面的协同作用，同用产生毒性反应。

3. 含丁香成分的中成药，如丁蔻理中丸、正骨紫金丸、时疫救急丸、通窍镇痛散、七香止痛丸、十香丸、避瘟散、丁香理中丸、白银丹、清导胃气丸、二十五味松石丸、二十五味珊瑚丸、十六味冬青丸、七味广枣丸、木香分气丸、六应丸、妙济丸、洁白丸、人参再造丸、中华跌打丸、平肝舒络丸、人丹等。（1）正骨紫金丸中含有当归，因此，不宜与华法林等抗凝药同用可导致出血倾向的增加；和阿司匹林联用，可导致眼前房出血；与抗结核药异烟肼联用，同服后会产生螯合反应，妨碍机体吸收，降低疗效。（2）二十五味珊瑚丸中含有珍珠母，不宜与含有珍珠母、磁石，不宜与卡那霉素，新霉素等联合使用，否则会在胃肠道形成不溶性盐类和络合物而失效。如需联用，其间隔时间以 3~4h 为宜。二十五味珊瑚丸中含有朱砂，不宜与酸性药物如胃蛋白酶合剂，阿司匹林等联用，以免联用使疗效降低；不宜与碘化钾、西地碘片、溴化钾、三溴合剂等同服，因汞离子与碘离子在肠中相遇后，会生成有剧毒的碘化汞，从而导致药源性肠炎或赤痢样大便；不能与具有还原性的西药如硫酸亚铁同服，同服后能使 Hg^{2+} 还原成 Hg^+，毒性增强。二十五味珊瑚丸中含有诃子，因此不宜与胃蛋白酶合剂、多酶片等消化酶类药物联用，因其能与蛋白质结合形成不溶于水的大分子化合物，不易吸收；不可与去痛片、克感敏片、红霉素、利福平、氨苄西林、麻黄碱、小檗碱、阿托品类药物联用，诃子中含有鞣质，因鞣质是生物碱沉淀剂，同用后会结合生成难溶性鞣酸盐沉淀，不易被机体吸收；不可与西药如钙剂、铁剂、氯化钴等合用，因二者可在回盲部结合，生成沉淀，降低疗效；也不可与维生素 B_1 合用，合用后会在体内产生永久性结合物，并排除体外而丧失药效。

🌿 荆芥

荆芥为唇形科植物荆芥的干燥地上部分。又名香荆荠、线荠、四棱杆蒿、假苏。始载于《吴普本草》。中医认为其性微温，味辛，归肺、肝经。有祛风解表，透疹消疮，止血之功效。用于外感表证，麻疹不透、风疹瘙痒，疮疡初起兼有表证，吐衄下血。煎汤，常用剂量 3～10g；或入丸、散。外用适量，煎水熏洗；捣敷；或研末调散。荆芥炒炭后专功止血。

【主要成分及药理】

荆芥主要含右旋薄荷酮、消旋薄荷酮、右旋柠檬烯等挥发油化合物、内酯类、黄酮类化合物以及单萜类等成分。现代研究揭示其有解热降温、镇静、镇痛、抗炎、抗菌、抗过敏、止血、解痉、平喘祛痰的作用。荆芥炭的脂溶性提取物具有止血、增加血液黏度、兴奋平滑肌的作用。

【临床中西药合用】

1. 用于感冒：中成药荆防冲剂、荆防败毒丸，用于治外感风寒，挟湿挟痰所致的恶寒发热，头痛身疼，胸闷咳嗽，痰多色白及时疫疟疾，疮疡肿毒初起具风寒湿邪者。主要成分有荆芥合防风、柴胡、前胡、羌活、独活、川芎、桔梗、枳壳、茯苓等。小儿解表颗粒，有宣肺解表，清热解毒作用，用于小儿外感风热所致的感冒，症见发热恶风，头痛咳嗽，鼻塞流涕，咽喉痛痒。止咳宝片，有宣肺祛痰，止咳平喘的作用，用于外感风寒所致的咳嗽、痰多清稀、咳甚而喘，以及慢性支气管炎、上呼吸道感染见上述症者联合使用西药治疗可增强疗效。

2. 用于抗炎抗菌：流行性腮腺炎，荆芥 9g 加水 100ml，煎后滤过药渣，装入保温瓶内多次饮用，外用醋浸纱布敷患处，每日换 3～4 次。传染性软疣，荆芥、防风、蝉蜕、当归各 10g，柴胡、赤芍、僵蚕、黄芩各 15g，薏苡仁、大青叶各 30g，甘草 6g，水煎服，日服一剂。上述药物在常规抗炎抗菌药物使用的基础上使用，效果更好。

3. 用于止血：痔疮出血，荆芥炭 15g，槐花炭 10g，共为细粉，饭前清茶送服。治疗功能失调性子宫出血，补肾调经汤（山药、当归、石莲、川断、菟丝子、炒杜仲、椿根白皮、炒荆芥穗、柴胡、熟地、升麻、煅牡蛎、乌贼骨、阿胶、炙甘草）配性激素治疗功能失调性子宫出血也有显著效果。常见中成药有脏连丸，口服，水蜜丸一次 6～9g，小蜜丸一次 9g，大蜜丸一次 1 丸，1 日 2 次，有清肠止血作用，用于肠热便血，肛门灼热，痔疮肿痛。舒痔丸，有凉血止血，清热导滞作用，用于痔疮出血、肛门肿痛、大便干燥、脱肛下坠。

4. 用于清热解毒：皮肤病血毒丸，有清热解毒，消肿作用，用于经络不和，温热血燥引起的风疹，温疹，皮肤刺痒，雀斑粉刺，疮疡肿毒，脚气疥癣。牛黄上清丸（胶囊），有清热泻火，散风止痛作用，用于热毒内盛、风火上攻所致的头痛眩晕、目赤耳鸣、咽喉肿痛、口舌生疮、牙龈肿痛、大便燥结。在抗炎、杀虫、抗真菌等对症治疗基础上加用上药可增强疗效。

5. 用于治疗皮肤瘙痒症：取净荆芥穗 50g，碾为细末，过筛后装入纱布袋内，均匀地撒布患处（如范围广，可分片进行），然后用手掌来回反复的揉搓，磨擦至手掌与患部发生热感为度。治疗急慢性荨麻疹及一切皮肤瘙痒病，轻者 1~2 次，重者 2~4 次即奏效。在止痒治疗的基础上加用上法可增强疗效。

【中西药合用禁忌】

1. 由于荆芥使用过多可导致不良反应，主要表现为麻痹呼吸系统，对肾脏也有一定损害。荆芥与鱼虾同服可致过敏，表现为皮下瘀血，恶心吐泻。小鼠腹腔注射荆芥煎剂，观察七天内的死亡情况，其半数致死量为 $30046 \pm 76.5 mg/kg$。因此，荆芥及荆芥制剂不宜与中枢抑制剂、肾毒性药物合用。同时，也不宜与鱼虾类同时服用。

2. 荆芥中含有荆芥内酯类，具有显著降低全血比粘度和红细胞的聚集性，改善血液流变学，止血的作用，不宜与阿司匹林、氯吡格雷等合用可能部分或完全抑制后者的抗凝作用。

3. 含荆芥成分的中成药，如止嗽丸、地榆槐角丸、妇科白带膏、追风丸、荆防冲剂、荆防败毒丸、小儿解表颗粒、止咳宝片、牛黄上清丸（胶囊）等。（1）荆防败毒丸中含有川芎，不宜与心得安同用，由于其含有川芎成分川芎嗪，具有 β-受体激动剂样作用，可以强心、扩冠，心得安能阻断其作用。不宜与甲苯丙胺同用，由于其含有川芎具有镇静作用，可以拮抗苯丙胺的兴奋作用。（2）牛黄上清丸中含有石膏，不宜与四环素族配伍，由于石膏的主要成分是硫酸钙，易与四环素结合，形成难以吸收的四环素钙，降低了四环素类药的生物利用度，也影响了上述药效的正常发挥。（4）牛黄上清丸中含有牛黄，不宜与中枢抑制药并用。不宜与西药吗啡、苯巴比妥等中枢抑制药并用，以防增加中枢抑制药的毒性，避免引起呼吸困难、昏睡、体位性低血压、昏厥等不良反应。（5）地榆槐角丸含有地榆，不宜与胃蛋白酶合剂，淀粉酶，多酶片等消化酶类药物联用，因地榆中含有鞣质，而这些酶类药物的化学成分主要为蛋白质，含有肽键或胺键，极易与鞣质结合发生化学反应，形成氢键络合物而改变其性质，不易被胃肠道吸收，从而引起消化不良，纳呆等症状。

木香

木香为菊科植物木香的干燥根，又名蜜香、青木香、五香、五木香、南木香、广木香。始载于《神农本草经》，列为中品。中医认为其性温，味辛、苦，归脾、胃、大肠、胆、三焦经。有行气止痛，健脾消食之功效。用于胸脘胀痛，泻痢后重，食积不消，不思饮食，大便秘结，胁痛黄疸。煨木香涩肠止泻，用于泄泻腹痛。煎汤，常用剂量，1.5～6g，磨汁或入丸，散。外用适量，研末调敷或蜜汁涂。

【主要成分及药理】

木香主要含去氢木香内酯、木午烯内酯、木香匝醛、4β-甲氧基去氢木香内酯、木香内酯、二氢木香内酯、α-环木香烯内酯、β-环木香烯内酯、土木香内酯、异土木香内酯、异去氢木香内酯、异中美菊素C、12-甲氧基二氢去氢木香内酯、二氢木香烯内酯、木香烯、单紫杉烯、对-聚伞花素、月桂烯、β-榄香烯、柏木烯、荜草烯、β-紫罗兰酮、芳樟醇、柏木醇、木香醇、榄香醇、白桦脂醇、β-谷甾醇、豆甾醇、森香酸、棕榈酸、亚油酸等挥发油化合物，天冬氨酸、谷氨酸、甘氨酸、瓜氨酸、γ-氨基丁酸等20种氨基酸，胆胺，木香萜胺A、B、C、D、E，左旋马尾松树脂醇-4-O-β-D-吡喃葡萄糖甙，毛连菜甙B，醒香甙等成分。现代研究揭示其有抗血小板聚集、降血压、扩张血管、调节心脏功能、祛痰、平喘、抗病原体、调节胃肠运动、抗溃疡、降酶保肝、抗肿瘤的作用。

【临床中西药合用】

1. 用于调节胃肠运动：如胃肠胀气、肠梗阻、腹泻、胆绞痛，100%木香注射液2ml肌肉注射，每日2次，儿童酌减，治疗小儿消化不良、急性胃肠炎、慢性胃炎、胃肠神经官能症、股疝及绝育结扎术后等所致的胃肠气胀。生木香10g，隔水炖，取汤150ml，治疗手术后麻痹性肠梗阻。苦参、木香以6:1比例共研细末，加药汁成饼状，固定于脐部外敷，24小时更换1次，一般换药1～5次，治疗小儿腹泻。用大黄10～20g，木香10g，加开水300ml浸泡10分钟后，饮服，治疗胆绞痛。配合使用中成药如六味木香散，胃痛散，气痛丸，能开郁行气止痛。治痢片能理气和血，燥湿止痢。

2. 用于祛痰、平喘：支气管哮喘，在常规解痉平喘药物治疗的基础上，加用木香醇浸膏（1g/ml）治疗支气管哮喘可控制症状，防止复发，并有祛痰、镇痛作用。

【中西药合用禁忌】

1. 由于木香使用过多可导致中毒，主要表现为粟粒状红色丘疹，瘙痒，伴胸闷憋气，心悸，腹痛，腹泻。木香中的挥发油成分被人体吸收后，作用于皮肤的毛细血管，使皮肤黏膜毛细血管扩张。大鼠腹腔注射总内酯和二氢木香内脂的半数致死量分别为300mg/kg和200mg/kg。因此，木香及木香制剂不宜与泻药、中枢兴奋剂合用。

2. 木香中含去氢木香内酯、木香烯内酯等挥发油化合物，具有降血糖的作用，不宜与二甲双胍、格列美脲、阿卡波糖等降糖药物合用，合用可能部分或完全抑制后者的降糖作用。

3. 含木香成分的中成药，如久痢丸、木香顺气丸、正骨紫金丸、时疫救急丸、利胆片、通窍耳聋丸、通窍镇痛散、舒肝保坤丸、催乳丸、七香止痛丸、陈香白露片等。(1) 陈香白露片中含有大黄，因此不宜与胃蛋白酶合剂、多酶片等消化酶类药物联用，因其能与蛋白质结合形成不溶于水的大分子化合物，不易吸收；不可与去痛片、克感敏片、红霉素、利福平、氨苄西林、麻黄碱、小檗碱、阿托品类药物联用，大黄中含有鞣质，因鞣质是生物碱沉淀剂，同用后会结合生成难溶性鞣酸盐沉淀，不易被机体吸收；不可与西药如钙剂、铁剂、氯化钴等合用，因二者可在回盲部结合，生成沉淀，降低疗效；(2) 久痢丸中含有当归，因此不宜与华法林等抗凝药物同用，合用会导致出血倾向的增加；不宜与抗结核药异烟肼联用，同服后会产生螯合反应，妨碍机体吸收，降低疗效。(3) 利胆片中含有芒硝，因此不宜与抗酸药联用，由于芒硝为含杂质的硫酸钠，口服后硫酸根离子不易被肠黏膜吸收，在肠腔内形成高渗盐溶液，可增强胃肠蠕动，使药物易从胃内排除，如同时服用碳酸氢钠、胃舒平，会减弱抗酸效果。

香薷

香薷为唇形科植物石香薷和海州香薷的干燥地上部分，又名香茹、香草。始载于《名医别录》。中医认为其性微温，味辛，归肺、胃经。有发汗解表，和中利湿，利水消肿之功效。用于暑湿感冒，恶寒发热，头痛无汗，腹痛吐泻，小便不利。煎汤，常用剂量，3～10g，不宜久煎。利尿消肿，应6～15g，宜浓煎。

【主要成分及药理】

香薷主要含香荆芥酚、百里香酚等挥发油化合物，黄酮苷等黄酮类以及脂肪酸，甾醇等成分。又有香薷、石香薷、密花香薷、木香薷、萼果香薷。石香薷主要含百里香酚、香荆芥酚、对聚伞花素等挥发油化合物，密花香薷主要含香薷二醇、香薷酮等挥发油化合物，木香薷主要含桉油素、莰醌等挥发油化合物，萼果香薷主要含百里香酚、香荆芥酚、香薷醇等挥发油化合物。现代研究揭示其有抗病原微生物、消炎、解热、镇痛、解痉、增强免疫等作用。

【临床中西药合用】

1. 用于解热镇痛：由于小儿机体的特殊性，香薷相对于西医而言在治疗小儿发热方面有很好的疗效。新加香薷饮加味治疗小儿暑湿发热。青蒿香薷散浸浴用于治疗夏季小儿外感发热。新加柴胡香薷饮用于治疗小儿暑温高热。利用现代医学技术，新加香薷饮加味直肠点滴（煎成每剂 100mL 药液，按 5～10mL/kg 直肠点滴给药，2 次/d）治疗小儿暑热外感证，热退未彻底而复升。

2. 用于利尿、消肿、解暑：香薷与其他药物配伍成香薷饮、香薷散、香薷汤等方剂使用。香薷的提取液及其挥发油也被制成香薷丸、油膏涂鼻剂、香薷油润喉片、栓剂等多种形式的制剂，在降温、纠正水电解质、防治合并控制感染的基础上用于治疗中暑发热，在服用复方氨酚烷胺片等感冒药、防治合并感染的基础上用于治疗感冒恶寒，在服用利尿剂的基础上用于下肢水肿、颜面浮肿等。

3. 治疗空调外感病：空调外感病是暑天使用空调后引起的现代夏季外感疾病，即暑湿被寒邪所遏，导致汗腺分泌障碍，体内暑热不能外散所致。香薷饮合桂枝汤加味，水煎服，日服 1 剂，分两次温服，5 剂即能痊愈。在服用感冒药的基础上加用此方，可巩固治疗。

【中西药合用禁忌】

1. 由于香薷使用过量会导致不良反应，主要表现为汗出不止，气阴受损，气液外泄以致患者虚脱。灌胃后喂养 7d，未见动物死亡，亦未见任何异常反应，小鼠经口 $LD_{50} > 18.0g/kg. Bw$，大鼠经口 $LD_{50} > 13.5g/kg. Bw$。因此，香薷及其制剂，不宜与扑热息痛（对乙酰氨基酚）、布洛芬、尼美舒利、阿司匹林等易引起汗出的西药过量合用。

2. 香薷中含百里香酚等挥发油化合物，不宜与尼可刹米、二甲弗林、洛贝林等中枢神经兴奋剂合用，合用时可能部分或完全抑制后者的兴奋中枢神经作用。

3. 含香薷成分的中成药，如时疫救急丸、暑湿感冒冲剂（暑湿感冒颗粒）、复方香薷水等。（1）时疫救急丸含有雄黄，不宜与硫酸盐、硝酸盐、亚硝酸盐、亚铁盐类西药合用，因雄黄所含硫化砷具有氧化还原性，遇上述无机盐类后即生成硫化砷酸盐沉淀物，既阻止西药的吸收，又使含雄黄类的中成药失去原有疗效，并有导致砷中毒的可能。（2）时疫救急丸中含有的木瓜，不宜与磺胺类合用，与磺胺类合用易析出结晶而导致结晶尿、血尿，不宜与氨基糖苷类合用，会导致药效减弱；不宜与呋喃妥因、利福平、阿司匹林、消炎痛合用，否则会加重对肾脏的毒性。

川芎

川芎为伞形科植物川芎的干燥根茎，又名大川芎、制川芎、西抚芎、京芎。始载于《汤液本草》。中医认为其性温，味辛，归肝、胆、心包经。有行气开郁，祛风燥湿，活血止痛之功效。用于风冷头痛眩晕，胁痛腹疼，寒痹筋挛，经闭，难产，产后瘀阻肿痛，痈疽疮疡，月经不调，经闭痛经，癥瘕腹痛，胸胁刺痛，跌扑肿痛，头痛，风湿痹痛。煎汤，常用剂量，3～9g；或入丸、散。外用：研末撒或调敷。

【主要成分及药理】

川芎主要含藁本内酯、3－丁酰内酯、香桧烯、丁烯酞内酯、川芎内酯、新蛇床内酯、4－羟基－3－丁酰内酯、川芎酚、双藁本内酯等挥发油，4－羟基－3－甲氧基苯乙烯、1－羟基－1－（3－甲氧基4－羟基苯）－乙烷、4－羟基苯甲酸、咖啡酸、香荚兰酸、阿魏酸、瑟丹酸、大黄酸、棕榈酸、香荚兰醛、亚油酸等酸性或酚性化合物以及川芎嗪、盐酸三甲胺、盐酸胆碱、L－异亮氨酰－L－缬氨酸酐、L－缬氨酰－L－缬氨酸酐、1－乙酰基－β－卡啉、尿嘧啶、腺嘌呤和腺苷等氮化合物。现代研究揭示其有抑菌、抗炎、收缩子宫、镇静、降压、改善脑血流、降脂、保护肝损伤、增加冠脉流量、改善心肌缺血、抗血栓、抗再生障碍性贫血、抗胃溃疡等作用。

【临床中西药合用】

1. 用于神经系统疾病：（1）用于头痛：川芎用酒浸，每日3次，每次20～30ml。一般用药5～6次即可见效。用川芎嗪注射液120mg加5%葡萄糖液250ml，静滴治疗偏头痛。川芎3g，茶叶6g，煎5分钟服用治疗风湿头痛。（2）高血压性脑出血急性期：在常规治疗基础上，予以大剂量（320～360mg/d）川芎嗪治疗。（3）急性脑梗死：川芎嗪注射液200ml每日1次静滴，15日为1疗程。（4）椎－基底动脉供血不足：川芎嗪注射液100mg加入5%～10%葡萄糖注射液中静脉注射，每日1次。（5）常见中成药有华佗再造丸，有活血化瘀，化痰通络，行气止痛作用。用于痰瘀阻络之中风恢复期和后遗症，症见半身不遂、拘挛麻木、口眼㖞斜、言语不清。

2. 用于心血管疾病：（1）心绞痛，常规抗心绞痛药物和抗血小板凝集药物，如硝酸甘油、阿司匹林等治疗，有合并症者配合对症治疗7日，心绞痛症状未控制者用川芎嗪240mg加入5%葡萄糖注射液250ml，每日1次静滴，在2～3小时内滴完，7日为1个疗程。冠心病，川芎嗪注射液80ml加5%葡萄糖液250ml静滴，每日1次。上述两者也可配合速效救心丸使用，含服，一次4～6粒，一日3次；急性发作时，一次10～15粒。有行气活血，祛瘀止痛作用，可增加冠脉血流量，缓解心绞痛。用于气滞血瘀型冠心病，心绞痛。（2）用于妊高症：川芎嗪160mg加5%葡萄糖500ml，每日1次静滴，5日为1个疗程。

3. 用于呼吸系统疾病：（1）慢性肺心病急性加重期：川芎嗪注射液800～1000mg，加5%葡萄糖盐水500ml，每日1次静滴，滴速40滴/分钟。（2）肺间质纤维化：经积极抗感染、激素及对症一般处理1个月后，川芎嗪注射液100mg＋5%葡萄糖500ml静脉滴注，每日1次，14～20天1个疗程。（3）小儿支气管肺炎：川芎嗪注射液50～100mg加10%葡萄糖100ml静滴。

4. 用于肾脏疾病：（1）肾病综合征出血热：在常规治疗的基础上加用川芎嗪80mg/天，每日1次静滴，疗程3～5天，肾衰发生率低，尿蛋白消化早，Plt与BUN复常快、血与尿IgG升高幅度低，并发症减少，治愈率提高。（2）肾小管功能损害：盐酸川芎嗪注射液80mg加10%葡萄糖注射液250ml，每日1次，静滴。治疗肾小管功能损害（慢性肾盂肾炎、慢性肾小球肾炎、良性小动脉性肾硬化，糖尿病性肾病，肾功能处于氮质血症期）疗效满意。

5. 用于消化系统疾病：（1）用于消化性溃疡：川芎嗪注射液，洛赛克，痢特灵，羟氨苄青霉素共同治疗消化性溃疡。（2）用于急性黄疸型肝炎：复合维生素、肝泰乐、肌苷片口服，用能量合剂、强力宁注射60ml加10%葡萄糖液250ml静滴，每日1次，并用盐酸川芎嗪注射液140mg加10%葡萄糖液500ml静滴，每日1次。

6. 用于骨科疾患：（1）骨质增生：川芎末6～9g，山西老陈醋适量，药用凡士林少许，将川芎末加入老陈醋调成浓稠糊状，然后混入少许药用凡士林，将配好的药膏涂抹在骨质增生部位，涂好后再贴上纱布，每2天换药1次，10天为1个疗程。（2）肥大性脊椎炎、跟骨骨刺：川芎末装入小布袋内。治疗肥大性脊椎炎时，将小布袋敷在痛点处。治疗跟骨骨刺时，将小布袋垫在鞋内，小布袋内的川芎散可每周1换。用药5天后疼痛可缓解或消失。（3）椎动脉型颈椎病：川芎嗪注射液400mg（BP12/8kpa以下者用200～300mg）加10%葡萄糖液（合并糖尿病者用生理盐水）500ml静滴，每分钟60～80滴，每日1次。（4）慢性腰背腿痛：川芎嗪40～50mg，1日2次，肌注。

7. 其他：（1）用于糖尿病周围神经病变：川芎嗪注射液200mg，加生理盐水250ml静滴，每日1次。（2）用于视网膜病变：川芎嗪治疗视网膜经脉阻塞。川芎嗪0.12g溶于0.9%氯化钠注射液250ml，缓慢静脉滴注，每日1次。（3）用于动脉硬化闭塞症：康门KXF-Ⅲ型多功能治疗仪，在患肢足背动脉、胫后动脉处，分别放置阴阳两级药垫，导入药剂用川芎嗪注射液（每支2ml，含川芎嗪40mg）12mg/kg，加生理盐水50ml，行离子导入。每日1次，每次60分钟。（4）用于粘连性肠梗阻在常规治疗的基础上，川芎嗪80～200g加5%葡萄糖液250～500ml，日1次静滴。（5）用于过敏性紫癜：川芎嗪针，每日5～10mg/kg，维生素C针每日150～250mg/kg，分别加入5%葡萄糖液静滴。

【中西药合用禁忌】

1. 由于川芎使用过量可导致中毒，主要表现为下腹部持续刺痛，拒按，尿频、尿急、尿痛，尿色为浓茶样；或剧烈头痛，呕吐，甚至上消化道出血等症状。川芎水溶性粗制剂给小鼠腹腔注射与肌肉注射的半数致死量分别为65.86g/kg和66.42g/kg。川芎嗪小鼠静脉注射的半数致死量为239mg/kg。因此，川芎及川芎制剂不宜与β-受体激动剂、尿毒性类等药物合用。

2. 川芎中含酚酸类成分，具有抑制血小板聚集、组织静脉旁路血栓形成、抗动脉粥样硬化作用，不宜与注射用血凝酶、凝血酶冻干粉、卡络磺钠片、云南白药等止血药物合用，联合使用时可能部分或完全抑制后者的止血作用。川芎中含川芎嗪，不宜与心得安同用，川芎嗪具有 β–受体激动剂样作用，可以强心、扩冠，心得安能阻断其作用。同时不宜与甲苯丙胺同用，因其可以拮抗苯丙胺的兴奋作用。

3. 含川芎成分的中成药，如四物合剂、四物益母丸、艾附暖宫丸、宁坤丸、女金丹、当归调经丸、培坤丸、柴胡疏肝丸、冠心片、冠心冲剂、川芎茶调丸、十二温经丸、十珍香附丸、三蛇药酒、川芎茶调丸、玉液丸、生化丸、宁坤养血丸、加味益母草膏、孕妇金花丸、百补增力丸、芎菊上清丸、血府逐瘀丸、安胎丸、都梁丸、换骨丸、豹骨木瓜酒、调经化瘀丸、舒肝保坤丸、舒筋活络丸、慈航丸、薯蓣丸、人参益母丸等。（1）四物合剂、血府逐瘀丸、四物益母丸、当归调经丸、女金丹、培坤丸等中含有当归，因此不宜与华法林等抗凝药物同用，与抗凝药物合用会导致出血倾向的增加；不宜与抗结核药异烟肼联用，同服后会产生螯合反应，妨碍机体吸收，降低疗效。（2）血府逐瘀丸、柴胡疏肝丸等中含有柴胡，不宜与维生素 C、胃蛋白酶合剂等酸性较强的西药联用，因皂苷在酸性环境及酶的作用下，极易水解失效；也不宜与含有金属的盐类药物如硫酸亚铁，枸橼酸铋钾等合用，可形成沉淀。（3）舒肝保坤丸、十珍香附丸、生化丸、调经化瘀丸等中含有桃仁，桃仁中含有苦杏仁苷等氰苷类化合物，氰苷在胃酸作用下经酶水解生成具有镇咳作用的氢氰酸，同麻醉、镇静止咳等西药联用，易引起呼吸中枢抑制，甚至使病人死于呼吸衰竭。因此，不宜与具有神经肌肉阻滞作用的氨基糖苷类配伍联用，易引起呼吸中枢的抑制，严重者可出现呼吸衰竭。不宜与维生素 C 烟酸谷氨酸、胃酶合剂同用，会造成分解，药效降低。不宜与可待因、吗啡、杜冷丁、苯巴比妥合用会加重麻醉，抑制呼吸；不宜与强心甙等合用，会药效累加，增加毒性；不宜与降糖药合用，会导致血糖升高。不宜与金属盐类（铅盐、钡盐、铜盐等）合用，可产生沉淀而影响吸收。

🍵 茴香

茴香为伞形科植物茴香的成熟果实，又名蘹香、小茴香、土茴香、野茴香、大茴香、谷茴香、谷香、香子、小香。始载于《唐本草》。中医认为其性温，味辛。归肝、肾、脾、胃经。有理气和胃，散寒止痛之功效。用于治疗寒疝腹痛，痛经，食少吐泻，少腹冷痛，脘腹胀痛，睾丸偏坠及睾丸鞘膜积液。煎汤，常用剂量，3～6g。外用适量。

【主要成分及药理】

茴香主要含反式–茴香脑、茴香醚、柠檬烯、小茴香酮、爱草脑、γ–松油烯、α

–蒎烯、月桂烯、β–蒎烯、樟脑、樟烯、甲氧苯基丙酮、香桧烯、α–水芹烯、对–聚伞花素、1，8–桉叶油素、4–松油醇、反式–小茴香醇乙酸酯、茴香醛等挥发油化合物以及10–十八碳烯酸、花生酸、棕榈酸、山嵛酸、肉豆蔻酸、硬脂酸、月桂酸、十五碳酸、二十一碳酸等脂肪酸等成分。现代研究揭示其有抗菌、抗凝、抗纤溶、调节胃肠运动、松弛气管平滑肌、促进肝脏再生、性激素样作用、中枢抑制的作用。

【临床中西药合用】

1. 用于鞘膜积液和阴囊象皮肿：在鞘膜积液注射治疗、控制感染的基础上加用茴香15g，食盐4.5g，炒焦研末，鸭蛋1～2只同煎为饼，睡前温米酒送服。阴囊象皮肿患者，多数须经四个疗程始能见效；除阴囊坚硬如石无效外，一般疗效尚佳，且无不良反应。

2. 用于产后缺乳：小茴香30g，水煎30min，日1剂，水煎分3次服。在使用催乳饮等西药治疗的基础上加用此方可增加效果。

3. 用于痛经：经前3日及经期服用小茴香、生姜各10g，水煎服，日1剂。在前列腺素合成酶抑制剂、性激素治疗等西医治疗基础上加用此方可增强效果。

4. 用于术后腹胀：小茴香250g，炒热布包，中脘、神阙、天枢等穴热敷，日2次，每次30min。在西药促进胃肠蠕动恢复治疗的基础上加用此治疗可加强疗效。

5. 用于颞颌关节紊乱综合征：小茴香加粗盐炒，热敷关节患处。在西医对症治疗的基础上加用此法，可增强疗效。

6. 用于嵌闭性小肠疝：茴香9～15g（小儿酌减），开水冲汤，热顿服，仰卧40min，下肢并拢，膝关节半屈曲。本品治疗嵌顿疝，发病时间愈短，效果愈好；如嵌顿时间较久，有坏死、穿孔可能，则不宜轻易应用；如系大网膜嵌顿，则必须考虑手术治疗。

【中西药合用禁忌】

1. 由于多食茴香会有损伤视力的副作用产生，不宜短期大量使用。因此，茴香及其制剂，不宜与抗精神分裂症、安眠药等有导致视力受损的药物合用。

2. 茴香中含茴香醚、小茴香酮、爱草脑、茴香醛、茴香酸等挥发油化合物，具有增强肠的收缩作用及促进肠的蠕动作用，不宜与乳果糖口服溶液、蒙脱石散、黄连素等止泻药物合用，联合使用时可能部分或完全抑制后者止泻作用。

3. 含茴香成分的中成药，如七香止痛丸。七香止痛丸中含有丁香，不宜与巴比妥类同用，因丁香中含有的甲基丁香酚有镇静作用，与巴比妥有协同效应，同用易产生毒性反应；不宜与氯丙嗪同用，与其含有的丁香具有中枢抑制方面的协同作用，同用产生毒性反应。

辛夷

辛夷为木兰科植物望春花和玉兰的花蕾，又名辛矧、侯桃、房木、新雉、迎春、木笔花、毛辛夷、辛夷桃，姜朴花。始载于《神农本草经》，列为上品。中医认为其性温，味辛，归肺、胃经。有发散风寒，通鼻窍之功效。用于风寒感冒，鼻塞，鼻渊。煎汤，常用剂量，3～9g，宜布包煎，或入丸、散剂。外用适量，碾碎吸鼻，或以蒸馏液滴鼻。

【主要成分及药理】

辛夷主要含枸橼醛、丁香油酚、胺油精、乙酸龙脑脂、β-按油醇、1，8-按叶素、樟脑、β-蒎烯等挥发油化合物以及木脂体、辛夷木脂体等木脂素类等成分。现代研究揭示其有治疗急慢性鼻炎、过敏性鼻炎和其他的鼻炎症状、收敛作用、保护载膜、改善局部血液循环、促进分泌物的吸收以及抑菌、抗病毒等作用。

【临床中西药合用】

1. 用于鼻炎：复方辛夷滴鼻液：辛夷80g，鹅不食草300g，氯化钠9g，制成1000ml，每支10ml。用于慢性鼻窦炎，变应性鼻炎（过敏性鼻炎），慢性鼻炎。滴鼻，每次2～3滴。取辛夷50g，碾碎，用乙醇浸泡3天，过滤，滤液水浓缩成粘稠膏状，以无水羊毛脂20g混合调匀，再加凡士林100g调匀，做成油纱条，填入鼻腔。在抗组胺药物、类固醇激素及肥大细胞稳定剂等，脱敏治疗，免疫治疗的基础上加用上方可增强疗效。

2. 用于抗过敏：辛夷中含有多种有效成分具有明显的抗过敏作用，临床用来治疗变应性鼻炎、哮喘、过敏性紫癜等疾病。用辛夷制剂或辛夷复方制剂联合使用皮质激素、西替利嗪等抗过敏药物、其他抗过敏中药制剂等治疗变应性鼻炎。

【中西药合用禁忌】

1. 由于辛夷使用过量可能产生不良反应，主要表现为偶见头晕、心慌、胸闷、恶心、全身皮肤瘙痒等过敏反应。对辛夷挥发油纳米脂质体的急性、亚急性和鼻黏膜局部毒性实验证明，辛夷挥发油纳米脂质体经灌胃及鼻腔给药均无明显毒性反应。辛夷毒性较低，犬静脉注射煎剂1g/kg，兔静脉注射4.75g/kg均未见死亡。辛夷酊剂（去醇）腹腔注射大鼠的半数致死量为22.5g（生药）/kg，小鼠为19.9g（生药）/kg。因此，辛夷及其制剂不宜与青霉素、磺胺类、链霉素、血清制剂等易引起过敏的西药合用。

2. 辛夷中含挥发油类化合物，不宜与中枢神经系统的药物合用，合用可能部分或完全抑制后者的作用，会造成对中枢神经系统的毒性。

3. 含辛夷成分的中成药如，复方辛夷滴鼻液、苍夷滴鼻油、苍夷滴鼻剂、十三味辛夷滴鼻剂、辛夷鼻炎丸、鼻通丸、鼻炎灵片、鼻炎糖浆、醒脑降压丸。（1）鼻通丸、鼻炎灵片、鼻炎糖浆、醒脑降压丸等中含有黄芩，因此不宜与菌类制剂如乳酸菌素片、蜡样牙胞杆菌片等联用，因二者同用会抑制或降低菌类制剂的活性。（2）鼻通丸中含有甘草，因此不宜与降血糖的西药如甲苯磺丁脲、苯乙双胍等合用，甘草含有糖皮质激素样物质，会使血糖上升，二者合用时，产生药理拮抗，会抵消或降低降血糖药物的降糖作用。

藁本

藁本为伞形科植物藁本的根茎，又名藁茇、鬼卿、地新、山茝、蔚香、微茎、藁板。始载于《神农本草经》，列为中品。中医认为其性温，味辛，归膀胱经。有祛风散寒，除湿止痛之功效，用于风寒感冒，巅顶疼痛，风寒湿痹。煎汤，常用剂量，3～10g；或入丸、散剂。外用适量，煎汤洗或碾细调敷。

【主要成分及药理】

藁本主要含3－丁基苯酞，蛇床肽内酯等挥发油化合物，生物碱以及棕榈酸等成分。现代研究揭示其有镇静、镇痛、解热及抗炎、抑制肠和子宫平滑肌、抗心肌缺血缺氧、保肝、抑制平滑肌、降压、抗菌等作用。

【临床中西药合用】

1. 用于血管神经性头痛：藁本、当归、桃仁、红花、川芎、白芷、生地黄、黄芪各15g，丹参20g，龙骨、牡蛎各25g（先煎），细辛3g（后下），甘草10g，蜈蚣2条，水煎服，日服一剂。在使用麦角类、镁制剂、钙通道拮抗剂、抗焦虑、镇静剂药物治疗的基础上加用上方可增强疗效。

2. 用于风湿性关节炎：藁本、苍术、防风、牛膝、血竭各10g，水煎服，日服一剂。在清除链球菌、抗风湿、预防感染的基础上加用上方可增强疗效。

3. 用于鼻炎：辛夷12g，藁本、炒苍耳子、升麻、黄芩、防风、牛蒡子、蝉蜕、连翘、川芎、荆芥（后下）各10g，红花6g，甘草6g，水煎服，日服一剂。在抗组胺药物、类固醇激素、肥大细胞稳定剂等，脱敏治疗、免疫治疗的基础上加用上方可增强疗效。

4. 用于巅顶头痛：藁本、川芎各10g，细辛3g，水煎服，日服一剂。在使用乙酰氨基酚、布洛芬、双氯酚酸钾等非甾体抗炎镇痛药的基础上加用上方，可增强疗效。

5. 用于神经性皮炎、疥癣：用50％的藁本注射液于皮损处行皮下注射，一般每次注射2个病损处，每周注射2次，每次5～10ml。

【中西药合用禁忌】

1. 由于藁本使用过量可能引起过敏性荨麻疹，主要表现为大小不等的风疹块损害，骤然发生，迅速消退，瘙痒剧烈，愈后不留任何痕迹。藁本中性油给小鼠口服的半数致死量为70.7±4.95g/kg（生药），藁本挥发油给小鼠腹腔注射的半数致死量为0.63±0.07ml/kg，藁本醇提取物给小鼠腹腔注射的半数致死量为42.5±0.89g/kg。因此，藁本及其制剂不宜与青霉素、磺胺类、链霉素、血清制剂等易引起过敏的西药合用。

2. 藁本中含3-丁基苯酞等挥发油化合物，具有扩张血管的作用，不宜与垂体后叶注射液、三甘氨酰基赖氨酸血管加压素、生长抑素等血管收缩药合用，联用可能会部分或完全抑制后者的血管收缩作用。

3. 含有藁本成分的中成药有齿痛宁等。（1）齿痛宁中含有雄黄，不宜与硫酸盐，硝酸盐、亚硝酸盐及亚铁盐类西药合服，因雄黄所含硫化砷具有氧化还原性，遇上述无机盐类后即生成硫化砷酸盐沉淀物，既阻止西药的吸收，又使含雄黄类的中成药失去原有疗效，并有导致砷中毒的可能。（2）齿痛宁中含有石膏，不宜与卡那霉素，新霉素等联合使用，否则会在胃肠道形成不溶性盐类和络合物而失效。如需联用，其间隔时间以3～4h为宜。

阿魏

阿魏为伞形科，伞形目，又名阿虞、薰渠、哈昔尼。有蒜臭气味。脂膏状者黏稠，灰白色，具强烈而持久的大蒜样特异臭气，嚼之有灼烧感。始载于《唐本草》，中医认为其性温，味辛、苦，归肝、脾、胃、大肠经。有理气消肿，活血消痃，消积，杀虫，祛痰和兴奋神经之功效。用于治疗癥瘕痞块，虫积，肉积，心腹冷痛，疟疾，痢疾。入丸、散，不宜入煎剂，常用剂量1～1.5g；外用熬制药膏或研末入膏药内贴。

【主要成分及药理】

阿魏主要含有（R）-仲丁基1-丙烯基、1（1-甲硫基丙基）1-丙烯基二硫醚、仲丁基3-甲硫基烯丙基二硫醚、二-仲丁基四硫醚等多种硫醚化合物，含α蒎烯、水芹烯、及十一烷基磺酰己酸等挥发油类化合物，巴德拉克明、克拉多宁、萨玛坎亭乙酸醋、左旋波利等香豆素类以及阿魏酸酯和阿魏酸等苯丙素类化合物。现代研究揭示其有抗凝血、抗炎、抗菌、驱虫、抗惊厥、加快心率、加强子宫收缩、抗过敏的作用。

【临床中西药合用】

1. 抗凝血：大果阿魏能够抑制内源性凝血途径并能抑制凝血酶原的活性。大果阿魏含有大量的香豆素成分，机制可能与香豆素一致。不同浓度的阿魏提取物：拉迪替醇和东莨菪素，主要作用于内源性凝血途径，具有抗多种凝血因子活性作用，均能延长凝血酶时间和凝血活酶时间。

2. 抗菌：血必净是从36组中药复方中筛选组方而成，其有效成分从红花、赤芍、川芎、丹参、当归中提取。包括红花黄色素A、川芎嗪、丹参素、阿魏酸、芍药苷、原儿茶醛等，具有活血化瘀、扶正固本、清热解毒、菌毒并治等功效，在临床上与抗菌药物联合用于脓毒症和多器官功能障碍综合征的治疗，是我国应用于治疗此类疾病的惟一中药注射剂。

3. 抗惊厥：本品具有抗惊厥作用，常用的中成药有安睡伴侣软胶囊；含有丁香、肉豆蔻、胡椒、阿魏等6味药材，具有安神、催眠、抗惊厥等保健功效，无毒副作用。在常规治疗的基础上，联合注射硫酸镁溶液，用于破伤风、脑炎及士的宁等中枢兴奋药所致的惊厥，治疗膈肌痉挛及分娩时子宫颈痉挛等。

【中西药合用禁忌】

1. 由于《本草汇言》云："阿魏化积、堕胎、杀虫之药也。"因此，阿魏不宜与米非司酮打胎的西药合用。研究表明新疆阿魏挥发油水悬液 LD_{50} 为 2.823g/kg，乳剂 LD_{50} 为 0.3941g/kg；阿魏挥发油水悬液 LD_{50} 为 1.546g/kg，乳剂 LD_{50} 为 0.4104g/kg。小鼠灌胃给药，测得新疆阿魏原汁 LD_{50} 为 （3.92±0.01） g/kg。阿魏胶囊毒性较低，在规定剂量下服用是安全、可靠的。采用小鼠灌胃给要法：未测出半数致死量，小鼠 1d 最大给药量为 9.888g，相当于成人临床日用量的 360 倍。

2. 阿魏含挥发油具有中枢神经抑制作用，会加强巴比妥类、水合氯醛的镇静作用，同用易引起毒性反应；阿魏含香豆素类成分，不宜与抗凝药同用，强心甙类成分可减弱香豆素及肝素的抗凝血作用。

3. 含阿魏成分的中成药，如安睡伴侣软胶囊、血必净、阿魏万灵膏、阿魏积块丸、沉香阿魏丸等。（1）血必净、阿魏万灵膏等中成药中含当归，与华法林等抗凝药同用可导致出血倾向的增加；和阿司匹林联用可导致眼前房出血；不宜与抗结核药异烟肼联用，同服后会产生螯合反应，妨碍机体吸收，降低疗效。（2）阿魏积块丸等中成药中含自然铜、铁华粉、辰砂，不能与卡那霉素，新霉素等联合使用，否则会在胃肠道形成不溶性盐类和络合物而失效。如需联用，其间隔时间以 3～4h 为宜；也不能与碘化钾、西地碘片、溴化钾、三溴合剂等同服，因汞离子与碘离子在肠中相遇后，会生成有剧毒的碘化汞，从而导致药源性肠炎或赤痢样大便；不能与具有还原性的西药如硫酸亚铁同服，同服后能使 Hg^{2+} 还原成 Hg^{+}，毒性增强。

 香橼

香橼为芸香科柑橘属植物枸橼或香圆的干燥成熟果实，又名枸橼、枸橼子、佛手柑，属柑、橘之类。始载于《本草图经》，中医认为其性温，味辛、苦、酸，无毒。归肝、肺、脾经。有舒肝理气，宽中化痰之功效。用于缓解肝胃气滞，胸胁胀痛，脘腹痞满，呕吐噫气，痰多咳嗽。煎汤，3~6g；或入丸、散。

【主要成分及药理】

香橼主要含 γ-松油烯、对-聚伞花素、柠檬烯和橙花醛等挥发油等成分，黄柏酮、黄柏内酯等黄酮类成分，堇黄质、叶黄素环氧化物、轻基-a-胡萝卜素、新黄质等胡萝卜素成分，琥珀酸、辛弗林、N-甲基酪胺等生物碱类成分，还含有鞣质。现代研究揭示其有促进肠胃里蠕动和分泌消化液，祛痰、排除肠内积气、抗炎、抗病毒的作用。

【临床中西药合用】

1. 治疗幽门螺杆菌相关慢性浅表性胃炎：加味四逆散散，基本方：柴胡、枳实（枳壳）、白芍、白术、陈皮、法夏、郁金、丹参、黄连、吴萸、香橼、砂仁、蒲公英、土茯苓、虎杖、鱼腥草，随证加减，煎服，日一剂。幽门螺杆菌强阳性加泮托拉唑40mg/次，2次/天。

2. 治疗食纳减少，食后胸脘胀闷或疼痛：健脾和胃汤基本方：太子参、苍术、白术、茯苓、甘草、法夏、陈皮、木香、砂仁、豆蔻仁、厚朴、佛手、香橼皮、川芎、丹参等。具有健脾和胃、兼理气化瘀除湿之功。在此治疗基础之上可以合用胃乃安胶囊、胃康宁胶囊，效果显著。还可治疗慢性浅表性胃炎、消化性溃疡、慢性胆囊炎、肝硬化等疾病。

3. 治疗功能性消化不良：橼佛手饮，基础方：香橼、佛手、茯苓、白术、法半夏、厚朴、枳壳、陈皮、甘草、生姜、大枣。煎服法：上药置砂锅用凉开水 500ml 浸泡20min，文火煎煮30min滤取药汁200ml，再煎煮二遍滤取药汁200ml，兑匀上、下午在饭前 lh 温服。1日1剂，7天为1个疗程。视病程长短和病情轻重治疗 1~4 个疗程。能治疗腹痛、上腹胀、早饱、嗳气、食欲不振、恶心、呕吐等不适症状。再次治疗，在此基础上合用西药：莫沙必利、西沙比利、吗丁啉等胃动力药，效果显著。

4. 治疗糖尿病性胃轻瘫：健脾和胃理气，基本方：党参、白术、水红子、茯苓、莱菔子、半夏、香橼、香附、木香。可显著改善糖尿病性胃轻瘫的临床症状，且复发率低，临床近期疗效好，可能有助于改善预后，有临床应用前景。在此治疗基础上合用胃复安、红霉素、多潘立酮，效果显著。

【中西药合用禁忌】

1. 由于中医里面香橼孕妇及气虚者禁服，以免对胎儿正常发育带来不良影响。因此，不宜与打胎类或致使胎儿畸形的西药合用。香橼 1/3 倍临床等效量、临床等效量、3 倍临床等效量给药一、三、七天对小鼠外周血淋巴细胞 DNA 无损伤作用。

2. 香橼内含挥发油具有中枢神经抑制作用，会加强巴比妥类、水合氯醛的镇静作用，同用易引起毒性反应。含黄酮类成分，可与金属离子形成络合物，不宜与碳酸钙、硫酸亚铁、氢氧化铝等合用，影响药物吸收；不可与维生素 B$_1$ 合用，可产生永久性结合物，并排除体外而丧失药效。香橼酸性较强不宜与磺胺类药物联用，同服后易在肾小管中析出结晶。含鞣质，不宜与胃蛋白酶合剂、多酶片等消化酶类药物联用，因其具有收敛作用，能与蛋白质结合形成不溶于水的大分子化合物，不易吸收；不可与去痛片、克感敏片、红霉素、利福平、氨苄西林、麻黄碱、小檗碱、阿托品类药物联用，因鞣质是生物碱沉淀剂，同用后会结合生成难溶性鞣酸盐沉淀，不易被机体吸收；不可与西药如钙剂、铁剂、氯化钴等合用，因同服后可在回盲部结合，生成沉淀，使机体难以吸收而降低疗效；不宜与磺胺类西药同服，因鞣质能与磺胺类药物结合影响磺胺的排泄，导致血及肝内磺胺类药浓度增高，严重者可发生中毒性肝炎；其所含水合型鞣质而对肝脏有毒性，因此不能与对肝脏有一定毒性的西药利福平、氯丙嗪、异烟肼、红霉素、氯霉素类等联用。

3. 含香橼成分的中成药，如理气舒心片、舒肝健胃丸、复方制金柑冲剂、复胃散胶囊、和胃平肝丸、溃疡散胶囊、秘制舒肝丸、少林正骨精、胃灵冲剂、胃痛丸、五味香连丸、沉香舒气丸、加味四逆散等。（1）理气舒心片、胃痛丸中含有当归，不宜与华法林等抗凝药同用可导致出血倾向的增加；不宜与阿司匹林联用，可导致眼前房出血；不宜与抗结核药异烟肼联用，同服后会产生螯合反应，妨碍机体吸收，降低疗效。（2）舒肝健胃丸中含有柴胡，不宜与维生素 C、烟酸、谷氨酸、胃酶合剂、稀盐酸等酸性较强的西药合用，以免引起甙类分解。（3）复方制金柑冲剂中含有延胡索，不宜与氯丙嗪同用，二者有类似的安定和中枢性止呕作用，但同用会产生震颤麻痹。不宜与咖啡因等、苯丙胺中枢兴奋剂同用，延胡索乙素具有中枢抑制作用，会降低西药中枢兴奋剂的药效。不宜与单胺氧化酶抑制剂同用，延胡索的有效成分巴马汀，其降压作用可被单胺氧化酶抑制剂如优降宁等所逆转或消除，故在应用单胺氧化酶抑制剂期间及停药时间不足两周者，不宜应用元胡及其制剂。不宜与士的宁及马钱子同用，元胡可增强士的宁的毒性反应。（4）加味四逆散等中成药中含鱼腥草，与活菌制剂、乳酶生、促菌生、整肠生等制剂不能合用，因为抗菌中药在抵抗细菌时也会同时抑制菌类制剂的活力。

 白术

白术为菊科苍术属的一种植物，其干燥根茎可作为中药。又名于术、冬术、冬白术、浙术、种术、云术、台白术、山蓟、天蓟、山芥、山精、山连、杭白术、广术、杭术、贡术、仙居术、平术等。始载于《神农本草经》，列为上品。中医认为其性微辛、味甘，归脾、胃经。有健脾益气、燥湿利水、止汗、安胎之功效。用于治疗脾虚食少，不思饮食，腹胀泄泻，痰饮眩悸，水肿，黄疸，湿痹，痰饮，自汗，胎动不安。煎汤，3～15g；或熬膏；或入丸、散炒用可增强补气健脾止泻的功效。

【主要成分及药理】

白术根茎主要含 α－及 β－葎草烯、β－榄香醇等挥发油。苍术内酯－Ⅰ、－Ⅱ、－Ⅲ及 β－乙氧基苍术内酯－Ⅱ等倍半萜内酯化合物。14－乙酰基－12－千里光酰基－8－顺式折术三醇等多炔类化合物。另含东莨菪素、果糖、菊糖、以及天冬氨酸等氨基酸成分。现代研究揭示其有利尿、降血糖、镇静、保肝、抗肿瘤、抗菌、抗血凝、健脾胃、对心血管系统有扩血管、抑制心脏的作用、促进造血功能、促进蛋白质合成、能强壮身体和提高抗病能力、能促进造血功能和蛋白质的合成的作用。

【临床中西药合用】

1. 治疗胃食管反流病：口服疏郁降逆汤，基本方：醋炙柴胡、枳壳、陈皮、香附、川芎、白芍、姜半夏、黄连、黄芩、白术、海螵蛸、炙甘草，随症加减。水煎服，每日一剂，早晚分服。在此基础上，服用西药奥美拉唑每次 20mg，早晚各一次，多潘立酮每次 10mg（餐前 15 分钟），一天 3 次。4 周为一疗程，共服用两个疗程。

2. 治疗肝郁脾虚型功能性消化不良：柴胡疏肝散加减，其基本组成为柴胡、枳壳、炒白芍、香附、半夏、陈皮、党参、云苓、白术，炙甘草，随证加减。一日一剂，每日两次。同时口服黛力新，每日一片，每天一次（上午服用）。连续用药 8 周为一疗程。

3. 治疗鼻咽癌：四君子汤，基本方：人参、茯苓、白术、甘草。联合手术治疗中晚期鼻咽癌，可以抑制肿瘤细胞增殖、体免疫力等途径对抗肿瘤细胞生长、改善血红蛋白含量、血清乳酸含量、机体携氧运氧能力、增加血细胞计数、对抗疲劳，从而降低化疗周期中的毒副作用，可有效改善生存质量。

【中西药合用禁忌】

1. 由于胃胀腹胀，气滞饱闷者忌食白术。因此，白术不宜与易引起消化道反应的西药合用。白术提取液急性经口毒性评价属实际无毒级物质，小鼠腹腔注射和肌内注射的 1 日最大给药量依次为 100g/kg 和 20g/kg，分别相当于临床全日用量的 400 和 80 倍。说明白术提取液较为安全，可在临床研究试用。白术挥发油：两组大鼠每日分别服用白术挥发油乳剂 300mg/kg 及 100mg/kg。连续服用 9 个月后的一般情况、进食量、体重增长速度、血液学指标与正常对照组比较差异均无显著性。三组动物在血液生化指标方面（除 AST 外）差异亦无显著性，在实验 90d 后解剖 2/3 动物的脏器进行检查差异也无显著性，说明在上述剂量下白术挥发油乳剂连续服用 3 个月是安全的。

2. 白术含挥发油含挥发油具有中枢神经抑制作用，会加强巴比妥类、水合氯醛的镇静作用，同用易引起毒性反应。

3. 含白术的中成药，如补中益气丸、附子理中丸、香砂六君丸、健脾益肠丸、十全大补丸、参苓白术丸、八珍膏、参桂鹿茸丸、香砂养胃丸、健脾丸、驴胶补血颗粒、参苓白术散等。（1）参苓白术散、香砂六君丸中含甘草，能增加泼尼松龙血浆浓度，故不能和泼尼松龙合用；用口服避孕药可能会增加对甘草甜素酸的敏感性，故不能和口服避孕药合用。（2）香砂六君丸中含半夏，不宜与痢特灵、苯乙肼、优降宁等单胺氧化酶抑制剂合用，因为单胺氧化酶活性被抑制，使去甲肾上腺素、5 - 羟色胺、多巴胺等不能被酶分解，而大量贮存于神经末梢。（3）参桂鹿茸丸中含人参，不宜与维生素 C、胃蛋白酶合剂等酸性较强的西药联用，如复方阿胶浆、逍遥丸、归脾丸等，因皂苷在酸性环境及酶的作用下，极易水解失效；也不宜与含有金属的盐类药物如硫酸亚铁，枸橼酸铋钾等合用，可形成沉淀。

乌药

乌药为樟科山胡椒属下的一个变种。又名铜钱树、天台乌药、斑皮柴、白背树、鲫鱼姜、细叶樟、土木香、白叶子树、香叶子、旁其、矮樟、矮樟根、鸡骨香、白叶柴，为樟科、山胡椒属植物。始载于《本草拾遗》。中医认为其性温，味辛。归脾、胃、肝、肾、膀胱经。有行气止痛、温肾散寒之功效。用于胸腹胀痛、气逆喘急、膀胱虚冷、遗尿、尿频、疝气、痛经痛经及产后腹痛。煎汤，4.5～9g，磨汁或入丸、散。外用适量，研末调敷。

【主要成分及药理】

乌药中主要含有龙脑、柠檬烯、β - 草烯、罗勒烯、月桂烯等挥发油。还含有桉烷型，香樟烯，乌药烷型如乌药烯、异乌药醚等，吉马烷型如乌药内酯等，榄烷型如异呋喃吉马烯、异乌药内酯等呋喃倍半萜及其内酯。现代研究揭示其有抑菌、止血、兴奋大脑皮质、促进呼吸、兴奋心肌、加速血循环、升高血压及发汗的作用。

【临床中西药合用】

1. 治疗咽炎：抗宫炎片，由广东紫珠、益母草、乌药组成，治疗急、慢性咽炎有显著疗效，且对急性咽炎疗效更好。同时抗宫炎片还具有止血、抗菌、消炎作用，对金黄色葡萄球菌乙型链球菌、大肠杆菌、淋球菌等革兰阳性菌、革兰阴性菌均有抑制作用，对宫内放置异物引起的非特异性炎症也有抑制作用。与西药咽炎片合用，效果显著。

2. 胃肠十二指肠溃疡：柴合乌药汤，基本方：柴胡、乌药、白芍、香附、蒲公英、白术、炙甘草、川楝子、田七、元胡索、制瓦楞子。7 付，水煎服；同时给予质子泵药物：奥美拉唑、铋剂药物丽珠得乐胶囊和二联抗生素阿莫西林胶囊、克拉霉素胶囊四种药物联合，用法：空腹用药，先服丽珠得乐 0.1g×2 片，2 次/日，阿莫西林 0.25g×2 片，3 次/日，克拉霉素 0.25g×2 片，2 次/日，半小时后服奥美拉哇 0.02g×2 片，2 次×日；中药为每天早晚各服 1 次与西药类隔开半小时每 7 天 1 疗程。

【中西药合用禁忌】

1. 乌药经口 LD_{50} > 10g/kg，乌药属实际无毒，无致突变性。

2. 乌药含挥发油具有中枢神经抑制作用，会加强巴比妥类、水合氯醛的镇静作用，同用易引起毒性反应。乌药具有还原作用，不宜与硝酸甘油、硝酸异山梨酯等具有氧化性的药物联用，会使后者的药效丧失。乌药含碱性较强，不宜与阿司匹林、胃蛋白酶合剂及部分喹诺酮类药物等酸性较强的药物联用，这类中药会降低西药在胃中的吸收及在肾小管的重吸收，使其排泄率升高，疗效降低。乌药不宜与链霉素、卡那霉素、托布霉素、庆大霉素、新霉素等氨基糖苷类抗生素同服，碱性强的中药使这类西药吸收增加，但导致脑组织中药物浓度升高或增强药物的耳毒作用，影响前庭功能，形成暂时性或永久性耳聋及行动蹒跚。乌药不宜与奎宁合用，乌药碱化尿液，增加奎尼丁在肾小管的重吸收，使奎尼丁血药浓度升高，引起中毒。

3. 含乌药成分的中药汤剂及中成药，如天台乌药散、暖肝煎、四磨汤。天台乌药散中含青皮，不宜与磺胺类药物联用，同服后易在肾小管中析出结晶。（2）暖肝煎中含当归，不宜与抗结核药异烟肼联用，因异烟肼分子结构中含有肼类官能团，与上述中药同服后会产生螯合反应，妨碍机体吸收；又能影响酶系统发挥干扰抗结核杆菌代谢的作用，从而降低疗效。（3）四磨汤中含人参，有效成分为皂苷，不宜与维生素 C、胃蛋白酶合剂等酸性较强的西药联用，因皂苷在酸性环境及酶的作用下，极易水解失效；也不宜与含有金属的盐类药物如硫酸亚铁，枸橼酸铋钾等合用，可形成沉淀。

砂仁

砂仁为姜科多年生草本植物的完整的果实或种籽、或其干粉末，又名春砂仁、小豆蔻，始载于《药性论》。目前药用的砂仁主要有三种：一种是主要产于中国广东省的春砂，一种是中国海南的壳砂，还有一种叫缩砂密，主产于东南亚国家。中医认为其性温，味辛。归脾经、胃经、肾经。有化湿开胃、行气宽中、温脾止泻安之功效。用于湿浊中阻、脘痞不饥、脾胃虚寒、呕吐泄泻、妊娠恶阻、胎动不安。常用剂量 3 ~ 6g，入煎剂宜后下。水煎服，后下；研末入丸、散吞服；浸酒内服。不宜大剂量服用。

【主要成分及药理】

砂仁主要含 d – 樟脑、d – 龙脑、乙酸龙脑酯、乙酸龙脑酯、樟脑、柠檬烯等挥发油。亦含皂甙 0.69%。另含槲皮苷和异槲皮苷等黄酮类成分。现代研究揭示其对有调节胃肠功能，本品对胃肠运动的作用是双向性的。一方面，春砂仁水煎液能明显增加豚鼠离体肠平滑肌节律性运动，使回肠收缩幅度增大，频率加快。因而临床服用砂仁具有促进胃液分泌，增强胃肠蠕动，增强消化力、解痉止痛、抑制应激性溃疡、抑制了胃酸分泌、抑制血小板聚集的作用。

【临床中西药合用】

1. 治疗肝胃不和型非糜烂性胃食管反流病：给予雷贝拉唑 10 mg bid，同时服用加味四逆散，基本方：柴胡、陈皮、枳壳、白芍、白术、黄芩、乌贼骨、吴茱萸、黄连、姜半夏、砂仁、蒲公英、炙甘草，随症加减。水煎服，每日一剂，分两次服用，以 4 个星期为 1 个观察周期，连续治疗 2 个周期。运用中药复方调畅气机调节情志的基础上联合雷贝拉唑，抑制酸的分泌、减少胃酸的反流、促进胃肠道动力，缓解精神心理压力，从而达到迅速改善临床症状，有效提高患者生活质量，还可以降低远期复发率。

2. 治疗小儿秋季腹泻：服用思密达，每次 1.5g，每日 2 ~ 3 次，疗程 3 ~ 5d，用自制中药外敷神阙穴，组方：五倍子、吴茱萸、丁香、苍术、鸡内金、黄连、砂仁、胡椒、云南白药，上述药共研细末，混合均匀，用 75% 酒精调成糊状，取 2g 置于脐部，稍加压，用 4cm×4cm 胶布固定，每日 1 次，疗程 3 ~ 5d。

3. 治疗重症湿热：用葛根芩连汤保留灌肠结合药罐疗法治疗，基本方：葛根、黄芩、黄连、炙甘草，加清水 600mL，煮沸后文火煎熬浓缩至 100mL，待药液冷却至 25℃ 左右时保留灌肠，每次 50mL，每天 2 次。每次灌肠后即于双侧天枢穴上拔药罐 30 分钟。拔药罐方法：先取砂仁、草豆蔻加清水 3000mL，煮沸 30 分钟，去渣，将高

8cm、直径约5cm竹罐10余个放在药液中文火煎煮备用。应用时无须以负压法吸附于皮肤上，为防止烫伤，宜将10cm×10cm、中间剪成直径约4cm孔洞的纱布平铺在穴位上，然后将备用药罐捞出，拭净水分，扣放在纱布中央即可。凡消化道症状严重、不能进食、血压偏低者，可适当静脉给予补充水分及电解质，或使用血管活性药物，待症状缓解后改为口服补液盐（配制：按每1000mL水加入氯化钠3.5g、碳酸氢钠2.5g、氯化钾1.5g、葡萄糖20g）。高热不退者应给予退热治疗。治疗后，患者腹泻完全停止，且精神振作，饮食后无腹中不适。化验血象及大便常规均正常，大便培养无致病菌生长，病愈。

4. 治疗小儿消化不良：砂仁、焦苍术、炒车前子、共研为细末。6个月以内者每次服1~1.5g、6个月~1岁者每次服1.5~2g、1~3岁者每次服2~3g，均日服3次，用淡糖盐水送服，如脱水重伴有酸中毒者则应配合补液。

【中西药合用禁忌】

1. 砂仁提取液的急性毒性（LD_{50}）试验、三项遗传性试验和30天喂养试验等毒理性试验表明，属实际无毒类物质，说明砂仁挥发油具有良好的安全性。对便秘模型小鼠的小肠推进和排便试验表明，能显著促进其小肠推进和缩短其首便时间、增加排便次数和排便重量，具有通便功能。

2. 砂仁含挥发油具有中枢神经抑制作用，会加强巴比妥类、水合氯醛的镇静作用，同用易引起毒性反应。含皂苷，不宜与维生素C、胃蛋白酶合剂等酸性较强的西药联用，以防水解失效；所含黄酮类成分，不可与碳酸钙、硫酸亚铁、氢氧化铝等含金属离子的西药制剂合用，因二者合用可形成络合物，不易吸收。含黄酮类成分，可与金属离子形成络合物，不宜与碳酸钙、硫酸亚铁、氢氧化铝等合用，影响药物吸收；不可与环孢素A合用，因其可致环孢素的血药浓度下降而出现移植排斥。

3. 含砂仁的中药汤剂，如香砂六君子汤中含人参，有效成分为皂苷，不宜与维生素C、胃蛋白酶合剂等酸性较强的西药联用，因皂苷在酸性环境及酶的作用下，极易水解失效；也不宜与含有金属的盐类药物如硫酸亚铁，枸橼酸铋钾等合用，可形成沉淀。

姜黄

姜黄为姜科植物姜黄的根茎。又名宝鼎香、黄姜、毛姜黄、黄丝郁。姜黄芭蕉目，姜科、姜黄属多年生草本植物，既有药用价值，又可以作食品调料。辛香轻淡，略带胡椒、麝香味及甜橙与姜之混合味道，略有辣味、苦味，辛辣感。始载于《唐本草》。中医认为其性温，味苦、辛。归脾经、肝经。有破血行气、通经止痛之功效。用于血瘀气滞诸证、胞腹胁痛、妇女痛经、闭经、产后瘀滞腹痛、风湿痹痛、跌打损伤、痈肿。煎汤，3~10g；或入丸、散。外用适量，研末调敷。

【主要成分及药理】

姜黄主要含莪术醇、莪术二酮、姜黄酮、姜黄希α-蒎烯、β-蒎烯、樟烯、樟脑、异龙脑等挥发油以及吉马烷型、没药烷型、桉烷型、螺内酯型等倍半萜类化合物。庚（烯）酮类，庚（烯）二酮类，庚（烯）醇类，庚醇酮类等姜黄素类成分。还含钾、钠等金属元素。现代研究揭示其有兴奋子宫作用、抗生育作用、降胆甾醇作用、抗脂质过氧化作用、抗菌、抗真菌作用、利胆作用。

【临床中西药合用】

1. 治疗寻常痤疮：姜黄消痤搽剂药物组成：姜黄、重楼、杠板归、一枝黄花、土荆芥、绞股蓝、珊瑚姜。采用两种制剂联合应用，每天洁面后，白天涂抹患处姜黄消痤搽剂一天2次和晚上涂抹阿达帕林凝胶1次，相比于各自单独用药，其治愈率高，复发率低，不良发应少，是治疗痤疮较好的外用药物方案。或者用红蓝光照射治疗，2次/周，同时外用姜黄消痤搽剂，早晚各1次，结果疗效显著。或者梅花点舌丸联合姜黄消痤搽剂，每天口服梅花点舌丹2丸，tid，外用姜黄消痤搽剂，每晚睡前用1次，连续用药8周。丹参酮胶囊口服，每次4粒，3次/d，连续服6周，同时给予姜黄消痤搽剂白天外用2次，联合0.025%维A酸乳膏睡前外用1次/d。用中西医结合治疗方法治疗寻常性痤疮，效果显著且不良反应低。

3. 治疗斑秃：姜黄消痤搽剂药物组成：姜黄、重楼、杠板归、一枝黄花、土荆芥、绞股蓝、珊瑚姜。取地塞米松磷酸钠注射液1ml（约5mg），加入到姜黄消痤擦剂30ml中，在患者的皮损处外用配制好的姜黄消痤擦剂联合地塞米松注射液，3次/d，不得有间歇或漏涂，痊愈率、总有效率分别为61.36%、97.73%，可有效的治疗斑秃，毒副作用少，使用方法简洁，价格低，具有临床应用与推广的价值。

4. 治疗马拉色菌毛囊炎：姜黄消痤擦剂药物组成：姜黄、重楼、杠板归、一枝黄花、土荆芥、绞股蓝、珊瑚姜。用棉签蘸取姜黄消痤擦剂原液涂在皮疹上，每日3次，同时饭后口服伊曲康唑胶囊200mg，每天1次。有效率88.24%，疗效高。

5. 治疗肝纤维化：给予葡醛内酯片3片/次，3次/d；维生素C片100mg/次，3次/d；多烯磷脂酰胆碱胶囊2粒/次，3次/d；拉米夫定100mg/次，1次/d；七味姜黄胶囊2粒/次，2次/d。治疗后患者的HA、LN、IV-C、PIIIP水平均较治疗前显著改善，能阻断或逆转肝纤维化的形成和发展，明显改善肝功能，安全可靠，对肝纤维化的治疗具有价值，值得临床推广应用。

【中西药合用禁忌】

1. 小鼠用姜黄挥发油灌胃的 LD_{50} 为3551±195.4mg/kg。四味姜黄胶囊由姜黄、小檗皮、余甘子和蒺藜组成。四味姜黄胶囊的急性毒性并不明显，只在给药的初期对动物的活动有抑制作用，这也可能是给药容积较大所产生的反应。其最大耐受量达到了拟临床成人使用量的519.6倍，而并不引起动物死亡和明显异常。从本品的急性毒性所给剂量与给药后表现判断，本品属无明显急性毒性药物。

2. 姜黄含挥发油具有中枢神经抑制作用，会加强巴比妥类、水合氯醛的镇静作用，同用易引起毒性反应。含黄酮类成分，可与金属离子形成络合物，不宜与碳酸钙、硫酸亚铁、氢氧化铝等合用，影响药物吸收；不可与环孢素 A 合用，因其可致环孢素的血药浓度下降而出现移植排斥。含金属离子，不能与卡那霉素，新霉素等联合使用，否则会在胃肠道形成不溶性盐类和络合物而失效。如需联用，其间隔时间以 3 ~ 4h 为宜。

3. 含姜黄成分的中成药，如姜黄消痤搽剂，姜黄清脂胶囊，姜黄散，四物汤等。（1）姜黄消痤搽剂中含有绞股蓝，主要有效成分为皂苷，不宜与维生素 C、胃蛋白酶合剂等酸性较强的西药联用，因皂苷在酸性环境及酶的作用下，极易水解失效；也不宜与含有金属的盐类药物如硫酸亚铁，枸橼酸铋钾等合用，可形成沉淀。（2）姜黄散，四物汤等中成药中含当归，不宜与抗结核药异烟肼联用，含钙，镁，铁等金属离子的中药，也不能与异烟肼联用，因异烟肼分子结构中含有肼类官能团，与上述中药同服后会产生螯合反应，妨碍机体吸收；又能影响酶系统发挥干扰抗结核杆菌代谢的作用，从而降低疗效。

马鞭草

马鞭草为马鞭草科植物马鞭草的干燥地上部分。又名马鞭、龙芽草、凤颈草、紫顶龙芽、铁马鞭、狗牙草、马鞭稍、小铁马鞭、顺捋草、蜻蜓草、退血草、铁马莲、疟马鞭、土荆芥、野荆芥、燕尾草、白马鞭、蜻蜓饭、狗咬草、铁扫帚。始载于《名医别录》。6 ~ 8 月花开时采割，除去杂质，晒干。主产湖北、江苏、广西、贵州。中医认为其性凉，味苦，辛。归肝、脾经。有活血散瘀、截疟、清热解毒、利水消肿之功效。用于感冒发热、咽喉肿痛、牙龈肿痛、黄疸、痢疾、血瘀经闭、痛经、癥瘕、水肿、小便不利、疟疾、痈疮肿毒、跌打损伤。煎汤，15 ~ 30g，鲜品 30 ~ 60g；或入丸、散。外用适量，捣敷；或煎水洗。

【主要成分及药理】

马鞭草主要含有柠檬烯、方姜黄希、氧化石竹烯、斯巴醇、柠檬油精、桉树脑等挥发油。山奈素、槲皮苷、芹菜素、木犀草素、槲皮素等黄酮类成分。熊果酸、草酸、乌索酸、十六酸等有机酸类。现代研究揭示其有抗炎止痛、促进乳汁分泌、止血、有拟副交感神经、有杀死钩端螺旋体、镇咳、兴奋子宫平滑肌、对交感神经末梢小量兴奋，大量抑制的作用。

【临床中西药合用】

1. 病毒性乙型肝炎：服肝泰乐片、肝利欣胶囊，配合中药给予马鞭草、柴胡、木灵芝、桑寄生、贯众、猪苓、苦味叶下珠、黄芪、丹参、制何首乌、苦参、连翘、矮地茶。水煎服，每日 1 剂，服药 28 天治疗慢性乙肝。

2. 治疗放射性口腔炎：马鞭草合剂（马鞭草、银花、甘草、用 300ml 开水泡）每日 1 剂，待凉后每次 20ml，口含 5min～8min，含温后缓慢吞服，服用至放疗结束。在此治疗基础上合用超声雾化吸入（生理盐水 5ml + 庆大 8 万 U + 糜蛋白酶 4000U + 地塞米松 5mg）和局部给予喷涂（维斯克或西瓜霜喷剂或双料喉风散喷剂），每天 2 次，消炎止痛，促进溃疡的愈合。

3. 治疗急性细菌性痢疾及肠炎：地马合剂，取鲜地地锦草和鲜马鞭草全草各 500g；或干地锦草全草 150g 和干马鞭草全草 100g，加水煎成 l000ml 煎剂（干草水煎时间要适当延长），每次 100ml，每日 2 次。亦可取二药鲜全草各 50g，或干地锦草全草 15g 和干马鞭草 10g，加水煎成 100ml 煎剂，1 次口服，每日 2 次。在此治疗基础上合用庆大霉素、氟哌酸、黄连素、头孢霉素等药物，儿童酌情减量。

4. 治疗原发性高血压：先服用马来酸依那普利片，开始剂量为一日 5～10mg，分 1～2 次服，再口服活血降压胶囊（主要由泽兰、苏木、马鞭草、黄芹、赤茯苓等药组成，含生药 0.40g/粒），一次 5 粒，一日三次。

【中西药合用禁忌】

1. 由于个别人服用马鞭草后可以出现恶心、头痛、呕吐、腹痛等反应。甚则还有人服用中毒致死报道。查阅相关文献，未见马鞭草毒理试验研究报道。因此，不宜与易致敏易中毒的西药合用。

2. 马鞭草含挥发油具有中枢神经抑制作用，会加强巴比妥类、水合氯醛的镇静作用，同用易引起毒性反应。含黄酮类成分，可与金属离子形成络合物，不宜与碳酸钙、硫酸亚铁、氢氧化铝等合用，影响药物吸收；不可与环孢素 A 合用，因其可致环孢素的血药浓度下降而出现移植排斥。含有机酸成分，不宜与具有肾毒性的西药如呋喃妥因、利福平、阿司匹林、吲哚美辛等同服，因其可增加后者在肾脏中的重吸收，加重对肾脏的毒性；与磺胺类药物、大环内酯类抗菌药易引起尿闭或血尿，会产生副作用。

3. 含马鞭草的中成药有，含马鞭草成分的中成药，如肾炎片、清热感冒冲剂等。（1）肾炎片中含有白茅根，不宜与合成的利尿留钾药安体舒通、氨苯喋啶合用，会引起高血钾等副作用。不宜与强心苷同用，会引起血钾过高，降低强，心甙的疗效。（2）

清热感冒冲剂中含有甘草，甘草中含甘草酸、甘草次酸，不宜与奎宁、阿托品、盐酸麻黄碱等多元环碱性较强的生物碱合用，会生成大分子盐类，产生沉淀，减少药物的吸收；不宜与强心苷合用，甘草的皮质激素样作用能保钠排钾，导致心脏对强心苷敏感性增高，产生强心苷中毒；不宜与降糖药同用，甘草具糖皮质激素样作用，可以升血糖，拮抗降糖药的作用。不宜与泼尼松龙合用，能增加泼尼松龙血浆浓度，故不能和泼尼松龙合用；用口服避孕药可能会增加对甘草甜素酸的敏感性，故不能和口服避孕药合用。

桂枝

桂枝为樟科常绿乔木植物肉桂的干燥嫩枝。又名玉桂、桂皮等，始载于《神农本草经》，列为上品。中医认为其性温，味辛、甘。归心、肺、膀胱经。有发汗解肌、温经通脉、助阳化气、散寒止痛之功效。用于治疗风寒感冒、脘腹冷痛、血寒经闭、关节痹痛、痰饮、水肿、心悸、奔豚。水煎服，常用剂量是 3～9g，特殊情况使用 15～30g。研末或入丸、散吞服，浸酒内服，外敷。

【主要成分及药理】

桂枝主要含桂皮醛、苯甲酸苄酯、乙酸肉桂酯等挥发油。桂枝酸、原儿茶酸、对羟基苯甲酸等有机酸类。现代研究揭示其有解热、抗菌、抗病毒、祛痰止咳、抗炎、抗过敏、抑制呼吸炎症、扩张血管、利尿作用。

【临床中西药合用】

1. 治疗急性附睾炎：用桂枝茯苓汤加味，组方为：桂枝、茯苓、赤芍、丹皮、桃仁、荔枝核、当归、乌药、夏枯草，每日 1 剂，每周为 1 疗程。同时用左氧氟沙星每次 0.2g，每日 2 次，1 周为 1 个疗程。发病早期如有发热、尿频、尿急、尿痛及化验血常规白细胞升高者，去桂枝、乌药，加蒲公英、连翘、马齿苋、土茯苓、黄柏或用龙胆泻肝汤，每日 1～2 剂，一般在用药 3～5d 后体温正常，尿频、尿急症状消失。然后用桂枝茯苓汤加味，每日 1 剂，如有小腹疼痛、怕冷加小茴香、附子；肿块质硬加三棱、莪术。桂枝茯苓汤加味合用抗生素可显著提高急性附睾炎的临床疗效。

2. 治疗子宫肌瘤：桂枝茯苓胶囊，由桂枝、芍药、丹皮、桃仁、茯苓，联合米非司酮治疗子宫肌瘤。

3. 治疗产后身痛：黄芪桂枝五物汤，基本方：黄芪、桂枝、白芍、伸筋草、当归、独活、羌活。用法：水煎服，每日 1 剂。10d 为 1 个疗程。同时以针刺拔罐为主。以虚症为主者行补法，余用平补平泻法。在直刺针处得气后，可直接用闪火法将罐扣吸其处。斜刺针处施用手法得气后拔针，然后用闪火法拔罐，留罐 20min，隔日 1 次，每次 1 罐。

4. 预防奥沙利铂神经毒性：黄芪桂枝五物汤加味，基本方：炙黄芪、桂枝、当归、白芍、川芎、鸡血藤、白术、生姜、大枣、红花、牛膝、茯苓、全蝎、日 1 剂，连用 5d。在使用奥沙利铂前 1d 开始黄芪桂枝五物汤加味。以第 1 日奥沙利铂 85mg/m² 加入 5% 葡萄糖注射液 500ml 静滴 2h；第 1、2 日亚叶酸钙 200mg/m² 加入生理盐水 250ml 静滴 2h，氟尿嘧啶 400mg/m² 静脉注射后续以 600mg/m² 持续静滴 22h。以上治疗每 21d 重复 1 次，2 次 1 个周期，每周期服药 10d。

5. 治疗药物流产后出血：桂枝茯苓丸，基本方为桂枝、茯苓、牡丹皮、赤芍、桃仁。口服米非司酮 25mg，每日三次，连服 2d，总剂量 150mg，第 3d 到计生服务中心，空腹顿服米索前列醇片 0.6mg 后留观 6h。在服用米非司酮后，同时服用桂枝茯苓丸 6 丸，每日 2 次，连服 8d。能显著缩短流产后阴道出血时间，减少出血量。

6. 温化痰饮：对慢性支气管炎、哮喘、肺气肿、肺心病、慢性心衰等病有咳嗽、气喘、泡沫状痰、下肢浮肿，中医称为痰饮病者，桂枝最为适合，并可与制附子、白芥子、葶苈子、炙苏子等同用，中医称为温化痰饮。由于病情复杂而严重，现临床常采用中西医综合治疗。泡沫状痰是肺水肿，小支气管、肺泡渗出液所引起。对急性重症病人可先用局部脱水的方法治疗。对于慢性者中医效果较好，这就是苓桂术甘汤、三子养亲汤的适应证。桂枝、白芥子具有使渗出液重吸收的作用；胸腔积液、心包积液，不论是炎症性、免疫性、肿瘤性、结核性的，在对原发病灶治疗的同时，桂枝、白芥子、葶苈子、桑白皮等药能抑制浆膜毛细血管通透性，抑制渗出，同时又加速微循环，可使积液得到重吸收。中医称此为蠲饮。这是中医的一大特点；经方苓桂术甘汤，茯苓放在第一位，当为君药。茯苓是利尿药，茯苓利尿可加速水液排出体外，对减轻肺水肿是有利的，但其药力非常弱，临床疗效非常有限。而且茯苓并不能直接消除痰液。苓桂术甘汤中直接消除痰液的主药应为桂枝。桂枝抑制细支气管和肺泡的渗出，有明显的、直接的消除泡沫痰的效果。

7. 关于退热和利水：本药对免疫病发热，如斯蒂尔病、类风湿性关节炎、红斑狼疮、硬皮病等引起的高热持续不退，已经用了清热降温药和西药退热药，热度仍然不降，并有畏寒的症状，中医称寒包火者，用桂枝 9g 与生石膏、知母、青蒿等清热药同用，中医称温凉反佐，有的人服药后会迅速退热；对重度水肿、腹水，已经用了西药利尿剂，并且产生了耐药，在中药利水药中加入桂枝 9g，有时小便会突然增多。

【中西药合用禁忌】

1. 桂枝的 LD_{50} 为 137.988 为 g/kg，说明麻黄桂枝配伍后急性毒性比单味麻黄和单味桂枝小。在常规剂量内水煎服没有不适反应。长期服用也没有明显副作用。在常规剂量内，汤药水煎服是比较安全的，可能有上火内热的反应，阴虚内热和有出血倾向的病人不宜使用。除非特殊需要，不宜大剂量使用。

2. 桂枝等发汗解表的中药及制剂，均有较强发汗作用。不宜与西药阿司匹林同用而西药的阿司匹林亦有较强的发汗作用。如果合用，会造成病人汗出过多，耗伤津液，损伤正气，或大汗不止，甚至虚脱。尤其体质虚弱的人更应注意。含挥发油具有中枢神经抑制作用，会加强巴比妥类、水合氯醛的镇静作用，同用易引起毒性反应。含有机酸成分，不宜与具有肾毒性的西药如呋喃妥因、利福平、阿司匹林、吲哚美辛等同服，因其可增加后者在肾脏中的重吸收，加重对肾脏的毒性；与磺胺类药物、大环内酯类抗菌药易引起尿闭或血尿，会产生副作用。

3. 含桂枝的中成药，如桂枝茯苓丸、桂枝茯苓胶囊等中成药中白芍含皂苷，不宜与维生素C、胃蛋白酶合剂等酸性较强的西药联用；也不宜与含有金属的盐类药物如硫酸亚铁，枸橼酸铋钾等合用，可形成沉淀。含酸性物质，不可与呋喃妥因，利福平，阿司匹林，吲哚美辛等同服，因前者增加后者在肾脏中的重吸收，从而加重对肾脏的毒性。

🌿 鱼腥草

鱼腥草为三白草科植物蕺菜的干燥地上部分，又名岑草、蕺、菹菜、紫背鱼腥草、紫蕺、菹子、臭猪巢、侧耳根、猪鼻孔、九节莲、折耳根、肺形草、臭腥草。始载于《名医别录》，列为下品。夏季茎叶茂盛花穗多时采割，除去杂质，阴干用或鲜用。中医认为其性寒凉，味辛，归肝、肺经。有清热解毒、消肿疗疮、利尿除湿、清热止痢、健胃消食之功效，用治实热、热毒、湿邪、疾热为患的肺痈、疮疡肿毒、痔疮便血、脾胃积热。煎汤，15～25g，不宜久煎；或鲜品捣汁，用量加倍。外用适量，捣敷或煎汤熏洗。

【主要成分及药理】

鱼腥草主要含癸酰乙醛、月桂醛、2－十一烷酮等挥发油。含槲皮素、槲皮苷、异槲皮苷等黄酮类。尚含有绿原酸、棕榈酸硬脂酸等有机酸，菜豆醇、菠菜醇等甾醇类，蕺菜碱等生物碱类。现代研究揭示其有提高机体免疫力、抗菌作用、抗病毒作用、利尿作用、防辐射作用、和TMP配伍作用、病原微生物作用、对免疫系统的作用、抗肿瘤作用、抗炎作用、镇痛、镇咳、止血的作用。

【临床中西药合用】

1. 抑菌、杀菌：鱼腥草与抗生素类药物合用可以提高疗效，不仅有抑菌、杀菌的功效，而且能增强机体免疫机能，降低细菌内毒素的作用。

2. 治疗呼吸道感染：鱼腥草煎剂临床用得最多的是治疗上呼吸道感染和急性慢性支气管炎、肺炎、支气管扩张症，有化痰、止咳、平喘的效果。如上述疾病发热时，与石膏、麻黄、黄芩、象贝等同用。热退后，咳嗽有痰，可继续与麻黄、黄芩、象贝、佛耳草等同用。与抗生素同时应用可以增加疗效。

3. 治疗慢性宫颈炎：用时先以 0.1% 新洁尔灭液棉球拭净宫颈分泌物，揩干，阴道后壁放凡士林纱布 1 块保护，再取棉球 1 个浸水溶液置宫颈糜烂处，每天上药 1 次，5 次为一疗程。1 周后再进行第二个疗程，月经期暂停。鱼腥草蒸馏液也可用作局部治疗。

4. 治疗化脓性关节炎：用鱼腥草注射液（挥发油饱和水溶液，每 ml 含生药 1 克），每次 5～15ml，注入关节腔内（先抽尽关节腔脓液并用无菌生理盐水冲洗），每隔 2～3 天 1 次；同时肌肉注射 5ml，每日 2 次。患膝应加固定以限制活动。

【中西药合用禁忌】

1. 由于鱼腥草在大剂量使用时，出现中毒及过敏反应。表现为全身皮疹，眼脸及颜面皮肤潮红，水肿，发热，药物热，呼吸困难，最终可死于过敏性休克。鱼腥草毒性很低，小鼠皮下注射的 LD_{50} 是 $1.6 \pm 0.081g/kg$。给犬皮下注射每日 $80～160mg/kg$，连续 1 月，可见有大量的流涎，早期常出现呕吐，对食欲、血象及肝肾功能等均无明显的影响。因此，鱼腥草及鱼腥草制剂不宜与易诱发过敏的西药合用。

2. 鱼腥草内含挥发油具有中枢神经抑制作用，会加强巴比妥类、水合氯醛的镇静作用，同用易引起毒性反应。含黄酮类成分，可与金属离子形成络合物，不宜与碳酸钙、硫酸亚铁、氢氧化铝等合用，影响药物吸收；不可与维生素 B_1 合用，可产生永久性结合物，并排除体外而丧失药效。含有机酸成分，不宜与具有肾毒性的西药如呋喃妥因、利福平、阿司匹林、吲哚美辛等同服，因其可增加后者在肾脏中的重吸收，加重对肾脏的毒性；与磺胺类药物、大环内酯类抗菌药易引起尿闭或血尿，会产生副作用。

3. 含鱼腥草的中成药，如鱼腥草注射液，鱼腥草滴眼液，鱼腥草颗粒，复方鱼腥草片等中成药：不宜与乳酶生、整肠生、胃酶合剂等合用，因为抗菌中药在抵抗细菌时也会同时抑制菌类制剂的活力。不宜与局部麻醉药普鲁卡因、青霉素 G、喹诺酮类注射剂配伍。

 郁金

郁金为姜科植物温郁金、姜黄、广西莪术或蓬莪术的干燥块根。前两者分别习称

"温郁金"和"黄丝郁金"，其余按性状不同习称"桂郁金"或"绿丝郁金"。冬季茎叶枯萎后采挖，除去泥沙和细根，蒸或煮至透心，干燥。始载于《药性论》。中医认为其性凉，味辛、苦，无毒。归心、肺、肝经。有活血止能、行气解郁、清心凉血、疏肝利胆之功效。用于胸腹胁肋诸痛、妇女痛经、经闭、癥瘕结块、热病神昏、癫狂、惊痫、吐血、衄备、血淋、砂淋、黄疸。煎汤，7.5～15g；磨汁或入丸、散。

【主要成分及药理】

郁金主要含莪术二酮、芳香姜酮、姜黄烯、姜黄酮、吉马酮等挥发油。含有姜黄素、去甲氧基姜黄素等姜黄素类。钙、钾、镁、锰等金属离子。现代研究揭示其有抗肿瘤、抗炎、镇痛、解热、保肝、促进胆汁分泌、抗氧化、终止妊娠和抗早孕、抗血栓和改善血液循环的作用。

【临床中西药合用】

1. 用于心血管疾患：心可定扩冠作用时间短，与具有活血化瘀，行气止痛功效的药物郁金配伍，不仅可以扩张血管、增加动脉血流量、降低心肌耗氧量、增加药物降压、降血脂的功效，还可以延长心可定的作用时间。

2. 治疗淤胆型肝炎：给予复方丹参、门冬氨酸钾镁针每日各20mL分别加入5%葡萄糖液250mL中静滴，再加常规量郁金。

3. 治疗镇静催眠药中毒：醒脑静注射液主要成分为麝香、冰片、郁金、栀子。采用醒脑静注射液30ml加入5%葡萄糖500ml持续静滴，至患者清醒。同时进行洗胃、导泻、护肝、纠正水和电解质及酸碱平衡失调，中、重度患者适当给予降颅压、利尿、预防感染等治疗。

4. 治疗中、晚期肺癌：平消胶囊，基本方为郁金、枳壳、五灵脂、白矾、硝石、马钱子、仙鹤草、干漆。与化疗配合应用，在降低毒副作用、改善症状、提高病人生存质量方面也优于单纯化疗者。

5. 治疗病毒性心肌炎后心律失常：复方四参饮冲剂，基本方为太子参、丹参、南沙参、苦参、广郁金。1袋/次，2次/d。停用所有抗心律失常西药，若遇急性严重心律失常，可临时应用利多卡因等西药缓解即停用。

6. 治疗胃脘痛：益胃康，基本方为：柴胡、半夏、当归、延胡、炙乳香、没药、乌贼骨、川连、建曲、白芍、白术、枳实、郁金、丹参、公英、丁香。共为细末，过120目筛，装入胶囊，每次服6粒，每日3次，3周为1疗程，3个疗程为总疗程。在此治疗基础上合用西咪替丁片，效果显著。

7. 治疗精神分裂：安适胶囊，基本方为半夏、陈皮、竹茹、枳壳、远志、菖蒲、郁金、太子参、合欢皮、徐长卿、木香、茯苓。每粒含混合中药粉末0.4g，用安适胶囊 3.6g/d，分 3 次给予，同时投用氯丙嗪片 200mg～600mg/d，由 50mg/d 加量，根据患者的耐受情况在 7d～10d 内逐步加量至 200mg～600mg/d。

8. 治疗甲状腺机能亢进：消甲饮，基本方为黄芪、麦冬、半夏、贝母、郁金、丹参、田七。口服消甲饮，每日 1 剂，早晚饭后 2h 服用，同时服用他巴唑 5mg，每日 3 次，疗程为 4 周。

9. 治疗银屑病：郁金银屑片基础方为郁金、莪术、当归、红花、马钱子。内服每次 4 片，1 天 3 次，30 天为 1 疗程。同时合用矿泉浴（氡泉）：水湿 39℃±1℃，每日 1 次，每次 20min，15 次 1 疗程，共 2 个疗程，患者两疗程间休息 2～3 天。

10. 抗肝纤维化：柴胡，丹参复方汤剂浓缩煎剂，（疏肝化瘀汤，组方：柴胡、香附、丹参、郁金、红花、砂仁、鳖甲、川楝子等，制成散剂后经水煎、醇提，配成 1g/mL 浓度药液；100mL/袋），1 袋/次，2 次/d，饭后 1h 服用。同时服用能量合剂、果酸、维生素类等常规护肝药。

【中西药合用禁忌】

1. 查阅相关文献，未见郁金使用过量不良反应报道。寇氏法求得 LD_{50} 为 33.79g/kg，SD 为 3.09g/kg。给药 5 分钟后，小鼠活动减少，大剂量组于 0.5h 内全部死亡，死前出现抽搐。低剂量组小鼠在给药后，略呈安静状态，第 2 天恢复正常。姜黄色素胶囊剂小鼠口服 6g/kg 测不出半数致死量。大鼠亚急性毒性试验结果表明，对大鼠食欲、体重、一般状况、血液学和血液生化学指标及肝、肾重量均无明显影响。

2. 郁金内含挥发油具有中枢神经抑制作用，会加强巴比妥类、水合氯醛的镇静作用，同用易引起毒性反应。含金属离子，不能与卡那霉素，新霉素等联合使用，否则会在胃肠道形成不溶性盐类和络合物而失效。如需联用，其间隔时间以 3～4h 为宜。

3. 含郁金成分的中成药，如醒脑静注射液，安适胶囊，郁金丸，郁金散等。（1）醒脑静注射液中含有郁金，与洛赛克针剂存在配伍禁忌。（2）安适胶囊中含有甘草，含有糖皮质激素样物质，会使血糖上升，所以当他们与降血糖的西药如甲苯磺丁脲、苯乙双胍等合用时，产生药理拮抗，会抵消或降低降血糖药物的降糖作用。（3）郁金丸，郁金散等中成药中含有朱砂，不能与碘化钾、西地碘片、溴化钾、三溴合剂等同服，因汞离子与碘离子在肠中相遇后，会生成有剧毒的碘化汞，从而导致药源性肠炎或赤痢样大便；不能与具有还原性的西药如硫酸亚铁同服，同服后能使 Hg^{2+} 还原成 Hg^+，毒性增强。

半夏

半夏为天南星科半夏属植物。又名水玉、地文、和姑、害田、示姑、羊眼半夏、地珠半夏、麻芋果、三步跳、泛石子、老和尚头、老鸹头、地巴豆、无心菜根、老鸹眼、地雷公、狗芋头。始载于《神农本草经》，列为下品。主要成品：生半夏：取原药材，除去杂质，洗净，干燥，用时捣碎。有毒，多外用，以消肿止痛为主。清半夏：白矾浸泡或煮或腌制。消除了辛辣刺喉的副作用，降低了毒性，以燥湿化痰为主。类圆形或肾形厚片，直径 6～18mm，表面乳白色，周边黄棕色，中间隐现黄白色筋脉点。气微辣涩。姜半夏：姜矾煮或腌制或蒸制，或姜炒。温中化痰，降逆止呕为主。形如清半夏，薄片，表面有光泽，透明，片面灰黄色或淡黄色，角质样，质脆。微有辣味，微具姜气。法半夏：石灰制半夏。治寒痰、湿痰为主，同时具有调脾和胃的作用。形如生半夏，内外皆呈黄色或淡黄白色，粉性足，质松脆，气微，味淡。竹沥半夏：半夏或法半夏，竹沥拌透阴干。温燥大减，适于胃热呕吐，肺热痰黄稠粘，痰热内闭中风不语。中医认为其性温，味辛，有毒，归脾、胃、肺经，有燥湿化痰，降逆止呕，消痞散结之功效。用于咳喘痰多、呕吐反胃、胸脘痞满、头痛眩晕、夜卧不安、瘿瘤痰核、痈疽肿毒，煎汤，3～9g；入丸、散。外用适量，生品研末，水调敷，或用酒、醋调敷。

【主要成分及药理】

半夏主要含茴香脑、柠檬醛、棕榈酸乙酯 3 - 乙酰氨基 - 5 - 甲基异恶唑等挥发油类。麻黄碱、胆碱、鸟苷、去氧胸苷等生物碱类。亚油酸、琥珀酸、棕榈酸等有机酸类。甲硫氨酸、甘氨酸等氨基酸类。现代研究揭示其具有镇咳、抑制腺体分泌、镇吐、抗生育、抑制胰蛋白酶、抗癌、降压、凝血、促细胞分裂作用。

【临床中西药合用】

1. 预防化疗药物所致呕吐：小半夏汤，基本方由半夏、生姜组成，每次化疗前 15 分钟静注格拉司琼 3mg，化疗前 2 天至化疗结束后 2 天加服小半夏汤；半夏茯苓胶囊，小半夏加茯苓汤由生姜、半夏、茯苓组成，每粒净重 0.55g。半夏茯苓胶囊：化疗前一天分早、中、晚服 3 次，化疗当日 8：00am 加服 1 次，每次服 1g；恩丹西酮：8mg 化疗前 30min 静脉注入。

2. 治疗风湿痹证：灵仙痹痛汤，基本方为威灵仙、木瓜、白芍、制附子、羌活、独活、延胡索、乌梢蛇、当归、制川乌、黄芪、鸡血藤、炙甘草等加减，每天 1 剂，水煎，分 2 次口服。30 天为 1 疗程，治疗 2 疗程进行疗效评定。外用中药乌夏洗浴方为生川乌、生草乌、生半夏、白芷、羌活、苍术、桂枝、附子、川芎、细辛、红花、樟脑、白酒，方水煎后加入樟脑 15g，白酒 50ml 混匀，待水温适宜时外洗浸泡患处或用纱布浸蘸药液湿敷于患处 1～2 小时。每天 1 剂，早晚各 1 次。疗程同内服药。

3. 治疗胃溃疡：半夏泻心汤，基本方为半夏、黄芩、干姜、人参、炙甘草、黄连、大枣。枸橼酸铋钾片（2 片/次，早、晚餐前 0.5h 吞服），替硝唑片、克拉霉素片（1片/次，早、晚餐后吞服）；在此基础上加服半夏泻心汤 1 剂/d，水煎服，分 2 次服用，持续治疗 1 个月。

4. 治疗痰多咳嗽：半夏的地下部分制成半夏露糖浆，用于痰湿壅滞、咳嗽气逆等，与陈皮、茯苓等配伍；治痰多咳嗽，又常与贝母配伍应用。可用治寒痰，宜与白芥子、生姜等同用；因其化痰力佳，故亦可治热痰与风痰，治热痰可与瓜蒌、黄芩等配伍；治风痰，宜与天南星等同用。在此治疗基础上合用舒喘灵、头孢克洛分散片，效果显著。

5. 治疗瘿瘤瘰疬、疮疡肿痛、梅核气等：治瘿瘤瘰疬痰核，与海藻、昆布、贝母等配用。痈疽未溃者可用生半夏配生南星等同研，调醋外敷，有散结消肿的功效。用治梅核气，可配厚朴、紫苏等。

6. 治疗胃气上逆、恶心呕吐：治寒呕吐，可配合生姜或藿香、丁香等品；治胃热呕吐可配合黄连、竹茹等药；治妊娠呕吐，可配合灶心土等品；治胃虚呕吐，可配人参、白蜜同用。在此治疗基础上合用胃复安，抗组织胺药苯海拉明（乘晕宁），维生素 B_6 等效果显著。

【中西药合用禁忌】

1. 由于半夏生食 0.1~1.8g 即可引起中毒，表现为口腔、喉头、消化道粘膜均可引起强烈刺激；服少量可使口舌麻木，多量则烧痛肿胀、不能发声、流涎、呕吐、全身麻木、呼吸迟缓而不整、痉挛、呼吸困难，最后呼吸麻痹而死。也有因服生半夏多量而永久失音者。浸膏给小鼠腹腔注射，LD_{50} 为 13.142g/kg。半夏蛋白质皮下注射对小鼠的 LD_{50} 为 175mg/kg。半夏对大白鼠妊娠和胚胎的毒性试验表明：生半夏粉 9g/kg，对妊娠母鼠和胚胎均有非常显著的毒性，制半夏汤剂 30g/kg（相当于临床常用量的 150倍）能引起孕鼠阴道出血，胚胎早期死亡数增加，胎儿体重显著降低。因此，半夏及半夏制剂不宜与水合氯醛、乌拉坦、吗啡、苯巴比妥等中枢抑制剂合用。

2. 半夏含挥发油具有中枢神经抑制作用，会加强巴比妥类、水合氯醛的镇静作用，同用易引起毒性反应。含有麻黄碱类成分不宜与降压药合用，也不宜与氯丙嗪，苯巴比妥等镇静催眠药同用，与这些药产生药理作用拮抗。所含黄酮类成分，不可与碳酸钙、硫酸亚铁、氢氧化铝等含金属离子的西药合用，因二者合用可形成络合物，不易吸收；所含有机酸成分，不可与呋喃妥因，利福平，阿司匹林，吲哚美辛等同服，因二者同服可增加对肾脏的毒性，不可与磺胺类药物、大环内酯类抗菌药易引起尿闭或血尿等副作用；不宜与大环内酯类同用，可降低其抗菌疗效。

3. 含半夏成分的中成药，如半夏露，半夏泻心汤，半夏厚朴汤，半夏糖浆。（1）半夏露不宜与痢特灵、苯乙肼、优降宁等单胺氧化酶抑制剂合用，因为单胺氧化酶活性被抑制，使去甲肾上腺素、5－羟色胺、多巴胺等不能被酶分解，而大量贮存于神经末梢。（2）半夏泻心汤中含有人参，不宜与维生素 C、胃蛋白酶合剂等酸性较强的西药联用，因皂苷在酸性环境及酶的作用下，极易水解失效；也不宜与含有金属的盐类药物如硫酸亚铁，枸橼酸铋钾等合用，可形成沉淀。（3）半夏厚朴汤中含有茯苓，不宜与维生素 C、胃蛋白酶合剂等酸性较强的西药联用，因皂苷在酸性环境及酶的作用下，极易水解失效；也不宜与含有金属的盐类药物如硫酸亚铁，枸橼酸铋钾等合用，可形成沉淀。（4）半夏糖浆中含有麻黄，不宜与降压药合用，也不易与氯丙嗪，苯巴比妥等镇静催眠药同用，与这些药产生药理作用拮抗。

檀香

檀香为檀香科植物檀香的木质心材，又名旃檀、白檀、白檀香、黄檀香、真檀、裕香。主产于印度、澳大利亚、印度尼西亚，我国海南、广东、云南、台湾等地亦产。以夏季采收为佳。除去边材，镑片或劈碎后入药。始载于《名医别录》。中医认为其性温，味辛，归脾、胃、心、肺经。有行气止痛，散寒调中之功效。用于寒凝气滞，胸痛，腹痛，胃痛食少，冠心病，心绞痛。煎服，常用剂量是每次 2 ~ 5g，宜后下。入丸散，常用剂量是每次 1 ~ 3g。

【主要成分及药理】

檀香含 A 檀香萜醇与 β－檀香萜醇等倍半萜类化合物，α－檀香烯、β－檀香烯、α－檀香醛、β－檀香烯醛、α－芳姜黄烯、三环檀香醛、反式柠檬烯、甜没药烯醇－A、甜没药烯醇－C、甜没药烯醇－D、甜没药烯醇－E 等挥发油类化合物以及香柠烯醇二氢、二氢－α－沉香呋喃、二氢－β－沉香呋喃、4，11－环氧－顺式－桉叶烷、朱栾萜烯及特殊的氨基酸化合物。现代研究揭示其有增强胃肠蠕动，促进消化液的分泌，尚有利尿的作用。

【临床中西药合用】

1. 用于镇咳、祛痰：檀香对胸腔感染，及伴有支气管炎、肺部感染的喉咙痛、干咳也有很好的效果，当粘膜发炎时，檀香可舒缓病情，更可以刺激免疫系统，预防细菌再度感染。与选择性 β 受体激动剂盐酸克仑特罗合用，可加强其止咳、排痰的作用。

2. 用于镇静催眠：檀香能够抑制中枢神经系统，可以用于镇静催眠。与巴比妥类镇静催眠药合用，檀香能够延长巴比妥钠睡眠时间，与戊巴比妥钠有协同作用。

3. 治疗心血管疾病：檀香配伍广枣、肉豆蔻，具有镇痛、抗心律不齐、抗氧化及抗菌作用，可用于冠心病、心绞痛、心肌缺血、心律失常等心血管病的预防和治疗。

此外，还能不同程度的降低纤维蛋白原、血浆粘度、红细胞压积和全血粘度，也能使血清甘油三脂、总胆固醇下降，高密度脂蛋白升高，可用于降血脂，也可与阿托伐他汀、洛伐他汀、辛伐他汀等降脂药合用。

4. 用于原发性高血压：檀香配伍丹参、砂仁、天麻、钩藤、牛膝等活血化瘀、平肝熄风类中药，可治疗轻、中度原发性高血压，可根据病情与常用降压药物合用，如卡托普利、硝苯地平、氯沙坦、氢氯噻嗪、普萘洛尔等合用。

【中西药合用禁忌】

1. 查阅相关文献，未见檀香使用过量不良反应及毒理试验研究报道。

2. 查阅相关文献，未见檀香所含成分与西药合用禁忌报道。

3. 含檀香的中成药，仁丹、三味檀香胶囊、通心络胶囊、胃炎宁冲剂、安儿宁颗粒、八味檀香丸、胃肠安丸、三味檀香汤散、檀香清肺二十味丸等。（1）檀香清肺二十味丸等中成药中，含有远志、桔梗等富含皂苷成分的中药，不宜与维生素 C、胃蛋白酶合剂等酸性较强的西药联用，因皂苷在酸性环境及酶的作用下，极易水解失效；也不宜与含有金属的盐类药物如硫酸亚铁，枸橼酸铋钾等合用，可形成沉淀。（2）小儿双清颗粒、檀香清肺二十味丸等中成药中含石膏，不能与卡那霉素、新霉素等联合使用，否则会在胃肠道形成不溶性盐类和络合物而失效。如需联用，其间隔时间以 3~4h 为宜；不宜与异烟肼联用，因异烟肼分子结构中含有肼类官能团，与上述中药同服后会产生螯合反应，妨碍机体吸收；（3）檀香清肺二十味丸等中成药中含诃子，与磺胺类西药同服，因鞣质能与磺胺类药物结合影响磺胺的排泄，导致血及肝内磺胺类药浓度增高，严重者可发生中毒性肝炎。

香附

香附为莎草科植物莎草的干燥根茎。秋季采挖，燎去毛须，置沸水中略煮或蒸透后晒干，或燎后直接晒干，又名莎草、香附子、雷公头，始载于《本草纲目》。中医认为其性平，味辛、微苦、微甘。归肝、脾、三焦经。有行气解郁，调经止痛之功效。用于肝郁气滞，胸、胁、脘腹胀痛，消化不良，胸脘痞闷，寒疝腹痛，乳房胀痛，月经不调，经闭痛经。煎汤，5~10g；或入丸、散。外用适量，研末撒，调敷。

【主要成分及药理】

香附含香附子烯 I 和 II、香附子醇、异香附醇、柠檬烯、α 及 β 香附酮、香附醇酮、莎草酮等挥发油类。还有含三萜类化合物、黄酮类及生物碱类。现代药理研究揭示其有解热镇痛、雌激素样、抗炎、抗菌等作用。

【临床中西药合用】

1. 用于肋、肋疼痛，胸腹胀痛：乳房胀痛，疝气腹痛等症可用香附辛散苦降，甘缓性平，长于疏肝理气，并有止痛作用，对于肝气郁滞所引起的胸胁胀闷疼痛等症，常与柴胡、枳壳、陈皮、木香等同用；治疝气腹痛，可与小茴香、乌药同用；若乳房胀痛，可与柴胡、瓜蒌、青橘叶同用。

2. 治疗月经不调，经行腹痛：经行腹痛可用布洛芬等止痛，但效果不一，可加用香附既能疏肝理气，又能活血调经，故为妇科疾病常用药品，适用于月经不调、经行腹痛以及经前乳房胀痛等症，可与柴胡、当归、陈皮、青皮、白芍等同用。

3. 痛经：以香笑散（香附、失笑散、乌药、延胡索、细辛等各等分研末）调膏制成贴剂，分别贴神阙和关元穴，治疗痛经有良好止痛效果。痛经较重者可以配合使用布洛芬、酮洛芬、甲氯芬那酸、双氯芬酸等止痛药。

【中西药合用禁忌】

1. 香附挥发油腹腔注射对小鼠的半数致死量为 0.297 ± 0.019ml/kg。香附毒性较小，饲料中加药比例不超过 25% 时，大鼠可以耐受。加药量达 30～50% 时，动物生长受一定抑制。香附醇提取物小鼠腹腔注射的急性半数致死量约 1500mg/kg。三萜类化合物 IV－B 小鼠腹腔注射的半数致死量为 50mg/kg。香附挥发油腹腔注射的半数致死量为 0.297 ±0.019ml/kg。

2. 香附碳类中药及制剂有较强的吸附性作用，如与洋地黄类药物合用，其吸附作用会使西药的吸收率下降而使疗效降低。

3. 含有香附的中成药，如木香理气丸、开郁舒肝丸、槟榔四消丸、湘曲等。（1）木香理气丸、槟榔四消丸、开郁舒肝丸含有大黄，不可以与含碱性成分的西药配伍，因此类中药容易在碱性环境下氧化失去或降低药效；不能与磺胺类西药同服，因鞣质能与磺胺类药物结合影响磺胺的排泄，导致血及肝内磺胺类药浓度增高，严重者可发生中毒性肝炎。（2）湘曲中含有泽泻，不宜与安体舒通、氨苯蝶啶合用，二者合用可发生高血钾。

第九章

含三萜皂苷类化合物的常用中药

 人参

人参为五加科植物人参的干燥根及根茎，又名人街、鬼盖、黄参、玉精、血参等，主产于辽宁东部、吉林东半部和黑龙江东部等地。始载于《神农本草经》，列为上品。中医认为其性平，味甘、微苦，归脾、肺、心经。有大补元气，复脉固脱，补脾益肺，生津，安神之功效。用于体虚欲脱，肢冷脉微，脾虚食少，肺虚喘咳，津伤口渴，内热消渴，久病虚羸，惊悸失眠，阳痿宫冷；心力衰竭，心源性休克。常用剂量是每次3~9g，另煎兑入汤剂服。

【主要成分及药理】

人参根中含人参皂苷 A、B、C、D、E 和 F 等、β - 榄香烯、人参炔醇等三萜皂苷类成分。此外尚含有单糖类：葡萄糖、果糖、蔗糖，三种三糖：葡萄糖 - 果糖 - 果糖、三聚葡萄糖，葡萄糖 - 葡萄糖 - 果糖，人参酸（为软脂酸、硬脂酸及亚油酸的混和物），多种氨基酸、胆碱、酶（麦芽糖酶、转化酶、酯酶），精胺及胆胺。现代研究揭示其有加强神经兴奋，增强机体免疫力、兴奋血管、降低血糖、促进性腺功能、改善贫血等作用。

【临床中西药合用】

1. 用于急救：大剂量的人参（0.3~1两）煎服或炖服，或以人参注射液（每毫升含生药0.57g）2~4ml 行肌肉或静脉注射，可用于急救；或与儿茶酚胺类药物多巴胺、多巴酚丁胺等合用用于心源性休克的救治。

2. 用于治疗心血管系统疾病：人参对于高血压病、心肌营养不良、冠状动脉硬化、心绞痛等，都有一定时治疗作用，临床上采用人参与硝酸酯类药物合用治疗心绞痛。

3. 治疗胃炎：对慢性胃炎伴有胃酸缺乏或胃酸过低者，服人参后可见胃纳增加，症状减轻或消失，治疗急性胃炎可与吗丁啉合用，慢性胃炎则合用沉香化气丸，胃舒平等效果更佳。

4. 治疗糖尿病：人参能改善糖尿病人的一般情况，但不改变血糖过高的程度。或谓人参可使轻型糖尿病患者尿糖减少，血糖降低 40～50mg，停药后仍可维持 2 周以上；中度糖尿病人服人参后，虽然降低血糖作用不明显，但多数全身状况有所改善，如渴感等症状消失或减轻；某些患者服人参后可减少胰岛素的用量。

5. 用于精神性疾病：人参对无力型和无力－抑郁型精神病，对精神分裂症、中毒或传染病引起的精神病，退化性精神病等多种精神疾病，均有治疗作用。也有认为，人参口服对器质性神经疾患仅能改善病人的一般主观症状，而无客观的明显治疗作用，因此，当以服用治疗精神类疾病药物为主。

6. 治疗神经衰弱：人参对神经系统有显著的兴奋作用，能提高机体活动能力，减少疲劳；对不同类型的神经衰弱患者均有一定的治疗作用，常配合天麻素片、美达西泮使用。

7. 治疗阳痿：人参在中药里，一般用作强壮剂，可以补养元气；研究证明其有增强性腺机能的作用。人参酊对于麻痹型、早泄型阳痿有显著的疗效，但对精神型无效；对因神经衰弱所引起的皮层性和脊髓性阳痿也有一定治疗效果。

【中西药合用禁忌】

1. 由于人参使用过量，表现为兴奋、烦躁、哭闹，甚至惊厥、抽搐、呼吸急促、唇面发紫等症状。小鼠口服人参皂苷的半致死剂量为 5000mg/kg 以上，腹腔注射为 1110mg/kg，静脉注射为 243mg/kg。因此，不宜与酸性西药合用，以免降低疗效；不宜与普鲁苯辛、阿托品、苯丙酸诺龙、丙酸睾丸酮并用，否则可能导致声音嘶哑，咽喉干燥等现象；人参可提高兴奋性，故不宜与普鲁卡因、奴夫卡因乙醚、氯仿等麻醉剂同用。

2. 人参具有与强心苷相似的强心作用，可以直接兴奋心肌，使动物心脏收缩加强；人参煎剂对体外动物心肌细胞膜三磷酸腺苷酶活性具有抑制作用。人参与强心苷同用会相互增强作用，发生强心苷中毒。人参主要含人参皂苷及其皂苷元，当皂苷水解成皂苷元后，则药效降低或改变。故不宜与维生素 C、烟酸、谷氨酸、胃酶合剂、稀盐酸等酸性较强的西药合用，以免引起苷类分解。

3. 含有人参的中成药，如人参卫生丸、人参归脾丸、人参补心丸、人参固本丸、人参健脾丸、人参养荣丸、人参鹿茸丸、小儿琥珀丸、乌梅丸、玉液丸、宁坤养血丸、半夏天麻丸、百补增力丸、妇科回生丸、妇科金丹、薯蓣丸、人参首乌精、人参益母丸等。（1）人参归脾丸、人参健脾丸、人参养荣丸、半夏天麻丸中含有茯苓，因茯苓主要成分为茯苓酸，故不宜与奎宁、阿托品、盐酸麻黄碱等多元环碱性较强的生物碱合用。（2）人参鹿茸丸、人参益母丸中含有当归，不宜与华法林等抗凝药同用，因可导致出血倾向的增加；不宜与阿司匹林联用，因可导致眼前房出血；不宜与抗结核药异烟肼联用，因同服后会产生螯合反应，妨碍机体吸收，降低疗效。

三七

三七为五加科人参属植物三七的块根，其花亦可入药。三七又名田七、滇七、参三七、汉三七，主要分布于云南、广西、江西、四川等地。始载于《本草纲目》。中医认为其性温，味甘、微苦，归肝、胃、大肠经。有活血祛瘀，止血，消肿止痛之功效。用于衄血，吐血，咯血，便血，功能性子宫出血，产后血瘀腹痛，跌打损伤。煎汤常用剂量为每次 3~9g，研末常用剂量为每次 1~3g，或入丸、散。

【主要成分及药理】

三七块根主要成分为三七皂苷 A、三七皂苷 B，二者水解后分别生成皂苷元 A，皂苷元 B、人参二醇、人参三醇等三萜皂苷类成分。三七块根除含有皂苷外，尚含有生物碱、黄酮苷、齐墩果酸等成分。现代研究揭示其有良好的止血、补血、活血化瘀、去瘀生新、镇静、安定、改善睡眠、抗炎、抗氧化、抗肿瘤、调节免疫的作用。

【临床中西药合用】

1. 用于止血消炎：由于三七对血液和造血系统的作用，能明显缩短出血和凝血时间，具有良好的止血功效。临床应用表明，用参三七注射液、三七粉治疗胃溃疡、十二指肠球部溃疡出血及慢性胃炎等消化道出血，治愈率在 92% 以上。而且，三七具有活血化瘀、去瘀生新的疗效，利用三七治疗各种外伤出血、各种内出血症也在临床上得到广泛应用。临床应用表明：三七治疗开放性骨折，合用鹿瓜多肽注射液效果甚佳；麝香正骨水改进为田七正骨水后，功效明显提高。

2. 用于跌打损伤：三七、地丁、青黛、泽兰各 2 份，薄荷 1 份，打粉和以白蜡、凡士林成膏外敷于扭伤处治疗踝关节损伤 518 例，治愈 327 例，好转 178 例，总有效率 97.29%。另外，以三七为主要药物的跌打圣药（云南白药）治疗跌打损伤疗效奇好，誉满中外。

3. 治疗心绞痛：每次口服 0.45g，日服 3 次，重症加倍。16 例以心绞痛为主诉的冠心病患者，经治疗除 1 例心绞痛合并急性心肌梗塞者用药数天无效而停药外，其余 15 例止痛疗效均满意。有 4 例原需长期服用复方硝酸甘油片者，服三七后即可停服；5 例合并高血压病者，服药后血压缓慢下降；3 例服药后心率转缓；4 例心电图轻度好转。实验结果证明，三七有明显增加冠状动脉血流量的作用，使心肌耗氧量减少；又有降低动脉压及略减心率的作用，使心脏负荷减低。上述作用，均有助于减轻心脏负担，缓和心肌需氧与供氧不足之间的矛盾，因而是治疗冠心病、心绞痛的有利因素。又据少数病例观察，每日用三七粉1.8g，分3次食前服，连续1月，对降低血脂及胆固醇有一定效果。服药期间未见明显副作用，有些病例服药后觉精力旺盛，临床症状亦有所减轻。

4. 治疗冠心病：口服三七冠心宁片治疗冠心病828例，病人每日口服0.6～1.2克，总有效率为77.8%。另外，临床上常与复方丹参滴丸和硝酸异山梨醇酯片合用。

5. 治疗慢性肝炎：临床用以治疗多种肝炎，尤以血瘀型慢性肝炎为效。参三七注射液肌注或静注1-3g，每日1次，3～4个月为一疗程，结果，显效47例，好转5例，总有效率80%。连续服用三七粉或注射三七液，或合用易善复、甘乐、安珐特等保肝片后均可使血清谷丙转氨酶下降，血浆蛋白异常改善，且有明显退黄作用。

【中西药合用禁忌】

1. 由于三七中含有三七素，其具有中枢毒性以及一定的肝肾损伤性。三七水提物小鼠腹腔注射的半数致死剂量为3.77g/kg，皮下注射为3451±1650mg/kg·BW，静脉注射为33±32mg/kg·BW。因此，三七不能与具有中枢毒性及肝肾损伤的西药合用。

2. 三七主要成分为苷类，不宜与西药胃蛋白酶、多酶片、淀粉酶等酶剂合用，可发生酶水解，从而失去治疗作用。三七不宜与酸性较强的药物配伍，因在酸性环境下其主要有效成分皂苷会发生水解而失效。三七不宜与氨基苷类抗生素配伍，因可增加其对听神经的毒性。

3. 含有三七的中成药，如三七片、三七花冲剂、三七花颗粒、复方三七胶囊、三七通舒胶囊、复方田七胃痛胶囊、舒筋活血丸等。（1）三七片、三七花颗粒不宜与心痛定、可乐定、利血平等降压药合用，易引起低血压、昏厥。（2）复方三七胶囊、三七通舒胶囊、舒筋活血丸中含有红花，不宜与碳酸钙、维丁胶、硫酸镁、硫酸亚铁、氢氧化铝、碳酸铋等同用，以防形成络合物影响药物吸收。

甘草

甘草为豆科植物甘草、胀果甘草或光果甘草的干燥根，于春、秋二季采挖，除去须根，晒干。甘草又名甜草根、红甘草、粉甘草、乌拉尔甘草，多生长在干旱、半干旱的荒漠草原、沙漠边缘和黄土丘陵地带。始载于《神农本草经》，位列上品。中医认为其性平，味甘，归心、肺、脾、胃经。有补脾益气，清热解毒，祛痰止咳，缓急止痛，调和诸药之功效。用于脾胃虚弱，倦怠乏力，心悸气短，咳嗽痰多，脘腹、四肢挛急疼痛，痈肿疮毒，缓解药物毒性、烈性。常用剂量为每次1.5～9g。

【主要成分及药理】

甘草根及根状茎含有甘草甜素（即甘草酸）6~14%，为甘草的甜味成分，是一种三萜皂苷。其他苷类包括甘草苷、甘草苷元、异甘草苷、异甘草元、新甘草苷、新异甘草苷等。此外，尚含有甘露醇、葡萄糖、蔗糖、苹果酸、桦木酸、天冬酰胺、菸酸、生活素、微量挥发油及淀粉等成分。现代研究揭示其有解毒、抗炎祛痰、镇咳、降低胃液分泌、解痉、抗肝损伤等作用。

【临床中西药合用】

1. 治疗胃、十二指肠溃疡：据50例以上至200余例的观察，有效率在90%上下，尤以对活动期有疼痛症状者疗效更佳。一般在服药1~3周内疼痛消失或显着减轻，大便潜血转阴；半数以上X线显示壁龛消失。甘草对胃溃疡的疗效优于十二指肠溃疡，对新鲜溃疡较陈旧者为好，治疗后症状的好转比X线改变早；但对有并发症的溃疡病，则往往无效；远期疗效尚欠满意，半数病例出现复发现象。临床上曾以甘草为主配合其它药物，中药如乌贼骨、瓦楞子、陈皮、蜂蜜等，西药如生胃酮、复方铋剂治疗溃疡病，效果亦佳。

2. 治疗阿狄森氏病：据少数病例观察，对轻度或初期患者疗效较为显著，可使患者体重增加，体力增强，食欲增进，血压增高，皮肤色素沉着减退，血清电解质浓度有所改善，血清中钠、氯的浓度升高和钾的下降可至正常范围，尿中17－酮类甾醇排泄量增加；有些病例X线显示心脏明显增大，可达正常范围。对于重症或晚期患者，单独应用的效果不甚理想，甚至不能预防危象的发生，而必须加用皮质酮才能奏效；两者并用时，可减少后者的需要量，认为是一种互补作用。因此，与糖皮质激素类西药合用效果更佳。

3. 治疗尿崩症：以甘草粉5g，日服4次，试治两例病史已4~9年的尿崩症，收到一定效果。患者入院时水的出入量维持在8000ml左右，服药后尿量显著减少，维持在3000~4000ml，1例最少尿量曾低于2000ml。

4. 治疗支气管哮喘：用甘草粉5g或甘草流浸膏10ml，每日3次。试治3例慢性顽固性支气管哮喘，取得显著效果。哮喘症状均在1~3天消失或改善，支气管笛音亦于11天完全消失，肺活量显著增加。其中1例复发，再用甘草治疗时仍然有效，另有用甘草流浸膏治疗4例，亦获效果。

5. 治疗疟疾：用甘草、甘遂等量研粉棍合，于疟疾发作前30分钟取药粉少许撒于肚脐眼，外贴黑膏药，效果较好。或与青蒿素、甲氟喹、磺胺－乙胺嘧啶合用治疗疟疾效果更佳。

6. 用于心气虚，心悸怔忡，脉结代，以及脾胃气虚，倦怠乏力等。前者，常与桂枝配伍，如桂枝甘草汤、炙甘草汤。后者，常与党参、白术等同用，如四君子汤、理中丸等。

7. 用于痈疽疮疡、咽喉肿痛。可单用，内服或外敷，或配伍应用。痈疽疮疡，常与金银花、连翘等同用，共奏清热解毒之功，如仙方活命饮。咽喉肿痛，常与桔梗同用，如桔梗汤。若农药、食物中毒，常配绿豆或与防风水煎服。

8. 用于调和某些药物的烈性。如调味承气汤用本品缓和大黄、芒硝的泻下作用及其对胃肠道的刺激。另外，在许多处方中也常用甘草来调和诸药。

【中西药合用禁忌】

1. 由于长期服用甘草会出现低血钾和高血压相应的症状，甘草反大戟、芫花、甘遂、海藻，不能同用。炙甘草配醋甘遂的半数致死量为 44.21g/kg、炙甘草的半数致死量为 48.26g/kg、甘遂半夏汤的半数致死量为 51.01g/kg。因此，甘草不宜与硝苯地平片和复方罗布麻片等促进钾排出的药物合用。

2. 甘草具有糖皮质激素样作用，甘草中的皂苷水解后生成甘草次酸，其结构和功能类似肾上腺皮质激素，若与阿司匹林、消炎痛、保泰松等药物合用，可诱发或加重溃疡。甘草与强心苷类西药同服，可加重其毒性反应，与降糖药胰岛素、优降糖等同服时，能产生相互拮抗，减弱降糖药的效应，与西药双氢克尿噻等排钾利尿剂合用，更易引起低血钾症。

3. 含甘草的中成药，如甘草片、二母宁、二益丸、丁蔻理中丸、山药丸、小儿保安丸、木香顺气丸、理中丸等。（1）甘草片不宜与利血平、降压灵、复方降压片等降压药并用。因甘草片能引起高血压及发生低血钾，与利血平等降压药相拮抗。（2）二母宁含有中药五味子，不宜与巴比妥类同用，因五味子可延长巴比妥类药物的致眠时间；不宜与肾上腺素类同用，因五味子会降低肾上腺素的升压作用。（3）小儿保安丸、木香顺气丸中含有木香，不宜与链霉素、卡那霉素、多粘菌素等同用，因合用会导致呼吸抑制等毒性反应。

🍃 黄芪

黄芪为豆科植物蒙古黄芪或膜荚黄芪的干燥根。春、秋二季采挖，除去须根及根头，晒干。黄芪又名棉芪、黄耆、独椹、蜀脂、百本、百药棉等，主产于内蒙古、山西、黑龙江等地。始载于《神农本草经》，列为上品。中医认为其性温，味甘，归肺、脾经。有补气固表，利尿托毒，排脓，敛疮生肌之功效。用于气虚乏力，食少便溏，中气下陷，久泻脱肛，便血崩漏，表虚自汗，气虚水肿，痈疽难溃，久溃不敛，血虚萎黄，内热消渴。常用剂量为每次 9~30g。

【主要成分及药理】

黄芪主要含黄芪皂苷Ⅰ～Ⅷ及大豆皂苷Ⅰ，黄芪甲苷（即黄芪皂苷Ⅳ）与黄芪乙苷等三萜皂苷类成分。芒柄花黄素、3′-羟基芒柄花黄素（毛蕊异黄酮）及其葡萄糖苷、2′，3′-二羟基-7，4′-二甲氧基异黄酮、7，2′-二羟基-3′，4′-二甲氧基异黄烷及其葡萄糖苷、7，3′-二羟基-4′，5′-二甲氧基异黄烷、3-羟基-9，10-二甲氧基紫檀烷及其葡萄糖苷等黄酮类成分。此外，还含有木糖、半乳糖、葡糖醛酸、鼠李糖等多糖类成分。现代研究揭示其有增强免疫功能、机体耐缺氧及应激能力、促进机体代谢、降压、保肝、调血糖的作用。

【临床中西药合用】

1. 治疗充血性心力衰竭：黄芪作用于心力衰竭患者可起到强心利尿，扩张血管，改善心脏血液动力学的作用；调节神经内分泌；改善血液流变学、增加心肌的供血、供氧、供给能量；抑制结缔组织异常增生，减轻心肌硬度，改善心脏舒张功能；改善微循环，增加对心脑肾和横纹肌等组织和器官的血液供应，从而增加运动耐量，改善消化功能和机体营养状态，增强机体免疫力等作用。临床上在用强心类药物洋地黄、地高辛、洋地黄，利尿类药物氢氯噻嗪、苄氟噻嗪、醛固酮等基础上加用黄芪治疗心衰效果更佳。

2. 治疗病毒性心肌炎：黄芪注射液用于临床治疗病毒性心肌炎效果尤其显著。黄芪加快心肌收缩的作用对因中毒或疲劳而陷于衰竭的心肌有显著的强心作用，使心肌收缩振幅增大，排血量增多，对预防病毒性心肌炎可能导致的心力衰竭具有一定作用。临床上常与磷酸肌酸钠、干扰素-β、复方丹参注射液、参麦注射液等联用，辅以抗心衰类药物联合治疗。

3. 治疗脑梗死：黄芪"主大风"，为补气要药，与中成药血塞通合用治疗急性脑梗死效果显著，起到活血化瘀补气行血的功效。临床在采用阿司匹林、阿魏酸钠、奥扎格雷、胞磷胆碱、西比灵等西药治疗的基础上，可联合含黄芪汤剂补阳还五汤治疗脑梗死。

4. 治疗缺血缺氧性脑病：黄芪具有显著的抗氧化活性，能抑制自由基的产生和除体内过剩的自由基，保护细胞免受自由基产生的过度氧化作用的影响，还可提高人体抗氧化酶和抗氧化剂的含量和活力。

5. 治疗糖尿病肾病：黄芪颗粒合用洛汀新后可明显提高其降蛋白疗效，减轻糖尿病肾损害、保护肾功能，常与血管紧张素转换酶抑制剂、胰岛素增敏剂、降脂药合用。

6. 用于防治感冒：黄芪能提高病毒诱生和自生干扰素的能力，从而增强对病毒抑制作用，促进抗体生成。易感者在感冒流行季节服用黄芪，不仅可使感冒次数减少，而且可减轻感冒症状，缩短病程。临床上常采用黄芪颗粒与阿莫西林、白加黑、达诺、感速宁合用。

【中西药合用禁忌】

1. 由于黄芪使用过量会产生过敏反应，其主要原因可能与其含多糖和蛋白有关。黄芪所致的过敏性休克发生时间在用药后 40min ~ 11d，最晚 1 个月。查阅文献，未见有黄芪半数致死量的相关报道。因此，黄芪及黄芪制剂不宜与易过敏反应的西药合用。

2. 黄芪及其制剂不宜与维生素 C、烟酸、谷氨酸、胃酶合剂、稀盐酸等酸性较强的西药合用。因黄芪除含皂苷类外，还含有大量的黄酮类成分，其制剂不宜与碳酸钙、维丁胶、硫酸镁、硫酸亚铁、氢氧化铝、碳酸铋等同用，防止形成络合物而影响药物吸收。

3. 含黄芪的中成药，如黄芪注射液、心通口服液、玉屏风颗粒、人参健脾丸、西洋参黄芪胶囊、补心气口服液、正心泰片、益心舒片、养心氏片、心肌康颗粒、颈舒胶囊等。（1）心通口服液、心肌康颗粒中含有当归，不宜与华法林等抗凝药同用，不宜与阿司匹林联用，不宜与抗结核药异烟肼联用。（2）人参健脾丸、西洋参黄芪胶囊、颈舒胶囊、补心气口服液中含有人参，不宜与强心苷同用，不宜与维生素 C、烟酸、谷氨酸、胃酶合剂、稀盐酸等酸性较强的西药合用。

合欢皮

合欢皮为豆科植物合欢的干燥树皮，又名合昏皮、夜台皮、合欢木皮，多产于东北、华东、中南及西南等地，多于夏秋季节剥取，晒干而成。始载于《神农本草经》，位列中品。中医认为其性平，味甘，归心、肝经。有解郁、和血、宁心、消痈肿之功效。用于心神不安、忧郁、失眠、肺痈、痈肿、瘰疬、筋骨折伤。常用剂量为每次 10 ~ 15g。

【主要成分及药理】

合欢皮主要含三萜皂苷，其三萜皂苷称作合欢催产素，还包括刺囊酸、葡萄糖、木糖、阿拉伯糖、果糖和鼠李糖等。现代研究揭示其有收缩子宫、降压、抗过敏、抗肿瘤作用。

【临床中西药合用】

1. 用于心神不宁，忿怒忧郁，烦躁失眠：本品性味甘平，入心肝经，善解忧郁，为悦心安神要药。适宜于情志不遂，忿怒忧郁，烦躁失眠，心神不宁等症，能使五脏安和，心志欢悦，以收安神解郁之效。可单用或与柏子仁、酸枣仁、首乌藤、郁金等安神解郁药配伍应用，临床采用拜阿司匹林、辛伐他汀合用合欢皮治疗心绞痛伴焦虑抑郁症，发现总有效率为91.4%，显著高于对照组的71.4%。

2. 治疗跌打骨折，血瘀肿痛：本品入心、肝血分，能活血祛瘀，续筋接骨，故可用于跌打损伤，筋断骨折，血瘀肿痛之症，可与桃仁、红花、乳香、没药等活血疗伤、续筋接骨药配伍。

3. 治疗肺痈，疮痈肿毒：本品有活血消肿之功，能消散内外痈肿。用治肺痈，胸痛，咳吐脓血，单用有效，亦可与鱼腥草、冬瓜仁、桃仁、芦根等清热消痈排脓药同用；治疮痈肿毒，常与蒲公英、紫花地丁、连翘、野菊花等清热解毒药同用。

4. 治疗肿瘤：合欢皮乙醇提取物具有良好的体内抗肿瘤活性，能明显抑制小鼠荷瘤生长速度，延长荷瘤鼠存活时间。合欢皮体内抗肿瘤机制可能与其增强免疫功能有关，同时配合甲氨蝶呤、氟尿嘧啶、巯嘌呤、阿糖胞苷等合用，效果更佳。

【中西药合用禁忌】

1. 由于合欢皮使用过量会诱发心率失常，同时具有显著的兴奋子宫和致流产作用，孕妇慎用。合欢皮总皂苷的最小致毒量为7.5mg/kg，近似致死量为1500mg/kg，半数致死量为2164mg/kg。因此，合欢皮不宜与哇巴因、胺碘酮、溴隐亭等西药合用。

2. 合欢皮中含黄酮类，与金属离子络合会产生沉淀而影响药物吸收，不宜与四环素，红霉素，利福平，林可霉素等抗生素，强心苷类，酶制剂，金属离子及维生素 B_1 等联用。不宜与维生素C、胃蛋白酶合剂等酸性较强的西药联用，以防水解失效。不宜与大环内酯类同用，可降低其抗菌疗效。

3. 含合欢皮的中成药，如安神益脑丸、金嗓利咽丸、金嗓利咽胶囊、宁神补心片、养血安神丸、甘麦大枣颗粒、跌打止痛片、养血安神丸、甘麦大枣颗粒等。（1）安神益脑丸中含有当归，不宜与华法林等抗凝药同用可导致出血倾向的增加；不宜阿司匹林联用可导致眼前房出血；不宜与抗结核药异烟肼联用，同服后会产生螯合反应，妨碍机体吸收，降低疗效。（2）金嗓利咽丸、金嗓利咽胶囊中含有厚朴，不宜与士的宁同用，其肌松作用可被士的宁所对抗。不宜与链霉素、卡那霉素、多粘菌素等同用，这些抗生素具有箭毒样作用，合用会导致呼吸抑制等毒性反应。（3）宁神补心片中含有丹参，不宜与胃舒平、细胞色素C注射液合用，会形成络合物影响吸收、不宜与环磷酰胺、5－氟尿嘧啶、喜树碱钠、争光霉素合用，会促进肿瘤转移。（4）养血安神丸中含有首乌藤、鸡血藤，不宜与丙泊酚、阿司匹林等西药合用。

🌿 商陆

商陆为商陆科植物商陆或垂序商陆的干燥根，又名章柳、山萝卜、见肿消、倒水莲等，主产于河南，湖北，山东，浙江，江西等地，于秋季至次春采挖，切成块或片，晒干或阴干。始载于《神农本草经》，列为下品。中医认为其性寒，味苦，归肺、脾、肾、大肠经。有逐水消肿，通利二便，解毒散结之功效。用于水肿胀满，二便不通，外治痈肿疮毒。常用剂量为每次 3～9g，可取鲜品捣烂或干品研末外敷。

【主要成分及药理】

商陆主要含商陆酸、商陆酸 30－甲酯、美商陆皂苷元、加利果酸、商陆酸 G 等三萜皂苷类成分。此外还含有黄酮醇、黄酮木脂素、山奈酚型黄酮醇等黄酮类成分；对羟基苯甲酸、香草酸、芥子酸、香豆酸、加利果酸、咖啡酸、齐墩果酸、阿魏酸酚酸类成分；β－谷甾醇、β－胡萝卜素、α－菠菜甾醇、麦角甾醇、$\Delta 7$－豆甾烯醇等甾醇类成分；半乳糖醛酸、半乳糖、阿拉伯糖和鼠李糖等多糖类成分。现代研究揭示其有利尿、祛痰、镇咳、平喘、抗菌、抗病毒、抗炎、抗肿瘤等作用。

【临床中西药合用】

1. 治疗血小板减少性紫癜：取干燥根切成薄片，加水煎半小时，浓缩成 100% 的煎剂。首次服 30ml，以后每日 3 次，每次 10ml。用 100% 煎剂治疗 21 例，除 1 例疗效不显外，其余均在 2～4 天内紫癜逐渐消失，鼻衄、齿龈出血好转，仅少数病例仍偶于四肢出现新的散在性针尖样出血点；有半数病例在服后第 2 周左右血小板计数可恢复到正常范围，其中部分病人表现有波动性，个别亦有不恢复的。此外，合用头孢曲松钠、强的松、复方路丁等对过敏性紫癜、咯血等亦有良好效果。

2. 治疗乙型肝炎：乙型肝炎并发自身免疫性疾病是乙型肝炎反复活动、病情加重的重要因素。有研究者用商陆治急慢性肝炎丙氨酸转氨酶（ALT）高者，具有很好的降酶作用，一般用药 2 周即可收效，随访半年未见复发，除肝区时有刺痛外，其余症状均缓解。商陆有促进和调节机体免疫功能的作用，是商陆降酶有效的机制之一。商陆利水消肿，能起到排除毒素和病理产物的作用，有利于消除肝细胞的肿胀，恢复肝细胞的功能，这是另一个有效机制。

3. 治疗银屑病：将生商陆切片置于高压蒸锅中蒸 2h 后烤干，粉碎成粉，压片备用。成人每日口服 9g，分 3 次服用，儿童量酌减，可用于治疗寻常型银屑病、关节病型银屑病、砺壳状银屑病、急性点滴状银屑病。可联合复方甘草酸苷与阿维 A 胶囊共同治理。

4. 治疗慢性气管炎：将鲜根洗净切片，放人蒸笼内蒸 1 小时，晒干或烘干，碾粉炼蜜为丸，每丸重 10g（含纯粉 4g）。每次服蜜浆 20ml 或蜜丸 1 粒，每日 3 次，10 天为一疗程，连服 2－3 个疗程，或每疗程间隔 3－5 日。治疗 682 例，蜜丸组 372 例，近期控制 147 例，显效 128 例；蜜浆组 310 例，近期控制 30 例，显效 84 例。两者临床控制率共计 25%，显效率 31%。联合盐酸氨溴索、二羟丙茶碱，以及抗生素如头孢他啶注射液效果更佳，治疗 45 例，有效率达 91.11%。

5. 治疗消化道出血：取商陆干品 15～24g，或鲜品 50～100g，水煎成 200ml，两次分服。治疗消化道出血 3 例，痔疮出血 1 例，均在服药 2－3 剂后止血，未发现毒性反应。临床上常采用商陆联合奥美拉唑、奥曲肽治疗消化道出血症。

6. 中毒与解毒：本品有毒，如服用不当，可引起中毒。一般在药后 20 分钟至 3 小时发病，有轻度至中度的体温升高，心动较速，呼吸频数，恶心呕吐，腹痛腹泻；继则眩晕，头痛，言语不清，躁动，站立不稳，抽搐，神志恍惚，甚至昏迷，瞳孔放大。大剂量可使中枢神经麻痹，呼吸运动障碍，血压下降，心肌麻痹而死亡。孕妇多服有流产的危险。轻度的胃肠道反应，经 3～5 天可自行消失。一般可用支持及对症疗法。民间解救方法用生甘草、生绿豆 1～2 两，捣烂，开水泡服或煎服。

【中西药合用禁忌】

1. 由于商陆使用过量时，患者有烦躁、乏力、头晕头痛、恶心呕吐、视物模糊、膝反射亢进、精神恍惚、言语不清，严重者可血压下降、抽搐、昏迷、瞳孔散大、休克、心跳或呼吸停止而死亡。商陆水浸剂、煎剂、酊剂灌胃的半数致死量分别为 26.0、28.0、46.5g/kg，腹腔注射的半数致死量分别为 1.05、1.3、5.3g/kg。因此，不宜与胃酶合剂、稀盐酸等酸性药物、强心苷类药物合用。

2. 商陆含商陆皂苷，不宜与阿司匹林同用，商陆皂苷具有解热镇痛作用，并用局部刺激性，合用会增加阿司匹林诱发胃溃疡的概率。不宜与阿托品同用，阿托品能拮抗商陆的祛痰作用。不宜与酒同用，会增加商陆成分肉豆蔻酸、商陆毒素的溶解吸收，发生中毒。

3. 含商陆成分的中成药，如达肺草、痰净片等。达肺草中含有麻黄，不宜与麻黄含有麻黄素，不宜与痢特灵、降压药、复降片、苯巴比妥等催眠镇静剂合用，两者会产生拮抗，不宜与氨茶碱合用，会增加毒性。

柴胡

柴胡为伞形科植物柴胡或狭叶柴胡的干燥根，又名地熏、茈胡、山菜。按性状不同，分别习称"北柴胡"及"南柴胡"。春、秋二季采挖，除去茎叶及泥沙，干燥。始载于《神农本草经》，列为上品。中医认为其性微寒，味苦，归肝、胆经。有和解表里，疏肝，升阳之功效。用于感冒发热，寒热往来，胸胁胀痛，月经不调，子宫脱垂，脱肛。常用剂量为每次 3～9g。

【主要成分及药理】

北柴胡根含有柴胡皂苷 a、c、d，柴胡苷元 F、E、G，龙吉苷元等三萜皂苷类成分。此外，根中还含 α-菠菜甾醇、7-豆甾烯醇、22-豆甾烯醇、豆甾醇、侧金盏花醇、白芷素、洋芫荽子酸、反式洋芫荽子酸和亚袖酸、脂肪油、挥发油、柴胡醇、核糖醇、廿九酮、廿六醇、α-菠菜甾醇、黄酮醇类、生物碱、抗坏血酸、胡萝卜素等。现代研究揭示其有抗惊厥、解热镇痛、镇静、抗炎、促进免疫功能、提高病毒特异性抗体滴度、抗肝损伤、抗氧化、抗辐射的作用。

【临床中西药合用】

1. 用于退热：北柴胡对普通感冒、流行性感冒、疟疾、肺炎等有较好的退热效果。据 143 例的临床观察：流行性感冒于 24 小时退热者达 98.1%，普通感冒于 24 小时退热者达 87.9%。制剂及用法：用北柴胡的干燥根，以蒸馏法制成注射液，每安瓿 2ml，相当于原生药 2g。肌肉或静脉注射，每日 1~2 次，成人每次 2ml，周岁以内婴儿每次 1~1.5ml。中成药有柴胡注射液、小柴胡颗粒、正柴胡饮颗粒等。

2. 用于疏肝解郁：柴胡长于疏达肝、胃、胆、三焦之气机，张锡纯说："肝气不舒畅者此能舒之"，又谓："善达少阳之木气，则少阳之气能疏通胃气之郁，而其结气、饮食、积聚自消化也。"正说明柴胡有疏郁作用。可治疗肝郁之疾、胆道疾病、月经不调之症。常伍香附、郁金、枳壳、陈皮等。代表方如逍遥散、柴胡疏肝散等，均以柴胡为主药，配合氟西汀、西酞普兰、舍曲林等抗抑郁西药效果更佳。

3. 用于升清散邪：柴胡味轻，具升阳之性，能引中气升达于上。李东垣云："柴胡升也，能引中气升达于上。"方如补中益气汤、调中益气汤、升阳汤等。常配伍升麻、生口芪等常治疗清阳下陷、中气不升、上气不足之证。其寒散配黄芩、生地、石膏、竹叶，温散配细辛、半夏、生姜，平散配防风、生姜，补散配当归、白芍、熟地，均取其有很好的散邪外出功能。

4. 治疗病毒性肝炎：柴胡注射液 10~20ml 加入 50% 葡萄糖液静注或 5% 葡萄糖液 250~500ml 静滴，每日 1 次，10 次为 1 疗程，治疗病毒性肝炎 120 例，其中急性病例 97 例，有效率为 98.4%；慢性病例 23 例，有效率为 100%，对改善症状、回缩肝脾、恢复肝功能及乙肝抗原阴转率均有较好作用。临床上与抗生素同用，具有协同作用，更好地发挥抗菌消炎作用。

【中西药合用禁忌】

1. 由于使用柴胡过量能导致肾上腺肥大、胸腺萎缩，使人体免疫功能降低，产生肾毒性，能损害肾脏。大鼠灌胃柴胡挥发油的半数致死量为 2.081mL/kg，小鼠灌胃柴胡挥发油的半数致死量为 3.118mL/kg。因此，柴胡不能与万古霉素、卡那霉素、顺铂等合肾毒性西药合用。

2. 柴胡不能与酸性较强的药物合用，因其主要成分为柴胡皂苷，在酸性条件下，会水解成苷元和糖而失效。柴胡不可与含各种金属离子的西药，如铝、钙、亚铁、锌、铋、镁等制剂（鼠李铋镁片、葡萄酸钙片、硫酸亚铁片等）一起服用，因可形成金属离子络合物，从而影响肠道吸收，降低疗效，故忌同服。

3. 含柴胡的中成药，如小柴胡片、小柴胡颗粒、柴胡口服液、柴胡舒肝丸、小儿热速清口服液、牛黄清心丸、气滞胃痛颗粒、龙胆泻肝丸、加味逍遥丸、护肝片、补中益气丸、乳疾灵颗粒、逍遥丸、消食退热糖浆、通乳颗粒、清瘟解毒丸、舒肝和胃丸、感冒清热颗粒、平肝舒络丸等。（1）小柴胡片、小柴胡颗粒、牛黄清心丸、柴胡舒肝丸等中成药含有黄芩，不宜与菌类制剂如乳酸菌素片，蜡样牙孢杆菌片等联用。（2）柴胡舒肝丸、加味逍遥丸、平肝舒络丸中含有茯苓，不宜与奎宁、阿托品、盐酸麻黄碱等多元环碱性较强的生物碱合用。

🌿 远志

远志为远志科植物细叶远志的根，又名葽绕、蕀蒬、棘菀、细草等。春季出苗前或秋季地上部分枯萎后挖取根部，除去杂质，略洗，润透，切段，干燥。始载于《神农本草经》，列为上品。中医认为其性微温，味苦，归心、肾、肺经。有宁心安神，祛痰开窍，解毒消肿之功效。用于心神不安，惊悸失眠，健忘，惊痫，咳嗽痰多，痈疽发背，乳房肿痛。常用剂量为每次 3~9g，化痰止咳宜炙用。

【主要成分及药理】

远志根主要含远志皂苷元 A 和远志皂苷元 B 等三萜皂苷类成分。此外，还含有远志醇、N-乙酰氨基葡萄糖、生物碱细叶远志定碱、脂肪油、树脂等成分。现代研究揭示其有祛痰、镇静、催眠、抗惊厥作用、抗衰老、抗突变抗癌的作用。

【临床中西药合用】

1. 用于惊悸，失眠健忘：远志主入心肾，既能开心气而宁心安神，又能通肾气而强志不忘，为交通心肾，安定神志之佳品。故多用治心肾不交之心神不宁，惊悸不安，失眠健忘等症，常与人参、龙齿、茯神等配伍，如安神定志丸。

2. 用于痰阻心窍，癫痫惊狂：本品味辛通利，既能祛痰，又利心窍，故用治痰阻心窍之癫痫抽搐及痰迷癫狂证。用于癫痫昏仆、痉挛抽搐，可与半夏、天麻、全蝎等化痰、息风药配伍；治疗惊风狂症发作，常与石菖蒲、郁金、白矾等祛痰、开窍药同用。

3. 用于咳嗽痰多：本品苦温性燥，入肺经，能祛痰止咳，故治疗痰多粘稠、咳吐不爽或外感风寒、咳嗽痰多者。常配合杏仁、贝母、瓜蒌、桔梗、氯化铵、羧甲司坦、盐酸氨溴索片等中西药同用。

4. 用于痈疽毒，乳房肿痛，喉痹：本品苦泄温通，疏通气血之壅滞而消痈散肿。可治一切痈疽，不问寒热虚实，单用研末，黄酒送服，并外用调敷患处即效。临床上常配伍解毒药、抗菌药同用。

【中西药合用禁忌】

1. 由于长期、大剂量服用远志会对胃肠会造成一定的抑制作用。大鼠灌胃远志提取物的半数致死量为 14.26g/kg。因此，远志不宜与西药胃蛋白酶、多酶片、淀粉酶等酶制剂合用。

2. 远志主要成分为远志皂苷，在酸性环境中，皂苷在酶的作用下，易发生水解而失效，故不宜与不宜与维生素 C、胃蛋白酶合剂等酸性较强的西药联用。远志皂苷与金属盐类（铅盐、钡盐、铜盐等）可产生沉淀而影响吸收，故不能同用。

3. 含远志的中成药，如调经止带丸、痫症镇心丸、天王补心丸、归脾丸等。（1）调经止带丸、天王补心丸、归脾丸中含有当归，不宜与华法林等抗凝药同用，不宜与阿司匹林联用，不宜与抗结核药异烟肼联用。（2）天王补心丸中含有五味子，不宜与胰酶、碱制剂、巴比妥类、肾上腺素类药物同用。

✒ 桔梗

桔梗为桔梗科植物桔梗的干燥根，又名包袱花、铃铛花、僧帽花。春、秋二季采挖，洗净，除去须根，趁鲜剥去外皮或不去外皮，干燥。始载于《神农本草经》，列为下品。中医认为其性平，味苦辛，归肺经。有宣肺、利咽、祛痰、排脓之功效。用于咳嗽痰多，胸闷不畅，咽痛，音哑，肺痈吐脓，疮疡脓成不溃。常用剂量为每次 3～9g。

【主要成分及药理】

桔梗的根含桔梗皂苷、去芹菜糖基桔梗皂甙三萜酸、远志酸、桔梗酸 A、B 及 C 等三萜皂苷类成分；菠菜甾醇、α-菠菜甾醇-β-D-葡萄糖苷、白桦脂醇等植物甾醇类成分；此外，还含菊糖、桔梗聚糖、葡萄糖、菊糖、桔梗聚糖等多糖类成分。现代研究揭示其有祛痰、镇咳、抗炎、增强免疫、镇静、镇痛、解热、降血糖、降胆固醇、溶血的作用。

【临床中西药合用】

1. 用于咳嗽痰多：桔梗辛开苦泄，功能宣肺祛痰。如外感咳嗽，常配合解表药同用。属于外感风寒者，可与荆芥、防风、紫苏叶、杏仁等配伍；外感风热，可与前胡、牛蒡子、菊花、桑叶等配伍应用。临床常合用的西药有氯化铵、阿莫西林、感速宁。

2. 治疗咽痛及失音：本品能宣肺泄邪以利咽开音。咽及声音均属肺系，桔梗为肺经气分主药，故可以治疗咽痛及失音。《别录》载桔梗"疗喉咽痛"；《伤寒论》载"少阴病二三日，咽痛者，与桔梗汤。"临床上"六味汤"加减，或配射干、马勃、板蓝根等治疗咽痛及失音有效，或配伍世福素、达力芬、士瑞克效果更佳。

3. 用于肺痈吐脓：本品性散上行，能利肺气以排壅肺之脓痰。治肺痈咳嗽胸痛、咯痰腥臭者，可配甘草用之，如桔梗汤（《金匮要略》）；临床上可再配鱼腥草、冬瓜仁等以加强清肺排脓之效。

4. 治疗便秘：便秘属大肠传导功能失常，虽与脾胃和肾的关系甚为密切，但是大肠与肺相表里，肺的功能正常，则大肠传导功能正常。因此可用桔梗开提肃降肺气，以推动大肠的传导功能，从而达到治疗便秘的目的。在中药方剂黄龙汤基础上合用舒立通、开塞露效果更佳。

5. 治疗血瘀：桔梗治疗瘀血，主要是肺能助心行血，以及"气为血之帅，气行则血行"的理论之运用。如王清任的"血府逐瘀汤"，用桔梗开提肺气，从而更好地发挥其活血祛瘀、行气止痛的作用，常配伍活血化瘀药或阿司匹林、阿魏酸钠、奥扎格雷联合治疗。

6. 治疗疮疖及坏疽：临床上用桔梗白散（桔梗、川贝、巴豆）来治疗肺坏疽，已证明有效。现代用桔梗治疗流行性出血热效较佳，如用桔梗白散治疗危重型流行性出血热并已尿闭或少尿达 24 ~ 72h 的患者，服药后小便及大便排出量增加，死亡率降低。

【中西药合用禁忌】

1. 由于桔梗大量使用会出现溶血现象，也有使用桔梗后全身不适、头昏、恶心呕吐、四肢汗出、乏力、心烦、血压下降的报道。桔梗皂苷给小鼠和大鼠灌胃的半数致死量分别为 420mg/kg、800mg/kg，给小鼠、大鼠和豚鼠腹腔注射的半数致死量分别为 22.3mg/kg、14.1mg/kg 和 23.1mg/kg。因此，桔梗不宜与阿司匹林、硝苯吡啶合用。

2. 桔梗主要成分为桔梗皂苷，在酸性环境中，皂苷在酶的作用下，易发生水解而失效，故不宜与酸性较强的药物配伍。桔梗皂苷与金属盐类可产生沉淀而影响吸收，故不能同用。

3. 含桔梗的中成药，如复方桔梗片、润肺止嗽丸、风寒感冒冲剂、血府逐瘀丸、珍珠散、清咽利膈丸、清咽润喉丸、羚羊清肺丸等。（1）复方桔梗片与林可霉素、克林霉素有交叉耐药性，禁止同服。（2）珍珠散不宜与黄连素同服，不宜与卡那霉素、新霉素等联合使用。（3）润肺止嗽丸、羚羊清肺丸中含有天花粉，不宜与黄连素、鞣质类药物同用。

土茯苓

土茯苓为百合科植物光叶菝葜的干燥根茎，又名刺猪苓、过山龙。夏、秋二季采挖，除去须根，洗净，干燥，或趁鲜切成薄片，干燥。始载于《本草经集注》。中医认为其性平，味甘，归肺、胃经。有除湿，解毒，通利关节之功效。用于湿热淋浊，带下，痈肿，瘰疬，疥癣，梅毒及汞中毒所致的肢体拘挛，筋骨疼痛。常用剂量为每次10～60g，或外用适量，研末调敷。

【主要成分及药理】

土茯苓根茎中含落新妇苷、黄杞苷、异黄杞苷、β-谷甾醇等皂苷、琥珀酸、胡萝卜甙等三萜皂苷类成分；还含有3-O-咖啡酰莽草酸，莽草酸，阿魏酸，鞣质、黄酮、树脂类、挥发油、多糖、淀粉等。现代研究揭示其具有利尿、镇痛、抗菌、抗肿瘤、解毒的作用。

【临床中西药合用】

1. 治疗杨梅毒疮，肢体拘挛：本品甘淡，解毒利湿，通利关节，又兼解汞毒，故对梅毒或因梅毒服汞剂中毒而致肢体拘挛、筋骨疼痛者疗效尤佳，为治梅毒的要药。可单用本品水煎服，如土萆薢汤（《景岳全书》）；也可与金银花、白鲜皮、威灵仙、甘草同用；若因服汞剂中毒而致肢体拘挛者，常与薏苡仁、防风、木瓜等配伍治之，如搜风解毒汤（《本草纲目》）。

2. 治疗淋浊带下，湿疹瘙痒：本品甘淡渗利，解毒利湿，故可用于湿热引起的热淋、带下、湿疹湿疮等证。常与木通、萹蓄、蒲公英、车前子同用，治疗热淋；《滇南本草》单用本品水煎服，治疗阴痒带下；若与生地、赤芍、地肤子、白鲜皮、茵陈等配伍，又可用于湿热皮肤瘙痒；常配伍的西药有替硝唑、阿莫西林或氧氟沙星。

3. 治疗痈肿疮毒：本品清热解毒，兼可消肿散结，如《滇南本草》以本品研为细末，好醋调敷，治疗痈疮红肿溃烂；《积德堂经验方》将本品切片或为末，水煎服或入粥内食之，治疗瘰疬溃烂；亦常与苍术、黄柏、苦参等药配伍同用。

4. 治疗银屑病：复方土茯苓片清热凉血，解毒除湿，能有效治疗银屑病，与他克莫司软膏合用后患者面部的严重顽固性银屑病斑块有了显著改善，后斑块完全消失，无激素的副作用。

【中西药合用禁忌】

1. 由于土茯苓使用过量可导致过敏反应，表现为周身皮肤瘙痒，并起散在性大小红斑丘疹。也有使用土茯苓出现肝肾功能衰竭者。查阅相关文献，未查阅到土茯苓毒理的相关研究。因此，土茯苓及土茯苓制剂不宜与易发生过敏反应及具有肝肾功能毒性的西药合用。

2. 因土茯苓主要含皂苷类成分，因此不能与酸性较强的药物如维生素 C、烟酸、谷氨酸、胃酶合剂、稀盐酸等合用。

3. 含土茯苓的中成药，如复方土茯苓片、香砂胃苓丸、甘遂半夏汤、乙肝解毒胶囊等。（1）复方土茯苓片不宜与酶制剂、生物碱类药物同服，因可降低其效果。（2）甘遂半夏汤、乙肝解毒胶囊中含有大黄，不可以与含碱性成分的西药配伍，因在碱性环境下氧化失去或降低药效；不能与磺胺类西药同服，因能与磺胺类药物结合影响磺胺的排泄；不宜与淀粉酶、多酶片等消化酶类药物联用，因会影响其效果。

甘遂

甘遂为大戟科植物甘遂的干燥块根，春季开花前或秋末茎叶枯萎后采挖，撞去外皮，晒干。又名主田、重泽、甘藁、陵藁、甘泽、苦泽，主要分布于甘肃、山西、陕西、宁夏、河南等地。始载于《神农本草经》，列为下品。中医认为其性寒，味苦，归肺、胃、大肠经。有泻水逐饮，消肿散结之功效。用于水肿胀满，胸腹积水，痰饮积聚，气逆喘咳，二便不利。常用剂量为每次 0.5 ~ 1g。

【主要成分及药理】

根含大戟二烯醇、α - 大戟醇、表大戟二烯醇、巨大戟萜醇、甘遂大戟萜酯、20 - 去氧巨大戟萜醇、13 - 氧化巨大戟萜醇等三萜类化合物，尚含有棕榈酸、柠檬酸、草酸、鞣质、树脂、葡萄糖、蔗糖、淀粉及维生素 B_1。现代研究揭示其具有刺激肠管、增加肠蠕动、利尿、引产、镇痛等作用。

【临床中西药合用】

1. 治疗水肿，臌胀，胸胁停饮：本品苦寒性降，善行经隧之水湿，泻下逐饮力峻，药后可连续泻下，使潴留水饮排泄体外。凡水肿、大腹臌胀、胸胁停饮，正气未衰者，均可用之。可单用研末服，或与牵牛子同用，如二气汤（《圣济总录》）；或与大戟、芫花为末，枣汤送服，如十枣汤（《伤寒论》）。另可与大黄、阿胶配伍治疗妇人少腹满如鼓状，小便微难而不渴，如大黄甘遂汤（《金匮要略》）。常与氢氯噻嗪、螺内酯等利尿药合用。

2. 治疗痰饮积聚：甘遂苦、寒，归肾经，泻肾经湿气，治痰之本也。《药性论》言"能去痰水"，为涤痰逐饮之要药。与牵牛子、芫花、大戟组成如《圣济总录》三圣散方，治久病饮癖停痰；或与青橘皮、大戟、芫花、巴豆等同用如《圣济总录》五饮丸方，治痰癖胁痛，水饮不消；或与大戟、白芥子同用如《丹溪心法》控涎丹，治停痰积饮；或配合氯化铵、愈创甘油醚、盐酸溴己新、盐酸氨溴索片治疗。

3. 治疗疮痈肿毒：本品外用能消肿散结，治疮痈肿毒，可用甘遂末水调外敷。现代临床用化瘀膏（青核桃枝、参三七、甘遂、生甘草）外贴，治疗乳腺肿瘤。

4. 治疗癖热宿食，二便不通：甘遂，苦寒，可下湿，配大黄、芒硝、木香等分经下药，泻实补虚，除胀满，通利大小便，如《医学纲目》大圣浚川散；或配伍生赭石、朴硝、干姜，如《医学衷中参西录》赭遂攻结汤，通里攻下，治疗因寒火凝结所致宿食便秘症；或与西药舒立通、开塞露合用治疗便秘效果更佳。

【中西药合用禁忌】

1. 由于甘遂具有较强的毒性作用，连续静脉给药后可见心、肝、肾组织学病变；大量使用时表现为中毒反应，有恶心、呕吐、腹痛、腹泻、头痛、头晕、心悸、血压下降、脱水、昏迷、痉挛、呼吸困难、瞳孔散大等症状，最后可由呼吸衰竭而导致死亡。小鼠灌胃生品的半数致死量为 36.4g/kg，醋炙品的半数致死量为 65.3g/kg，清炒品的半数致死量为 53.9g/kg，清炒拌醋品的半数致死量为 59.8g/kg，生拌醋品的半数致死量为 43.8g/kg。因此，甘遂及其制剂不宜与水合氯醛、乌拉坦、吗啡、苯巴比妥等中枢抑制剂合用。

2. 因甘遂主要成分为三萜类皂苷，不宜与维生素 C、烟酸、谷氨酸、胃酶合剂、稀盐酸等酸性较强的西药合用，以免引起苷类分解。

3. 含甘遂的中成药，如舟车丸、朦症丸、控涎丸等。（1）舟车丸、控涎丸中含有大戟，不可与呋喃妥因，利福平，阿司匹林，吲哚美辛等同服，因二者同服可增加对肾脏的毒性；不可与磺胺类药物、大环内酯类抗菌药同服，因易引起尿闭或血尿等副作用；不宜与大环内酯类同用，因可降低其抗菌疗效。（2）舟车丸中含有轻粉，因轻粉含汞，不能与碘化钾、西地碘片、溴化钾、三溴合剂等同服，因会导致药源性肠炎或赤痢样大便；不能与还原性的西药同用，如硫酸亚铁，因同服后毒性会增强。

泽泻

泽泻为泽泻科植物泽泻的干燥块茎，冬季茎叶开始枯萎时采挖，洗净，干燥，除去须根及粗皮，以水润透切片，晒干。又名水泻、水泽、建泽泻、芒芋，产于黑龙江、吉林、辽宁、内蒙古、河北、山西、陕西、新疆、云南等地。始载于《神农本草经》，列为上品。中医认为其性寒，味甘，归肾、膀胱经。有利水消肿，渗湿，泄热之功效。用于主小便不利，热淋涩痛，水肿胀满，泄泻，痰饮眩晕，遗精。麸炒或盐水炒用，常用剂量为每次 5～10g。

【主要成分及药理】

块茎含泻醇 A、B、C，泽泻醇 A 单乙酸酯，泽泻醇 B 单乙酸酯，泽泻醇 C 单乙酸醋，表泽泻醇 A，泽泻萜醇，泽泻萜醇氧化物，16β - 甲氧基泽泻醇 B 单乙酸酯，16β - 羟基泽泻醇 B 单乙酸酯，谷甾醇 - 3 - O - 硬脂酰基 - β - D - 吡喃葡萄糖苷等三萜皂苷类物质，还含胆碱、糖和钾、钙、镁等元素。现代研究揭示其具有利尿、降压、降血糖、降血脂、抗脂肪肝、抑制细菌、降低免疫功能等作用。

【临床中西药合用】

1. 治疗水肿，小便不利：本品淡渗，其利水作用较强，治疗水湿停蓄之水肿，小便不利，常和茯苓、猪苓、桂枝配用，如五苓散（《伤寒论》）；泽泻能利小便而实大便，治脾胃伤冷，泄泻不止，与厚朴、苍术、陈皮配用，如胃苓汤（《丹溪心法》）；本品泻水湿，行痰饮，常治痰饮停聚，清阳不升之头目昏眩，配白术同用，如泽泻汤（《金匮要略》）；或在此基础上联用氢氯噻嗪、螺内酯利尿效果更佳。

2. 治疗淋证，遗精：本品性寒，既能清膀胱之热，又能泄肾经之虚火，下焦湿热者尤为适宜。故用治湿热淋证，常与木通、车前子等药同用；对肾阴不足，相火偏亢之遗精、潮热，则与熟地黄、山茱萸、牡丹皮同用，如六味地黄丸（《小儿药证直诀》）。

3. 治疗高脂血症：高脂血症与中医的"痰浊"密切相通。治宜祛痰化瘀降脂，用泽泻、山楂、苡仁各 30g，淮山药 15g，桂枝、石菖蒲各 8g，柴胡 10g，绵茵陈 20g，取上方 1 剂，30 天为 1 疗程。治疗期间宜服清淡食物、调畅情志，忌服肥甘厚味之品及停服其它降脂药品，观察 62 例患者，有效率达 96%。以泽泻清脂汤治疗高甘油三酯血症 60 例，结果显效 48 例，总有效率为 96.6%。病情较重者可配合使用辛伐他汀、西立伐他汀、非诺贝特、吉非贝齐等降脂药。

4. 治疗高血压：用泽泻汤加味（泽泻、郁金各 10g，白术、枸杞子、半边莲各 10～20g，茯苓 20～30g，地骨皮 10～30g，贝母 3～6g）治疗高血压病合并高脂血症，经过 8 周的治疗，总有效率为 90.48%。病情较重者可配合使用氨苯蝶啶、阿米洛利、利血平、胍乙啶、卡托普利、氯沙坦、硝苯地平等降压药。

【中西药合用禁忌】

1. 由于泽泻大量使用会产生肝肾毒性。小鼠灌胃给药泽泻提取物的半数致死量为

21.50g/kg。因此，不能与对乙酰氨基酚、环孢素 A、万古霉素、羟苄四唑头孢菌素、顺铂等肝肾毒性的西药合用。

2. 泽泻不宜与烟酸、胃酶合剂、稀盐酸、阿司匹林等酸性较强的西药合用，以免引起苷类分解。不宜与磺胺类西药同服，因其鞣质成分能与磺胺类药物结合影响磺胺的排泄，可发生中毒性肝炎；不宜与碳酸钙、硫酸亚铁、氢氧化铝等合用，因其黄酮类成分可与金属离子形成络合物。

3. 含泽泻的中成药，如半夏天麻丸、知柏地黄丸、六味地黄丸、金匮肾气丸、调脂康口服液、复方广金钱草颗粒、龙胆泻肝胶囊等。（1）知柏地黄丸、六味地黄丸、金匮肾气丸不宜与安体舒通、氨苯蝶啶合用，因合用可发生高血钾。（2）半夏天麻丸不宜与氨基糖苷类抗生素同用，因二者同用可增加耳毒性、肾毒性。

灵芝

灵芝为多孔菌科真菌赤芝或紫芝的干燥子实体。又名灵芝草、菌灵芝、木灵芝。全年采收，除去杂质，剪除附有朽木、泥沙或培养基质的下端菌柄，阴干或在 40 ~ 50℃烘干。始载于《神农本草经》，列为上品。中医认为其性平，味甘，归心、肺、肝、肾经。有补气安神，止咳平喘之功效。用于眩晕不眠，心悸气短，虚劳咳喘。常用内服剂量，每次 6 ~ 12g。

【主要成分及药理】

灵芝中主要含赤芝孢子酸 A、赤芝孢子内酯 A、灵芝酸 B 等三萜皂苷类化合物，水溶性多糖 GL-1、灵芝多糖 A、B、C、多糖 BN3C3 等多糖类化合物，尿嘧啶、腺嘌呤、腺苷、尿苷等核苷类化合物，胆碱、甜菜碱等生物碱类化合物，苯甲酸、硬脂酸、棕榈酸等脂肪酸类化合物，以及氨基酸类、无机元素等。现代研究揭示其有增强人体免疫力，调节血糖，控制血压，辅助肿瘤放、化疗，保肝护肝，促进睡眠等均具有显著功效；灵芝在制作保健饮料方面也大有价值。如对中枢神经系统的作用：镇静作用、镇痛作用、抗惊厥作用、肌肉松弛作用；对心血管系统的作用：强心作用，保护心肌缺血作用和降压作用；对呼吸系统的作用：止咳祛痰，解痉平喘等作用；对内分泌和糖代谢的影响：保肝解毒作用、降血糖作用、清除自由基和抗衰老作用。

【临床中西药合用】

1. 用于治疗慢性支气管炎和呼吸道反复感染：有关报告指出，灵芝治疗慢性支气管炎的总有效率最高可达 60.0% ~ 97.6%，显效率（包括临床控制和近期治愈）为 20.0% ~ 75.0%。对喘息型病例的疗效较对单纯型者为高。对慢性支气管炎的咳、痰、喘三种症状均有效，其疗效多见于用药后 1～2 周，延长疗程可提高疗效。灵芝有明显的扶正固本作用，多数病人用药后体质增强，具体表现为睡眠改善，食欲增加，抗寒能力增强，精力充沛，感冒较少等。从人工培养的薄树芝菌丝体中提取的薄芝糖肽注射液对儿童呼吸道反复感染疗效较好。治疗后临床症状减轻，发病次数减少，病程缩短，血清免疫球蛋白 IgA、IgG、IgM 水平显著提高。临床上运用薄芝糖肽注射液联合西药抗生素治疗。

2. 辅助治疗肿瘤：已发表的 20 个临床研究报告共计 1100 余例肿瘤患者，证明灵芝制剂与化学治疗或放射治疗合用时，对胃癌、食管癌、肺癌、肝癌、膀胱癌、肾癌、大肠癌、前列腺癌、乳腺癌、子宫癌等有较好的辅助治疗效果。表现为：提高肿瘤患者对西医化学治疗和放射治疗的耐受性；减轻西医化学治疗和放射治疗引起的白细胞减少、食欲不振、体重减轻、抗感染免疫力降低、肝肾损伤等多种不良反应，故临床上常常联合运用；提高肿瘤患者的免疫功能，增强机体的抗肿瘤免疫力，增强化学治疗和放射治疗的疗效；提高肿瘤患者的生活质量，增强体质。表明灵芝可作为肿瘤化学治疗或放射治疗的辅助治疗药，发挥其增效减毒作用。灵芝薏苡仁方（灵芝 20g，大枣 50g，蜂蜜 5g，薏苡仁 15g。加水 300ml 煎煮，分早晚口服。治疗 1 月为 1 疗程。）同常规化疗结合治疗乳腺癌、胃癌等可显著增强抗癌效果。

3. 治疗神经衰弱：本品具有补养气血作用，常与山茱萸、人参、地黄等配伍，如紫芝丸（《圣济总录》）。临床证明，灵芝对治疗神经衰弱、失眠有效，一般用药后 1～2 周便能明显改善睡眠，增加食欲、体重，心悸、头痛、头晕减轻或消失，精神振奋，记忆力提高，体力增强，其他合并症状也有不同程度的改善。灵芝的疗效与其制剂、剂量和疗程有关，剂量大、疗程长、疗效高。中医分型属气血两虚或心脾两虚的患者疗效好。一些伴有失眠的慢性病患者，经服用灵芝糖衣片（每片含灵芝粉 0.25g）后，睡眠转好，还有助于原发病的治疗。人体功能试验还证明，灵芝能增强记忆力。服用灵芝后能明显提高联想学习、无意义图形再认、人像特点联系回忆水平和记忆商值。

4. 治疗高脂血症：已发表的研究结果显示，灵芝对高脂血症有效，可单独应用，也可与常规的抗高脂血症药合用。其疗效表现为不同程度地降低血清胆固醇、甘油三酯、β-脂蛋白和低密度脂蛋白（LDL），升高高密度脂蛋白（HDL），降低全血粘度和血浆粘度，改善血液流变学障碍。与常规的降血脂药（如洛伐他汀 10～40mg1 天 1 次；普伐他汀 10～20mg1 天 1 次；辛伐他汀 5～10mg1 天 1 次；氟伐他汀 20～40mg1 天 1 次）合用，有协同作用，可相互增强疗效；与化学合成的抗高脂血症药合用，可防止或减轻化学药物所引起的肝损伤。灵芝治疗高血脂症的疗效，与病情轻重、用药剂量及疗程长短等有关，一般对病情属轻、中度患者的疗效好；对使用剂量较大，疗程较长者疗效较好。

【中西药合用禁忌】

1. 由于灵芝使用过多对心、肝、肾等重要脏器无明显影响，因此符合中医药学古籍所载的灵芝"温平无毒"。但少数患者用药后出现胃肠道不适、腹胀、腹泻、便秘、口干、舌苦、咽干、口唇起疮等负面效应，不过这些症状在持续用药过程中可自行消失。口服灵芝无不良反应，但在临床使用灵芝类注射液过程中常见不良反应为发热、皮疹等。国内外灵芝产品的急性经口毒性试验的 LD_{50} 均大于 $10g/kg$，属于实际无毒级。

2. 灵芝中含有皂苷，不宜与维生素 C、胃蛋白酶合剂等酸性较强的西药联用，以防水解失效；不宜与大环内脂类同用，可降低其抗菌疗效；所含有机酸，不宜与具有肾毒性的西药如呋喃妥因、利福平、阿司匹林、吲哚美辛等同服，因其可增加后者在肾脏中的重吸收，加重对肾脏的毒性；与磺胺类药物、大环内酯类抗菌药易引起尿闭或血尿，会产生副作用；所含生物碱，不可与去痛片、红霉素、利福平、氨苄西林、麻黄碱、小檗碱、阿托品等含有鞣质药物联用，因鞣质是生物碱沉淀剂，同用后会结合生成难溶性鞣酸盐沉淀，不易被机体吸收。

3. 含有灵芝成分的中成药，如复方灵芝颗粒、白蚀丸、灵芝益寿胶囊、灵芝糖浆等。（1）因复方灵芝颗粒、灵芝益寿胶囊中含有五味子，因此不宜与磺胺类药物联用，同服后能加重对肾脏的损伤，会导致磺胺类药物及其代谢产物在尿液中的溶解度降低，甚至在肾小管中易析出结晶而致结晶尿、血尿；不宜与氨基糖苷类（链霉素、红霉素、庆大霉素、卡那霉素等）合用会导致药效减弱；不宜与氧化铝、氨茶碱等碱性药物合用，会引起中和反应，降低或者失去疗效；不宜与呋喃妥因、利福平、阿司匹林、消炎痛合用，会加重对肾脏的毒性。（2）因复方灵芝颗粒中有柴胡，柴胡含有槲皮素，不宜与含有各种金属离子的西药，如氢氧化铝制剂、钙制剂、亚铁制剂合用，两者合用会形成络合物，影响吸收。（3）因白蚀丸、灵芝益寿胶囊中含有丹参，因此不宜与华法林等抗凝药同用，联用可导致出血倾向的增加；和阿司匹林联用可导致眼前房出血。

西洋参

西洋参为五加科植物西洋参的干燥根，又名西洋人参，洋参，西参，花旗参、广东人参，本品为五加科植物西洋参的干燥根，原产美国、加拿大、法国。我国北京、吉林、辽宁等地也有栽培。始载于《增订伪药条辨》，中医认为其性寒，味甘、微苦，归肺、心、肾、脾经，有补元气、补肺心肾脾气阴，清火生津之功效。用于气虚阴亏，内热，咳喘痰血，虚热烦倦，消渴，口燥喉干。另煎兑服，每次 3～6g。

【主要成分及药理】

西洋参主要含人参皂苷 Rg1、Rb1、等三萜皂苷类成分；又含有挥发油，有机酸，甾醇，聚炔类，氨基酸，蛋白质，多糖等。现代研究揭示其有抗失血性休克及对心脏的保护、抑制血管痉挛、抗惊厥保护神经、对肝损伤的保护、止呕、升高白细胞、促进造血、抗癌活性、神经保护、保护心肌细胞的作用。

【临床中西药合用】

1. 临床辨证应用：用于气阴两脱证，产后气血两虚：西洋参 8g，龙眼肉 30g，白糖 20g，放瓷碗内蒸膏服用，每次 1 匙。本法也可作为气血虚弱，阴液不足衰老症的进补良方。支气管炎、肺气肿患者症见阴虚火旺，五心烦热，咳喘而痰少或痰中带血：在服用头孢类（如头孢克肟）抗生素时加用西洋参 5～10g，每日水煎服用；亦能补心气、养心阴，适用于气阴两虚之心悸，失眠多梦；又能补肾气，兼能益肾阴，适用于肾气肾阴两虚之腰膝酸软，遗精滑精；还略能补益脾气，兼能补益脾阴，适用于脾气阴两虚之纳呆食滞，口渴思饮；热病气虚津伤口渴及消渴，西洋参胶囊对于热伤气津所致身热汗多，口渴心烦，体倦少气，脉虚数之证，不仅能补气、养阴生津，还能清热，较之药性偏温的人参更为适宜。

2. 提高免疫：西洋参含片的主要成分有：西洋参，蔗糖，药用糊精，食用乙醇，药用硬脂酸镁。因其强化心肌及增强心脏之活动能力及强壮中枢神经可单独服用，用于免疫力低下易感冒的患者。

3. 抗肿瘤辅助治疗：在使用伊立替康治疗癌症时必须考虑其引起的相关性死亡及嗜中性白血球减少、反胃恶心、呕吐、腹泻和无力等症状。而西洋参单味药或者配伍为四君子汤可协同增加伊立替康抗癌功效，降低伊立替康的剂量，可能大大降低其剂量相关的毒副作用。

4. 降血糖：有研究表明西洋参降糖丸治疗 2 型糖尿病，总有效率 92.22%，疗效较盐酸二甲双胍组好。HbA1c 达标率 37.8%，PBG、FBG 在治疗后均有所下降。经过系统监测西洋参降糖丸能够改善 2 型糖尿病（T2DM）患者的高血糖状态。临床上在使用基本的降糖药物的同时联合西洋参降糖丸患者可明显受益。

【中西药合用禁忌】

1. 由于西洋参使用过多对心、肝、肾等重要脏器无明显影响，但有报道会出现畏寒、体温下降、食欲不振、腹痛腹泻；也有的会发生痛经和经期延迟；有的会发生过敏反应，上下肢呈现散在性大小不等的水疱。经口急性毒性试验：采用霍恩氏法选择雌、雄性小白鼠，分别对西洋参总皂苷作一次性经口急性毒性试验，结果雌鼠 $LD_{50}=$

5. 84（4.30~7.94）g/kg；雄鼠 LD_{50} ＝5.01（3.44~7.3）g/kg。根据《食品安全性毒理学评价程序和方法》中，经口急性毒性分级标准，提示西洋参总皂苷属实际无毒级。因此平时可适当服用。

2. 西洋参含有皂苷，不宜与维生素 C、胃蛋白酶合剂等酸性较强的西药联用，以防水解失效；不宜与大环内酯类同用，可降低其抗菌疗效；内含蛋白质，不可与黄连素同用，因其可抵消黄连素的抗菌作用。含有有机酸，不宜与具有肾毒性的西药如呋喃妥因、利福平、阿司匹林、吲哚美辛等同服，因其可增加后者在肾脏中的重吸收，加重对肾脏的毒性；与磺胺类药物、大环内酯类抗菌药易引起尿闭或血尿，会产生副作用。

3. 含有西洋参成分的中成药，如西洋参降糖丸、洋参雪蛤口服液等。（1）洋参御糖丸中有山茱萸，因此不宜与磺胺类药物联用，同服后能加重对肾脏的损伤，会导致磺胺类药物及其代谢产物在尿液中的溶解度降低，甚至在肾小管中易析出结晶而致结晶尿、血尿；不宜与氨基糖苷类（链霉素、红霉素、庆大霉素、卡那霉素等）合用会导致药效减弱；不宜与氧化铝、氨茶碱等碱性药物合用，会引起中和反应，降低或者失去疗效；不宜与呋喃妥因、利福平、阿司匹林、消炎痛合用，会加重对肾脏的毒性。（2）洋参御糖丸中有鹿茸，因此不宜与降血糖的西药如甲苯磺丁脲、苯乙双胍等合用时，产生药理拮抗，会抵消或降低降血糖药物的降糖作用。

🦅 夏枯草

夏枯草为唇形科植物的干燥果穗，又名麦穗夏枯草、铁线夏枯草，麦夏枯、铁线夏枯、夕句、乃东等，因其"夏至后即枯"而得名。全国各地均产，主产于江苏、安徽、浙江、河南等地。夏季果穗呈棕红色时采收，除去杂质，晒干，生用。始载于《神农本草经》，列为下品。中医认为其性寒、辛，味苦，归肝、胆经。有清肝泻火、明目、散结消肿之功效。用于目赤肿痛，头痛眩晕，瘰疬，瘿瘤，乳痈肿痛。煎服，每次 9~15g。

【主要成分及药理】

夏枯草的主要含齐墩果烷型、乌索烷型和羽扇烷型三萜等三萜皂苷类化合物，B－谷甾醇、豆甾醇、A－菠甾醇、7－豆甾醇及其葡萄糖苷、胡萝卜苷等甾体类化合物，黄酮类、香豆素、苯丙素、有机酸、挥发油及糖类等其他化合物。现代研究揭示其有抗肿瘤、抗感染、降血压、降血糖、调节免疫、保肝等药理作用。

【临床中西药合用】

1. 治疗癌症：以夏枯草注射液和榄香烯治疗支气管肺癌比较发现夏枯草疗效明显

优于榄香烯，且不良反应较少。临床观察显示夏枯草注射液对患者腹胀、腹痛、便秘、纳呆、口苦等症状有明显的治疗改善作用，对患者血清 IFN－Y 水平方面疗效较好，可联合促胃肠动力药物如莫沙必利等用于腹部肿瘤；夏枯草和小剂量山慈菇合用能较强的抑制甲状腺癌细胞的增殖；夏枯草提取物对食管癌细胞也有较强的抑制作用。

2. 治疗甲状腺疾病：经临床证实，夏枯草治疗亚急性甲状腺炎、甲状腺肿等疗效显著，尤其在改善甲状腺肿大方面有明显优势。采用夏枯草口服液、泼尼松片、左甲状腺素片三联疗法治疗中老年亚急性甲状腺炎，其总有效率、复发率均有统计学意义。

3. 治疗乳腺疾病：近年来，应用夏枯草治疗乳腺增生研究很多，且疗效显著，对男性乳腺异常发育症亦有确切疗效。采用夏枯草口服液治疗乳腺增生，并以乳癖消作对照，发现治疗组疗效明显优于对照组。用夏枯草口服液治疗乳腺增生症患者取得明显疗效。应用他莫昔芬联合夏枯草胶囊治疗男性乳腺发育症，疗效明显优于单纯应用他莫昔芬者。

4. 治疗眼病：夏枯草素有明目之用，近年来应用夏枯草治疗眼病疗效确切。用夏枯草膏治疗原发性开角型青光眼患者，结果表明服药前后患者眼压及视野平均光敏感度和平均缺损的改变差异有统计学意义，且临床症状有明显改善。配合红霉素滴眼液可有效缓解沙眼、结膜炎、角膜炎等眼部疾病。

5. 降血压：最著名的三草汤（夏枯草、益母草、车前草），近年来临床研究亦不少。用夏枯草口服液治疗肝郁化火型高血压患者，总有效率为 91.6%，用夏枯草膏口服的总有效率为 92.3%，均说明夏枯草治疗高血压肝郁化火型有效。在服用基础降压药的同时联合三草汤比单独使用降压药获益多。

【中西药合用禁忌】

1. 由于夏枯草使用过量，可能导致不良反应，表现为出现类似于阿卡波糖的胃肠道反应。现今国内外对夏枯草的毒理学研究较少，一些对于夏枯草中药制品的急性毒性研究结果均表明其为无毒级；中药冲剂夏枯草颗粒的急性毒性试验未观察到受试动物出现不良反应，LD_{50} 为 95.79g/kg，表明其为无毒级物质。因此，夏枯草避免与激素、甲硝唑等易引起胃肠道反应的西药合用。

2. 夏枯草含有皂苷，不宜与维生素 C、胃蛋白酶合剂等酸性较强的西药联用，以防水解失效；不宜与大环内酯类同用，可降低其抗菌疗效；含有机酸，不可与呋喃妥因、利福平、阿司匹林、吲哚美辛等同服，因二者同服可增加对肾脏的毒性；不可与氨基糖甙类抗生素合用，服后可酸化胃液，也可直接改变尿液的 pH 值，降低抗菌作用。夏枯草中钾离子含量较高，导致了很多中药禁忌。不宜与安体舒通、氨苯蝶啶配合使用，因其西药系保钾排钠药，合用易致高血钾。

3. 含有夏枯草的中药制剂，如夏枯草注射液含有酒精，不可与镇静剂如苯巴比妥、苯妥英钠，奋乃静同服，因同服后既可产生具有毒性的醇和三氯乙醛，又能抑制中枢神经系统，引起呼吸困难，心悸，焦虑，面红等不良反应，严重者可致死亡；不可与三环类抗抑郁药多塞平等联用，因前者可加快后者的代谢，从而增强三环类抗抑郁药毒性，甚至导致死亡。

淡竹叶

淡竹叶为禾本科植物淡竹叶的干燥茎叶。又名碎骨子、山鸡米、金鸡米、迷身草。夏季未抽花穗前采割，晒干，除去杂质，切段。始载于《滇南本草》，性甘、淡，味寒，归心、胃、小肠经。有清热泻火，除烦，利尿之功效。用于热病烦渴，小便赤涩淋痛，口舌生疮。煎服，每次 6 ~ 9g。

【主要成分及药理】

淡竹叶主要含卢竹素、印白茅素、蒲公英赛醇、无羁萜等三萜类化合物，木犀草素类、黄酮苷、日当药黄素、异牡荆苷等黄酮类化合物，棕榈酸、不饱和脂肪酸酯、饱和脂肪酸酯、芳香酯、有机酸及单萜类等挥发油类化合物，4 - 羟基 - 3，5 - 二甲氧基苯甲醛、反式对羟基桂皮酸和香草酸等酚酸类化合物，以及多糖、氨基酸多糖及微量元素等。现代研究揭示其有解热、利尿、抗菌、抗肿瘤、降血脂作用。

【临床中西药合用】

1. 治疗多发性骨髓瘤：采用一般支持疗法如镇痛，使用抗生素及肾上腺皮质激素、间歇化疗外，同时服淡竹叶饮，成人每次 50g，每天 3 ~ 6 次，水煎服。可缓解症状。

2. 小儿多动症：广州中医药大学附属医院在临床上通过中药组（柴胡 6 ~ 12g，黄芩 5 ~ 20g，象牙丝 20 ~ 25g，黄芪 30 ~ 60g，党参 10 ~ 15g，女贞子 10 ~ 50g，淡竹叶 5 ~ 10g）和西药组同时给药，观察其疗效，发现中药组和西药组对于治疗小儿多动症疗效无明显的区别，但在副作用方面中药组要明显优于西药组，所以临床上可以选用中药组联合利他林来治疗小儿多动症。

3. 治疗肾衰：长期服用淡竹叶饮，可扩充血容量，降低血液黏滞度、改善微循环，增加肾小球的滤过机能，促进肾小管对蛋白的重吸收，缓解 M 样球蛋白及多酞链对肾脏的损害，防止异常蛋白沉积形成管型而阻塞肾小管，故利于肾功能的维持与恢复。在拟交感神经药、盐类利尿剂及醛固酮抑制剂基础上结合淡竹叶饮可以降低生药物依赖现象。

4. 牙周炎：在传统的玉女煎方剂上加入露蜂房、淡竹叶，因为淡竹叶归心、肺、胃经，善治口舌生疮，牙龈与舌同居口腔之中，用它清热兼利尿，使胃中湿热得以除，诸药合用，其效相得益彰，收到更为满意的治疗效果。因其有抗菌作用，可在抗真菌药物甲硝唑的基础上冲服淡竹叶超微颗粒可加快缓解口腔不适。

【中西药合用禁忌】

1. 由于淡竹叶使用过多可导致血糖过高，表现为"三多一少"症状。因此淡竹叶及淡竹叶类制剂不宜用于糖尿病患者。同时对小白鼠的半数致死量为 0.645g/10g。

2. 淡竹叶含有皂苷，不宜与维生素 C、胃蛋白酶合剂等酸性较强的西药联用，以防水解失效；不宜与大环内酯类同用，可降低其抗菌疗效；含黄酮类，黄酮类成分，可与金属离子形成络合物，不宜与碳酸钙、硫酸亚铁、氢氧化铝等合用，影响药物吸收。

3. 含有淡竹叶的中成药，维 C 银翘片含金银花、连翘，不宜与菌类制剂如乳酸菌素片，双歧三联活菌片，蜡样牙孢杆菌片等联用，因这些药有较强的抗菌作用，同服后在抗菌的同时，会抑制或降低菌类制剂的活性。

蒲公英

蒲公英为菊科植物蒲公英碱地蒲公英或同属数种植物的干燥全草。又名黄花地丁或金簪草（因其花如金簪头，独脚如丁，故名），蒲蒲丁、婆婆英、黄花三七、奶汁草等。为菊科多年生草本植物蒲公英及其多种同属植物的干燥全草。全国大部分地区均有分布。在春至秋季的开花前或初开花时采收，除去杂草、洗净、晒干。生用和鲜用。始载于《新修本草》，中医认为其性寒，味苦、甘、无毒。归肝、胃经，有清热解毒，消痈散结，利尿通淋之功效，用于痈肿疔疮、乳痈、热淋湿痛、湿热黄疸。内服，每次 9~15g；外用鲜品适量，捣敷或煎汤熏洗患处。

【主要成分及药理】

蒲公英主要含蒲公英赛醇、伪蒲公英甾醇、蒲公英甾醇和 β - 香树脂醇等三萜皂苷类化合物，木犀草素、槲皮素、木犀草素 - 7 - O - β - D - 葡萄糖苷等黄酮类化合物，以及酚酸类、胡萝卜素类、色素类、挥发油类等化合物，此外还含有多种脂肪酸、糖、胆酸、维生素、矿物质、果胶、蛋白质等。现代研究揭示其有抑菌、抗肿瘤、抗氧化、抗炎、利尿、抗过敏、抗血栓、降血糖、降血脂、保肝利胆、健胃、免疫促进等作用。

【临床中西药合用】

1. 治疗胃癌：在放化疗基础上用蒲公英、白花蛇舌草、生薏苡仁各 30g，当归、党参、炒苍术、炒建曲、醋郁金各 20g，炒枳实、广木香、醋青皮各 10g。每日 1 剂，水煎，分早、晚 2 次，饭后 1 小时温服。在临床应用中可随症加减，例如有呕恶感可加姜半夏、竹茹；痛甚加徐长卿、醋延胡索。

2. 治疗慢性浅表性胃炎：其具有胃肠保护作用，每天用蒲公英 30g 泡水早晚空腹饮用；奥美拉唑 20mg 早晚各一次口服。较之于阿莫西林 0.5g，每日 3 次，口服；甲硝唑 0.2g，每日 3 次，口服；奥美拉唑 20mg 早晚各一次口服疗疗效相似。因此联合奥美拉唑可缓解慢性浅表性胃炎所致的胃脘部不适。

3. 治疗急性蜂窝组织炎：常规给予抗生素外，患处皮肤给予 75% 酒精消毒后均匀外敷蒲公英软膏，可提高治愈率，缩短治疗时间，多数患者可避免切开引流。

4. 治疗凝固酶阴性葡萄球菌（MRCNS）感染：蒲公英提取物对肺炎球菌、耐药金葡菌、溶血性链球菌、表皮葡萄球菌等多种病源菌有显著体外活性。应用万古霉素基础上加服蒲公英汤（每日相当于干蒲公英 90g）。疗程均为 7～14 天。疗效显著优于单用万古霉素。

5. 治疗重型肝炎：促肝细胞生长素结合自拟蒲公英汤（柴胡、蒲公英、茵陈、制大黄、土茯苓、板蓝根、猪苓、苦参）治疗重型肝炎，总有效率为 90.0%，丙氨酸转氨酶下降速度最快，总胆红素下降速度次之，白蛋白和凝血酶原时间好转速度较慢，疗效显著，而且病死率明显降低。

【中西药合用禁忌】

1. 由于蒲公英使用过大会缓泻。蒲公英毒性较低，有研究表明：煎剂口服的小鼠急性毒性功 LD_{50} 未测得，其注射液的小鼠急性毒性 LD_{50}：腹腔注射为 $156.3 \pm 9.09g/kg$，静脉注射为 $55.9 \pm 7.99g/kg$。因此，蒲公英不宜与易引起腹泻的西药合用。

2. 蒲公英含有皂苷，不宜与维生素 C、胃蛋白酶合剂等酸性较强的西药联用，以防水解失效；不宜与大环内脂类同用，可降低其抗菌疗效；含有黄酮类，黄酮类成分，可与金属离子形成络合物，不宜与碳酸钙、硫酸亚铁、氢氧化铝等合用，影响药物吸收；不宜与菌类制剂如乳酸菌素片，双歧三联活菌片，蜡样牙胞杆菌片等联用，因这些药有较强的抗菌作用，同服后在抗菌的同时，会抑制或降低菌类制剂的活性。

3. 含有蒲公英的中成药，蒲地蓝口服液主要组成蒲公英、板蓝根、苦地丁、黄芩，不宜与菌类制剂如乳酸菌素片，双歧三联活菌片，蜡样牙胞杆菌片等联用，因这些药有较强的抗菌作用，同服后在抗菌的同时，会抑制或降低菌类制剂的活性。

白头翁

白头翁为毛茛科植物白头翁的根。生于山野、荒坡及田野间。又名奈何草、粉乳草、白头草、老姑草。分布黑龙江、吉林、辽宁、河北、山东、河南、安徽、山西、陕西、江苏等地。春季开花前采挖，除掉地上茎，保留根头部白色茸毛，去净泥土，晒干。始载于《神农本草经》，列为下品。中医认为其性寒，味苦。归胃、大肠经。有清热解毒，凉血止痢之功效。用于热毒血痢，疮痈肿毒，阴痒带下，阿米巴痢疾。煎服，每次9～15g。

【主要成分及药理】

白头翁主要含齐墩果酸皂苷元、常春藤皂苷元、23－羟基白桦酸皂苷元等三萜皂苷类化合物，23－羟基白桦酸、白头翁酸、常春藤酮酸、齐墩果酸和常春藤皂苷元等三萜酸类化合物，以及木脂素、胡萝卜苷以及糖蛋白等成分。现代研究揭示其有抗炎、增强免疫功能、抗肿瘤、杀虫作用。

【临床中西药合用】

1. 治疗胃肠道疾病：溃疡性结肠炎是一种病因尚不明确的非特异性炎症性疾病。临床上常用氨基水杨酸制剂治疗，但该药有恶心、呕吐、食欲减退以及过敏等不良反应。采用白头翁汤加味治疗溃疡性结肠炎其疗效确切，复发率也比较低，治疗后肠黏膜镜下观察，充血水肿、血管纹理不清、黏膜糜烂、点状出血、炎性增生等病理症状均有明显缓解。使用白头翁治疗溃疡性结肠炎不仅可以避免西药引起的不良反应，还能达到"邪去而正自安"的作用，故值得临床上推广。细菌性痢疾是由于志贺菌引起的急性肠道传染病，目前由于耐药菌的增多，用抗生素治疗效果不满意，在庆大霉素、土霉素、黄连素等基础上再联合白头翁汤（白头翁20g，黄柏15g，黄连6g，秦皮15g，赤石脂15g，穿心莲30g，黄芪20g，木香6g，川芎12g，甘草6g）保留灌肠可明显增加治愈率。采用中药白芨、白头翁、黄柏、苦参、白矾等保留灌肠，配合西药西米替丁治疗慢性结肠炎总有效率92%，明显促进溃疡愈合。

2. 治疗呼吸系统疾病：呼吸道铜绿假单胞菌感染，治疗棘手，病死率高。长期使用广谱抗生素、激素或免疫抑制剂患者较易感染，多属于危重患者的晚期并发症，所以治疗非常困难。白头翁对铜绿假单胞菌具有较强的抑菌作用，白头翁加5%醋酸可提高其抗菌能力，故临床上常常跟其他抑菌药物联合应用，对本病有显著的疗效。

3. 治疗泌尿系统：下尿路感染临床上常出现尿频、尿急、尿痛、腰酸痛等下焦湿热证候。治疗以清热利湿解毒为大法，选白头翁汤为主方。尿路感染在女性人群中发病率高，60岁以上老年妇女发病率高达10%～20%，其特点为反复发作，迁延难愈。研究发现，氧氟沙星胶囊联合白头翁汤合二仙汤加减治疗绝经期后妇女下尿路感染疗效好，复发率低，不良反应少，远期疗效比较理想，适宜在临床上加以推广。

4. 治疗妇产科疾病：女性生殖系统炎症是产生带下异常的重要原因，当妇女的自然防御功能受到破坏时，若经期产后或手术操作消毒不严，易发生感染。其病原体以细菌多见，其次为真菌、滴虫、病毒等。白头翁汤具有清热祛湿的功效，据现代药理研究，还具有杀灭多种病原体的作用，常用来配合甲硝唑等治疗带下病。以白头翁为主治疗肝经湿热下注型宫颈糜烂引起的带下症，收效甚为满意。外阴色素减退疾病是指女阴皮肤和黏膜组织发生变性及色素改变的一组慢性疾病，为妇科常见病。白头翁外洗外阴，在改善瘙痒症状及局部组织弹性、色素恢复方面有显著疗效。

5. 治疗癌症：在基础放化疗方案上，联合采用内服中药（白头翁、马齿苋、山慈姑、黄柏等）和灌肠的方法治疗晚期直肠癌，患者的临床症状改善、生存期延长。

【中西药合用禁忌】

1. 由于白头翁使用过多可导致杀灭精子，表现为无精、死精等症状。煎剂及其皂甙的毒性很低，对大鼠几乎无毒，皂甙的溶血指数为 $1:666$，与纯皂甙相比，其溶血强度仅及后者的 $1/100$。对金鱼的毒性，最多只及后者的 $1/400$。因此，白头翁及白头翁类制剂不宜与含有杀精物质的西药合用。

2. 白头翁含有皂苷，不宜与维生素 C、胃蛋白酶合剂等酸性较强的西药联用，以防水解失效；不宜与大环内脂类同用，可降低其抗菌疗效；含有有机酸不宜与具有肾毒性的西药如呋喃妥因、利福平、阿司匹林、吲哚美辛等同服，因其可增加后者在肾脏中的重吸收，加重对肾脏的毒性；与磺胺类药物、大环内酯类抗菌药易引起尿闭或血尿，会产生副作用。

3. 含白头翁的中成药，如白头翁止痢片等。因白头翁止痢片中含有黄柏，因此不宜与菌类制剂如乳酸菌素片，双歧三联活菌片，蜡样牙孢杆菌片等联用，因黄柏有较强的抗菌作用，同服后在抗菌的同时，会抑制或降低菌类制剂的活性。

大蓟

大蓟为菊科蓟属植物大蓟以全草及根入药。又名大刺儿菜、大刺盖、老虎脷、山萝卜、刺萝卜、牛喳口。野生品春、夏开花前连根挖出洗净晒干。栽培品在栽后第二年采收。野生于山坡、路边等处。我国南北各省区都有分布。始载于《名医别录》，性甘、苦、味凉。归心、肝经。有凉血止血，行瘀消肿，降血压，抗菌之功效。用于血热出血、热毒痈肿。煎服，每次 $10\sim15g$。

【主要成分及药理】

大蓟主要含胡萝卜苷、3－0－β－D－吡喃葡萄糖苷等三萜皂苷类化合物，粗毛豚草素、芹菜素、木犀草素等黄酮类化合物，ciryneol A，ciryneol B，ciryneol C，ciryneol Dciryneol E，ciryneol E 等长链（烯）炔醇类化合物，挥发油类、木脂素、有机酸、酚性化合物、生物碱和微量元素等化合物。现代研究揭示其有抗菌、降血压、止血、抗肿瘤、增强免疫、抑制心脏、促进脂肪代谢和利尿作用。

【临床中西药合用】

1. 治疗出血：大蓟能凉血止血，适用于血热妄行所致的出血证，可单味应用，也可与小蓟、栀子等配伍，如十灰散；又如治上消化道出血时服用奥美拉唑的基础上血见宁（大蓟根膏2.6g、白粉2.1g）效果良好；鲜大、小蓟洗净捣烂挤汁，直接使用亦可。

2. 痈疽疮毒：无论内服、外敷，大蓟皆有一定功效，且以鲜品为好，如治疗肺结核，在应用异烟肼、利福平等时加用用鲜大蓟；治疗乳腺炎，用鲜大蓟取汁制膏；治疗荨麻疹，鲜大蓟水煎服。除此之外，还有报道，大蓟还可制成糊剂外用可治肌注硬结。

3. 治疗高血压：取新鲜干根加水浸泡约半小时，煎煮三次，每次煮沸半小时，滤液合并浓缩成每100毫升相当于生药0.5两的煎剂；早晚各服一次，每次100毫升。亦可用新鲜干根或叶制成浸膏片。根制片每日3次，每次4片，日量相当于干根1两；叶制片每日3次，每次3片，日量相当于干叶15g左右。适当配合镇静药物如澳剂、眠尔通或利眠宁等外，均单用大蓟治疗。降血压有效率86.1%。

【中西药合用禁忌】

1. 由于大蓟使用过量可导致心肌抑制作用，表现为心缩幅度降低，心率减慢，继而出现不同程度的房室传导阻滞等症状。药理实验表明，大蓟水煎液1.5g/kg可使犬心及心收缩振幅明显下降。因此，大蓟及大蓟类制剂不宜与普萘洛尔等减慢心率的药物使用。

2. 大蓟含有黄酮类：可与金属离子形成络合物，不宜与碳酸钙、硫酸亚铁、氢氧化铝等合用，影响药物吸收；不可与维生素 B_1 合用，可产生永久性结合物，并排除体外而丧失药效。

3. 含有大蓟的中成药，如见血宁，可与金属离子形成络合物，不宜与碳酸钙、硫酸亚铁、氢氧化铝等合用，影响药物吸收；不可与维生素 B_1 合用，可产生永久性结合物，并排除体外而丧失药效；含有有机酸，不宜与具有肾毒性的西药如呋喃妥因、利福平、阿司匹林、吲哚美辛等同服，因其可增加后者在肾脏中的重吸收，加重对肾脏的毒性。

 小蓟

小蓟为菊科刺儿菜属植物刺儿菜的干燥地上部分（带花全草），根状茎亦可入药。

又名刺角芽、刺角。分布于中国大部分地区，在中欧、东欧、俄罗斯东部、日本、朝鲜等地区亦有分布。夏季采收带花全草，去杂质，鲜用或晒干。始载于《名医别录》，性凉，味甘、苦，归心、肝经。有凉血止血，祛瘀消肿之功效。用于衄血、吐血、便血、痈肿疮毒。煎服，每次 10 ~ 15g。

【主要成分及药理】

小蓟主要含羽扇豆醇乙酸酯、羽扇豆醇、羽扇豆酮、β－香树酯醇、伪蒲公英甾醇、伪蒲公英甾醇乙酸酯、蒲公英甾醇乙酸酯、marsformoxide B、α－香树酯酮、β－香树酯酮、蒲公英甾酮、伪蒲公英甾酮等三萜类化合物，刺槐素 7 鼠类糖葡萄糖苷和芸香苷等黄酮类化合物，原儿茶酸、咖啡酸、绿原酸等有机酸类化合物，还从小蓟提取出了苜蓿素、蒙花苷、咖啡酸、香豆酸、丁二酸、芹菜素、苜蓿素－7－O－B－D－葡萄糖、B－谷甾醇、B－胡萝卜苷。从小蓟中得到的咖啡酸、绿原酸，具有止血作用。还从小蓟止血活性部位中共分离鉴定了 9 个化合物，分别为 1－（3c，4c－二羟基肉桂酰）－环戊－2，3－二酚、5－O－咖啡酰基－奎宁酸、绿原酸、咖啡酸、原儿茶酸、原儿茶醛、刺槐素、蒙花苷和芦丁。现代研究揭示其有止血、抗肿瘤、降血压、抗氧化、抗菌作用。

【临床中西药合用】

1. 各种出血：用小蓟饮子治疗下焦血尿有效率为 95%，且对肝肾功能无损伤。以单味小蓟外阴肿瘤出血，取新鲜小蓟洗净，捣烂，用清洁棉布（最好高压清毒）包好，敷在出血部位，30 ~ 60s 后出血部位立即停止出血，一般 1 次即可，效果良好。治疗经皮肾碎石取石术后血尿，乳酸左氧氟沙星静滴加服用加味小蓟饮子治疗，疗效显著。

2. 肾炎：运用中药小蓟、白茅根、藕节等治疗慢性肾小球肾炎，观察中药治疗慢性肾炎血尿、蛋白尿的有效率为 79.17%。用小蓟饮子配合青霉素治疗急性肾小球肾炎，以小蓟饮子和小蓟饮子配合肝素钙治疗增生性肾小球肾炎有理论和实践意义。

3. 高血压：在服用施慧达等降压药的基础上，以小蓟煎水，花生仁、白酒、米醋，共装瓷坛内密封浸泡 7d，而成"酒醋花生仁"及"花生酒"。患者于每天早晨吃酒醋花生仁 10 粒，晚上取小蓟煎剂 10ml，花生酒 10ml，加白开水 100ml 兑服，3 个月为 1 个疗程。效果良好。

4. 疮疡：将小蓟制成小蓟膏，先在疖肿皮肤上消毒，然后取适量小蓟膏涂患处，每日换药 1 次，在 5 ~ 8d 治愈。

5. 热淋：用单味小蓟治疗热淋患治愈率为 77.8%。

【中西药合用禁忌】

1. 由于小蓟使用过量，可导致血压过低，表现为头晕、乏力、视物模糊等症状。

每天给大鼠 80g/kg 灌胃，连续 2 周，并无明显毒性，肝、肾组织检查无特殊病理变化。因此，小蓟及其小蓟制剂不宜与施慧达等降压药使用。

2. 小蓟含有皂苷，不宜与维生素 C、胃蛋白酶合剂等酸性较强的西药联用，以防水解失效；不宜与大环内酯类同用，可降低其抗菌疗效；所含黄酮类，可与金属离子形成络合物，不宜与碳酸钙、硫酸亚铁、氢氧化铝等合用，影响药物吸收；不可与维生素 B_1 合用，可产生永久性结合物，并排除体外而丧失药效；含有有机酸，不宜与具有肾毒性的西药如呋喃妥因、利福平、阿司匹林、吲哚美辛等同服，因其可增加后者在肾脏中的重吸收，加重对肾脏的毒性。

3. 含有小蓟的中成药，如十灰丸，可与金属离子形成络合物，不宜与碳酸钙、硫酸亚铁、氢氧化铝等合用，影响药物吸收；不可与维生素 B_1 合用，可产生永久性结合物，并排除体外而丧失药效；含有有机酸，不宜与具有肾毒性的西药如呋喃妥因、利福平、阿司匹林、吲哚美辛等同服，因其可增加后者在肾脏中的重吸收，加重对肾脏的毒性。

王不留行

王不留行为石竹科植物麦蓝菜的干燥成熟种子。又名不留行、王不流行、禁宫花、剪金花、麦蓝子。生于田边或耕地附近的丘陵地，尤以麦田中最为普遍。除华南外，全国各地区都有分布。夏季果实成熟、果皮尚未开裂时采割植株，晒干，打下种子，除去杂质，再晒干。始载《神农本草经》，列为上品。中医认为其性平，味苦，归肝、胃经。有活血通经，下乳消痈，利尿通淋之功效。用于妇女闭经，乳汁不下，痈肿等症。煎服，每次 5~10g。

【主要成分及药理】

王不留行主要含芦丁、异槲皮苷、二氢山柰酚 5-O-β-D-葡萄糖苷、黄酮苷等三萜皂苷类化合物，绿原酸、原儿茶酸、咖啡酸等植物酸类化合物，及环肽、氨基酸等化学成分。现代研究揭示其有抑制血管生成、抗凝、促进乳蛋白合成作用。

【临床中西药合用】

1. 治疗无排卵性月经失调：在使用激素治疗的基础上采用王不留行籽耳穴贴压治疗无排卵性月经失调可有效改善患者的月经不调病症，显著改善患者的不孕病症。

2. 预防治疗后不良反应发生：治疗肝癌介入术后不良反应：耳穴贴压联合心理护理治疗肝癌介入术后不良反应（主要指腹痛、恶心呕吐），无任何副作用，所需时间很少，联合心理护理防治肝癌介入术后的腹痛、恶心呕吐疗效较好，操作简单。预防胃癌化疗患者口腔炎通过王不留行籽的贴敷配穴：脾、胃、肾上腺、神门等，每日 4 次的穴位按压起到刺激口腔内津液增多，口内由热变凉，预防口腔粘膜炎的目的。缓解微创脑血管减压术后不良反应：王不留行籽耳穴贴压对神经外科微创脑血管减压术后不良反应（恶心呕吐、头痛、睡眠障碍）的预防和缓解疗效确切，且无不良反应。治疗术后肠梗阻：采用在芒硝包敷基础上同时联合王不留行籽耳穴按压大肠、小肠、胃、三焦耳穴治疗术后粘连性肠梗阻，腹痛、腹胀缓解时间和肛门排便、排气时间均较单纯使用芒硝包敷的对照组明显提前，肠鸣音恢复也较快，可以作为术后肠梗阻保守治疗的有效辅助方法。

3. 治疗带状疱疹：采用中药王不留行研末外用配合特定电磁波治疗器（TDP）照射治疗带状疱疹，有效率达 81.0%，较口服阿昔洛韦片联合局部外用阿昔洛韦乳膏的对照组有效率高出 28.6%。另外，王不留行籽耳穴贴压对心律失常、习惯性便秘、冠心病、失眠有较好的治疗作用。

【中西药合用禁忌】

1. 由于王不留行使用过量，可导致小产，表现为胎动不安等症状。因此，王不留行及其王不留行制剂孕妇慎用。提取物在高剂量（1000mg/kg）时对小鼠的血液凝固、心和肾脏有一定的毒性作用在接近致死剂量时对小鼠心脏、肾脏有较严重的毒性，在较低致毒剂量时对小鼠功能损伤并不严重。

2. 王不留行含有皂苷，不宜与维生素 C、胃蛋白酶合剂等酸性较强的西药联用，以防水解失效；不宜与大环内酯类同用，可降低其抗菌疗效；所含黄酮苷，可与金属离子形成络合物，不宜与碳酸钙、硫酸亚铁、氢氧化铝等合用，影响药物吸收；不宜与黄连素同服，因其所含的多种氨基酸，可抵消黄连素的抗菌作用。

3. 含有王不留行的中成药，复方王不留行片（每片含王不留行 100mg，邻氨基苯甲酸 10mg，干酵母 50mg，乳酸钙 60mg），与氨基糖苷类抗生素如庆大霉素、妥布霉素、奈替米星等联用时，会增加氨基糖苷类药的毒性。

石韦

石韦为水龙骨科植物庐山石韦和石韦或有柄石韦的干燥叶，又名石皮、石苇等。始载于《神农本草经》，列为中品。中医认为其性微寒，味甘、苦，归肺、膀胱经。有利水通淋，清肺泄热之功效。用于淋痛，尿血，尿路结石，肾炎，崩漏，痢疾，肺热咳嗽，慢性气管炎，金疮，痈疽，刀伤，烫伤，脱力虚损。煎汤，常用剂量为 7.5 ~ 15g，或入散剂。

【主要成分及药理】

石韦全草中主要含有里白烯、杠果甙、异杠果甙、绿原酸、β－谷甾醇、原儿茶醛、3、4－二羟基苯丙酸、咖啡酸、香草酸等皂苷类化合物；1－己醇、己醇、领苯二甲酸二乙酯、正壬醛、甲氧基－苯基、十六酸等挥发性成分，主要存在于石韦根中；此外汉中石韦中尚含有 Zn、Mn、Cu、Fe 等微量元素。现代研究揭示其有镇咳、祛痰、平喘、抗菌、抗病原微生物、抗炎镇痛，治疗支气管哮喘、慢性气管炎、治疗急、慢性肾炎、肾盂肾炎、皮肤病等作用。

【临床中西药合用】

1. 用于泌尿系统疾病：本品具有抗感染、利尿通淋、抗结石作用，可用于泌尿系结石、尿路感染、急慢性肾炎、肾病综合征等。石韦药性寒凉，清利膀胱而通淋，兼可止血，尤宜于血淋。加替沙星片联合复方石韦片治疗尿路感染的临床疗效实验中观察发现口服加替沙星联合复方石韦片治疗尿路感染提高了有效率，缩短药物治疗时间，从而降低了药物耐药性的产生，是治疗尿路感染的有效方法。石韦散联合坦索罗辛治疗输尿管下端结石 EWSL 术后，能提高治疗效。

2. 用于呼吸系统疾病：本品中特征性提取物芒果甙及异芒果甙可以缓解急慢性肺炎、支气管炎、哮喘症状。临床研究表明急慢性肺炎、支气管炎在抗炎基础上加用含石韦中药汤剂可提高疗效，缩短疗程。临床观察发现哮喘急性发作期（热哮证）在使用解除呼吸道松弛剂的基础上使用补肾清肺法（清肺渗湿汤合六味地黄汤）治疗哮喘急性发作期（热哮证）能取得良好的临床疗效，其中石韦是清肺渗湿汤的成分之一，在哮喘持续状态或危重患者在使用解除呼吸道痉挛药物后，可加用补肾清肺法以提高患者远期生存治疗。

3. 用于皮肤病：临床实践发现复方石韦制剂（石韦、虎杖。大黄等），取植物油将上述药物浸泡24h，置锅内煎至枯黄、去渣过滤，即得油剂；另取蜂蜡（每10g加蜂蜡2g）趁热加入滤液，搅匀、冷却即得软膏）对皮炎、湿疹类皮肤病有较好疗效。此外，采用中草药鲜石韦以酒精浸泡外擦治疗扁平疣患者也取得了良好的临床效果。大面积皮疹或疣者，可配合局部激素治疗或激光治疗。

4. 用于抗炎镇痛：庐山石韦中含有原儿茶酸、延胡索酸和芒果甙对炎症早期的毛细血管扩张、渗出水肿有明显的抑制作用。此外，动物实验表明提取物对外周疼痛表现出很好的镇痛作用，可与双氯芬酸钠联合应用以减少双氯芬酸钠的用量。

【中西药合用禁忌】

1. 由于石韦具有肾脏毒性。查阅相关文献，未见石韦毒理试验研究报道。因此，不宜与四环素类如四环素，非类固醇抗炎镇痛药如布洛芬等肾毒性药物同用。

2. 石韦含杜果苷、异杜果苷等黄酮类成分，不宜与含有金属离子的西药如胃舒平、碳酸钙、硫酸亚铁等联用，因为黄酮类成分可与金属离子结合形成络合物，影响药物疗效；不可与环孢素 A（CsA）同用，因为含槲皮素的中药与 CsA 合用时，患者可能会因血药浓度下降出现移植排异反应，故当石韦与环孢素 A 合用时应当严密监测患者基本情况；不宜与具有肾毒性的西药如呋喃妥因、利福平、阿司匹林、吲哚美辛等同服，因其原儿茶酸、咖啡酸等成分可增加肾毒性药物在肾脏中的重吸收，加重对肾脏的毒性。

3. 含石韦的中成药有复方石韦胶囊、五淋化石片、排石颗粒等。（1）复方石韦胶囊中含有黄芪、苦参，与含金属离子的药物如铁剂、钙剂等合用可形成络合物，影响药物吸收。（2）五淋化石片中含黄芪，不宜与含金属离子药物合用，避免影响药物吸收，含延胡索不宜与中枢神经兴奋剂如咖啡因、苯丙胺等，两者都有类似的安定和中枢止呕作用，合用会产生震颤麻痹；含泽泻、金钱草不宜与安体舒通、氨甲喋啶合用，可发生高血钾等副作用；含鸡内金，不宜与四环素类的合用，可使酶的活性会降低，四环素抗菌作用降低，四环素类有抑制酶及微生物的作用。（3）排石颗粒含石膏，不宜与氨基糖苷类抗生素如庆大霉素合用，氨基糖苷类抗生素与血浆蛋白的结合很少，但能与钙离子结合，起到促进神经肌肉节都的阻滞作用，进而使庆大霉素的毒性作用增强。

第十章

含甾体皂苷类化合物的常用中药

🍃 麦冬

麦冬为百合科植物麦冬的干燥块根。又名麦门冬、沿阶草。夏季采挖，洗净，反复暴晒、堆置，至七八成干，除去须根，干燥。主产于四川、浙江、江苏等地。始载于《神农本草经》，列为上品。中医认为其性微寒，味甘、微苦，归心、肺、胃经。有滋阴益精，养阴益气，清心除烦，润肠通便之功效。用于肺燥干咳，虚劳咳嗽，津伤口渴，心烦失眠，内热消渴，肠燥便秘。煎服，每次 6 ~ 12g。

【主要成分及药理】

现代研究表明，麦冬块根中富含有鲁斯可皂苷元、麦冬黄烷酮 G、麦冬呋甾皂苷 A、麦冬呋甾皂苷 B 等甾体皂苷类化合物，麦冬多糖 MDG - 1、麦冬多糖 FOJ - 5 多糖等多糖类化合物，及氨基酸、有机酸等多种类型的有效成分。现代研究揭示其有强心、利尿、抗菌、抗心肌缺血、抗炎、降血糖、抗肿瘤、抗氧化和增强免疫、镇咳的作用。

【临床中西药合用】

1. 治疗心绞痛：在地尔硫卓和单硝酸异山梨酯治疗基础上加用生脉注射液 60ml 于 5% 葡萄糖或 0.9% 氯化钠 250ml 静滴，每日 1 次，连续 14d。结果总有效率 78%，心电图总有效率 66%。血清高密度脂蛋白胆固醇、SOD 活性显著升高（P < 0.01），凝血因子 I 显著下降（P < 0.01）。

2. 治疗心律失常、心功能不全：应用参麦注射液 80 ~ 100ml 加入 5% 葡萄糖 250ml 中静滴，每日 1 次，15d 为 1 个疗程，治疗 2 个疗程。治疗后心率明显加快，窦房结恢复时间明显缩短，校正窦房结恢复时间明显缩短，总窦房传导时间缩短，结果表明，参麦注射液治疗（S 律失常，心功能不会）有效。

3. 肺结核：《医学衷中参西录》言其："能入胃以养胃液，开胃进食，更能入脾以助脾散精于肺，定喘宁嗽。如沙参麦冬汤用于肺燥干咳、阴虚痨嗽、喉痹咽痛、津伤口渴、内热消渴、心烦失眠、肠燥便秘等症。因此将其结合异烟肼等治疗肺结核。

4. 治疗糖尿病：对 2 型糖尿病患者进行观察，口服麦冬多糖胶囊（含麦冬多糖 2g）及阿卡波糖，治疗后，患者空腹血糖和餐后 2h 血糖较治疗前有明显下降，能使周围组织对胰岛素抵抗降低。

【中西药合用禁忌】

1. 由于麦冬使用过量，可导致血糖降低，导致头晕、乏力、视物模糊等症状。药理研究：小鼠腹腔注射 1：1 麦冬注射液观察 24 小时，LD_{50} 为 $20.61 \pm 7.08g/kg$。大叶麦冬注射液小鼠腹腔注射 LD_{50} 为 $134.34 \pm 12.50g/kg$。因此，麦冬及麦冬制剂不宜与降血糖药降药灵、D－860 等合用。

2. 麦冬所含黄酮，可与金属离子形成络合物，不宜与碳酸钙、硫酸亚铁、氢氧化铝等合用，影响药物吸收；有机酸成分，不宜与具有肾毒性的西药如呋喃妥因、利福平、阿司匹林、吲哚美辛等同服，因其可增加后者在肾脏中的重吸收，加重对肾脏的毒性；与磺胺类药物、大环内酯类抗菌药易引起尿闭或血尿，会产生副作用。

3. 含有麦冬成分的中成药，如清咽润喉丸、十二温经丸、百花定喘丸、妇康宁片、铁笛丸、痫症镇心丸、滋补肝肾丸等。（1）清咽润喉丸、铁笛丸中含有桔梗，因此不宜与维生素 C、胃蛋白酶合剂等酸性较强的西药联用，因皂苷在酸性环境及酶的作用下，极易水解失效；也不宜与含有金属的盐类药物如硫酸亚铁，枸橼酸铋钾等合用，可形成沉淀。（2）痫症镇心丸中含有朱砂，因此不宜与碘化钾、西地碘片、溴化钾、三溴合剂等同服，因汞离子与碘离子在肠中相遇后，会生成有剧毒的碘化汞，从而导致药源性肠炎或赤痢样大便；不能与具有还原性的西药如硫酸亚铁同服，同服后能使 Hg^{2+} 还原成 Hg^{+}，毒性增强。（3）百花定喘丸中含有麻黄，因此不宜与 APC、扑热息痛、阿司匹林、布洛芬等解热镇痛药合用，以免发汗过多，引起虚脱。与催眠剂同用，有中枢兴奋作用的麻黄碱可对抗催眠药的作用（但巴比妥可减轻麻黄碱的中枢兴奋作用），使其疗效降低；与氯丙嗪合用，可使血压下降过低，因麻黄碱能促进肾上腺能神经介质的释放，对 β 受体、α 受体都有兴奋作用，而氯丙嗪具有 α 受体阻断作用，同用时，麻黄碱的血管收缩作用将被拮抗，血管扩张作用单独表现出来，产生降压效果。（4）滋补肝肾、妇康宁片中含有当归，因此不宜与华法林等抗凝药同用，联用可导致出血倾向的增加；和阿司匹林联用可导致眼前房出血；与抗结核药异烟肼联用，同服后会产生螯合反应，妨碍机体吸收，降低疗效。

知母

知母为百合科植物知母的根茎。又名蚔母、连母、野蓼、地参。春、秋均可采挖，以秋季采者较佳。栽培三年后开始收获。挖出根茎，除去茎苗及须根，保留黄绒毛和浅黄色的叶痕及茎痕晒干者，为"毛知母"；鲜时剥去栓皮晒干者为"光知母"。生于向阳干燥的丘陵地及固定的沙丘上。分布黑龙江、吉林、辽宁、内蒙古、河北、河南、山东、陕西、甘肃等地。始载于《神农本草经》，列为上品。中医认为其性寒，味甘、苦，归肺、胃、肾经。有清热泻火、生津润燥之功效。用于热病烦渴、骨蒸潮热、内热消渴、肠燥便秘等。煎服，每次 6～12g。

【主要成分及药理】

知母化学成分主要有皂苷 A、知母皂苷 B、知母皂苷 C、知母皂苷 D、知母皂苷 E 等甾体皂苷类化合物，芒果苷、异芒果苷及新芒果苷等双苯吡酮类化合物，顺-扁柏树脂酚、甲基-顺-扁柏树脂酚等木脂素类化合物，烟酸、泛酸、鞣酸等有机酸类化合物，环（酪-亮）二肽、香豆酰基酪胺等生物碱类化合物，宝藿苷-I 和淫羊藿苷-I 等黄酮类化合物，及多糖类、微量元素及大量的黏液质等。现代研究揭示其有抗炎、抗菌及镇痛解热、抗衰老、抗血小板聚集、降血糖的作用。

【临床中西药合用】

1. 治疗急性肺部感染：用知母、石膏、连翘、大青叶、大黄、丹皮研制而成知石清解注射液，治疗急性肺炎、支气管周围炎和急性支气管炎等急性肺部感染疾患。研究结果表明该针剂对流行性出血热病毒、副流感病毒成明显抑制作用，对金葡萄球菌与白葡萄球菌、乙型溶血性链球菌及变形、伤寒、副伤寒、舒氏痢疾杆菌等均有不同程度的抑制作用，且能全面增加机体细胞免疫功能，双向调节该单核巨噬细胞活性。因此可联合抗生素如头孢类使用，用于敏感菌所致的感染。

2. 风湿性疾病：治疗类风湿关节炎、坐骨神经痛、肩周炎、股骨头坏死等风湿性疾病。多与桂枝、芍药等配伍。同时联合抗炎止痛的药物（布洛芬）等，有良好的止痛效果。

【中西药合用禁忌】

1. 由于知母使用过量，可导致血糖降低，导致头晕、乏力、视物模糊等症状。因此知母及其制剂不宜与降糖药同时服用。本药物目前没有查到相关毒理文献。

2. 知母含有有机酸，不宜与具有肾毒性的西药如呋喃妥因、利福平、阿司匹林、吲哚美辛等同服，因其可增加后者在肾脏中的重吸收，加重对肾脏的毒性；与磺胺类药物、大环内酯类抗菌药易引起尿闭或血尿，会产生副作用；含黄酮类，可与金属离子形成络合物，不宜与碳酸钙、硫酸亚铁、氢氧化铝等合用，影响药物吸收；不可与维生素 B1 合用，可产生永久性结合物，并排除体外而丧失药效。

3. 含有知母的中成药知柏地黄丸，因山药所含皂苷，不宜与维生素 C、胃蛋白酶合剂等酸性较强的西药联用，以防水解失效；不宜与大环内脂类同用，可降低其抗菌疗效；内含蛋白质，不可与黄连素同用，因其可抵消黄连素的抗菌作用。

重楼

重楼为百合科重楼属植物华重楼、云南重楼或七叶一枝花的干燥根茎。又名七叶一枝花、金线重楼、灯台七、铁灯台、蚤休、草河车、白河车、花头、海螺七、螺丝七。秋季采挖，除去须根，洗净，晒干。始载于《神农本草经》，列为下品。而在《滇南本草》中以重楼命名，沿用至今。中医认为其性微寒，味苦，归肝经，有小毒。有消肿止痛，清热解毒，息风定惊之功效。用于跌打损伤，咽喉肿痛，毒蛇咬伤，惊风抽搐等症。煎服，每次 3~9g。

【主要成分及药理】

重楼中主要有薯蓣皂苷、C22-羟基-原薯蓣皂苷、C22-甲氧基-原薯蓣皂苷等甾体皂苷类化合物，丙氨酸、谷氨酸、天冬氨酸、天冬酰胺等氨基酸类化合物，β-L-脱氧胸腺嘧啶苷、4-羟甲基-γ-丁内酯黄酮苷等黄酮类化合物，以及微量元素等。现代研究揭示其有抗肿瘤、止血、祛痰、抑菌、镇静镇痛、抗早孕杀灭精子、抗细胞毒等作用。

【临床中西药合用】

1. 止血止痛：重楼在止血止痛方面得到广泛的应用，重楼的中成药云南红药和宫血宁胶囊临床应用有显著的止血和止痛疗效。药物流产时加服宫血宁胶囊，在减少药物流产出血量和出血时间方面收到良好的效果。

2. 治疗肿瘤疾病：重楼复方（重楼、党参、连翘，按 10∶5∶5 比例组成）和 5-氟尿嘧啶组合使用，则可显著抑制人胃癌细胞 SGC-7901 和 BGC-803 的增殖，提高细胞的凋亡率。

3. 抗炎镇痛：有研究者通过对比普鲁卡因与重楼浸液湿敷的临床效果，发现重楼浸液湿敷的抗炎镇痛效果更加显著。

4. 治疗淋巴结结核溃疡：颈、腋窝淋巴结结核，中医称鼠疮，多发于儿童和青年，治疗较为棘手。学者采用异烟肼、维生素 B6 口服，外敷重楼，淋巴结缩小，分泌脓液停止，结果治疗组总有效率93.3%，

5. 感染：在急性扁桃体炎治疗中将重楼根茎研磨成粉进行贴敷是民间常用的方法。有学者在治疗带状疱疹中，将研磨成粉的重楼与米醋进行充分调和，使其呈现为糊状

将其贴服在患处，发现可有效改善疱疹症状，以重楼为主要成分的独角莲药膏外用治疗带状疱疹有较好疗。此外，还有不少医者在静脉炎以及流行性腮腺炎的治疗中运用重楼进行贴敷治疗，都取得了较好的效果。国内不少医院在毒蛇咬伤、隐翅虫皮炎以及毛虫皮炎等治疗中运用自制的重楼酊进行治疗，均取得了较好的效果

【中西药合用禁忌】

1. 由于重楼使用过量，可导致细胞毒作用，表现为细胞凋亡等。重楼皂苷在 2.68g/kg 剂量时对小鼠红细胞具有较强的溶血作用，可破坏肝线粒体细胞膜，具有肝毒性，导致肝组织坏死，显微镜下可见肝细胞体积增大。体外实验中，云南重楼的甲醇提取物对正常成纤维细胞 L929 表现出较强的细胞毒作用，在 10mg/ml 时，其对细胞的生长抑制率可高达 95% 以上，但水提物细胞毒活性相对较弱。因此，重楼及其制剂，不宜与紫杉醇等细胞毒作用的药物同时使用。

2. 重楼含有黄酮苷，可与金属离子形成络合物，不宜与碳酸钙、硫酸亚铁、氢氧化铝等合用，影响药物吸收；不可与维生素 B_1 合用，可产生永久性结合物，并排除体外而丧失药效重楼主要毒性成分为皂苷和酚类。

3. 含有重楼的中成药，如宫血宁胶囊、云南红药，除外重楼单味药的禁忌，仍有不宜与生物碱类西药阿托品、士的宁、咖啡因等合用，因两者合用可改变 pH 环境，使生物碱游离产生沉淀，从而影响药物的吸收降低疗效。

黄精

黄精为百合科植物滇黄精、黄精或多花黄精的干燥根茎，又名老虎姜、龙衔。按形状不同，习称"大黄精"、"鸡头黄精"、"姜形黄精"。始载于《雷公炮炙论》。中医认为其性平，味甘，归脾、肺、肾经。有补中益气，润心肺，强筋骨之功效。用于虚损寒热，肺痨咳血，病后体虚食少，筋骨软弱，风湿疼痛，风癞癣疾。熬膏或入丸、散，常用剂量是每次 10~15g，鲜品 30~60g。外用适量，可煎水洗。

【主要成分及药理】

黄精主要含 2 个呋甾烯醇型皂甙和 2 个螺甾烯醇型皂甙等甾体皂甙，以及由葡萄糖、甘露糖和半乳糖醛酸组成，其分子量均大于 20 万的多糖甲乙丙 3 种。黄精还含有 3 种低聚糖甲、乙、丙，黄铜，蒽醌类化合物以及氨基酸和微量元素如赖氨酸、苏氨酸、异亮氨酸、丝氨酸、亮氨酸、谷氨酸、酪氨酸、脯氨酸、甘氨酸、丙氨酸等 11 中氨基酸和人体的必需元素。现代研究揭示其有抗衰老、降血糖、降血脂、防动脉粥样硬化、提高和改善记忆、抗肿瘤、抗病毒、抗炎的作用。

【临床中西药合用】

1. 治疗肺结核：取黄精经蒸晒干燥，洗净，切碎，加水 5 倍，用文火煎熬 24 小时，滤去渣，再将滤液用文火煎熬，不断搅拌，待熬成浸膏状，冷却，装瓶备用。一般 5 斤黄精可制黄精浸膏 1 斤，每毫升相当于黄精 5 克。剂量：每日 4 次，每次 10 毫升。临床观察 19 例，均属浸润型肺结核。其中浸润期 9 例，浸润溶解期 2 例，溶解播散期及吸收好转期各 1 例，静止期 6 例。两侧病变者 11 例，有空洞者 6 例，经单独内服黄精浸膏 2 个月后，病灶完全吸收者 4 例，吸收好转者 12 例，无改变者 3 例。6 例空洞，2 例闭合，4 例有不同程度的缩小。痰集菌检查多数转阴；血沉绝大部分病例均恢复正常值。与抗结核药物如利福平、异烟肼等合用，定期复查肝肾功能。体重及临床症状也有所改善。

2. 治疗癣菌病：癣菌病是由皮肤癣菌引起的毛发，皮肤和指（趾）甲的浅部感染。黄精具有抗真菌的作用，取黄精捣碎，以 95% 酒精浸 1~2 天，蒸馏去大部分酒精，使浓缩，加 3 倍水，沉淀，取其滤液，蒸去其余酒精，浓缩至稀糊状，即成为黄精粗制液。使用时直接搽涂患处，每日 2 次。一般对足癣、腰癣都有一定疗效，尤以对足癣的水疱型及糜烂型疗效最佳。对足癣的角化型疗效较差，可能是因霉菌处在角化型较厚的表皮内，而黄精无剥脱或渗透表皮能力之故。严重者可与抗真菌药如达克宁等治药配合使用。

3. 治疗糖尿病：药理研究显示黄精有降血糖的作用。糖尿病患者在饮食、药物控制的基础上，加用黄精、黄芪、人参等，或者单味药黄精 50g，可更好的控制血糖、尿糖等。

4. 降低链霉素的不良反应：耳毒性是链霉素的毒副作用，黄精、骨碎补、甘草与链霉素合用，可消除或减少链霉素引起的耳鸣、耳聋等副反应。

【中西药合用禁忌】

1. 查阅相关文献，未见黄精使用过量不良反应和毒理研究试验报道。

2. 黄精含有大量糖类，经水解成单糖后具有还原性，不能和具有氧化性的药物如硝酸甘油、硝酸异山梨酯等合用，还原性的糖会破坏氧化性的药物的活性，使后者失效。

3. 含黄精的中成药，如枸杞黄精胶囊、黄精膏、九转黄精膏、甜梦胶囊等。（1）枸杞黄精胶囊、黄精膏中含有枸杞，不宜与氨基糖苷类药合用，会增加它的神经毒性。（2）九转黄精膏中含有当归，与华法林等抗凝药同用可导致出血倾向的增加；和阿司匹林联用可导致眼前房出血；不宜与抗结核药异烟肼联用，同服后会产生螯合反应，妨碍机体吸收，降低疗效。

白蒺藜

白蒺藜为蒺藜科植物蒺藜的干燥成熟果实。又名刺蒺藜、硬蒺藜、蒺骨子。秋季果实成熟时采割植株，晒干，打下果实，除去杂质，始载于《神农本草经》，列为上品。中医认为其性微温，味辛、苦，有小毒，归肝经。有平肝解郁，活血祛风，明目，止痒之功效。用于头痛眩晕，胸胁胀痛，乳闭乳痈，目赤翳障，风疹瘙痒。入汤剂，常用剂量为6～9g。

【主要成分及药理】

白蒺藜含薯蓣皂苷元、鲁期可皂苷元、海可皂苷元、吉托皂苷元等甾体皂苷，另含蒺藜甙、山柰酚－3－芸香糖甙、紫云英甙、哈尔满碱等。现代研究揭示其有抗血小板聚集及动脉粥样硬化、抗心肌梗死、降血脂、降血糖、利尿、抗衰老、对视网膜神经细胞保护作用、抑癌的作用。

【临床中西药合用】

1. 用于白癜风：白癜风是一种常见的后天性限局性或泛发性皮肤色素脱失病，由于皮肤的黑素细胞功能消失引起，但机制还不清楚。可发生于任何年龄、任何部位。目前，对白癜风的治疗主要为光化学疗法和光疗法、自体表皮移植、糖皮质激素以及中药治疗，一般采用综合疗法。患者可用白蒺藜配合何首乌，补骨脂等并联用激素。实验研究表明，白蒺藜对黑素细胞和酪氨酸酶具有高浓度激活和低浓度抑制双向调节作用，且在临床应用白蒺藜治疗应用较大的剂量。

2. 用于血管紧张性头痛：血管紧张性头痛是常见疾病，多发生于青壮年，与长期焦虑、紧张、疲劳等因素有关。西医采用扩血管、镇痛，但易反复，可配合白蒺藜，加用葛根，地龙，服药后反复性明显减少，药效更明显。

3. 用于治疗眼痒：眼痒是眼睛受刺激需要抓挠的一种感觉，而眼痒是春季常见的症状。引起眼睛痒的原因有很多，而最常见的眼部瘙痒性疾病，主要见于变态反应性结膜炎，也就是常说的过敏性结膜炎。可将白蒺藜与蒲公英各50g打成粉末冲服，并联合服用维生素B族。

【中西药合用禁忌】

1. 由于白蒺藜有肝毒性，会影响肝指数，即肝脏肿大、充血、水肿、炎症等。中药实验前用蒸馏水配成所需浓度，每只灌胃1ml，半数致死量为234.25g/kg。因此，白蒺藜及其制剂不宜与生物碱类、代谢类、抗生素、烷化剂、铂剂类等细胞毒性药物合用。

2. 不宜与降血糖药同用：肾上腺皮质激素简称皮质激素，是垂体分泌的促肾上腺皮质激素刺激肾上腺皮质分泌的激素的总称，它们都有类固醇结构，故称为皮质类固醇激素或甾体激素。可影响糖代谢和脂肪代谢。白蒺藜可促进皮质激素的释放，升高血糖和胆固醇，可降低降糖药的效应。不宜与抗胆碱脂酶药如毒扁豆碱同用：为中枢及周边神经系统中常见的神经传导物质，在自主神经系统及体运动神经系统中参与神经传导。蒺藜可增加乙酰胆碱的作用，并有抗胆碱酯酶的作用，与抗胆碱脂酶药如毒扁豆碱同用，会产生毒性反应。不宜与升压药同用：白蒺藜与升压药有药理性拮抗。常见含蒺藜的制剂有心脑舒通胶囊等。因此，在服用此类含有白蒺藜的中成药，尽量避免同时服用降压药，如硝苯地平缓释片、缬沙坦、卡维地络片。

3. 含有白蒺藜的中成药，有当归饮子，复方白蒺藜片，白蒺藜丸，明目蒺藜丸、心脑舒通胶囊等。（1）当归饮子、白蒺藜丸、复方蒺藜片含有当归，与华法林等抗凝药同用可导致出血倾向的增加；和阿司匹林联用可导致眼前房出血；不宜与抗结核药异烟肼联用，同服后会产生螯合反应，妨碍机体吸收，降低疗效。（2）明目蒺藜丸含黄芩，不宜与菌类制剂如乳酸菌素片，蜡样牙孢杆菌片等联用，因二者同用会抑制或降低菌类制剂的活性。

百合

百合为百合科植物卷丹、百合或细叶百合的干燥肉质鳞叶。又名野百合、喇叭筒、山百合、药百合、家百合。秋季采挖，洗净，剥取鳞叶，置沸水中略烫，干燥，始载于《神农本草经》，列为中品。中医认为其性寒，味甘，归心、肺经。有养阴润肺，清心安神之功效。用于阴虚久咳，痰中带血，虚烦惊悸，失眠多梦，精神恍惚。煎汤，6～12g；或入丸、散；亦可蒸食、煮粥。外用：适量，捣敷。

【主要成分及药理】

百合主要含 β-谷甾醇、胡萝卜素苷、正丁基-β-D-吡喃果糖苷 3 种已知化学成分，还得到 26-0-β-D-葡萄糖吡喃，3β,26-二羟基-5-胆甾烯-16,22-二氯-3-O-α-L-吡喃鼠李糖基-B-D-葡萄糖吡喃苷等甾体皂苷类；含秋水仙碱等生物碱类；含天冬氨酸、苏氨酸、丝氨酸、谷氨酸、甘氨酸、丙氨酸、缬氨酸、蛋氨酸、异亮氨酸、亮氨酸、酪氨酸、苯丙氨酸、赖氨酸、组氨酸、精氨酸等氨基酸；含水、粗蛋白、粗灰分、淀粉、维生素 B、C、胡萝卜素等一般成分。现代研究揭示其有镇咳祛痰、镇静、抗癌的作用。

【临床中西药合用】

1. 外用止血：外伤出血，可在外科止血加压包扎处理下，用生百合洗净晒干研粉，涂于外伤出血处，有良好的止血效果，或取百合粉15g，加入蒸馏水配成15%混悬液，再加温约至60℃，并搅动使成糊状。等到冷却，放入2~4℃冰箱内冻结；冻结成海绵状后再放入石灰桶内，或用纱布包好挂起，使之慢慢解冻（不可加温或曝晒）；继将海绵体中之水分挤去，再剪成所需之大小与形状，装在瓶内在15磅压力下蒸气消毒15分钟即可应用。临床以百合海绵填塞治疗鼻衄及用于鼻息肉切除、中下鼻甲部分截除等手术后止血，止血效果良好，百合海绵在鼻腔中3小时即开始溶化，14小时完全消失，能被组织吸收而无不良过敏反应。

2. 感冒后咳嗽：感冒后咳嗽是感冒发作期的各种症状或体征已经消除，而咳嗽症状仍存在，且长时间不能治愈的一种呼吸系统疾病。其典型的临床特征为病程长，症状顽固不易根除，服用中枢性镇咳药物可待因、咳必清、咳美芬等副作用大，可加以百合为主药的百合固金汤，可减少镇咳药用量。

3. 慢性支气管炎：慢性支气管炎是由于感染或非感染因素引起的气管－支气管黏膜及其周围组织的慢性非特异性炎症。其病理特点是支气管黏液腺增生、黏液分泌增加。临床上表现为连续2年以上，每年持续3个月以上的咳嗽、咳痰或气喘等症状。本病起病隐匿，早期症状轻微，多在冬季发作，春暖后缓解；后期症状加重并常年存在。病程迁延反复，常可并发肺气肿和肺源性心脏病。慢性支气管炎以其反复发作，进行性加重成为难治。可在抗炎、镇咳、平喘、祛痰的基础治疗，预防感冒等，配合服用百合2~3个，洗净捣汁，以温开水日服2次。

4. 支气管哮喘：支气管哮喘是由多种细胞（如酸性粒细胞、T淋巴细胞、中性粒细胞等）共同引起的慢性疾病。西药单用易反复，可加用将百合30g，款冬花10g，大枣5粒，枸杞子10粒，冰糖适量。大枣去核，与百合、款冬花、大枣、冰糖一起入锅加适量的清水熬20分钟，可先服药液，再吃百合，每日服一剂，在晚饭后或睡前服用。

【中西药合用禁忌】

1. 由于百合过量食用会有胃肠道症状。查阅相关文献，未查询百合毒理试验研究报道。因此，百合不宜与抗生素、非甾体类抗炎药、抗肿瘤药物等易产生胃肠道反应的西药合用。

2. 百合中含有秋水仙碱，秋水仙碱是P糖蛋白和细胞色素P450同工酶CYP3A4的底物，它们的抑制剂能够增加秋水仙碱的血药浓度和潜在的毒性。因此百合不宜与大环内酯类、抗真菌药、心血管药物、环孢素、葡萄柚汁等合用。

3. 含有百合的中成药，如百花膏、百合固金丸、百部百合膏等。（1）百花膏含有款冬花，甲基多巴片与款冬花有竞争性拮抗多巴胺受体作用，应禁用。（2）百合固金丸含有当归，与华法林等抗凝药同用可导致出血倾向的增加；和阿司匹林联用可导致眼前房出血；不宜与抗结核药异烟肼联用，同服后会产生螯合反应，妨碍机体吸收，降低疗效。（3）百部百合膏含有百部，因百部中含有生物碱，与酶类制剂如胃蛋白酶、乳酶生等同用，会引起蛋白质变性，使酶失效。

玉竹

玉竹为百合科植物玉竹的干燥根茎。又名葳蕤、萎蕤、女萎。秋季采挖，除去须根，洗净，晒至柔软后，反复揉搓、晾晒至无硬心，晒干；或蒸透后，揉至半透明，晒干，始载于《吴普本草》。中医认为其性平，味甘，归肺、胃经。有养阴，润燥，除烦，止渴之功效。用于热病阴伤，咳嗽烦渴，虚劳发热，消谷易饥，小便频数。煎汤，6～12g；熬膏、浸酒或入丸、散。外用：适量，鲜品捣敷；或熬膏涂。

【主要成分及药理】

玉竹含铃兰苷、铃兰苦苷、夹竹桃螺旋苷、玉竹糖苷等甾体皂苷；d－果糖、葡萄糖、阿拉伯胶糖等黏多糖类；含槲皮素、山奈酚及其葡萄糖苷、槲皮醇苷、山奈酚苷等黄酮类；还含牡荆素、皂草苷；谷氨酸、脯氨酸、精巧氨酸、丙氨酸、天门冬氨酸等氨基酸类；钾、钙、镁、铁、锌、铜、锰、磷、硅等微量元素类；尚含生物碱、维生素 A 类物质、淀粉、白屈菜酸等。现代研究揭示其有降血糖、抗肿瘤、抗衰老的作用。

【临床中西药合用】

1. 治疗心力衰竭：心力衰竭简称心衰，是指由于心脏的收缩功能和或舒张功能发生障碍，不能将静脉回心血量充分排出心脏，导致静脉系统血液淤积，动脉系统血液灌注不足，从而引起心脏循环障碍症候群，此种障碍症候群集中表现为肺淤血、腔静脉淤血。以玉竹为主，治疗风湿性心脏病、冠状动脉粥样硬化性心脏病、肺源性心脏病等引起的Ⅱ～Ⅲ心力衰竭5例，服药后分别在5～10天内心衰得到控制。其中3例对洋地黄过敏，服用少量即出现明显的洋地黄过量反应，改用玉竹治疗后，心衰控制，从未发生不良反应。用法：玉竹5钱，每日1剂，水煎服。5例均停用洋地黄，仅配合应用氨茶碱及双氢克尿噻。

2. 用于高脂血症：玉竹有降血脂的作用，可在降血脂西药基础上服用玉竹、党参各1.25g，粉碎后制成蜜丸4丸。每日2次，每次2丸。减少西药降血脂的用量，从而减少长期服用降血脂西药产生对肝功能的毒副作用。

3. 心动过速：玉竹对慢性心动过速有较明显的减缓心率作用。临床上在 β 受体阻滞剂基础上，加用生脉散并配以玉竹 10~15g 一般在 6~10 剂后，基本上控制心率，心律一般减缓 10~30 次/min。

4. 干眼症：干眼症是由于各种原因导致的泪液的质量和或数量以及泪液产生过程中的一系列动力学异常导致的泪膜不稳定以及眼球表面受到损害，临床常常表现为眼部不适等症状的。目前，国内外治疗干眼的主要方法采用人工泪液补充及减少泪液流失等，这种方法只是对症治疗，并不能从整体上调节人体的泪液分泌，可配合中药治疗，可采用玉竹加麦冬、天冬等。

【中西药合用禁忌】

1. 过量服用可会引起心悸，心跳加快，胸闷等。玉竹提取物 A 半数致死量为 14.5124g/kg。因此，玉竹不宜与洋地黄、地高辛、毒毛旋花子甙 K 强心甙类、麻醉药、心得安等引起心律失常的西药同用。

2. 含有玉竹的中成药，如益气补肾胶囊、肺心片、玉苓消渴茶等。（1）益气补肾胶囊、肺心片中均含有制附片，不宜与生物碱类西药阿托品、士的宁、咖啡因等合用，因两者合用可改变 PH 环境，使生物碱游离产生沉淀，从而影响药物的吸收降低疗效。（2）玉苓消渴茶含有女贞子含有大量的有机酸，服后能酸化尿液，使磺胺类药物析出结晶，增加肾脏负担，引起结晶尿或血尿。含有机酸成分的中药能酸化尿液，与呋喃妥因、利福平、阿司匹林、消炎痛等合用，可使肾脏重吸收，从而加重对肾脏的损害。

威灵仙

威灵仙为毛茛科植物威灵仙、棉团铁线莲（山蓼）或东北铁线莲（黑薇）的干燥根及根茎。又名铁脚威灵仙、百条根、老虎须、铁扫帚。秋季采挖，除去泥沙，晒干。载于《药谱》。中医认为其性温，味辛咸，有毒。有祛风湿，通经络，消痰涎，散癖积之功效。用于痛风、顽痹、腰膝冷痛，脚气，疟疾，症瘕积聚，破伤风，扁桃体炎，诸骨鲠咽。煎汤，6~9g，治骨哽咽喉可用到30g；或入丸、散；或浸酒。外用适量，捣敷；或煎水熏洗；或作发泡剂。

【主要成分及药理】

威灵仙根含原白头翁素及以常看藤皂苷元、表常春藤皂苷元和齐墩果酸为苷元的皂苷：威灵仙-23-O-阿拉伯糖皂苷、威灵仙单糖皂苷、威灵仙二糖皂苷、威灵仙三糖皂苷、威灵仙三糖皂苷、威灵仙五糖皂甙、成灵仙-23-O-葡萄糖皂甙、甾体皂苷类；含 3，5，6，7，8，3c，4c － 七甲氧基黄酮、蜜柑黄素、甘草素、槲皮素、柚皮素、7，4 － 二羟基 － 二氢黄酮，5，7，4c － 三羟基 － 3c － 甲氧基黄酮醇 － 7 － O － A － L － 鼠李糖 － B － D － 葡萄糖苷、芒柄花素、大豆素、染料木素、鸢尾苷等黄酮类；含有阿魏酸、香草酸、棕榈酸、亚油酸、异阿魏酸、丁香酸等小分子有机酸类化合物和 Zn、Ca、Fe、Ni、Mg 等微量元素。含铁线莲甙 A、铁线莲甙 A'、铁线莲甙 B、铁线莲甙 C 等三萜皂甙。现代研究揭示其有影响循环系统、抗利尿作用、降血糖等作用。

【临床中西药合用】

1. 治疗腮腺炎：在常规抗感染、加强口腔卫生、平衡体液基础上，联用取鲜威灵仙根洗净、切细、捣烂，每用 1 斤加米醋半斤，浸于玻璃瓶内，盖紧勿令泄气。3 日后取出醋浸液，用棉签蘸涂患处，每 2～3 小时涂抹 1 次。治疗 32 例，除 4 例效果不明外，均于 1～3 天内症状消失。

2. 治疗急性黄疸型传染性肝炎：在抗炎利胆基础上，将威灵仙根烘干研成细粉，每次取 3 钱与鸡蛋 1 个搅匀，用菜油或麻油煎后服用。每天 3 次，连服 3 天。忌牛肉、猪肉及酸辣。曾治疗 15 例，14 例治愈。

3. 治疗丝虫病：在服用海群生和阿苯达唑，加服用鲜威灵仙根 1 斤切碎，加水煎煮半小时后取汁，再和入红糖 1 斤，白酒 2 两煎熬片刻。总药量在 5 天内分 10 次服完，每日早晚各 1 次，小儿用量酌减。33 例普查阳性病人，治疗后经 1～2 次复查，微丝蚴阴转者 27 例。据观察，疗效与药量，疗程有关。用药量不足 1 斤者，疗效较差；用二个疗程的有效率高于一个疗程。服药后未见严重反应，仅少数患者胃部有烧灼感、恶心，体温轻度升高等。

4. 治疗关节炎：非甾体抗炎药布洛芬、青霉胺、双氯酚酸、阿司匹林、吲哚美辛联用威灵仙，取威灵仙 1 斤切碎，和入白酒 3 斤，放入锅内隔水炖半小时取出，过滤后备用。每次 10～20 毫升，日服 3～4 次。治疗 15 例，对改善症状有一定效果。

5. 治疗麦粒肿、结膜炎等：在西医自体免疫疗法基础上也可以采用中医穴位外敷方法。先取 2.5×2.5 厘米的胶布一块，中央剪一小孔（如黄豆大），贴于患眼对侧内关穴上（双眼患病则敷双侧），然后取威灵仙鲜叶捣烂，搓成小团，如黄豆大，置于小孔内，再覆盖一层胶布固定，并以拇指在敷药穴位上轻按半分钟，以加强药物对穴位的刺激作用。一般约 40 分钟左右，局部有轻度辣感，即可将胶布和药去掉；经 1 天左右局部起一小水泡，须加以保护，以防感染。治疗麦粒肿 12 例，结膜炎 6 例，外伤性角膜溃疡 1 例，平均 3 天见效。

6. 治疗扁桃体炎：在西药抗炎基础上加用鲜威灵仙全草（或单用茎、叶）2 两（干品减半），洗净煎汤服或当茶饮，每日 1 剂。观察 247 例，有效率达 90%。或用鲜威灵仙叶捣烂绞汁，以棉条浸透塞鼻，对咽喉炎、扁桃体炎、急性会厌炎及诸骨鲠喉，均有效果。用法：将消毒棉花捻成 4~5 厘米的长条，一端浸药汁塞入鼻孔（左痛塞左，右痛塞右），达上鼻道。约 4~6 分钟，患者即流泪、打喷嚏，至 30 分钟左右，症状即可显著减轻。如未愈，须隔 4~6 小时再重复治疗。

7. 治疗骨鲠：取威灵仙 1 两，加水 2 碗，煎成 1 碗，慢慢咽下，在半至 1 小时内服完，一日内可咽服 1~2 剂。如骨鲠于食道者，酌情补液及抗感染。治疗诸骨鲠 104 例，服药后 90 例顺利消失，14 例无效后改在喉镜或食道镜下取出骨鲠，有效率为 85% 左右。其中喉咽部骨鲠 32 例（均为鱼骨），服药 1~3 剂即顺利消失者 27 例；食道骨鲠 72 例（35 例合并不同程度感染），均加用抗菌素，同时补液并禁食等，服药 1~8 剂后除 8 例无效外，其余经 X 线透视复查钡餐通过顺利，无 1 例产生并发症。据观察，治疗效果与异物大小、梗阻部位和异物插入软组织的深浅有关。从动物实验与临床结果看，威灵仙对骨鲠的作用，可能是：（1）直接作用于平滑肌，使兴奋性增强，由节律收缩变成蠕动。（2）骨鲠后局部挛缩，应用威灵仙后，通过其抗组织胺作用，使局部松弛，蠕动改变，从而使骨易于松脱。食道上端为横纹肌，中下端为平滑肌，骨鲠于中下端者收效较好，可能与此有关。（3）威灵仙直接对骨无软化作用，但喉咽食道之分泌液带酸性，有助于其发挥疗效。但须指出，如服药四剂无效，应结合异物种类、梗阻部位，考虑采用手术取出，以免贻误病情。此外，有用威灵仙五钱，和入米醋适量，煎取药液缓缓咽服，治疗诸骨鲠亦有效果。

【中西药合用禁忌】

1. 使用威灵仙过量，可引起肾脏损害。急性毒性试验表明，轮叶婆婆纳乙醇提取物小鼠灌胃给药的半数致死量为 47.75g/kg（可信率 11.7%）。因此，威灵仙不宜与头孢一代、利尿剂等具有肾毒性的西药合用。

2. 威灵仙含有机酸，不宜与复方新诺明合用，因有机酸能酸化尿液，使复方新诺明溶解度减小，产生结晶尿或血尿，造成肾损害。不宜与异烟肼、利福平等合用，可加重肝脏的损害，严重者可发生药源性肝病。

3. 含有威灵仙的中成药，如颈通颗粒、消石利胆胶囊、大活络丸、人参再造丸、痹欣片、复方风湿宁片等。如消石利胆胶囊含有黄芩，不宜与菌类制剂如乳酸菌素片、蜡样牙胞杆菌片等联用，因二者同用会抑制或降低菌类制剂的活性；含有大黄，不可以与含碱性成分的西药配伍，因此类中药容易在碱性环境下氧化失去或降低药效；不能与磺胺类西药同服，因鞣质能与磺胺类药物结合影响磺胺的排泄，导致血及肝内磺胺类药浓度增高，严重者可发生中毒性肝炎；不宜与淀粉酶，多酶片等消化酶类药物联用，二者可结合形成氢键络合物，不易被胃肠道吸收。

第十一章

含有强心苷类化合物的常用中药

香加皮

香加皮为萝藦科植物杠柳的干燥根皮。又名北五加皮、羊奶藤、羊桃梢、羊奶子、杠柳皮，春、秋二季采挖，剥取根皮，晒干，始载于《中药志》。中医认为其性微温，味辛苦，有毒，归肝、肾、心经。有祛风湿，利水消肿，强心之功效。用于风湿痹痛，水肿，小便不利，心力衰竭。煎汤，4.5～9g；或浸酒或入丸、散。外用适量，煎水外洗。

【主要成分及药理】

香加皮含有杠柳毒甙和皂甙杠柳甙 K、H₁、E 等强心苷类；含棕榈酸、油酸、亚麻酸等有机酸；孕甾烯醇类等甾类化合物。现代研究揭示其有强心、利尿、免疫调节、拟胆碱作用。

【临床中西药合用】

1. 用于心力衰竭：杠柳皮制剂（用乙醚及乙醇提出之水溶性物质）使在位蛙心停止于收缩期，在位猫心血压上升，心脏收缩力增强，衰竭之猫心（心肺装置）每分钟输出量增加。

2. 用于风湿性关节炎：市场上含有香加皮的药，半数左右为外用药，以膏剂为主，少量酊剂。如活血止痛膏、金不换膏、外用万应膏、追风膏等；超过四分之一为酒剂，如祛风湿骨痛酒、祛风胜湿酒、蕲蛇药酒、壮骨木瓜酒等；还有部分口服固体制剂，如舒筋活血片、透骨镇风丸、伸筋丹胶囊。由以上药品名称可看出，内服香加皮主要用于风寒湿痹症。在运用西药布洛芬、青霉胺、双氯酚酸、阿司匹林、吲哚美辛等基础上，外涂用含有香加皮的中药膏剂。

【中西药合用禁忌】

1. 用杠柳的根皮（北五加皮）代替南五加皮（五加科五加属或楤木属植物的树皮或根皮）。制五加皮酒时需慎重，因北五加皮强心作用很强，用量过多易中毒。注射于动物，可使其血压上升极高，约 3～20 分钟即可致死；南五加皮性温和，注射后血压无甚变动。毒性：乙醇制剂对猫肠道给药的致死量为 1g/kg。香加皮强心作用很强，用量过多易中毒。注射于动物，可使其血压上升极高，约 3～20 分钟即可致死。据翁维良报道，北五加皮粗苷对家鸽最小致死量为 2.62±0.11mg/kg。因此，香加皮不宜易引起心律失常的西药合用。

2. 香加皮含有机酸，不宜与复方新诺明合用，因有机酸能酸化尿液，使复方新诺明溶解度减小，产生结晶尿或血尿，造成肾损害。不宜与异烟肼、利福平等合用，可加重肝脏的损害，严重者可发生药源性肝病。

3. 含有香加皮的中成药，如复方血藤药酒、颈腰康胶囊、芪苈强心胶囊等。（1）复方血藤药酒、颈腰康胶囊中含有牛膝，因牛膝含钾量较高，容易引起高血钾，与强心苷类药物合用可降低地高辛等药物的强心作用。（2）芪苈强心胶囊含有泽泻，不宜与安体舒通、氨苯蝶啶合用，二者合用可发生高血钾。

罗布麻叶

罗布麻叶为夹竹桃科植物罗布麻的叶，又名红麻、野麻、茶叶花，夏季采收，除去杂质，干燥。始载于《陕西中草药》。中医认为其性凉，味甘苦，归肝经。有平肝安神，清热利水之功效。用于肝阳眩晕，心悸失眠，浮肿尿少，高血压，神经衰弱，肾炎浮肿。入汤剂，3～10g。

【主要成分及药理】

罗布麻叶含加拿大麻苷，K-毒毛旋花子次苷-β 及毒毛旋花子苷元等强心苷类；还有槲皮素、异槲皮苷、金丝桃苷、芸香苷、右旋儿茶精、恩醌、谷氨酸、丙氨酸、缬氨酸等多种氨基酸，二十九烷、三十烷醇、三十一烷、羽扇豆醇棕榈酸酯、棕榈酸蜂花醇酯、棕榈酸十六醇酯、内消旋肌醇、β-谷甾醇、氯化钾、鞣质及多糖、羽扇豆醇、异秦皮定和东莨菪素等。现代研究揭示其有强心、降血压、利尿、降血脂等作用。

【临床中西药合用】

1. 治疗高血压病：每日用罗布麻叶 3～6 钱，开水泡当茶喝；或早晚定时煎服。共治 596 例，其中单用罗布麻叶 169 例；用其他降压药效果不稳定而改用罗布麻，或降压药与罗布麻同用，血压下降到一定程度后再用罗布麻巩固者计 427 例。结果症状消失或显着减轻者 254 例，减轻 212 例；其中血压下降至 140/90mmHg 以下者 143 人，收缩压或舒张压下降 20mmHg 以上者 268 人。有效率达 88.59%。服药时间越长则疗效越高，超过半年的可达 93.3%；但罗布麻的疗效与病程长短无明显关系。对头痛、眩晕、脑胀、失眠多梦和浮肿有较好的缓解作用此药对Ⅰ、Ⅱ期患者较为适宜；或作为治疗高血压病的辅助剂，配合常用高血压药，如施慧达、厄贝沙坦等，对改善症状有较好疗效。

2. 治疗心力衰竭：取干燥罗布麻根（切碎）16g，加水 300ml 左右，浸泡 12 小时后用文火煎 1 小时，冷却过滤，得滤液约 200ml，加入尼泊金酯少许，即制成 80% 的煎剂。凡Ⅱ度或Ⅲ度充血性心衰病人入院后给煎剂每次 100ml，日服 2 次。心率减至 70~80 次/分时，改为维持量，每日 1 次，每次 50ml 左右。观察慢性充血性心力衰竭病人 50 例，于用药后 3~5 天开始分析强心效果，结果显效（症状、体征明显减轻，心率减慢至正常范围）31 例，有效（症状、体征有一定改善，心率减慢但未至正常）16 例，无效 3 例。多致病人服药后在 3 天内心率逐渐降至 80 次以下，最快的服药 2 次后降至正常，最慢者 5 天降至正常。降至正常后，一般心衰的其它症状、体征也都明显好转或消失。此后即改用维持量。也可以服用罗布麻单方汤剂加服用护心药物效果也显著。

3. 防治感冒：口服感冒通片剂加用泽漆麻 500g，加水 5000ml，煎至 2500ml，加防腐剂。日服 2 次，每次 50~100ml。或制成 50% 注射液，每天 2~3 次，每次 2ml，肌肉注射。共治 120 例，治愈 107 例，占 89.2%。风寒型疗效优于风热型。治疗中发现泽漆麻对气管平滑肌似有松弛作用。部分有气喘者，服药三天气喘即明显减轻或消失。预防每次用 50~100ml，煎剂，日服 2 次，似亦有效，但病例尚少，还有待进一步验证。

【中西药合用禁忌】

1. 由于罗布麻使用过量会产生肝毒性和肾毒性，表现为肝脏浊肿、脂肪性变及急性出血性坏死、肝脏坏死，肾脏严重充血、血尿。罗布麻根强心甙对猫的平均致死量为 3.2mg/kg。因此，罗布麻不宜与金属类药物、麻醉镇静药、解热镇痛药、抗菌药物、抗结核药如异烟肼、对氨基水杨酸钠、利福平等、抗甲状腺药、抗肿瘤化疗药物等肝毒性、肾毒性药物合用。

2. 罗布麻及其制剂中含泛酸钙和三硅酸镁，不宜与四环素类药同服。因钙、镁离子可与四环素形成螯合物，影响后者的吸收和疗效。罗布麻忌与阿托品、苯海拉明同用，因二者可降低罗布麻的降压作用。又因罗布麻其含有强心苷类，也不宜与麻醉镇静药物、金属类药物、抗真菌药、抗结核等具有肝毒性西药合用和消炎痛、布洛芬、保泰松、炎痛喜康、阿斯匹林等肾毒性药物合用。

3. 含罗布麻叶的中成药, 如罗己降压片, 复方罗布麻冲剂, 罗黄降压片。(1) 罗黄降压片含有大黄, 不可以与含碱性成分的西药配伍, 因此类中药容易在碱性环境下氧化失去或降低药效; 不能与磺胺类西药同服, 因鞣质能与磺胺类药物结合影响磺胺的排泄, 导致血及肝内磺胺类药浓度增高, 严重者可发生中毒性肝炎; 牛膝, 因牛膝含钾量较高, 容易引起高血钾, 与强心甙的药物合用可降低地高辛等药物的强心作用。(2) 复方罗布麻冲剂中含有山楂, 其酸性较强, 与碳酸氢钠、氢氧化铝凝胶、胃舒平、碳酸钙、胃肠宁等碱性西药同服, 可产生中和反应, 使中西药的药效同减弱或丧失。

北葶苈子

北葶苈子为植物独行菜或北美独行菜的种子, 又名苦葶苈。始载于《神农本草经》, 列为下品。中医认为其性大寒, 味辛、苦, 归肺、膀胱经。有泻肺平喘, 行水消肿之功效。用于痰涎壅肺, 喘咳痰多, 胸胁胀满, 不得平卧, 胸腹水肿, 小便不利。入汤, 3～9g; 或入丸、散。外用适量, 煎水洗或研研末调敷。利水消肿宜生用, 治痰饮喘咳宜炒用, 肺虚痰饮喘咳, 宜蜜炙用。

【主要成分及药理】

北葶苈子含芥子酸, 毒毛花苷元, 黄白糖芥甙即是糖芥苷, 又名糖芥毒苷, 卫矛单糖苷, 卫矛双糖苷, 葡萄糖糖芥苷, 芥子碱等强心苷。挥发油如芥子油甙, 芥酸, 异硫氰酸苄酯, 异硫氰酸烯丙酯, 二烯丙基二硫化物; 还含脂肪油, 其中脂肪酸为亚油酸、亚麻酸, 油酸, 棕榈酸, 硬脂酸及芥酸, 非皂化部分含 β-谷甾醇。全草含顺式芥子酸葡萄糖甙及反式芥子酸葡萄糖甙。现代研究揭示其有强心、利尿等作用。

【临床中西药合用】

1. 治疗慢性肺源性心脏病并发心力衰竭: 肺源性心脏病慢性心力衰竭, 以右心衰为主, 西医是不主张使用洋地黄类强心苷药物的。因洋地黄类强心苷容易引起蓄积中毒。但临床也有非常谨慎地小剂量使用地高辛的。以北葶苈子末3～6g, 每日分3次食后服, 并配合一般对症处理和抗菌素以控制感染。曾治10例, 效果良好。服药后多在第4日开始见尿量增加, 浮肿渐退; 心力衰竭到2～3周时见显着减轻或消失。

2. 治疗积液: 胸腔积液、心包积液、腹腔积液、滑囊积液、眼底积液、内耳积液等都能使用。使用葶苈子汤剂能抑制渗出, 减少对胸腔积液胸穿次数与频率, 能够使难以抽调的积液重吸收, 其机制与白芥子相同, 是含硫苷的作用。临床上二药是同用的。由于积液产生的机制比较复杂, 这仅是对症治疗, 对原发疾病还必须进行有效的控制。

【中西药合用禁忌】

1. 由于葶苈子的毒性主要以强心苷的毒性为主，从小剂量开始。小鼠、豚鼠、大鼠 ip 的 LD_{50} 分别为 76～107mg/kg，6mg/kg，72mg/kg。口服的 LD_{50} 则分别为 134mg/kg，81mg/kg，128mg/kg。因此，葶苈子不宜与洋地黄、地高辛、毒毛旋花子甙 K 强心苷类、钙盐、金属盐类、麻醉药、氯胺酮、环丙烷、噻嗪类利尿剂、儿茶酚胺类药物、抗凝药、心得安等西药同用。

2. 因北葶苈子还有脂肪酸，不宜于磺胺类药物合用，因磺胺类药物在酸性环境下会产生损伤肾脏的物质。被葶苈子含有脂肪酸等酸性物质，能够使进入体内的磺胺溶解度降低，易在肾小管中析出结晶，引起结晶尿或血尿。

3. 含北葶苈子的中成药，如葶贝胶囊、银黄清肺胶囊。（1）葶贝胶囊中含有黄芩，不宜与菌类制剂如乳酸菌素片，蜡样牙胞杆菌片等联用，因二者同用会抑制或降低菌类制剂的活性。（2）银黄清肺胶囊含有五味子，含有有机酸类成分，不宜与磺胺类合用，因有机酸能碱化尿液，而使磺胺类的溶解性降低，导致在尿中析出结晶，损害肾小管等尿道上皮细胞，引起结晶尿、血尿或形成尿路结石等。

蟾酥

蟾酥为蟾蜍科动物中华大蟾蜍或黑眶蟾蜍的干燥分泌物。又名蛤蟆酥、蛤蟆浆、癞蛤蟆酥，多于夏、秋二季捕捉蟾蜍，洗净，挤取耳后腺及皮肤腺的白色浆液，加工，干燥。始载于《本草衍义》。中医认为其性温，味辛，有毒。归心经。有解毒，止痛，开窍醒神之功效。用于痈疽疔疮，咽喉肿痛，中暑神昏，腹痛吐泻。多入丸散，常用剂量 0.015～0.03g。外用适量。

【主要成分及药理】

蟾酥有沙门甙元－3－辛二酸精氨酸酯，沙门甙元－3－痹二酸精氨酸酯，沙门甙元－3－硫酸酯，沙门甙元－3－酸性辛二酸酯等含有强心甾烯蟾毒类；有蟾蜍甾二烯类，分游离型和结合型，游离型称蟾毒苷元，至今已发现 20 多种，主要有：蟾毒灵，远华蟾毒精，日本蟾毒它灵，蟾毒它灵，嚏根草苷元；蟾毒它里定，沙蟾毒精，伪异沙蟾毒精，脂蟾毒甙元，华蟾毒精，华蟾毒它灵，羟基华蟾毒精，南美蟾毒精，脂蟾毒精。结合型又分蟾毒，蟾毒配基脂肪酸酯和蟾毒甙元硫酸酯 3 种类型。从蟾酥中还能分离出日本蟾毒它灵－3－酸性辛二酸酯，沙蟾毒精－3－酸性辛二酸酯和脂蟾毒甙元－3－酸性丁二酸酯等部分水解产物；还有吲哚碱类，如 5－羟色胺，蟾蜍色胺，蟾酶施铵，蟾蜍硫堇，脱氢晚蜍色胺；还有甾醇类、多糖类、有机酸、氨基酸、肽类、肾上腺素等。现代研究揭示其有强心、镇痛、平喘、镇咳、抗炎、抗肿瘤、抗放射等作用。

【临床中西药合用】

1. 治疗心力衰竭：以蟾酥 4～8 毫克（装胶囊），饭后用冷开水送服，日服 2～3 次。治疗 2～3 级心力衰竭病人 13 例，其中 12 例均于用药后 2～48 小时内症状、体征有所改善。计脉搏减缓者 12 例，利尿作用显著者 4 例，水肿消失者 6 例，肝肿大缩小者 6 例，12 例肺部湿性罗音皆有改善，二联脉及奔马律用药后消失；2 例心房纤颤 1 例消失，1 例无变化。毒性反应为上腹部不适、恶心及呕吐等胃粘膜刺激现象，减小剂量后皆得控制。临床实践证明，蟾酥之强心作用，与洋地黄相似，可以减少洋地黄类药物用量，从而减少洋地黄类药物的毒副作用。

2. 治疗骨关节结核及慢性骨髓炎瘘孔：在西医常规抗结核药物使用基础上加用口服蟾酥每日 3 次，每次 5 毫克，饭后孔闭锁后再巩固 1～2 个月。服药期间，除个别病人出现轻度恶心外，很少出现副作用。共治骨关节结核瘘孔 14 例，治愈 6 例，瘘孔呈凹形闭锁，X 线检查，提示病骨稳定；有效 5 例，瘘孔缩小，脓液减少，体温下降；无效 3 例。或者在西医常规抗结核药物使用基础上采用口服（同上法）加瘘孔滴入法。用 0.1% 蟾酥液向瘘孔内每日或隔日滴入 1 次，2 个月为一疗程。少数有死骨的病灶，需用锐匙搔爬，取出死骨。共治骨关节结核瘘孔 59 例，治愈 39 例，有效 18 例，无效 2 例；治疗慢性骨髓炎瘘孔 16 例，治愈 12 例，有效 3 例，无效 1 例。治愈时间短者 7～8 天，长者 3～4 个月，一般在 1～2 月内即能获得临床治愈。病程长短对疗效无明显影响，而病灶内死骨的存在则明显影响疗效。

3. 治疗恶性肿瘤：观察 27 例，其中 24 例经病理检查证实，3 例经临床 X 线证实；病种计有肺癌 5 例，肝癌 4 例，乳房癌 3 例，淋巴肉瘤 3 例，网状细胞肉瘤 2 例，何杰金氏病 1 例，尤文氏瘤 1 例，鼻咽癌骨转移 2 例，喉癌 1 例，食管癌 1 例，贲门癌 1 例，黑色素瘤化疗后 1 例，盲肠癌术后再发 1 例，纵隔肿瘤化疗后 1 例。大多数病人采用 2% 蟾酥香油注射液肌肉注射，每天 1～2 次，每次 2 毫升；个别采用蟾酥注射液作离子透入治疗。疗程 8～26 天，注射总量为 30～100 毫升，疗效：少数病例用药后，产生明显的利尿作用和较好的止痛作用；25 例病人在综合应用放射治疗或化学治疗过程中，观察血象有 11 例能提升白细胞或维持白细胞于较低水平。

4. 用于表面麻醉：用 1% 蟾酥溶液 2～3 毫升作粘膜涂布，和 0.5 毫升局部喷雾，进行鼻部手术麻醉 23 例，结果证明其能降低局麻药利多卡因的使用剂量。故临床上两药可以同时使用。

【中西医合用禁忌】

1. 由于蟾酥使用过量可引起蟾酥可导致大鼠心脏心率减慢、心律失常、甚至出现心肌梗塞现象，其导致心脏损伤的途径可能是通过阻碍自由脂肪酸再酰化或激活蛋白激酶通路干扰了脂质代谢；静脉或腹腔注射蟾酥注射液，小鼠急性中毒为呼吸急促，肌肉痉挛，心律不齐，最后呼吸麻痹而死。蟾酥各种成分对小鼠半数致死量（毫克/公斤）如下：蟾酥为 41.0（静脉），96.6（皮下），36.24（腹腔）；蟾蜍灵为 2.2（腹腔）；华蟾蜍精为 4.38（腹腔）；惹斯蟾蜍甙元为 4.25（快速静脉注射），15（慢速静脉注射），14（腹腔），124.5（皮下），64（口服）；蟾蜍特尼定为 1.3（静脉）；蟾蜍它灵对狗的半数致死量接近 0.36（静脉），口服最小致死量接近 0.98。因此，不宜与吗啡类、安定类、肌肉松弛药物的抑制呼吸的西药合用。

2. 因蟾酥中含有 5 - 羟色胺，其与利奈唑胺合用会发生严重的中枢神经系统反应（如 5 - 羟色胺综合征）。

3. 含有蟾酥的中成药，如仙蟾片、心益好胶囊、牙痛一粒丸。（1）仙蟾片中含有当归，与华法林等抗凝药同用可导致出血倾向的增加；和阿司匹林联用可导致眼前房出血；不宜与抗结核药异烟肼联用，同服后会产生螯合反应，妨碍机体吸收，降低疗效。（2）牙痛一粒丸含有朱砂，与酸性药物如胃蛋白酶合剂、阿司匹林、心得安、地高辛、利眠宁等同服，可使肠道吸收减少或发生酸碱中和疗效降低。

洋地黄

洋地黄为玄参科植物毛地黄或毛花毛地黄的叶，又名毛地黄、毒药草、紫花毛地黄、吊钟花。始载于《中国植物志》。中医认为其性温，味苦，归心经。有强心、利尿之功效。用于治疗心力衰竭，心源性。粉剂，每次 0.1g，极量 0.4g。或制成片剂、注射剂用。

【主要成分及药理】

洋地黄主要含紫花洋地黄苷 A、B，真地吉他林、萄糖吉他洛苷、洋地黄毒苷、洋地黄毒苷元双洋地黄糖苷、洋地黄毒苷元 - 洋地黄毒糖苷及奥多诺苷 H、吉托苷、吉托林、吉他洛苷、吉他洛次苷等强心苷类化合物，芹菜素、地纳亭、金谷醇和猪笼草亭等黄酮类化合物。现代研究揭示其有增强心肌收缩力、减慢心衰及心脏心率等作用。

【临床中西药合用】

1. 治疗心房颤动：洋地黄类药物与倍他乐克合用用于治疗心房颤动，二者联合用药不仅效果好且减少用药量，同时减少药物的副作用。

2. 治疗心功能不全：洋地黄不改善舒张功能，单纯舒张功能不全并不是洋地黄的适应证。当舒张功能不全合并快速房扑或房颤，或舒张功能不全与收缩功能不全并存时适宜使用洋地黄，并应与改善舒张功能的药物合用，且应注重病因治疗。如高血压左室肥厚的舒张性心衰应以降压为主、最好使用减轻左室肥厚的降压药物。

3. 治疗室上性心动过速：病窦综合征合并室上性心动过速不宜使用其他转复药物，如常用的胺碘酮、普罗帕酮、维拉帕米等均对窦房结有明显抑制作用，又造成转复后窦停搏之虞。此时选用对窦房结无明显抑制作用的洋地黄相对适宜，并应使用快速制剂。

4. 治疗房颤伴快速心室率：洋地黄减慢静息心室率较好，加用β阻滞剂控制运动时心室率更好。因严重心衰不宜加用β阻滞剂时，胺碘酮无负性肌力作用可作为控制心室率的二线用药；此时，我们也常用口服地尔硫卓控制心室率，其负性肌力作用较β阻滞剂及维拉帕米弱，疗效尚可、使用方便，当心衰好转后再换用β阻滞剂。

5. 治疗房扑伴快速室率：洋地黄可使心室率减慢或转为房颤，但往往疗效欠佳。对适宜转复为窦性心律的病人可用电复律或转复药物。电复律前停用洋地黄1~2天；若伴有心衰应先用洋地黄，再用转复药物。

【中西药合用禁忌】

1. 由于使用洋地黄时安全范围狭窄，治疗量与中毒量较接近，出现中毒时已为致死量的40%~50%，用量稍大即可中毒，主要表现在以下几个方面：（1）胃肠道反应：为强心苷临床药物不良反应早期最常见的症状，与直接兴奋刺激延髓中枢有关，可引起恶心、呕吐、食欲不振、厌食、腹泻、腹痛等。（2）心律失常：服用洋地黄过程中，心律突然转变，是诊断洋地黄中毒的重要依据。此外，出现室上性心动过速伴房室传导阻滞是洋地黄中毒的特征性表现。（3）神经系统表现：可有头痛、失眠、忧郁、眩晕，甚至神志错乱。（4）视觉改变：可出现黄视或绿视以及复视。（5）钾代谢紊乱：洋地黄中毒可以使细胞内钾离子释放增多从而导致高钾血症。洋地黄毒苷的 LD_{50} 为28.8718mg/kg。因此，洋地黄及其制剂不宜与非甾体类抗炎药、抗精神病药、抗肿瘤药物、肾上腺皮质激素类药、抗酸剂和 H_2 受体阻滞剂等易引起胃肠道不良反应药物及抗真菌药及抗生素、抗疟药及抗阿米巴病药物、防治血吸虫病药物、抗抑郁药、拟肾上腺素药及抗肾上腺素药等易导致心律失常的药物合用。

2. 洋地黄中含有强心苷类化合物，不宜与蟾酥合用，可延长心肌不应期，降低房室传导和心肌收缩力，使药效降低，大剂量时可使心脏骤停，两者合用，可增加西药的毒性，患者有猝死的危险；不宜与枳实合用，枳实含对羟福林、辛弗甲基酪胺等成分，具有兴奋α原受体和β原受体的作用，可增强心肌的收缩力，并升高血压，能增强洋地黄类强心苷的作用，同时增剧其毒性，引起心律失常等反应；不宜与大剂量甘草（煎剂、粉、浸膏等）或少量甘草长期合用，甘草所含成分甘草甜素，经体内酶水解生成甘草次酸，其化学结构类似于糖皮质激素，具有去氧皮质酮样作用，故能保钠排钾，使体内钾离子减少。如长期服用，有可能导致药源性低血钾，而低血钾容易诱发洋地黄中毒。

3. 含洋地黄成分的中成药，如洋地黄毒苷注射液、地高辛、去乙酰毛花苷、毛花苷丙、毒毛花苷 K 等。洋地黄排泄缓慢，易于蓄积中毒，且强心苷治疗量和中毒量之间相差很小，（1）不宜与风湿、强身及滋补等各种药酒：例如豹骨木瓜酒、虎骨酒、舒筋活络酒、少林酒、虎杖酒、丁公藤药酒、五加白酒、人参酒、延生护宝液、清脑复神液、驱风活络液、骨刺消痛液、参茸精等合用，因大量乙醇可降低血钾浓度，增加心肌对洋地黄类强心苷的敏感性，易发生中毒。（2）不宜与北五加皮、冰凉花、干蟾皮、蟾酥、罗布麻、万年青、夹竹桃、海葱、马鞭草、白薇、杠柳等合用，因上述中药或制剂含有强心苷和杠柳苷 K，均具有与洋地黄类强心苷相似的强心作用。两者合用，则总剂量无形增加，可引起强心苷中毒，易出现心动过缓，甚至停搏等严重中毒症状。（3）不宜与石膏、石决明、石燕、寒水石、瓦楞子、珍珠、珍珠母、龙骨、龙齿、虎骨、牡蛎、海蛤壳、鸡蛋壳、穿山甲、鳖甲、龟板、鹿角、赤石脂、钟乳石（含 Fe、Al、Mg、Ca）等合用，因钙离子对心脏的作用与洋地黄类强心苷类似，能加强心肌的收缩力，抑制 $Na^+ - K^+ - ATP$ 酶，两者合用时，能增加强心苷的作用，使之毒性增强，并可引起心律失常和传导阻滞。阵发性室性心动过速、房室传导阻滞伴有心力衰竭时，忌用强心苷；小儿急性风湿热所引起的心力衰竭，慎用强心苷。心肌炎及肺心病患者对强心苷敏感，应注意用量。

🌿 黄花夹竹桃

黄花夹竹桃为夹竹桃科黄花夹竹桃属植物黄花夹竹桃，以叶及种子入药，又名酒杯花、台湾柳、柳木子、相等子、大飞酸子、黄花状元竹桃、骷髅果、美国黄蝉。始载于《广西药植图志》。中医认为其性温，味辛、苦，归心经，有大毒。有强心，利尿，消肿之功效。用于各种心脏病引起的心力衰竭（对左心衰竭疗效较好），阵发性室上性心动过速，阵发性心房纤颤。黄花夹竹桃提取的黄夹苷口服或静脉注射，口服饱和量为 1.5～2.0mg。

【主要成分及药理】

黄花夹竹桃主要含黄花夹竹桃苷甲、乙，黄花夹竹桃次苷甲、乙、丙，黄花夹竹桃二糖苷、单乙酰黄花夹竹桃次苷乙和黄花夹竹桃次苷丁以及黄花夹竹桃臭蚁成甲、乙，黄花夹竹桃黄酮素，单乙酰黄花夹竹桃次苷乙和少量单乙酰黄花夹竹桃次苷甲，异黄花夹竹桃次苷乙等强心苷类化合物，由 L-阿拉伯糖、D-半乳糖、D-半乳糖醛酸、D-葡萄糖和 D-木糖组成的多糖类化合物，油酸、亚油酸、硬脂酸、棕榈酸及肉豆蔻酸、月桂酸、癸酸等脂肪酸类化合物。现代研究揭示其有强心、抗肿瘤、抗炎、镇痛等作用。

【临床中西药合用】

1. 用于阵发性室上性心动过速和阵发性心房纤颤：黄夹甙注射及口服均有效，口服后其吸收与排泄均与地高辛相似，吸收后开始作用快，持续时间短，人静脉注射后6min 内即可充分发挥作用，持续 2～3h，消除极快，故属超短时作用的心甙，临床上可用于紧急情况的急性心力衰竭，对于甲状腺机能亢进的患者还可使脉搏减慢。副作用及毒性作用与洋地黄类强心药相同。口服易产生胃肠道反应。其刺激作用主要在肠部，而洋地黄则在胃部。

2. 用于心力衰竭：治疗风湿性心脏病（包括非活动期与活动期及合并室上性心动过速例）、高血压心脏病、甲状腺机能亢进性心脏病、冠状动脉粥样硬化性心脏病（合并室上性心动过速）等原因引起的心力衰竭，有一定的副作用，可引起心律失常者，但持续时间短暂，经静脉注射 1% 氯化钾溶液后转为窦性心律，或者出现不同程度的胃肠道反应，均自行消失或减轻。心律失常的发生与胃肠道反心并不一致，但与用药剂量有一定关系，与心脏功能可能也有关。

【中西药合用禁忌】

1. 由于黄花夹竹桃的汁液和种子有毒，食入可致死，并能引起流产，主要表现为口腔炎、灼热感、舌刺痛、喉干、呕吐、腹泻、瞳孔散大，对心脏作用与洋地黄相似，先兴奋，后抑制，继而麻痹。黄花夹竹苷次苷甲对猫的 LD_{50} 为 $164.9 \pm 15.1ug/kg$，对豚鼠的 LD_{50} 为 $1665.6 \pm 15.132.9ug/kg$；黄花夹竹苷次苷乙对猫的 LD_{50} 为 $194.5 \pm 6.9ug/kg$，对豚鼠的 LD_{50} 为 $1387.0 \pm 292.4ug/kg$。因此，黄花夹竹桃及其制剂不宜与洋地黄类药物合用，容易引起蓄积中毒。

2. 黄花夹竹桃中含有强心苷类成分，不宜与蟾酥合用，可延长心肌不应期，降低房室传导和心肌收缩力，使药效降低，大剂量时可使心脏骤停，两者合用，可增加西药的毒性，患者有猝死的危险；不宜与枳实合用，枳实含对羟福林、晕原甲基酪胺等成分，具有兴奋 α 原受体和 β 原受体的作用，可增强心肌的收缩力，并升高血压，能增强洋地黄类强心苷的作用，同时增剧其毒性，引起心律失常等反应；不宜与大剂量甘草（煎剂、粉、浸膏等）或少量甘草长期合用，甘草所含成分甘草甜素，经体内酶水解生成甘草次酸，其化学结构类似于糖皮质激素，具有去氧皮质酮样作用，故能保钠排钾，使体内钾离子减少。如长期服用，有可能导致药源性低血钾，而低血钾容易诱发洋地黄中毒。

3. 含有黄花夹竹桃成分的中成药主要有强心灵，为国产黄花夹竹挑果仁中分离出的 3 种亲脂性单糖苷（黄花夹竹桃次苷甲、黄花夹竹桃次苷乙、单乙酰黄花夹竹桃次苷乙）的混合物。（1）不宜与炭、煅类中药及制剂如血余炭、地榆炭、蒲黄炭、大黄艾炭、荆芥炭、黄柏炭、熟地炭、煅龙骨、煅牡蛎、煅瓦楞、煅石膏、煅石决明、百草霜、焦三仙、伏龙肝等合用，由于炭、煅类中药及制剂有较强的吸附作用，如与黄花夹竹桃药物合用，其吸附作用会使西药的吸收率下降而使疗效降低；（2）不宜与含鞣质的中药如石榴皮、地榆、酸枣根、诃子、五倍子、黄药子、四季青、虎杖、大黄、仙鹤草、马鞭草、老颧草、木瓜、侧柏叶、拳参、扁蓄、儿茶、粟壳、千里光、茶叶等合用，因在胃肠道中鞣质可与强心苷类西药结合，形成不溶性沉淀物，不易吸收，而减低其疗效；（3）不宜与含有强心苷和杠柳苷 K 的中药如北五加皮、冰凉花、干蟾皮、蟾酥、罗布麻、万年青、洋地黄、海葱、马鞭草、白薇、杠柳等合用，因其具有与洋地黄类药物强心苷相似的强心作用。两者合用，则总剂量无形增加，可引起强心苷中毒，易出现心动过缓，甚至停搏等严重中毒症状。对顽固的慢性心力衰竭经长期服用洋地黄未能控制或恶化时，可在心电图密切观察下用小量黄花夹竹桃素缓慢行静脉注射，以试验个别患者当时的洋地黄的耐受力。根据病人一般情况及心律改变的反应估计洋地黄用量是否不足或已过量。但可能发生较严重反应，试用时须十分谨慎。

 铃兰

铃兰为百合科草玉铃属植物铃兰全草及根，又名草玉铃、香水花等。始载于《东北药植志》。中医认为其性温，味甘、苦，有毒。归肝、肾、膀胱三经。有温阳利水，活血祛风之功效。用于治疗心力衰竭，浮肿，劳伤，崩漏，白带，跌打损伤。全草每次 0.3g，每日量为 1.0g，水冲服。

【主要成分及药理】

铃兰主要含铃兰毒苷、铃兰毒醇苷、铃兰毒原苷、去葡萄糖墙花毒苷、3β，5β，11α，14β - 四羟基 - 卡烯 - 20（22）内酯 - 3α - L - 鼠李糖苷、萝摩苷元 - 3 - O - α - L - 鼠李糖苷、铃兰黄酮苷等强心苷类化合物，以及万年青皂苷元与异万年青皂苷元、铃兰皂苷 A、铃兰皂苷 B、葡萄糖铃兰皂苷 A、葡萄糖铃兰皂苷 B、铃兰皂苷 C、铃兰皂苷 D、去葡萄糖墙花毒苷等皂苷类化合物及白屈菜酸等脂肪酸类化合物。现代研究揭示其有强心、利尿、镇静、利胆、消炎等作用。

【临床中西药合用】

1. 用于心力衰竭：急、慢性充血性心力衰竭、阵发性心动过速及因克山病所致的充血性心力衰竭，可以在西医利尿强心扩血管基础上加用铃兰。

2. 用于心脏机能减退、重症传染病（感冒、肺炎、结核等）：用洋地黄往往无疗效时，用铃兰则效果良好，更年期及妊娠期、因甲状腺中毒性、血管硬化性及肾炎性所致的心脏机能减退以及运动员心脏扩大，应用铃兰或其制剂都有良好的效果。

3. 用于心脏机能轻度障碍引起的不适症状：可用铃兰制剂内服；在急性心力衰竭和血液循环机能不全时可作静脉注射。内服治疗神经官能症或一时性心力衰竭及心脏瓣膜疾病兼有心脏神经官能症，常与谷维素合用。此外尚用于心脏瓣膜疾病引起的急性、慢性心力衰竭等。有的认为，铃兰制剂作用出现快、但持续时间短，因此多被用以治疗轻型的心脏机能减退。口服时它对心脏的作用不及洋地黄，比福寿草还弱。因此严重型心力衰竭时候常作为应用洋地黄类的辅助用药。

4. 用于风湿性心脏瓣膜疾病合并心房纤颤所致的心力衰竭：各种病因引起的左心衰竭和慢性克山病所致的心力衰竭疗效较佳，风湿性心瓣膜疾病合并有再发性风湿性心脏炎疗效差，肺原性心脏病，尤其合并肺部感染者疗效最差，反而有加重之征。临床观察 8 例血液循环障碍的病人，用铃兰苦苷，每次 0.2mg，重症病例开始用 0.1mg，一日 2 次，渐增至一昼夜 0.3 ~ 0.5mg，曾收到良好疗效。并认为，对右心功能不全时是较有效的制剂。但也有人认为更适用于左心衰竭。

【中西药合用禁忌】

1. 由于铃兰使用过量，可能导致不良反应，主要表现为恶心、呕吐、头痛、黄视、嗜睡、头晕、精神失常或错乱、谵妄或谵语，心脏症状有心前区不适、心率显著变慢、心律失常，如房室结性及室内的短暂的传导阻滞、室性期外收缩、二联律、心室纤维颤动和心搏骤停死亡等。铃兰酊小鼠腹腔注射，半数致死量为 1.61 ± 0.1238mg/g。因此，铃兰及其制剂不宜与消炎痛、碘化钾、洋地黄、黄连素等对胃肠道有刺激的药物合用；不宜与易引起心律失常、心脏骤停的西药合用。

2. 铃兰含有强心苷类化合物，不宜与蟾酥合用，可延长心肌不应期，降低房室传导和心肌收缩力，使药效降低，大剂量时可使心脏骤停，两者合用，可增加西药的毒性，患者有猝死的危险；不宜与枳实合用，枳实含对羟福林、晕原甲基酪胺等成分，具有兴奋 α 原受体和 β 原受体的作用，可增强心肌的收缩力，并升高血压，能增强洋地黄类强心苷的作用，同时增剧其毒性，引起心律失常等反应；不宜与大剂量甘草（煎剂、粉、浸膏等）或少量甘草长期合用，甘草所含成分甘草甜素，经体内酶水解生成甘草次酸，其化学结构类似于糖皮质激素，具有去氧皮质酮样作用，故能保钠排钾，使体内钾离子减少。如长期服用，有可能导致药源性低血钾，而低血钾容易诱发洋地黄中毒。铃兰中含皂苷类化合物，铃兰试注射剂皮下注射时局部发生疼痛可持续 40 ~ 60min。不宜与维生素 C、胃蛋白酶合剂等酸性较强的西药联用，因皂苷在酸性环境及酶的作用下，极易水解失效；也不宜与含有金属的盐类药物如硫酸亚铁，枸橼酸铋钾等合用，可形成沉淀，不宜与可待因、吗啡、杜冷丁、苯巴比妥等合用，因其可加重麻醉，抑制呼吸。

2. 含有铃兰的中药制剂，铃兰注射液，作用类似洋地黄，但较强，蓄积作用小。本品皮下注射作用慢，且效不佳，口服后活性明显下降且不易吸收，故只宜静注，静注后经 5~10 分钟见效，1~2 小时内达最大作用，可维持 1~2 日。对心脏传导系统的抑制、心率减慢和蓄积作用比洋地黄小，用药 5 日后全部排泄完。患者用药期间心前区出现不舒适感觉时应减少剂量，延长注射间隔时间。若脉搏显著变慢（60 次/min 以下），应停止给药，注意观察。如患者先前服用过洋地黄制剂，在静脉注射铃兰毒苷前必须停药 4 天以上。用铃兰制剂期间，避免静脉注射钙剂，以防危险。铃兰毒试剂静脉注射时用 5% 葡萄糖溶液 20ml 稀释后缓慢注射，不可太快，以避免诱发严重心律失常，甚至造成突然死亡的危险。较长期应用铃兰制剂饱和剂量可造成体内蓄积而中毒。因此必须注意患者用药剂量、体内贮留剂量和病情，注意患者个体耐受情况等酌情用药。铃兰制剂对血管有器质性病变、急性心肌炎、心内膜炎患者禁用。有的认为，铃兰的禁忌症与毒毛旋花子试制剂相同。

第十二章

含胆汁酸类成分的常用中药

牛黄

牛黄为牛科动物牛的胆囊、胆管及肝管中的干燥结石，又名犀黄、各一旺（蒙名）等。因产自牛体内，颜色如蛋黄，故名牛黄。始载于《神农本草经》，列为上品。中医认为其性凉，味甘，归心、肝经。有清心，豁痰，开窍，凉肝，熄风，解毒之功效。用于热病神昏，中风痰迷，惊痫抽搐，癫痫发狂，咽喉肿痛，口舌生疮，痈肿疔疮。入丸、散剂，常用剂量是每次 0.15～0.35g。外用适量，研末敷患处。

【主要成分及药理】

天然牛黄为胆红素－胆固醇混合结石，主要含胆汁酸、胆汁酸盐、胆红素（游离胆红素、结合胆红素和共价胆红素）、胆甾醇、胆固醇、麦角甾醇、脂肪酸、卵磷脂、SMC－S2 和 SMC－F 等肽类物质以及丙氨酸、甘氨酸、天冬氨酸、精氨酸、亮氨酸、蛋氨酸等多种氨基酸等成分。现代研究揭示其有镇静、清热、强心、解痉、抗炎、抗氧化和增强免疫活性的作用。牛黄的 3 个代用品，即：人工牛黄、培植牛黄和体外培育牛黄。培植牛黄是给健康的牛胆囊人工置入异物，使牛生病形成牛黄。体外培育牛黄系指以牛科动物牛的新鲜胆汁作母液，加入去氧胆酸、胆酸、复合胆红素钙等制成的牛胆红素钙结石。人工牛黄是将牛胆汁或猪胆汁经人工提取（其中猪去氧胆酸仅从猪胆汁提取），再加入胆酸、去氧胆酸、胆固醇、胆红素、磷酸钙、硫酸镁、硫酸亚铁、多量淀粉等制造而成。人工牛黄缺乏氨基酸、多肽类成分，其胆红素、去氧胆酸、胆酸的含量与比例等，均与天然牛黄有大的差异。

【临床中西药合用】

1. 用于退热：中医传统之急症三宝—安宫牛黄丸、至宝丹、紫雪散中之前二宝，均以牛黄为主，治疗高热、神昏、惊厥。本品对各种发热都有治疗效果。对病毒性感染高热、肿瘤高热、免疫病高热，在西医治疗的基础上用天然牛黄退热，有时效果非常显著。每次吞服 300mg，一天 1~2 次。对菌血症高热，与抗生素同时使用也能加速退热。

2. 治疗昏迷，促进苏醒：本品为治疗昏迷的要药。为了促进苏醒，对菌血症并发颅内感染者，在抗生素、脱水等综合措施基础上，可加用安宫牛黄丸。对狼疮性脑病在激素冲击、脱水的同时，可加用醒脑净静滴和灌服西黄末吞服。对中风昏迷患者在脱水、兴奋中枢的同时，可加用至宝丹或西黄末灌服。对肝性昏迷、肺性昏迷、病毒感染性昏迷、外伤性昏迷等，在综合治疗基础上加用牛黄及其制剂，均有促进苏醒的疗效。

3. 用于降酶退黄：本品可治疗慢性肝炎长期的转氨酶和胆红素升高不易下降者，以及慢性胆囊炎胆石症，用甘利欣注射剂、维生素 C 片、联苯双酯滴丸，并在柴胡、郁金、蒲公英、虎杖等复方中加用牛黄吞服，每日 150~450mg，能提高疗效。

4. 治疗各种炎症：咽喉炎、扁桃体炎、口腔炎、牙龈炎、结膜炎等，在抗生素基础上加用牛黄，或用人工牛黄甲硝唑胶囊，抗菌谱包括脆弱拟杆菌属和其他拟杆菌属、梭形杆菌、产气梭状芽孢杆菌、真杆菌、韦容球菌、消化球菌和消化链球菌等。临床使用含有牛黄的中成药牛黄蛇胆川贝液治疗上感咳嗽和慢性支气管炎咳嗽有效。慢性支气管炎咳嗽、痰多、气喘，传统使用猪胆汁、羊胆汁代替牛黄，也有效果。有报道使用羊胆汁胶囊治疗老年性慢性支气管炎的大量病例，对咳、喘、痰都有很好的疗效。

5. 用于消瘀退斑：红斑散由牛黄粉、珍珠粉、水牛角粉、青黛粉等组成，治疗红斑狼疮、皮肌炎的面部红斑、手足瘀点、口腔溃疡等，有退斑、消瘀和平愈溃疡的效果。对狼疮活动，选用抗疟药如羟氯喹，或者激素、沙利度胺、环磷酰胺、硫唑嘌呤、长春新碱等等系统治疗，配合红斑散。全身淋巴结照射时，应用红斑散加扶正祛邪中药。

【中西药合用禁忌】

1. 由于牛黄使用过多可导致中毒，表现为胃肠活动增加、腹泻，骨骼肌活动增加，搐搦、痉挛，严重时则抑制，导致血压下降、心律失常、红细胞及血红蛋白减少，最后病人呈半昏迷或昏迷状态，终因呼吸循环衰竭而死亡。牛黄给小鼠灌胃的半数致死量 >15g/kg 或 20g/kg，给小鼠腹腔注射的半数致死量为 675.8 ± 152.1mg/kg。人工培植牛黄给小鼠灌胃的半数致死量 >15g/kg，腹腔注射为 403.3 ± 40.0mg/kg。因此，牛黄及牛黄制剂不宜与水合氯醛、乌拉坦、吗啡、苯巴比妥等中枢抑制剂合用。

2. 牛黄中所含牛黄酸，对心脏有兴奋作用，对血管稍有舒张作用，临床应用出现"不整脉"。因此，不宜与导致心律失常药物，两性霉素 B 注射剂、氨茶碱注射液、乙胺嘧啶、多虑平、阿米替林、左旋多巴、双氢克尿噻、麻黄碱、阿托品、肾上腺素、多巴胺等合用。

3. 含有牛黄成分的中成药，如牛黄解毒片、牛黄上清片、安宫牛黄丸、新癀片、双料喉风散、六神丸等。（1）不宜与四环素族配伍。由于牛黄解毒片、牛黄解毒丸、牛黄上清丸中含有石膏，而石膏的主要成分是硫酸钙，易与四环素结合，形成难以吸收的四环素钙，降低了四环素类药的生物利用度，也影响了上述药效的正常发挥。（2）不宜与黄连素同服。含有牛黄成分的中药如牛黄降压片、牛黄至宝丸、新癀片等，因配方中含有珍珠，而珍珠内所含的蛋白质及其水解物——多种氨基酸，可抵消黄连素的抗菌作用而降低疗效。（3）不宜与核黄素、烟酸联用。由于牛黄解毒片含有大黄，而大黄具有解毒泻火作用和较强的抑菌作用，当与核黄素、烟酸同服时，大黄的抑菌作用明显减弱，疗效降低。（4）不宜与中枢抑制药并用。由于牛黄解毒丸、牛黄至宝丹、牛黄清心丸、六神丸等中成药中均含有牛黄，对中枢有抑制作用，故不宜与西药吗啡、苯巴比妥等中枢抑制药并用，以防增加中枢抑制药的毒性，避免引起呼吸困难、昏睡、体位性低血压、昏厥等不良反应。（5）不宜与胰酶、多酶片等同服。牛黄解毒片中含有大黄，大黄粉可通过吸附或结合的方式抑制胃蛋白酶的消化作用，弱化了药物疗效。（6）不宜与亚硝盐、亚铁盐类同服牛黄解毒丸、六神丸、安宫牛黄丸因其中含有雄黄，与亚硝盐类、亚铁盐类同服可生成硫代砷酸盐，可使疗效下降。同理，与硝酸盐、硫酸盐类同服，可使雄黄所含的硫化砷氧化，增加毒性。因此，也不宜与硝酸盐、硫酸盐类同服。

🌿 熊 胆

熊胆为熊科动物黑熊或棕熊的胆囊，又名狗熊胆、黑瞎子胆。始载于《新修本草》。中医认为其性寒，味苦，归肝、胆、心、胃经。有清热解毒、平肝明目、杀虫止血之功效。用于热极生风，惊痫抽搐，热毒疮痈，目赤翳障，黄疸，小儿疳积，风虫牙痛等。内服，0.25～0.50g，入丸、散，由于本品有腥苦味，口服易引起呕吐，故宜用胶囊剂。外用适量，调涂患处。

【主要成分及药理】

熊胆中主要含胆酸、鹅去氧胆酸、熊去氧胆酸、去氧胆酸、牛磺熊去氧胆酸、牛磺鹅去氧胆酸等胆汁酸类化合物，胆红素、胆黄素、胆黄褐素和胆绿素等胆色素类化合物，天门冬氨酸、谷氨酸、丝氨酸、苏氨酸、亮氨酸、赖氨酸等氨基酸类化合物，磷、钙、镁、硼、铜、镨、钡、钴、铬、锶、铍等微量元素类化合物及胆固醇、蛋白质、肽类、脂肪、磷脂、无机盐和水等其他类化合物。现代研究揭示其有保肝利胆、活血化瘀、解热镇痛、抑制肿瘤、镇咳、祛痰、平喘、抑菌、明目、健胃、抗衰老、抗溃疡、抗病毒、抗缺氧、抗疲劳、抗过敏、解酒醒酒、降糖、降血压及提高免疫功能等作用。

【临床中西药合用】

1. 治疗业急性重症肝炎：在常规西医保肝护肝治疗的基础上加用熊胆、牛黄各2g，配伍茵陈、栀子等药，水煎服。

2. 眼科应用：治疗急性虹膜睫状体炎效果显著。方法：熊胆开明片是选择以熊胆粉为主药的中药组方（含熊胆粉、石决明、菊花、枸杞子、泽泻、茺蔚子、龙胆草等），每片含量为0.35g，具有抗炎、抑菌、镇痛等药效。本处方参照孙思邈所著《银海精微》中的上方，通过药理、药效学筛选而设计。熊胆滴眼液清热解毒，去翳明目，消肿止痒。用于目赤肿痛症。对病毒性结膜炎、滤泡性结膜炎有较好疗效。还可用于消除视力疲劳。用法：滴入眼中，每次1~3滴，每天3~5次。急性患者前3d每2h滴1次。复方熊胆滴眼液治疗急性卡他性结膜炎；用复方熊胆滴眼液治疗急性卡他性结膜炎，每次2滴，每天8次，5d为一个疗程。复方熊胆滴眼液是以熊胆粉为主药，配与冰片，熊胆粉能清热解毒，用于肝热、目赤、肿痛、羞明及生翳障等症，配此冰片辛温香烈、平肝、明目的作用。复方熊胆滴眼液用于急性性卡他性结膜炎的治疗为较佳的选择。

3. 治疗病毒性肝炎：熊胆粉胶囊，主要成分为胆汁酸（熊去氧胆酸、鹅去氧胆酸）、氨基酸、胆色素，脂肪、磷脂、微量元素等。其成分中一对双向异物体，具有对抗乙酰胆碱造成的痉挛，松弛胆总管、括约肌，显著增加胆汁分泌量，解除痉痛，促进肝脏糖原蓄积，减少肝脂肪，增加肝抗血酸的贮存，减少肝细胞坏死，促进肝细胞再生，保肝解毒，清热利湿，疏肝利胆，健脾和胃，调理气血，抗炎解热等作用，对改善患者症状，降低升高的转氨酶和总胆红素有明显效果。临床上，在西医应用抗病毒西药、免疫调节剂、免疫抑制剂的基础上，可酌情加用熊胆粉胶囊。

4. 治疗急性扁桃体炎：在临床中应用熊胆粉外涂治疗急性扁桃体炎，效果较好，治疗方法：用消毒湿棉签沾熊胆粉0.1~0.2g，均匀涂于扁桃体上，嘱患者15min内不做吞咽动作，每日治疗1~3次。

5. 穴位注射治疗高脂血症：用熊胆注射液穴位注射疗法。取穴：丰隆、足三里、三阴交、阴陵泉、天枢。熊胆注射液的配制：取熊胆粉1g，用注射用水配制成10mL的熊胆注射液。

6. 用于慢性心源性心脏病长期用药所致二重感染：慢性心源性心脏病是临床较为常见的疾病，病情反复发作，长期大量使用抗生素后而致体内菌群失调而发生的二重感染，笔者从对于发生真菌二重感染的肺心病患者给予熊胆粉粉治疗，真菌被迅速控制，效果满意。最初用熊胆粉给肺心病患者作发热、咽喉肿痛、便秘等治疗时，偶然发现二重感染患者口腔病灶也被迅速控制，后用于其他二重感染病例也观察到同样效果，且疗程短，疗效快。其作用机制可能与清热解毒，抗菌杀虫有关。

7. 治疗胆结石：临床上，在应用利胆西药基础上加用熊胆有效成分熊去氧胆酸和牛黄酸，口服，显著缓解症状。

【中西药合用禁忌】

1. 由于熊胆使用过量可引起中毒，主要表现为腹痛、腹泻及胃部刺激、眼痒、眼睑皮肤潮红、眼胀或出现皮疹、瘙痒等过敏症状。熊胆毒性小，急性毒性试验，小鼠 ig 引流熊胆与天然熊胆 LD_{50} 均大于 15g/kg，熊胆对小鼠 ip 的 LD_{50} 为 8.5g/kg，腹腔注射为 1.165g/kg，皮下注射为 1.0717g/kg。因此，熊胆及其制剂不宜与阿司匹林、消炎痛、碘化钾、洋地黄、黄连素等对胃有强烈刺激的药物合用；不宜与清开灵注射液、头孢噻肟钠、维生素 D_2 胶性钙（维丁胶性钙）、葡萄糖酸钙、盐酸苯海拉明、息斯敏（阿司咪唑）、感冒通等常见的易引起过敏性休克的药物合用。

2. 熊胆中所含鹅去氧胆酸，对肝脏有毒性作用，服用量大，耐受性较差，腹泻发生率高。不宜与奥美拉唑、利奈唑胺、结核病化疗药物、桂哌齐特等致血液系统损害和大环内酯类、解热镇痛、抗精神病、抗抑郁、镇静、抗肿瘤等具有肝毒性药物合用。

3. 含有熊胆成分的中成药，如复方熊胆茵陈颗粒、熊胆开明片、熊胆滴眼液、熊胆粉胶囊、熊胆贝母止咳胶囊、熊胆救心丸、胡氏六神丸、熊胆痔疮膏、熊胆胶囊、八宝五胆药墨、熊胆痔灵栓、复方斑蝥胶囊、熊胆痔灵膏、熊胆丸等。（1）因复方熊胆茵陈颗粒含有甘草，不宜与降血糖的西药如甲苯磺丁脲、苯乙双胍等合用，因为甘草含有糖皮质激素样物质，会使血糖上升，与这些药物合用时会产生药理拮抗，抵消或降低血糖药物的降糖作用。（3）因熊胆开明片含有龙胆，不宜与奎尼丁合用，因为奎尼丁能与胆汁中阳离子生成不溶性的络合物而影响吸收，降低疗效。

猪胆

猪胆为猪科动物猪的胆或胆汁，取得后，挂起晾干，或在半干时稍稍压扁，再干燥得之。本品为黄色、灰黄色粉末，遍及全国。始载于《名医别录》。中医认为其性寒，味苦、咸，归肝、胆、肺、心、大肠经、手足阳明经。胆粉与胆汁功同，有清热、清心、明日、消渴、润燥、解毒之功效。用于里热、燥渴、便秘、黄疸、热咳、哮喘、热泄、痢疾、目赤、眼疾、喉痹、膊耳、痈肿疔疮、胆炎、黄疸、创伤性角膜炎、创伤等。煎汤，6~9g；或取汁中，每次 3~6g；或入丸、散。外用适量，涂敷、点眼或灌肠。

【主要成分及药理】

猪胆汁主要含有鹅脱氧胆酸、3α-羟基-6-氧-5α-胆烷酸、石胆酸、猪胆酸和猪脱氧胆酸等胆汁酸类化合物，钙、镁、锌、铜等微量元素类化合物以及胆色素、粘蛋白、卵磷脂类、盐类、尿素、多肽化合物和多种氨基酸等。其中，胆汁酸与胆色素是胆汁中的主要成分。现代研究揭示其有镇咳、平喘、利胆、消炎、解痉、抗菌、抗炎、抗癌、抗过敏、抗病原微生物、降血脂等作用。

【临床中西药合用】

1. 治肝火上炎、目赤肿痛，以及小儿百日咳：在西医基础治疗上可加用本品隔水蒸熟饮服及猪胆汁粉剂、糖浆和流浸膏等。

2. 治疗老年慢性支气管炎：在西医抗炎、祛痰基础上也可配合白花蛇舌草、平地木等同用。此外，临床曾以猪胆汁分别配合半夏、赤小豆、何首乌、淫羊藿、地龙、百部和甘草、细辛和白胡椒、白花蛇舌草等组成多种复方。

3. 治疗急性胃肠炎、菌痢等：在应用喹诺酮类抗生素等基础上可用新鲜猪胆汁100ml，加入绿豆粉 1 斤混合搅拌，制成药丸（绿胆丸）。成人每次 2~3 钱，儿童每次 3 分，日服 3~4 次。遇有脱水现象者仍须补液。部分病例在用药 1~2 天内即出现疗效，并无副作用。

4. 用于妇产科各种手术及炎症感染：在西医应用抗生素治疗上，用猪胆汁、黄芩素制成注射液，每次肌肉注射 2ml，每日 2 次。曾用于卵巢肿瘤切除、宫外孕手术、绝育手术等术后感染，及慢性盆腔炎、尿路感染等疾病，代替抗菌素，疗效显著。

5. 治疗沙眼：鲜猪胆汁过滤使呈清亮溶液，用生理盐水稀释成 10% 浓度，高压消毒后点眼或用鲜猪胆汁 50ml，1:1000 肾上腺素 1 毫升，5% 普鲁卡因 5ml，混合过滤后在水浴上煮沸 1 分 min，每日点眼 3 次。

6. 治疗慢性化脓性中耳炎：西医局部滴用抗生素。加用鲜猪胆汁烘干研粉，加等量或 2 倍明矾粉拌匀。用于治疗一般慢性化脓性中耳炎，无骨质破坏和胆脂瘤者。使用前先用双氧水清洗外耳道，拭干后将胆矾粉均匀喷入鼓膜穿孔处。量勿过多，以免妨碍引流。多数患者第一次上药后，次日分泌物增多变稀，2~3 日后分泌物锐减，逐渐干燥。防止呼吸道感染，清除鼻咽部感染灶是防止复发的有效措施。

【中西药合用禁忌】

1. 由于猪胆使用过量可引起中毒，主要表现为恶心、呕吐等症状以及以肝、肾损害为主的多器官功能障碍。查阅相关文献，未见猪胆毒理试验研究报道。因此，不宜与呋喃妥因、利福平、阿司匹林、消炎痛合用，否则会加重对肾脏的毒性；不宜与奥美拉唑、利奈唑胺、结核病化疗药物、桂哌齐特等致血液系统损害和大环内酯类、解热镇痛、抗精神病、抗抑郁、镇静、抗肿瘤等具有肝毒性药物合用。

2. 猪胆中含有胆汁酸，不宜与奎尼丁等合用，因其与奎尼丁合用会形成络合物影响吸收；不宜与和氯霉素合用，会降低疗效。

3. 含猪胆成分的中成药，如护肝片、珠黄胶囊、胆乐胶囊、脑立清丸、藿胆丸等。（1）因护肝片中含有五味子，因此不宜与磺胺类药西药同服，因鞣质能与磺胺类药物结合影响磺胺的排泄，导致血及肝内磺胺类药浓度增高，严重者可发生中毒性肝炎；不宜与西药碳酸氢钠、氢氧化铝凝胶、胃舒平、氨茶碱等碱性药物同服，由于酸碱中和，使中西药均失去疗效；不宜与红霉素同服，可使红霉素在酸性环境中的杀菌力大大减弱，甚至使化学结构遭到破坏，降低生物利用度，影响疗效。（2）因珠黄胶囊含有牛黄，不宜与西药吗啡、苯巴比妥等中枢抑制药合用，因其对中枢有抑制作用，两者合用，增加中枢抑制药的毒性，引起呼吸困难、昏睡、体位性低血压、昏厥等不良反应。（3）因脑立清丸中含有磁石，不宜与四环素族配伍，由于磁石的主要成分是四氧化三铁，易与四环素结合，形成难以吸收的四环素络合物，降低了四环素类药的生物利用度，也影响了上述药效的正常发挥。

第十三章

含有机酸的常用中药

金银花

金银花为忍冬科植物忍冬、红腺忍冬、山银花或毛花枝忍冬的干燥花蕾，又叫银花、双花、鹭鸶花、二宝花、金藤花、双苞花等。始载于《名医别录》。中医认为其性寒，味甘、苦，归肺、胃、大肠经等。有清热解毒，凉散风热之功效。用于痈肿疔疮，喉痹，丹毒，热血毒痢，风热感冒，温病发热等。煎服，用量6～15g。

【主要成分及药理】

金银花主要含棕榈酸、豆蔻酸、原儿茶酸、咖啡酸、咖啡酸甲酯、4－羟基桂皮酸和4－羟基桂皮酸甲酯等有机酸类化合物，绿原酸、绿原酸四乙酰酯、绿原酸甲酯、3－咖啡酰奎尼酸、3－咖啡酰奎尼酸甲酯、4－咖啡酰奎尼酸、4，5－二咖啡酰奎尼酸、3，5－二咖啡酰奎尼酸、3，5－二咖啡酰奎尼酸甲酯、3，5－二咖啡酰奎尼酸丁酯以及香草酸4－O－β－D－6－O－苯甲酰吡喃葡萄糖基等有机酸类衍生物，3′－甲氧基木犀草素、5，3′－二甲氧基木犀草素、木犀草素－7－O－β－D－葡萄糖苷、木犀草素－7－O－β－D－半乳糖苷、木犀草素－5－O－β－D－葡萄糖苷、金圣草黄素、金圣草素－7－O－新橙皮苷、忍冬苷、山奈酚－3－O－β－D－葡萄糖苷等黄酮类化合物，马钱素、7－表马钱素、8－表马钱素、番木鳖酸等闭环环烯醚萜类以及裂环马钱素、裂环马钱素二甲缩醛、獐牙菜苷、裂环马钱苷－7－甲酯、金吉苷、7α－莫诺苷、7β－莫诺苷、去氢莫诺苷、裂环马钱酸、裂环马钱苷、裂环马钱子苷A等裂环环烯醚萜类化合物，芳樟醇、香叶醇、香树烯、苯甲酸甲酯、丁香酚、金合欢醇等挥发油类成分，Fe、Mn、Cu、Zn、Ti、Sr、Mo、Ba、Ni、Cr、等微量元素。现代研究揭示其有抗病原微生物、抗炎、抗菌、抗病毒、抗内毒素、解热、保肝、抗生育、止血、免疫调节、降血脂、中枢兴奋等作用。

【临床中西药合用】

1. 治阳性疮疡：银花味甘性寒，气味芳香，既可清透疏表，又能解血分热毒，尤为要药，配以连翘、牛蒡子、薄荷、荆芥，则疏表解热；配以鲜生地、玄参、连翘、竹叶卷心等，则清营泄热；配以紫花地丁、野菊花、蒲公英，则解毒疗疮；配以黄芪、当归、甘草，则托毒消痈；配以黄芩、白芍、甘草等，则清热治痢。严重者加用抗生素治疗。

2. 抑菌作用：黄芩、金银花与青霉素，能增强青霉素对耐药金黄色葡萄球菌的抑制作用，在抑制耐药菌体蛋白质合成上有协同作用。

3. 治疗发背恶疮：在应用抗生素的基础上可用金银花散，由金银花120g，甘草30g（炙）。每服12g，水、酒各150ml，煎至150ml，去滓，稍热服之。

4. 治疗急性湿疹：临床上，可在西医应用抗组胺药及糖皮质激素基础上加用金银花汤由银花62g，菊花62g，黄连9g，土茯苓31g，薏米15g，防风15g，蝉蜕9g，甘草9g组成。水煎内服。上部，加川芎；中部，加桔梗；下部，加牛膝；两上肢，加桂枝；阴囊湿疹久不愈者，加附子、麻黄、细辛、山药。

5. 治疗热毒痈疖：临床上，可在西医应用抗生素基础上可加用金银花浓煎内服，也可与蒲公英、紫花地丁、野菊花配伍，以增强清热解毒消肿之功。代表方有五味消毒饮，出自《医宗金鉴》外科心法要诀方："金银花三钱，野菊花、蒲公英、紫花地丁、紫背天葵子各一钱二分，水二盅，煎八分，加无灰酒半盅，再滚二三沸时热服。如法再煎服，被盖出汗为度。"具有清热解毒，消散疔疮之功。主治各种疔毒，痈疮疖肿，局部红肿，热痛，或发热恶寒，舌红苔黄，脉数。此方药虽仅有五种，但功专力宏，是历代中医治疗火毒结聚而引起痈疮疖肿的首选方剂。现代用量及煎服方法为：金银花20g，野菊花、蒲公英、紫花地丁、紫背天葵子各15g，水煎后，加酒适量口服，药渣捣烂可敷患处。

6. 治疗疮疡肿毒初起或已成脓而未溃者：临床上，在西医应用抗生素或切开排脓基础上可用本品与穿山甲、皂角刺、大贝、白芷等合用，代表方有仙方活命饮。仙方活命饮以清热解毒为主，活血行气，消肿溃坚为辅，称为"疮痈之圣药，外科之首方"，用于一切疮痈初起。金银花用量较重，善清热解毒，配白芷、防风意在疏风散邪，使热毒从外透解；花粉、贝母清热化痰，散结消痈。现代用量：穿山甲3g、皂角刺3g、当归尾3g、甘草3g、金银花9g、赤芍3g、乳香3g、没药3g、天花粉3g、陈皮9g、防风3g、贝母3g、白芷3g。

【中西药合用禁忌】

1. 由于金银花过量使用会出现不良反应，主要表现为胃部不适、食纳欠佳、肠鸣、腹泻等。金银花水浸液灌胃，对家兔、犬等无明显毒性反应，对呼吸、血压、尿量均无影响。小鼠皮下注射本品浸膏的 LD_{50} 为 53g/kg。因此，金银花及其制剂不宜与阿司匹林、消炎痛、碘化钾、洋地黄、黄连素等对胃有强烈刺激的药物合用。

2. 银花中含有有机酸性成分，不宜与磺胺类药合用，因易析出结晶而致结晶尿、血尿；不宜与西药碳酸氢钠、氢氧化铝凝胶、胃舒平、氨茶碱等碱性药物同服，由于酸碱中和，使中西药均失去疗效；不宜与呋喃妥因、利福平、阿司匹林、消炎痛合用会加重对肾脏的毒性；不宜与红霉素同服，可使红霉素在酸性环境中的杀菌作用大大减弱，甚至使化学结构遭到破坏，降低生物利用度，影响疗效。

3. 含有金银花的中成药，如银黄颗粒、双黄连口服液、孕妇金花丸、羚羊清肺丸、金嗓开音丸、小儿清热宁颗粒、清开灵片、银黄含化片、银花泌炎灵胶囊、金银花露等。（1）银黄颗粒、双黄连口服液中含有黄芩，不宜与碳酸钙、硫酸亚铁、氢氧化铝等合用，可与金属离子形成络合物影响药物吸收；不宜与菌类制剂如乳酸菌素片，蜡样牙孢杆菌片等联用，因二者同用会抑制或降低菌类制剂的活性。（2）因孕妇金花丸中含有当归，不宜与华法林等抗凝药同用可导致出血倾向的增加；不宜与阿司匹林联用，会导致眼前房出血；与抗结核药异烟肼联用，同服后会产生螯合反应，妨碍机体吸收，降低疗效。（3）因羚羊清肺丸中含有甘草，不宜与降血糖的西药如甲苯磺丁脲、苯乙双胍等合用，因为甘草含有糖皮质激素样物质，会使血糖上升，与这些药物合用时会产生药理拮抗，抵消或降低血糖药物的降糖作用。

当归

当归为伞形科植物当归的干燥根，又名干归、马尾归、云归。始载于《神农本草经》，列为中品。中医认为其性温，味甘、辛、苦，归肝、心、脾经。有补血活血，调经止痛，润肠通便之功效。用于血虚萎黄，眩晕心悸，月经不调，经闭痛经，虚寒腹痛，肠燥便秘，风湿痹痛，跌扑损伤，痈疽疮疡。酒当归活血通经。煎服，用量 6 ~12g。

【主要成分及药理】

当归主要含阿魏酸、丁二酸、二十四烷酸、烟酸、棕榈酸、香草酸等有机酸类化合物，藁苯内酯、罗勒烯、香荆芥酚、对甲苯酚、苯酚、间乙苯酚、正丁烯基酞内酯、邻苯二甲酸酐等挥发油类化合物，查尔酮衍生物、木犀草素－7－O－P－D葡萄糖苷和木犀草素－7－O－芦丁糖苷等黄酮类化合物，当归多糖 X－C－3－Ⅱ、X－C－3－V等多糖类化合物，精氨酸、赖氨酸、缬氨酸、色氨酸、亮氨酸等氨基酸类化合物以及铜、铁、锰、锌等多种微量元素。此外，当归中还含有尿嘧啶、腺嘌呤、维生素E、青霉菌属的代谢产物以及香豆素类等成分。现代研究揭示其有促进造血功能、增加心脏血液供应、降低心肌耗氧量、增强皮质激素所致的免疫抑制作用、抗炎和镇痛、保护肝损伤、改善肺功能、抗血小板聚集、抗动脉粥样硬化、抗氧化、抗衰老、抗辐射损伤以及对子宫平滑肌等作用。

【临床中西药合用】

1. 治疗肌肉、关节疼痛及神经痛：在西医应用非甾体抗炎止痛药或营养神经等药的基础上可采用当归液穴位注射，治疗腰肌劳损、肌肉风湿、四肢关节损伤、关节炎，及各种神经痛（坐骨神经痛、肋间神经痛、枕神经痛等），有较好效果。实践证明，当归穴位注射，不仅止痛效果显着，而且具有松弛肌肉，降低软组织的炎症性反应，及改善末梢神经和血管功能等作用。凡因结核、肿瘤引起的腰背痛或四肢关节痛，局部外伤，化脓性病灶以及皮肤病患者，急性损伤局部瘀血、肿胀严重者皆不宜用。孕妇慎用。

2. 治疗慢性气管炎：在西医予以抗感染、化痰等基础上可以用5%当归液注入膻中、肺俞、定喘、孔最等穴。每次每穴注入0.5~1ml。针刺入（深约1.5cm左右）后，用摇动针管及轻度提插的手法，使针下产生酸胀感觉，然后缓缓注入药液。

3. 治疗慢性盆腔炎：在西医抗炎的基础上可用当归组织液行穴位注射，月经期停止治疗。

4. 治疗月经病：月经病病因很多，如炎症、内分泌、血液病、肿瘤等，西医治疗主要是针对病因治疗。将当归20g，红花10g分别浸于50%酒精50ml中，48h后过滤，混匀，加酒精至100ml。每日3次饭后服，每次3ml，经期停服。用于治疗月经不调、痛经、子宫发育不全等病。

5. 治疗高血压病：在服用降压药的基础上可用20%复方当归注射液（当归、红花、川芎等量）2ml加入10%葡萄糖液2ml内，或75%复方当归注射液1ml加10%葡萄糖液3ml，于两侧曲池及足三里交替注射，每穴2ml。注射时采用5号针头，刺入穴位后，待患者有酸麻胀感时，再缓缓注入药液。

6. 治疗鼻炎：临床上，可在西医局部应用抗生素的基础上加用5%当归液于迎香（双）、印堂穴行穴位注射，每穴0.3~0.5ml。每天1次，5天1疗程。一般一个疗程即可见效，通常作2个疗程。药液注入后，局部有轻度疼痛及酸麻感，无其它不良反应。治疗慢性单纯性、肥厚性、过敏性鼻炎和副鼻窦炎等，当归液穴位注射具有消炎消肿、止痛、抗过敏、止血及调节鼻腔植物神经功能等作用，对消除鼻因性头痛有特效。病程越短，疗效越好。

【中西药合用禁忌】

1. 由于当归使用过量会引起中毒，主要表现为疲倦、嗜睡、发热、头痛、口干、恶心及过敏性休克等反应。当归流浸膏给小鼠灌胃的最小致死量为 0.3～0.9g/10g；叶流浸膏为 1g/10g；当归水提取液给小鼠灌服及腹腔注射的半数致死量，分别大于 8g/kg 和 6.58g/kg；当归乙醚提取物给小鼠和腹腔注射的半数致死量，分别大于 10g/kg 和 5g/kg；当归甲醇提取物给大鼠、小鼠灌服和腹腔注射的半数致死量均大于 6g/kg，当归挥发油静脉注射 1ml/kg，可使动物血压下降，呼吸抑制，加大剂量则血压骤降，呼吸停止。静脉注射乙醚提取物 0.06ml/kg 和 0.02ml/kg，可分别使犬及猫死亡。因此，当归及其制剂不宜与清开灵注射液、头孢噻肟钠、维生素 D_2 胶性钙（维丁胶性钙）、葡萄糖酸钙、盐酸苯海拉明、息斯敏（阿司咪唑）、感冒通等常见的引起过敏性休克的药物合用。

2. 当归中含有有机酸成分，不宜和磺胺类药合用，因易析出结晶而致结晶尿、血尿；不宜与西药碳酸氢钠、氢氧化铝凝胶、胃舒平、氨茶碱等碱性药物同服，由于酸碱中和，使中西药均失去疗效；不宜与呋喃妥因、利福平、阿司匹林、消炎痛合用会加重对肾脏的毒性；不宜与红霉素同服，可使红霉素在酸性环境中的杀菌力大大减弱，甚至使化学结构遭到破坏，降低生物利用度，影响疗效；不宜与奎宁、麻黄素、阿托品等合用，两者合用，容易形成沉淀影响药物吸收；不宜与水杨酸制剂合用，易促成消化性溃疡；不宜与钾利尿药（氢氯噻嗪等）合用，两者合用易致低血钾。此外，含有挥发油成分，会造成对中枢神经系统的毒性，不宜与中枢神经系统的药物合用，合用可能部分或完全抑制后者的作用。

3. 含当归的中成药，如当归补血丸、红花当归散、催乳丸、乙肝扶正胶囊、十二温经丸、十珍香附丸、三蛇药酒、千金化痰丸、玉液丸、生化丸等。（1）因当归补血丸中含有当归，不宜与华法林等抗凝药同用可导致出血倾向的增加；不宜与阿司匹林联用，会导致眼前房出血。（2）因红花当归散中含有甘草，不宜与降血糖的西药如甲苯磺丁脲、苯乙双胍等合用，因为甘草含有糖皮质激素样物质，会使血糖上升，与这些药物合用时会产生药理拮抗，抵消或降低血糖药物的降糖作用。（3）因催乳丸中含有漏芦，不宜与含碘离子的碘喉片、碘化钾、碘化钠同用。因为在胃酸作用下，碘离子能沉淀大部分生物碱，降低疗效；与重金属盐类的西药如次硝酸铋、硫酸亚铁、氢氧化铝凝胶、胃舒平、硫酸镁联用，也可产生沉淀反应，降低疗效。（4）此外，口服避孕药、雌激素以及黄体酮等荷尔蒙治疗药物也不能够和当归及其制剂一起使用。

🦅 丹参

丹参为唇形科植物丹参的干燥根及根茎，又名赤参、山参、红参等。始载于《神农本草经》，列为上品。中医认为其性微寒，味苦，归心、心包、肝经。有活血祛瘀，调经止痛，养血安神，凉血消痈之功效。用于月经不调、经闭经痛、产后瘀滞腹痛、心腹疼痛、癥瘕积聚、热痹肿痛、跌打损伤、热入营血、烦躁不安、心烦失眠、痈疮肿毒。煎汤，5～15g，大剂量可用至30g。

【主要成分及药理】

丹参主要含丹参素、D（＋）3－13，4二羟基苯乳酸、丹参酸乙、丹参酸丙、琥珀酸、丹参酚酸A、丹参酚酸B、丹参酚酸C、熊果酸、原儿茶醛、咖啡酸、丹参酸钾、丹参酚酸钾、迷迭香酸、迷迭香酸甲酯、鼠尾草酚、丹参内酯、丹参二醇A、丹参二醇B、丹参二醇C，丹参新酮Ⅳ等水溶性的酚酸有机酸类化合物，以及丹参酮Ⅰ、丹参酮ⅡA、丹参酮ⅡB、丹参酮Ⅴ、隐丹参酮、羟基丹参酮、丹参酸甲酯、次甲基丹参醌、紫丹参甲素、乙素、戊素，丹参新酮、1，2－二氢丹参醌、丹参醇Ⅰ、Ⅱ、Ⅲ，二氢丹参酮Ⅰ，异丹参酮Ⅱ，异隐丹参酮等脂溶性的共轭醌、酮类化合物，降鼠尾草氧化物、弥罗松酚、鼠尾草酚、柳杉酚等其他类型结构的化合物。现代研究揭示其有保护血管内皮细胞、抗心律失常、抗动脉粥样硬化、改善微循环、保护心肌、抑制和解除血小板聚集、扩张冠脉、增加冠脉流量、提高机体耐缺氧能力、抑制胶原纤维的产生和促进纤维蛋白的降解、抗炎、抗脂质过氧化和清除自由基以及保护肝细胞、抗肺纤维化等作用。

【临床中西药合用】

1. 用于消化性溃疡：在西医应用护胃治疗上可用本品与白芨、大黄配伍用药用于治疗消化性溃疡，尤其对难治性溃疡疗效更为显著。在其他中药治疗溃疡的配方中均含有丹参，治疗效果较好。

2. 用于肾功能衰竭：临床上，西医主要以减轻肾功能损害，防止电解质紊乱、透析等治疗。丹参制剂大多联合其他药物辅助治疗肾功能衰竭，代表药物为丹参注射也液和丹参川芎嗪注射液。丹参滴注液配合西药治疗肾病综合征能够取得满意的疗效，临床用药较为安全，患者接受治疗后其复发率较低。而丹参川芎嗪注射液可以改善代谢综合征肾损害患者的肾脏损害，减少尿蛋白。

3. 用于肝病：西医主要是护肝、防止肝纤维化等治疗。丹参制剂在治疗肝炎、脂肪肝、肝硬化，以及肝病导致的并发症方面疗效显著，多为联合治疗。主要剂型有丹参川芎嗪、丹参滴丸、丹参注射液、丹红注射液。

4. 用于肺炎：丹参联合抗菌药物治疗社区获得性肺炎、婴幼儿重症肺炎、慢性阻塞性肺疾病（COPD）疗效突出。主要剂型为丹参注射液、丹参粉针。

5. 用于急性胰腺炎：在西医应用生长抑素、补液、抗感染、肠外营养等治疗上。以水溶性成分入药的丹参制剂用于治疗急性胰腺炎，主要包括丹参注射液、复方丹参注射液等。研究发现，在常规治疗基础上，联合使用乌司他汀和丹参治疗AP，有利于控制炎症反应，提高治疗效果。

【中西药合用禁忌】

1. 由于丹参使用过量可引起过敏性反应，主要表现为休克、皮疹、瘙痒、荨麻疹、潮红、出血性皮炎；可引起消化道反应，主要表现为恶心呕吐、腹痛、腹胀、腹泻、尿黄如浓茶、巩膜黄染；可引起呼吸系统紊乱，主要表现为呼吸急促、呼吸困难、胸闷、咳嗽、憋气；可对心血管系统产生影响，主要表现为心慌、心悸、心前区疼痛；可对神经系统产生影响，主要表现为麻木、头痛、头晕、视线模糊等。丹参毒性较小，水提乙醇溶解部分，给小鼠一次腹腔注射的半数致死量为 80.5 ± 3.1 g（生药）/kg；丹参或复方丹参注射液给小鼠腹腔注射的半数致死量分别为 36.7 ± 3.8 g/kg 和 61.5 ± 5.3 g/kg。丹参煎剂给小鼠腹腔注射，48 小时内，剂量为 43g/kg 组未见动物死亡，而 64g/kg 组 10 只动物死亡 2 只。丹参注射液用临床剂量的 20~30 倍，连续给家兔注射 2 周，未见毒性反应，体重、血象及肝肾功能等均无明显异常改变。2% 丹参酮混悬液给小鼠灌胃 0.5ml/只/天，连用 14 天；大鼠灌胃 2.5ml/只/天，连用 10 天，均未见毒性反应。因此，丹参及其制剂不宜与清开灵注射液、头孢噻肟钠、维生素 D_2 胶性钙（维丁胶性钙）、葡萄糖酸钙、盐酸苯海拉明、息斯敏（阿司咪唑）、感冒通等常见的引起过敏性休克的药物合用；不宜与消炎痛、碘化钾、洋地黄、黄连素等对胃肠道有刺激的药物合用；不宜与水合氯醛、芬太尼、安定、硫喷妥钠、二氢埃托啡、度冷丁、乙醚、抗组胺类、乌拉坦、苯巴比妥等中枢抑制剂合用。

2. 由于丹参中含有酚酸类成分，不宜与抗酸药如三硅酸镁、氧化镁合剂、复方氧化镁合剂、胃舒平、胃得乐片等合用，因其与上述药物同用会产生络合效应，进而会降低丹参的药效；不宜与雄性激素类药物如甲基睾丸素、丙酸睾丸素等，因丹参主要有效成分丹参酮具有拮抗雄性激素的作用，它与雄性激素的配伍，可降低雄性激素的活性；不宜同时食用牛奶和黄豆，因在丹参分子结构上羟基氧、酮基氧可与牛奶及黄豆中所富含的钙、镁、铁离子形成络合物，同时服用会降低药效；不宜与抗凝血药如阿司匹林等合用，因丹参也具有抑制血小板聚集、抗凝、降低血黏稠度的作用，二者合用可能会引起严重出血，甚至有生命危险；不宜与阿托品合用，因阿托品为阻断 M 胆碱受体的抗胆碱药，具有解除迷走神经对心脏的抑制而使心率加速。两药合用，丹参所具有的降低血压的效应，能被阿托品阻断，从而降低丹参的药效；不宜与环磷酰胺 5-氟尿嘧啶、喜树碱钠、争光霉素合用，容易促进肿瘤转移。

3. 含有丹参的中成药，如丹参注射液、复方丹参片、复方丹参滴丸、芪参益气滴丸、冠脉宁片、清脑降压片、脑心通片、睡安胶囊、乙肝宁胶囊、金龙舒胆胶囊、双黄连口服液、感冒止咳颗粒、清热解毒口服液、精制冠心片、冠心丹参胶囊等。（1）因丹参注射液中含有丹参酮及三个酸性成分，不宜与含铁的蛋白质细胞色素 C 合用，两药混合静脉滴注可产生络合反应，生成丹参酚－铁络合物，使注射液的色泽变深，甚至产生混浊，使二者的药效下降。(2) 因复方丹参片、复方丹参滴丸、芪参益气滴丸中含有三七，不宜与维生素C、烟酸谷氨酸、胃酶合剂等合用，两者合用，发生分解药效降低；不宜与可待因、吗啡、杜冷丁、苯巴比妥等合用，两者合用，加重麻醉，抑制呼吸；不宜与强心甙类药物合用，两者合用，药效累加，增加毒性；不宜与降糖药合用，两者合用，可导致血糖升高。

马兜铃

马兜铃为马兜铃科植物北马兜或马兜铃的干燥成熟果实，又名臭铃铛、葫芦罐、臭罐罐、万丈龙、兜铃、马兜零、水马香果、蛇参果。始载于《雷公炮炙论》。中医认为其性寒，味苦，归肺经。有清肺降气，止咳平喘，清肠消痔之功效。用于肺热喘咳、痰中带血、肠热痔血、痔瘘肿痛。煎服，用量 3~9g。

【主要成分及药理】

马兜铃主要含马兜铃酸Ⅰ和马兜铃酸Ⅱ、Ⅲ、Ⅲa、Ⅳa、Ⅶa以及马兜铃内酰胺Ⅰ、Ⅱ、Ⅲa，马兜铃次酸，青木香酸、香草酸等有机酸类化合物及木兰碱等生物碱类化合物。现代研究揭示其有止咳平喘、抑菌等作用。

【临床中西药合用】

1. 用于肺热喘咳、大便秘结、痔疮肿痛等：马兜铃清肺热，降气而止咳，且泻大肠热邪；杏仁降逆平喘止咳，润肠通便。二药相伍，宣清并施，降气止咳、清热平嗽，临床上，在西医治肺热喘咳、大便秘结、痔疮肿痛的基础上，加用马兜铃配伍杏仁，效果较好。

2. 用于肺肾阴虚之咳喘：马兜铃有清肺降气之功，因肺与大肠相表里，肺热清则肠热亦清，故马兜铃亦能清肠热。临床凡肺热、燥热咳嗽痰喘、大肠实热、肠血痔瘘皆可用之；阿胶长于补肝血，滋肾阴，润肺燥，还具滋阴降火止血之效。二药伍用，一清一润，补清并施，既能滋阴润燥，又可清热止咳，主治肺肾阴虚之咳喘。临床上，在西药予以止咳平喘治疗的基础上，可酌情加用马兜铃配伍阿胶。

3. 用于下焦血热、便血、血痢等：临床上，在西医止血等基础上，可酌情加用马兜铃配地榆。马兜铃具有清肺降气、清肠消痔之效，地榆具有收敛解毒、凉血止血之功，治下焦血热、便血、血痢等；二药伍用，相使相助，功效益彰，清热止血作用增强。

【中西药合用禁忌】

1. 由于马兜铃中含有马兜铃酸可导致肾脏间质纤维化，能造成肾小管大量丧失，导致肾衰竭。马兜铃酸肾病分为三种类型：急性马兜铃酸肾病、慢性马兜铃酸肾病以及肾小管功能障碍型马兜铃酸肾病。主要表现现主要为少尿或非少尿性急性肾功能衰竭、肾性糖尿及轻度蛋白尿、低比重尿及低渗透压尿、肾功能呈进行性损害、肾小管性酸中毒和/或范可尼综合征，同时伴浓缩功能障碍，而血清肌酐及尿素氮基本正常并常伴贫血、高血压等症状。研究表明，急性毒性试验马兜铃半数致死量为 22.02g/kg。雌、雄大鼠口服马兜铃酸的半数致死量（LD_{50}）分别为 183.9mg/kg 和 203.4mg/kg；静脉注射分别为 74.0mg/kg 和 82.5mg/kg。雌、雄小鼠口服马兜铃酸的半数致死量（LD_{50}）分别为 106.1mg/kg 和 55.9mg/kg；静脉注射分别为 70.1mg/kg 和 38.4mg/kg。马兜铃酸的急性毒性除急性肾衰竭的症状外，往往同时伴有大剂量药物对消化道或造血系统的一些中毒症状如恶心、呕吐、肝功能损害、甚至贫血和血小板减少等。此外，马兜铃酸有显著的泌尿系统致癌作用，特别是容易引起尿路上皮恶性肿瘤。因此，马兜铃酸及其制剂不宜与不宜与金属类药物、麻醉镇静药、解热镇痛药、抗菌药物、抗结核药如异烟肼、对氨基水杨酸钠、利福平等、抗甲状腺药、抗肿瘤化疗药物等肝毒性、肾毒性药物合用，两者合用，加重对肾脏的毒性。

2. 马兜铃中含有马兜铃酸，可导致马兜铃肾病，不宜与具有肾脏毒性的西药如乙醚、氯仿、吗啡、冬眠灵等麻醉镇静药，巴比妥类安眠药，苯妥英钠等抗癫痫药，保太松、复方阿司匹林、对乙酰氨基酚（扑热息痛）及吲哚美辛（消炎痛）等解热镇痛药，呋喃类、四环素、氯霉素、红霉素、氨苄青霉素、先锋霉素等抗菌药物，异烟肼、对氨基水杨酸钠、利福平等抗结核药，氯丙嗪、甲哌氯丙嗪及其他吩嗪类药物和氯哌啶醇、三环类抗抑郁药阿米替林等抗精神病药合用。若两者合用，可增加肝肾毒性；不宜与含有关木通、淮通、防己、青木香、天仙藤、朱砂莲、寻骨风、管南香、三筒管、细辛、厚朴、朱砂、雄黄、鱼胆、蜈蚣、雷公藤等成分的中药汤剂合用。若两者合用，可增加肝肾毒性。

3. 含马兜铃的中成药，如鸡苏丸、喘息灵胶囊、肺安片、复方蛇胆川贝散等。（1）因鸡苏丸中含有石膏，不宜与四环素族配伍，由于石膏的主要成分是硫酸钙，易与四环素结合，形成难以吸收的四环素钙，降低了四环素类药的生物利用度，也影响了上述药效的正常发挥；含有甘草，不宜与降血糖的西药如甲苯磺丁脲、苯乙双胍等合用，因甘草中糖皮质激素样物质，会使血糖上升，二者合用时，产生药理拮抗，会抵消或降低降血糖药物的降糖作用。（2）因喘息灵胶囊中含有五味子，不宜与碳酸氢钠、氢氧化铝凝胶、胃舒平、氨茶碱等碱性药物同服，由于酸碱中和，使中西药均失去疗效。（3）因肺安片中含有麻黄，不宜与苯巴比妥、氯丙嗪等催眠镇静剂合用，两者合用，发生拮抗作用；不宜与肾上腺素合用，两者合用，作用累加，血压升高；不宜与地高辛、洋地黄等强心苷类药物合用，两者合用，增加对心脏毒性；不宜与异烟肼等抗结核病药物合用，两者合用，可增强兴奋等副作用。

金樱子

金樱子为蔷薇科植物金樱子的干燥成熟果实，又名糖罐子、刺头、倒挂金钩、黄茶瓶。始载于《雷公炮炙论》。中医认为其性平，味酸、甘、涩，归肾、膀胱、大肠经。有固精缩尿，涩肠止泻之功效。用于遗精滑精，遗尿尿频，崩漏带下，久泻久痢。水煎服，用量6~12g。

【主要成分及药理】

金樱子主要含他榆素、长梗马兜铃素、木麻黄素、蛇含鞣质、仙鹤草素、仙鹤草酸A、仙鹤草酸B，金樱子鞣质A、B、C、D、E、F、G，没食子酸、异小木麻黄素、儿茶素、表儿茶素、鞣花酸、p-香豆酸、6，7-二甲氧基香豆素、山奈酚、槲皮素、芹菜素、丁香醛、香草醛等酚酸类化合物，谷甾醇-β-D-吡喃葡萄糖苷酯、7-氧代谷甾醇-β-吡喃葡萄糖苷酯、7-羟基谷甾醇-3-O-β-D-吡喃葡萄糖苷等甾体类化合物，熊果酸、坡模酸、2α，3α-二羟基乌苏酸、蔷薇酸、齐墩果酸、山楂酸等三萜类化合物，金樱子素A、金樱子素B、多穗柯醇、醉鱼草醇B、醉鱼草醇C等苯丙素类化合物，由阿拉伯糖、鼠李糖、半乳糖、葡萄糖、甘露糖、半乳糖、木糖组成的金樱子多糖；此外，还有维生素、氨基酸、柠檬酸、亚油酸及其衍生物，内酯类等成分。现代研究揭示其有改善肾脏功能、保护肝脏、抑菌消炎、免疫调节、降血糖、降血脂、抗心律失常、抗氧化、增强机体的免疫力、预防老年痴呆症及抗结核、抗肿瘤、抗病毒等作用。

【临床中西药合用】

1. 治疗小儿遗尿：临床上，在西医应用丙米嗪、醋酸去胺加压素等药物治疗的基础上可加用针刺配合金樱子冲剂治疗小儿遗尿，针刺配合金樱子冲剂具有温补肾阳，培元益气，固涩小便，使三焦气化功能恢复，膀胱开阖有度则遗尿自止。

2. 治疗糖尿病：在西医应用降糖药的基础上可取金樱子根、地榆、鸟不落根、水田七。该药方对降低糖尿病患者的高浓度血糖，修补神经系统损伤，恢复胰岛β细胞功能有神奇的作用。

3. 治疗遗精：西医在针对病因治疗基础上加用猬皮金樱子汤：金樱子30g，刺猬皮、莲肉、五味子、菟丝子、莲须各10g，沙苑蒺藜、芡实、煅龙骨（先煎）、煅牡蛎

（先煎）各15g。每日1剂，水煎，分2次温服。通过观察猬皮金樱子汤治疗遗精的临床疗效，疗效满意。

4. 治疗慢性支气管炎：西医主要予以化痰治疗基础上加用金樱子15g，党参15g，白术10g，茯苓15g，黄芪15g，陈皮12g，法半夏6g，桂枝10g，甘草6g，水煎服，每日一剂。

5. 治疗腹泻：在西医应用止泻药的基础上可内服金樱子槟榔汤（金樱子45g，槟榔、枳实各3g，吴茱萸6g，补骨脂9g），每天1剂。加水用文火煎，滤渣取汁200ml，分2次温服。两周为一疗程。此外，苍耳子金樱子煎汤治疗小儿腹泻，尤其迁移性腹泻病程2周~2个月者较好。

6. 治疗盗汗：西医治疗盗汗主要以针对病因治疗并用金樱子60g，瘦猪肉50~100g，炖熟，每晚睡前饮汤吃肉，连服3~4天。用上述方法治疗多例盗汗均收显著疗效。

【中西药合用禁忌】

1. 由于金樱子使用过量可导致中毒，主要表现为接触性皮炎，皮肤瘙痒难忍，可迅速扩散至全身、感觉皮肤如蚁行，剧痒，烦躁不安，皮疹呈散在性，波及全身。小白鼠腹腔注射金樱子多羟基色素进行急毒试验。观察3天，达95%可信限的半数致死量为519±105mg/kg。用未成年大白鼠皮下注射1100mg/kg、500mg/kg进行亚毒试验，观察1~2周引起体重增长减慢，脏器系数普遍增大，白细胞增多。红细胞减少，并出现白细胞分类变化；血清SGPT和血浆NPN含量未发生明显变化；组织切片检查，心、肝、肾、脾、肠、肾上腺均未见病变。因此，金樱子及其制剂不宜与青霉素、磺胺类、链霉素、血清制剂等易引起过敏的西药及易致过敏的西药药膏合用。

2. 金樱子中含有有机酸，不宜与磺胺类药合用，因易析出结晶而致结晶尿、血尿；不宜与西药碳酸氢钠、氢氧化铝凝胶、胃舒平、氨茶碱等碱性药物同服，由于酸碱中和，使中西药均失去疗效；不宜与呋喃妥因、利福平、阿司匹林、消炎痛合用会加重对肾脏的毒性；不宜与红霉素同服，可使红霉素在酸性环境中的杀菌作用大大减弱，甚至使化学结构遭到破坏，降低生物利用度，影响疗效；不宜与奎宁、麻黄素、阿托品等合用，两者合用，容易形成沉淀影响药物吸收；不宜与水杨酸制剂合用，易促成消化性溃疡；不宜与钾利尿药（氢氯噻嗪等）合用，两者合用易致低血钾。金樱子中含有鞣质，不宜与维生素B$_1$、抗生素（四环素族、红霉素、灰黄霉素、制霉菌素、林可霉素、利福平等）、苷类（洋地黄、狄戈辛、可待因等）、生物碱（麻黄素、阿托品、黄连素、奎宁、利血平）亚铁盐制剂、碳酸氢钠制剂等合用，因其可能生成不易被吸收的鞣酸盐沉淀，降低药物的生物利用度；不宜与多酶、胃酸酶胰酶等酶制剂合用，两者合用可改变性质，导致药物疗效降低或者失效；不宜与维生素B$_6$等合用，两者合用形成络合物，导致药物疗效降低或者失效。

3. 含金樱子的中成药，如金樱子膏、金樱子丸、金樱子冲剂、金锁固泄汤等。（1）因金樱子膏、金樱子丸、金樱子冲剂含有金樱子，不宜与西药碳酸氢钠、氢氧化铝凝胶、胃舒平、氨茶碱等碱性药物同服，由于酸碱中和，使中西药均失去疗效；不宜与红霉素同服，可使红霉素在酸性环境中的杀菌作用大大减弱，甚至使化学结构遭到破坏，降低生物利用度，影响疗效。（2）因金锁固泄汤中含有甘草，不宜与降血糖的西药如甲苯磺丁脲、苯乙双胍等合用，因为甘草含有糖皮质激素样物质，会使血糖上升，与这些药物合用时会产生药理拮抗，抵消或降低血糖药物的降糖作用。

五味子

五味子为木兰科植物五味子或华中五味子的干燥成熟果实，前者习称"北五味子"，后者习称"南五味子"，又名山花椒、秤砣子、药五味子、面藤、五梅子。始载于《神农本草经》，列为上品。中医认为其性温，味酸、甘，归肺，心、肾经。有收敛固涩，益气生津，补肾宁心之功效。用于久嗽虚喘，梦遗滑精，遗尿尿频，久泻不止，自汗，盗汗，津伤口渴，短气脉虚，内热消渴，心悸失眠。煎汤，3～6g；研末；每次1～3g；熬膏；或入丸、散。外用研末掺；或煎水洗。

【主要成分及药理】

五味子主要含苹果酸、枸橼酸、酒石酸、原儿茶酸等有机酸类化合物，五味子醇甲、五味子素、五味子醇乙、五味子甲素、五味子乙素、五味子丙素、五味子酯酚等木脂素类化合物，单萜类、含氧单萜类、倍半萜类、含氧倍半萜类等挥发油类化合物。此外，尚含多糖类、氨基酸、无机盐等其他物质。现代药理揭示其有增强机体对非特异性刺激的防御能力、抵御外来有害物质对肝脏的损害、中枢抑制、抗惊厥、呼吸兴奋、扩张血管、抗菌、抗溃疡、兴奋子宫平滑肌、加强节律收缩的、抗疲劳、抑菌、降低血糖、改善肾脏功能等作用。

【临床中西药合用】

1. 治咳逆上气：临床用方如《伤寒论》之小青龙汤，厚朴麻黄汤、桂苓五味甘草汤等方，均用五味子散中寓收，益气生津，敛肺止咳。临床应用镇咳类西药基础上辩证选用五味子，对咳嗽效果显著。

2. 治疗黄疸、无黄疸型肝炎：慢肝宝冲剂为新开发的治疗慢性乙型肝炎的新药，五味子是本方的主药。临床上常用利胆退黄、降纤药物后加用五味子单方汤剂，效果明显。

3. 治疗急性病毒性肝炎、慢性迁延性肝炎及其他原因所致的转氨酶升高：五灵丸由五味子、灵芝、丹参等中药组成，且有补肝益脾改善肝血循环，联用抗病毒、降纤类药物，可减轻肝纤维化与脂变，调节免疫功能的作用。

4. 治疗慢性迁延性、活动性肝炎：三岑丹系由北五味子、黄芪、虎杖等22味药材制成的复方制剂，北五味子是主药之一。此外，以姜黄、柴胡与五味子配伍制成蜜丸联合运用护肝类西药于治疗肝炎，除有恶性病变者外，经用此药的患者一致反映用药后饮食增加，睡眠好转，疲劳感减少。

5. 急救方面：生脉煎剂是我国古方中的一个方剂，由人参、麦冬和北五味子三味原生药组成。生脉粉针是继生脉口服液、生脉颗粒散后的又一新剂型，目前临床上多用于心衰、心悸、休克等症，在强心急救方面有明显效果。在西医急救药物基础上常建立生脉注射剂的静脉通道。

【中西药合用禁忌】

1. 由于五味子使用过量可引起中毒，主要表现为发热、头痛、乏力、口干舌燥、有异味感、恶心、呕吐、荨麻疹等。急毒实验表明，五味子素的毒性较低，测不出 LD_{50}（半数致死量）。故实验采用一次性腹腔注射最大耐受量（MTD）测定，其 MTD 为 1g/kg 体重。小鼠腹腔注射五味子素的最大耐受量为 1g/kg 体重，除观察到 1~2 天后可恢复的食欲、活动减少的毒性反应外，未见其他明显的急性毒性反应。五味子籽压榨油对小鼠的半数致死量（LD_{50}）为 10.8g/kg，30d 小鼠喂养试验的血液生化指标均在正常范围内，表明五味子籽压榨油的毒性较低。因此，五味子及其制剂不宜与阿司匹林、消炎痛、碘化钾、洋地黄、黄连素等对胃有强烈刺激的药物合用。

2. 五味子中含有机酸，不宜与碳酸氢钠、氢氧化铝、胃舒平、碳酸钙、氨茶碱等碱性西药合用，两者合用易产生酸碱中和，相互克制，轻者使疗效降低，重者出现毒副反应；不宜与磺胺类抗菌药、氨基糖苷类抗生素等碱性抗生素合用，因中药中有机酸成分经体内代谢后酸化尿液，降低上述抗菌药的作用；且有机酸所致酸性环境，使乙酰化磺胺类药物溶解度降低，在肾小管中析出形成结晶引起肾损害。

3. 含有五味子的中药，如五味子冲剂、麦味地黄丸、四神丸、冰霜梅苏丸、安神补心丸、妇科止带片、五味子丸、二母宁嗽丸、百花定喘丸、龟鹿二胶丸、补肺丸、鸡苏丸、滋补肝肾丸等。（1）因二母宁嗽丸中含有石膏，不宜与四环素合用，因石膏的主要成分是硫酸钙，易形成难以吸收的四环素钙，降低了四环素类药的生物利用度，也影响该药物药效的正常发挥。（2）因百花定喘丸中含苦杏仁，不宜与维生素 C、烟酸谷氨酸、胃酶合剂等合用，两者合用导致分解，药效降低；不宜与可待因、吗啡、杜冷丁、苯巴比妥等药物合用，两者合用加重麻醉，抑制呼吸。因龟鹿二胶丸中含有当归，不宜与华法林等抗凝药同用可导致出血倾向的增加；不宜与阿司匹林联用，会导致眼前房出血；与抗结核药异烟肼联用，同服后会产生螯合反应，妨碍机体吸收，降低疗效。

青皮

青皮为芸香利植物福橘或朱橘等多种橘类的未成热的果皮或幼果，又名青橘皮，青柑皮。始载于《珍珠囊》。中医认为其性温，味苦、辛，归肝、胆、胃经，有疏肝破气、消积化滞之功效。用于胸胁胀痛、疝气、乳核、乳痛、食积腹痛。煎汤，3～9g；或入丸、散，醋炙疏肝止痛力强。

【主要成分及药理】

青皮主要含门冬氨酸、谷氨酸、脯氨酸、甘氨酸等氨基酸类有机酸成分，β－谷甾醇等甾体类化合物，右旋柠檬烯、月桂烯、柠檬醛、芳樟醇等挥发油类，新陈皮苷、川陈皮素、蜜橘黄素、柚皮苷、柚皮芸香苷等黄酮类化合物，此外还含柠檬苦素等化学成分。现代研究揭示其有消痰、解痉、平喘、升压、抗休克等作用。

【临床中西药合用】

1. 用于祛痰、平喘：青皮所含挥发油具有祛痰作用，主要是通过局部刺激使呼吸道分泌细胞粘液分泌增加，痰液容易略出，其注射剂青皮注射液能拮抗组胺引起的离体支气管痉挛性收缩，并能减轻组胺引起患者支气管肺灌流量减少，可与溴己铵、易咳净、异丙托溴铵、氨茶碱、糖皮质激素等祛痰、平喘药合用，提高疗效，亦可酌情使用抗生素。

2. 用于利胆：青皮注射液能显著增加大鼠的胆汁排出并能舒张豚鼠离体胆囊平滑肌，对抗氨甲酰胆碱引起的胆囊收缩，临床上可用单味青皮煎水治疗胆汁排出不利引起的各种疾病，并有护肝作用。青皮与制大黄、枳实、厚朴、槟榔、炙甘草等组成加味小承气汤对胆汁返流性胃炎的疗效比单味青皮水煎更佳，能迅速缓解症状，亦可根据病情补充脂溶性维生素，必要时予手术治疗。

3. 用于升压、抗休克：青皮注射液对失血性、创伤性、输血性休克，中药肌松剂、内毒素及麻醉意外和催眠药中毒等各种休克有强大的抗休克作用。临床上在西药抗休克的基础上，可酌情加用青皮注射液。

【中西药合用禁忌】

1. 查阅相关文献，未见青皮使用过量的不良反应及毒理试验研究报道。

2. 青皮中含大量有机酸，不宜与呋喃妥因、利福平、阿司匹林、吲哚美辛等同服，因前者增加后者在肾脏中的重吸收，从而加重对肾脏的毒性；青皮中含黄酮类成分，不宜与碳酸钙、硫酸亚铁、氢氧化铝等合用，可与金属离子形成络合物，影响药物吸收；不宜与环孢素 A 合用，因其可致环孢素 A 的血药浓度下降而出现移植排斥。

3. 含青皮成分的中成药，如百消丹牌消症丸、木香顺气丸等。（1）木香顺气丸中有槟榔，因此不宜与氟哌噻吨和泼尼松、沙丁胺醇合用，否则易导致患者强直、运动迟缓及震颤僵硬及运动不能。（2）百消丹牌消症丸中含当归，因此不宜与抗结核药异烟肼联用，同服后会产生螯合反应，妨碍机体吸收；又能影响酶系统发挥干扰抗结核杆菌代谢的作用，从而降低疗效。

白芍

白芍为毛茛科植物芍药（栽培种）的根，又名金芍药。始载于《神农本草经》，列为中品。中医认为其性微寒，味苦、酸，归肝、脾经，有养血柔肝、缓中止痛、敛阴收汗之功效。用于胸腹胁肋疼痛，泻痢腹痛，自汗盗汗，阴虚发热，月经不调，崩漏，带下。煎汤，5～15g，大剂量 15～30g；或入丸、散。

【主要成分及药理】

白芍主要含 17 种氨基酸类有机酸成分，β－谷甾醇等甾体类化合物，芍药苷、羟基芍药苷、苯甲酰芍药苷等单萜及其苷类化合物，白桦酸、23－羟基白桦酸、齐墩果酸等三萜类化合物，山奈酚－3－O－β－D－葡萄糖基等黄酮类化合物，没食子酸、苯甲酸等鞣质类化合物，锰、铁、铜、镉等多种金属元素，多糖，淀粉，蛋白质，挥发油等。现代研究揭示其有抗菌、解热、抗炎、增加冠状动脉流量、改善心肌营养血流、扩张血管、对抗急性心肌缺血、抑制血小板聚集、镇静、镇痛、解痉、抗溃疡、调节血糖等作用。

【临床中西药合用】

1. 用于镇痛：白芍可增强环己巴比妥钠的催眠作用，从而达到镇痛的目的，其机制主要与其所含白芍总苷有关，可能有高级中枢参与，但不受纳洛酮的影响，对腹痛、胁痛、痛经等具有良好疗效。治疗妇人胁痛与香附配伍，腹痛与甘草配伍组芍药甘草汤疗效更佳，处方前宜配合彩超、实验室检查、X 线等现代检查手段，根据具体检查结果及病情轻重与西医对症治疗相配合。

2. 用于解痉：芍药或芍药苷对平滑肌有抑制或解痉作用，对乙酰胆碱所致离体小肠收缩无明显影响，但加用甘草后有显著抑制作用，其对平滑肌解痉作用机制可能是直接作用或抑制副交感神经末梢释放乙酰胆碱，可用于平滑肌痉挛引起的胃痛、腹痛等。芍药配伍甘草组成芍药甘草汤疗效更佳，病情严重者宜联用西药解痉药如654－2，降低胃肠收缩，解除胃肠痉挛。此外，芍药或芍药甙对支气管和子宫平滑肌也有一定抑制作用，可用于支气管炎、慢性支气管哮喘等呼吸道疾病，并酌情与氨茶碱、左氧氟沙星等解痉抗炎药合用。

3. 用于抗炎、抗溃疡：芍药中所含牡丹酚、芍药甙、苯甲酰芍药甙及氧化芍药甙等成分具有抗炎作用。白芍煎剂能抑制痢疾杆菌、肺炎链球菌、大肠杆菌、伤寒杆菌、溶血性链球菌、绿脓杆菌等，可用于治疗痢疾、肺炎链球菌性肺炎，腹泻、肠炎等相关疾病。临床上常用芍药配伍当归，黄连，槟榔、木香、甘草等清热解毒、燥湿杀虫类中药组方煎服治疗痢疾，疗效较好，或根据患者具体病情与氯霉素、四环素、吡哌酸、诺氟沙星等抗生素、西医补液等相结合。

4. 用于惊厥：白芍有较弱的抗戊四氮惊厥作用，芍药浸膏能对抗士的宁惊厥，芍药注射液皮下注射也能延长戊巴比妥钠的催眠时间。临床上可用芍药煎剂与卡马西平等抗惊厥西药相结合。

【中西药合用禁忌】

1. 由于芍药使用过量可导致不良反应，主要表现呼吸困难，血氧下降，最终因呼吸抑制而死亡。芍药甲醇提取物灌胃给药，大鼠、小鼠均未见异常；6g/kg 腹腔注射时，大鼠和小鼠出现自发运动抑制、竖毛、下痢等中毒症状后，大鼠半数死亡，小鼠在 2 日内全部死亡，均死于呼吸抑制，因此，芍药及芍药制剂不宜与水合氯醛、乌拉坦、吗啡、苯巴比妥等中枢抑制剂合用。

2. 白芍中含有大量鞣质，不宜与胃蛋白酶合剂、淀粉酶、多酶片等消化酶类药物联用，因这些酶类药物的化学成分主要为蛋白质，含有肽键或胺键，极易与鞣质结合发生化学反应，形成氢键络合物而改变其性质，不易被胃肠道吸收，从而引起消化不良，纳呆等症状；也不宜与维生素 B 合用，合用后会在体内产生永久性结合物，并排除体外而丧失药效。白芍中含金属离子，不宜与四环素类、大环内酯类抗生素、异烟肼、利福平等配伍，因金属离子能与四环素类等药物分子内的酰胺基和酚羟基结合，会在胃肠道形成不溶性盐类和络合物而失效。如需联用，其相隔时间以 3～4 小时为宜。

3. 含白芍成分的中成药，如白芍总苷胶囊、乌鸡白凤丸、艾附暖宫丸、复方黄连素片、胃康灵胶囊、加味逍遥丸、抗感颗粒、气滞胃痛颗粒、千金止带丸、十全大补丸、舒肝和胃丸、通天口服液等。（1）千金止带丸、加味逍遥丸、艾附暖宫丸等中成药中含有当归，因此不宜与抗结核药异烟肼联用，同服后会产生螯合反应，妨碍机体吸收；又能影响酶系统发挥干扰抗结核杆菌代谢的作用，从而降低疗效。（2）乌鸡白凤丸等中成药中含有丹参，因此不宜与华法林等抗凝药同用，同用可导致出血倾向的增加；和阿司匹林联用可导致眼前房出血。（3）加味逍遥丸等中成药中含有柴胡，因此不宜与维生素C、胃蛋白酶合剂等酸性较强的西药联用，柴胡主要有效成分为皂苷，因皂苷在酸性环境及酶的作用下，极易水解失效；也不宜与含有金属的盐类药物如硫酸亚铁，枸橼酸铋钾等合用，可形成沉淀。

陈皮

陈皮为芸香科植物橘及其栽培变种的干燥成熟果皮，又名橘皮。始载于《食疗本草》。中医认为其性温，味辛、苦，归肺、脾经，有理气健脾，燥湿化痰之功效。用于胸脘胀满，食少吐泻，咳嗽痰多。煎服，常用3~9g。

【主要成分及药理】

陈皮的主要成分为有机酸类，β－谷甾醇等甾体类化合物，D－柠檬烯、β－月桂烯，α－及β－蒎烯等挥发油，橙皮苷、新橙皮苷、柑橘素、二氢川陈皮素及5－去甲二氢川陈皮素等黄酮类化合物，钾、钠、钙、镁、铜、锌等微量元素，麝香草酚等化学成分。现代研究揭示其有强心、降压、解除平滑肌痉挛、抗炎、抗溃疡、利胆、抑菌等作用。

【临床中西药合用】

1. 用于呼吸道疾病：陈皮的挥发油有解除平滑肌痉挛，有祛痰平喘和扩张支气管的作用，陈皮泡水代茶饮，可治用于慢性支气管炎、支气管哮喘等疾病缓解期治疗或辅助治疗，发作期或病情较严重者，宜与西医抗感染、异丙托溴铵、氨茶碱、溴己新等祛痰、扩张支气管等治疗相配合。

2. 用于降脂：陈皮中橙皮苷能降低胆固醇，可预防或辅助治疗高脂血症，病情较轻者，可用陈皮25g、山楂15g、甘草5g、丹参10g煎水代茶饮，病情较重者宜配合使用阿托伐他汀、辛伐他汀、洛伐他汀等降脂药。

3. 用于心血管疾病：鲜品煎剂及醇提取物对心脏有兴奋作用，但较大剂有抑制作用，有轻微的收缩血管作用。陈皮中所含的挥发油甲基橙皮苷能扩张血管，增加脉流量，使血压降低，心率减少，但在心血管疾病中，一般不单独作为治疗药物使用，应以扩血管药、降压药等相应西药治疗为主，可将本品泡水代茶饮做为食疗。

4. 用于消化道疾病：陈皮中所含橙皮苷能抑制试验性溃疡，降低毛细管通透性，能增强纤维蛋白的溶解，抗血栓形成，具有调节肠胃功能以及利胆作用，可用于多种消化道疾病。取陈皮15g配伍麦芽25g、谷芽15g、神曲10g、甘草5g煎水代茶饮，可促进脾胃消化，用于功能性消化不良、食积等疾病，严重者宜配合使用多潘立酮、西沙比利等促胃动力药。

5. 用于抑菌：陈皮煎剂有较强的消炎杀菌作用，陈皮水泡浴对妇科炎症、各种皮肤病有较好的辅助治疗作用，疗效不显者宜配合选用抗生素，提高疗效。

【中西药合用禁忌】

1. 由于陈皮使用过多，可能会出现不良反应，主要表现为出现过敏、便血症状。急性毒性实验中小鼠腹腔注射橘油的 LD_{50} 为 1ml/kg；给犬胆囊灌注橘油的亚急性毒性实验显示，灌注速度过快或量过大可引起恶心呕吐，长时间灌注后，出现食欲不振致明显消瘦。因此，陈皮及其制剂，不宜与呋喃妥因、可待因、非甾体抗炎药（如阿司匹林、吲哚美辛等）、利血平、氨茶碱片、氯化钾片等具有胃肠道副作用的西药合用。

2. 陈皮中含黄酮类成分，可与金属离子形成络合物，因此，不宜与碳酸钙、硫酸亚铁、氢氧化铝等合用，影响药物吸收；不宜与环孢素 A 合用，因其可致环孢素的血药浓度下降而出现移植排斥。

3. 含陈皮成分的中成药，如舒胆胶囊、通幽茶、蛇胆陈皮液、保和丸、香葛正气胶囊、止咳化痰片等。（1）止咳化痰片等中成药中含有麻黄，其主要成分为麻黄碱，因此不宜与降压药合用，也不易与氯丙嗪、苯巴比妥等镇静催眠药同用，合用可产生药理作用拮抗。（2）止咳化痰片中含桔梗、舒胆胶囊中含柴胡，二者主要有效成分均为皂苷，因此不宜与维生素C、胃蛋白酶合剂等酸性较强的西药联用，因皂苷在酸性环境及酶的作用下，极易水解失效；也不宜与含有金属的盐类药物如硫酸亚铁，枸橼酸铋钾等合用，可形成沉淀。（3）舒胆胶囊等中成药中含有大黄，不宜与磺胺类西药同服，因大黄富含鞣质，与磺胺类药物结合可影响磺胺的排泄，导致血及肝内磺胺类药浓度增高，严重者可发生中毒性肝炎。

枳实

枳实为芸香科植物酸橙及其栽培变种或甜橙的干燥幼果，又名酸橙。始载于《神农本草经》，列为中品。中医认为其性温，味苦、辛、酸，归脾、胃、大肠经。有破气消积，化痰散痞之功效。用于积滞内停，痞满胀痛，泻痢后重，大便不通，痰滞气阻胸痹，胃下垂，脱肛，子宫脱垂等。入煎剂，3~9g，大量可用至30g。

【主要成分及药理】

枳实主要含 γ-氨基丁酸等有机酸类，β-谷甾醇等甾体类化合物，橙皮苷、柚皮苷、新橙皮苷、枳属苷等黄酮类化合物，辛弗林、N-甲基酪胺、乙酰去甲辛弗林等生物碱类成分，异松香烯、芳樟醇、4-松油醇、α-松油醇等挥发油类成分，铁、锌、铜等微量元素，异枸橼苦素、珊瑚菜素等香豆素类化合物，此外，还含有腺苷、柠檬苦素、去甲肾上腺素、脂肪、蛋白质、碳水化合物、胡萝卜素等成分。现代研究揭示其有强心、升血压、抗肿瘤、抗过敏、减肥、降脂、调节胃肠道功能、护肝、降血糖、抑菌等作用。

【临床中西药合用】

1. 用于强心、升血压：枳实及其有效成分有升压、强心、利尿和增加心、脑、肾血流量的作用。一般用于病情稳定期，心血管危急重症时应及时采取西医急救措施。

2. 用于调节胃肠道功能：枳实可使胃底平滑肌的张力明显升高，有促进胃运动、加速胃排空的作用，使小肠平滑肌张力和运动功能增强，更加有力地清除小肠内容物，促进小肠的消化和吸收能力。可与山楂、陈皮、麦芽等中药，煎水代茶饮，治疗功能型消化不良，病情严重时，宜与多潘立酮、西沙比利等促胃动力药合用。

3. 用于护肝和降血糖：枳实提取物具有增强肝脏的抗氧化能力，降低肝细胞损伤作用，同时高剂量时能显著降低血糖，联用二甲双胍等常规降糖药效果更明显。

【中西药合用禁忌】

1. 由于枳实使用过量会导致不良反应，主要表现为有胃肠膨胀及大量流涎现象。麻醉犬于 30 分钟内静脉注射累积量达 21g/kg，未见严重反应，但一次静脉注射剂量过大，可见暂时性异位节律及无尿。枳实注射液小鼠静脉注射的半数致死量为 $71.8 \pm 6.5g/kg$，因此，枳实及其制剂，不宜与呋喃妥因、可待因、非甾体抗炎药（如阿司匹林、吲哚美辛等）、利血平、氨茶碱片、氯化钾片等具有胃肠道副作用或兴奋副交感神经类的西药合用。

2. 枳实中含有黄酮类化合物，不宜与碳酸钙、硫酸亚铁、氢氧化铝等合用，其与含金属离子西药可形成络合物，影响药物吸收，降低药物作用；枳实中含有机酸类成分，不宜与呋喃妥因、利福平、阿司匹林、吲哚美辛等同服，因前者增加后者在肾脏中的重吸收，从而加重对肾脏的毒性。

3. 含枳实成分的中成药，如枳实导滞丸、枳实消痞丸、枳术宽中胶囊、平安丸、便通胶囊、肠宁清颗粒等。（1）便通胶囊等中成药中含当归，不宜与抗结核药异烟肼联用，同服后会产生螯合反应，妨碍机体吸收；又能影响酶系统发挥干扰抗结核杆菌代谢的作用，从而降低疗效。（2）平安丸中含有神曲，不宜与抗生素联用，因为这些中药或中成药含有丰富的消化酶及酵母菌，而抗生素可抑制微生物活性并可使酶活性下降，二者合用影响疗效。（3）枳术宽中胶囊中含柴胡、枳实消痞丸中含人参，二者主要有效成分为皂苷，不宜与维生素 C、胃蛋白酶合剂等酸性较强的西药联用，因皂苷在酸性环境及酶的作用下，极易水解失效；也不宜与含有金属的盐类药物如硫酸亚铁，枸橼酸铋钾等合用，可形成沉淀。

 木瓜

木瓜为蔷薇科植物贴梗海棠的干燥近成熟果实，又名万寿果、乳瓜等。始载于《雷公炮炙论》。中医认为其性温，味酸，归肝、脾经。有舒筋活络，和胃化湿之功效；用于风湿痹痛，肢体酸重，筋脉拘挛，吐泻转筋，脚气水肿等。煎汤，常用 6~9g；或入丸、散；外用煎水熏洗适量。

【主要成分及药理】

木瓜主要含咖啡酸、绿原酸、苹果酸、柠檬酸等有机酸类，皂苷类，槲皮素、金丝桃苷、槲皮苷等黄酮类，齐墩果酸、熊果酸、羟基熊果酸等三萜类化合物，木瓜蛋白酶、木瓜凝乳蛋白酶等蛋白酶类，铜、锰、铁、锌、镉等微量元素，天门冬氨酸、亮氨酸、异亮氨酸等氨基酸，此外，还含糖类，鞣质等化学成分。现代研究揭示其有保肝、调节胃肠功能、消炎镇痛、祛风湿、抗菌、抗肿瘤、降血脂、抗氧化等作用。

【临床中西药合用】

1. 用于保肝：木瓜乙醇提取物具有较好的降酶护肝作用，临床用于治疗肝炎，可以起一定程度的护肝、降酶，改善肝功能等疗效，宜作为辅助治疗，配合西医对症治疗。

2. 用于消炎镇痛：木瓜注射液与地塞米松注射液合用能明显提高疼痛阈值，抑制毛细血管通透性，从而达到消炎镇痛的效果。穴位注射木瓜注射液，同时配合口服氯唑沙片，可用于治疗坐骨神经痛。

3. 用于抗肿瘤：木瓜中含有维生素 C、木瓜酵素等等多种抗肿瘤的化学成份，对乳腺癌、肺癌、胰腺癌、宫颈癌、肝癌等、艾氏腹水癌等均具有较高的抑制率，可用木瓜煎水代茶饮辅助抗癌，但必须联用其他抗肿瘤药物及放、化疗。

4. 用于抗菌：木瓜具有较强抗菌作用，对志贺痢疾杆菌、福氏痢疾杆菌、宋内痢疾杆菌及其变种、致病性大肠杆菌、普通大肠杆菌、变形杆菌、肠炎杆菌、白色葡萄球菌、金黄色葡萄球菌、绿脓杆菌、甲型溶血性链球菌等均较敏感，可用于以上细菌感染引起的各种疾病，并根据具体病情予西医对症治疗及抗生素治疗。

【中西药合用禁忌】

1. 由于《本草纲目》记载木瓜食用大量过多，可以导致癃闭，也就是小便不通。查阅相关文献，未见木瓜毒理试验研究报道。所以，不宜与引起尿道梗阻的西药合用。

2. 木瓜中含大量有机酸，不宜与具有肾毒性的西药如呋喃妥因、利福平、阿司匹林、吲哚美辛等同服，因其可增加后者在肾脏中的重吸收，加重对肾脏的毒性；与磺胺类药物、大环内酯类抗菌药易引起尿闭或血尿，会产生副作用。木瓜中含有少量鞣质，不宜与胃蛋白酶合剂、淀粉酶、多酶片等消化酶类药物联用。

3. 含木瓜成分的中成药，如木瓜丸、野木瓜颗粒、强筋健骨片、金乌骨通胶囊等。（1）木瓜丸中含当归，因此不宜与抗结核药异烟肼联用，同服后会产生螯合反应，妨碍机体吸收；又能影响酶系统发挥干扰抗结核杆菌代谢的作用，从而降低疗效。（2）木瓜丸中含人参，主要有效成分为皂苷，因此不宜与维生素 C、胃蛋白酶合剂等酸性较强的西药联用，因皂苷在酸性环境及酶的作用下，极易水解失效；也不宜与含有金属的盐类药物如硫酸亚铁，枸橼酸铋钾等合用，可形成沉淀。（3）强筋健骨片中含牛膝，因此不宜与黄连素同用，因其可抵消黄连素的抗菌作用。

 神曲

神曲为辣蓼、青蒿、杏仁等药加入面粉或麸皮混和后，经发酵而成的曲剂，又名六神曲、六曲。始载于《药性论》。中医认为其性温，味甘、辛，归脾、胃经。有健脾和胃，消食化积之功效，用于饮食停滞，消化不良，脘腹胀满，食欲不振，呕吐泻痢等。入煎剂，10～15g，或入丸、散。

【主要成分及药理】

神曲为酵母制剂，目前关于神曲化学成分研究较少，现有研究显示主要含有机酸，酵母菌，淀粉酶，维生素 B 复合体，麦角甾醇，蛋白质，脂肪及挥发油等。现代研究揭示其有调整肠道菌群、增加有益微生物、促进消化吸收等作用。

【临床中西药合用】

1. 用于调整肠道菌群、增加有益微生物：神曲及其发酵产物含大量有益微生物，有调整肠道菌群的作用，能促进胃的分泌功能和增强胃肠的推进功能，增强消食导滞的作用，可用于肠道菌群失调引起的腹泻、便秘等疾病，疗效不显时可与复合乳酸菌胶囊等西药合用，并根据具体病情予止泻、补液、促胃肠动力等治疗。

2. 用于软坚散结：神曲软坚散结的功效，可用于治疗青春神期乳腺增生病、子宫肌瘤、肝肿大、甲状腺结节、腱鞘囊肿等，均取得明显效果，且能防止其它软坚散结药物对脾胃的过度伤伐，有利于药物的运化吸收，宜根据具体病情与西医对症治疗。

【中西药合用禁忌】

1. 由于神曲大量食用，可以导致孕妇堕胎。查阅相关文献，毒理试验研究报道。

2. 神曲不宜与抗生素联用，因为神曲含有丰富的消化酶及酵母菌，而抗生素可抑制微生物活性并可使酶活性下降，二者合用影响疗效。

3. 含神曲成分的中成药，如六神曲、保和丸、启脾丸、枳实导滞丸、开胃健脾丸等。（1）枳实导滞丸中含大黄，主要成分为鞣质，因此不宜与淀粉酶、多酶片等消化酶类药物联用，因这些酶类药物的化学成分主要为蛋白质，极易与鞣质结合发生化学反应，形成氢键络合物而改变其性质，不易被胃肠道吸收；也不宜与维生素 B_1 合用，合用后会在体内产生永久性结合物，并排除体外而丧失药效；不宜与去痛片、克感敏片、红霉素、利福平、氨苄西林、麻黄碱、小檗碱、阿托品类药物联用，因鞣质是生物碱沉淀剂，同用后会结合生成难溶性鞣酸盐沉淀，不易被机体吸收；不宜与西药如钙剂、铁剂、氯化钴等合用，因同服后可在回盲部结合，生成沉淀，使机体难以吸收而降低疗效。（2）枳实导滞丸中含黄芩，因此不宜与菌类制剂如乳酸菌素片，双歧三联活菌片，蜡样牙胞杆菌片等联用，因这些药有较强的抗菌作用，同服后在抗菌的同时，会抑制或降低菌类制剂的活性。

豆豉

豆豉为豆科植物大豆的成熟种子的发酵加工品。始载于《本草汇言》。中医认为其性凉，味苦、辛，归肺、胃经。有解表除烦，宣发郁热之功效。用于感冒，寒热头痛，烦燥胸闷，虚烦不眠等。入煎剂，6～12g。

【主要成分及药理】

豆豉主要含甘氨酸、笨丙氨酸、亮氨酸、异亮氨酸等多种氨基酸类有机酸成分，蛋白质、脂肪、碳水化合物、磷、镁、钙等多种矿物质，B_1、B_2 等维生素。现代研究揭示其有促消化、抗肿瘤、抗氧化、降血糖、降血压、降血脂等作用。

【临床中西药合用】

1. 用于促消化：淡豆豉含脂肪、蛋白质和酶类等成分，有微弱的发汗作用，用藿香、佩兰、苏叶、麻黄同制后，其透发力更强，并有健胃、助消化作用，其香气亦能增加食欲，促进吸收，对轻中度消化不良有良好的疗效，可做食材做药膳食用，病情较重时可与吗丁啉等促胃动力药配合使用。

2. 用于抗肿瘤抗氧化：淡豆豉提取物不仅可延缓油脂及脂溶性成分的氧化，而且可清除人体的自由基，从而预防许多疾病（包括致癌性疾病）、延缓老化，可做为保健食品预防、食疗肿瘤性疾病或用于美容养颜，一般不做为肿瘤的治疗药物使用，应以西医抗肿瘤药物或放、化疗为主。

3. 用于降血压和降血糖：大豆发酵制品的降血压功能主要源于具有 ACE 抑制活性的多肽，同时豆豉的水溶性提取物对肠内 α－葡萄糖苷酶有抑制作用，口服后可明显降低人进食后的血糖，长期服用效果更明显，且无不适反应，对内脏没有任何副作用，对非胰岛素依赖型糖尿病有潜在的应用价值。目前一般需联合常规西医降血压或降糖药，才能稳定血压和血糖。

【中西药合用禁忌】

1. 查阅相关文献，未见豆豉使用过量的不良反应及毒理试验研究报道。

2. 豆豉中含有丰富的消化酶及酵母菌，不宜与抗生素联用，因为抗生素可抑制微生物活性并可使酶活性下降，二者合用影响疗效；豆豉中含有磷、镁、钙等多种金属离子，不宜与异烟肼联用，联用可与异烟肼分子结构中的肼类官能团产生螯合反应，妨碍机体吸收；又能影响酶系统发挥干扰抗结核杆菌代谢的作用，从而降低疗效。

3. 含豆豉成分的中成药，如银翘解毒片、强力银翘片、羚翘解毒片、羚羊感冒片、桑菊银翘散等。（1）羚羊感冒片、桑菊银翘散、羚翘解毒片等中成药中含有金银花、连翘，因此不宜与菌类制剂如乳酸菌素片、双歧三联活菌片、蜡样牙胞杆菌片等联用，因这些药有较强的抗菌作用，同服后在抗菌的同时，会抑制或降低菌类制剂的活性。（2）羚羊感冒片、羚翘解毒片、银翘解毒片等中成药中含有桔梗，其主要有效成分为皂苷，因此不宜与维生素 C、胃蛋白酶合剂等酸性较强的西药联用，因皂苷在酸性环境及酶的作用下，极易水解失效；也不宜与含有金属的盐类药物如硫酸亚铁，枸橼酸铋钾等合用，可形成沉淀。

麦芽

麦芽为禾本科植物大麦的成熟果实经发芽干燥而得，又名大麦芽、大麦蘖、麦蘖等。始载于《名医别录》。中医认为其性平，味甘，归脾、胃经。有行气消食，健脾开胃，退乳消胀之功效。用于食积不消，脘腹胀痛，脾虚食少，乳汁郁积，乳房胀痛，妇女断乳等。入煎剂，9～15g，回乳炒用60g。

【主要成分及药理】

麦芽主要含氨基酸等有机酸成分，蛋白质，维生素 B、D、E，转化糖酶、催化酶、过氧化异构酶等酶类，大麦芽碱、腺嘌呤、胆碱、大麦芽胍碱、甜菜碱等生物碱类化合物，细胞色素等。现代研究揭示其有抗结肠炎、助消化、降血糖、回乳、抗血小板聚集、护肝、抗真菌等作用。

【临床中西药合用】

1. 用于抗结肠炎：麦芽或同时给予麦芽和柳氮磺胺吡啶可显著加快结肠黏膜上皮的修复，提示麦芽中的纤维在抗结肠炎中发挥主要作用，一般只作为辅助治疗药物或食材食疗，不单独作为结肠炎的治疗药物使用，宜与西医抗生素等其他对症治疗相配合。

2. 用于助消化：麦芽含消化酶及维生素B，有助消化作用，并有研究表明麦芽煎剂对胃酸与胃蛋白酶的分泌有轻度促进作用，可用于功能性消化不良或暴饮暴食所致消化不良，亦可与山楂、太子参、竹叶芯配伍泡水代茶饮，以健脾消滞，常合用吗丁啉和乳酸菌素片来健胃消食。

3. 降血糖作用：实验研究表明麦芽浸剂口服可使家兔与正常人血糖降低，而麦芽渣水提醇沉精制品制成的5%注射液给兔注射200mg，可使血糖降低40%或更多，大多在7小时后才恢复，而在临床实验中，麦芽浸剂口服可使正常人血糖轻度降低，因此，临床上一般用于血糖稍高者或糖尿病的辅助治疗，常用麦芽泡水代茶饮，需联合使用二甲双胍等降血糖药甚至胰岛素。

4. 用于回乳：麦芽含有麦角胺类化合物，能够抑制催乳素的分泌，从而用于回乳，为回乳要药。常单用生麦芽或炒麦芽120g，可用于断乳、乳房胀痛，与其他中药配伍其回乳功效更佳，如炒麦芽100g、熟地20g、当归20g、白芍20g、川芎20g、甘草10g，水煎服，一日两次，作用不明显时，可配合西药，如口服或肌肉注射雌激素类药物，如口服乙烯雌酚，每次5mg，每日3次，连服3~5天；或肌肉注射苯甲酸雌二醇，每次2mg，每日2次，连续注射3~5日。

【中西药合用禁忌】

1. 由于麦芽毒性较小，因其含微量麦芽毒素，可能引起中毒。查阅相关文献，未见麦芽毒理试验研究报道。

2. 麦芽中含有丰富的消化酶及酵母菌，不宜与抗生素联用，因为抗生素可抑制微生物活性并可使酶活性下降，二者合用影响疗效。麦芽中含生物碱类化合物，不宜与含碘离子的碘喉片、碘化钾、碘化钠同用。因为在胃酸作用下，碘离子能沉淀大部分生物碱，降低疗效；与重金属盐类的西药如次硝酸铋、硫酸亚铁、氢氧化铝凝胶、胃舒平、硫酸镁联用，也可产生沉淀反应，疗效降低。

3. 含麦芽成分的中成药，如健脾丸、健胃消食片、启脾丸、消食养胃片等。（1）健脾丸、健胃消食片、启脾丸等中成药中均含有山楂，其酸性较强，因此不宜与磺胺类药物联用，同服后易在肾小管中析出结晶。（2）启脾丸等中成药中含有人参，其主要有效成分为皂苷，因此不宜与维生素C、胃蛋白酶合剂等酸性较强的西药联用，因皂苷在酸性环境及酶的作用下，极易水解失效；也不宜与含有金属的盐类药物如硫酸亚铁，枸橼酸铋钾等合用，可形成沉淀。

石胆草

石胆草为苦苣苔科多年生草本植物，又名石草、石蝴蝶等。始载于《云南中草药》。中医认为其性寒，味苦、辛，归肝经。有清湿热，解疮毒，活血止痛之功效。用于月经不调，赤白带下，心悸，跌打损伤，刀伤，疮痈，顽癣，湿热痹症，腮腺炎，咽喉肿痛。煎汤，9～15g。外用适量，捣敷；研末撒；或吹喉。

【主要成分及药理】

石胆草主要含多酚性化合物，含少量葡糖苷、香草酸、丁香酸、阿魏酸等有机酸类化合物。现代研究揭示其有镇痛、抗炎抗感染、消肿等作用。

【临床中西药合用】

1. 用于上呼吸道感染：石胆草研末吹喉，每用一分，或加冻青叶外敷以治咽喉肿痛。感染严重者，需配合抗生素治疗。

2. 用于治外伤出血：在予以西医常规消毒处理后，加用适量研粉或鲜品捣烂外敷。

【中西药合用禁忌】

1. 查阅相关文献，未见石胆草使用过量不良反应及毒理试验研究报道。

2. 石胆草中含有机酸，不宜与呋喃妥因、利福平、阿司匹林、吲哚美辛等同服，因前者增加后者在肾脏中的重吸收，从而加重对肾脏的毒性。

3. 查阅相关报道，未见含石胆草的中药制剂报道。

赤芍

赤芍为毛茛科植物赤芍或川赤芍的干燥根，又名木芍药、草芍药、红芍药、毛果赤芍。全国大部分地区均产。春、秋二季采挖，除去根茎、须根及泥沙，晒干，切片。生用或炒用。始载于《神农本草经》，列为上品。中医认为其性微寒，味苦，归肝经。有清热凉血，散瘀止痛之功效。用于热入营血，温毒发斑，吐血衄血，目赤肿痛，肝郁胁痛，经闭痛经，癥瘕腹痛，跌扑损伤，痈肿疮疡。汤剂，常用剂量是每次6～12g；外用入丸、散适量。

【主要成分及药理】

赤芍主要含苯甲酸、寝食子酸、男古儿茶素、旷昝甾醇等有机酸，1，2，3，6－四没食子酰基葡萄糖、1，2，3，4，6－五没食子酰基葡萄糖、六没食子酰基葡萄糖、七没食子酰基葡萄糖等鞣质；芍药苷、芍药醇、芍药新苷、芍药内酯苷、氧化芍药苷、笨甲酰芍药苷、芍药青酮等单萜成分及挥发油、脂肪油、树脂等其它成分。现代研究揭示其有扩张冠状动脉、增加冠状动脉血液、抑制血小板聚集、延长血栓形成时间、镇静、抗炎、止痛、解痉、抗惊厥、抗肿瘤、护肝及对多种病原微生物有较强的抑制作用。

【临床中西药合用】

1. 治疗冠心病：赤芍为传统的活血化瘀药，具有扩张冠状动脉、增加冠状动脉血液的作用。在西医治疗的基础上用含有赤芍成分的中成药赤芍红花口服液，可发挥活血祛瘀之功效，解除血管平滑肌痉挛，增加其血流量，改善心肌供血，止心痛。

2. 治疗肝病：治疗重度黄疸肝病，在使用新鲜血浆、人血白蛋白、促肝细胞生长素等治疗的基础上，重用赤芍，可减少肝细胞的变性坏死，而促进退黄；在复方赤芍汤中，赤芍配川芎、大黄、丹参、黄芩、柴胡，可激活超氧化物歧化酶（SOD），清除自由基，又可提高红细胞 C3b 受体免疫功能，清除 IC，阻断炎症过程，抑制肝脏纤维化发生，从而保护肝脏。

3. 用于镇痛：治疗多种疼痛，可在西医治疗疼痛的基础上用含有赤芍成分的中成药或中药汤剂，以提高疗效。如治疗胁痛，可配柴胡、牡丹皮等药用，如赤芍药散；治疗痛经、腹痛，可配当归、川芎、延胡索等药用，如少腹逐瘀汤；治跌打损伤，瘀肿疼痛，可配虎杖用，或配桃仁、红花、当归等药。

4. 治疗各种炎症及感染：赤芍对金黄色葡萄球菌、大肠杆菌、宋内氏志贺菌、伤寒杆菌、肺炎克雷伯杆菌、鲍氏不动杆菌、黏质沙雷氏菌等多种细菌及病毒都有杀灭和抑制作用。急性阑尾炎、手足口病、急性化脓性扁桃体炎等，在抗生素应用的基本上，可选用含有赤芍的复方或成药治疗，以提高疗效。如小儿化毒散是由人工牛黄、珍珠、雄黄、大黄、黄连、天花粉、川贝母、赤芍、乳香（制）、没药（制）、冰片、甘草组成，具有清热解毒，活血消肿之效，治疗热毒内蕴、毒邪未尽所致的口疮肿痛、疮疡溃烂、烦躁口渴、大便秘结。治疗小儿急性化脓性扁桃体炎时，在予抗感染、退热等治疗的基础上，应用小儿化毒散口服，使咽痛迅速消失，脓性分泌物尽快吸收，体温尽早降至正常，减轻患儿痛苦，促进病情恢复。

【中西药合用禁忌】

1. 赤芍毒副作用轻微，报道重用赤芍成人至 120g，4～10 岁小儿日量 40g 以治疗重度黄疸型肝炎、赤芍注射液静注或肺动脉注射等均未见毒副反应。但有报道赤芍有可能导致过敏者。赤芍水提醇沉液静注，对小鼠的最大耐受量为 50g/kg，猫的最小致死量大于 180g/kg。另报道赤芍水提物、70% 乙醇提取物和正丁醇提取物给小鼠腹腔注射的 LD_{50} 分别为 10.8 ± 1.39g/kg、2.9 ± 0.19g/kg 和 4.6 ± 0.4g/kg。芍药甙静注对小鼠的 LD_{50} 为 3.53g/kg，腹腔注射为 9.53g/kg。芍药甙与 FM100 合用毒性也增加，对小鼠静注的 LD_{50} 降低为 474mg/kg。因此，赤芍及赤芍制剂不宜与易致敏的西药合用。

2. 赤芍所含的有机酸可酸化尿液，影响一些西药在肾小管内的重吸收和排泄，如碳酸氢钠、氧化镁、碳酸铋等；不宜与口服红霉素制剂、利福平、磺胺类、呋喃妥因配伍应用，因其可使红霉素分解加快，可加重呋喃妥因、利福平、磺胺类的肾脏毒性。不宜与藜芦及其成分的药物合用，实验提示不同比例赤芍、藜芦配伍使用对小鼠肾脏损伤作用明显，其中赤芍：藜芦 2:1 比例配伍损伤最严重，同时肾脏组织 GSH-Px 活性降低伴 MDA 含量升高。

3. 含有赤芍的中成药，如小儿牛黄清心散、小儿化毒散、化毒丹、清血内消丸、乳癖消片、桂枝茯苓丸、精制冠心片、赤芍红花口服液、消银片。（1）因小儿牛黄清心散、小儿化毒散含有人工牛黄，故不宜与水合氯醛、乌拉坦、吗啡、苯巴比妥等中枢抑制剂合用，以防增加中枢抑制药的毒性，避免引起呼吸困难、昏睡、体位性低血压、昏厥等不良反应。（2）因化毒丹中含有大黄，大黄粉可通过吸附或结合的方式抑制胃蛋白酶的消化作用，弱化了药物疗效，故不宜与胰酶、多酶片等同服。（3）因清血内消丸的配方中含有珍珠，而珍珠内所含的蛋白质及其水解物——多种氨基酸，可抵消黄连素的抗菌作用而降低疗效，故不宜与黄连素同服。

地骨皮

地骨皮为茄科植物枸杞或宁夏枸杞的干燥根皮，又名枸杞皮。分布于我国南北各地。初春或秋后采挖根部，洗净，剥取根皮，晒干，切段入药。始载于《神农本草经》，列为上品。中医认为其性寒，味甘，归肺、肝、肾经。有凉血除蒸、清肺降火之功效。用于阴虚劳热，骨蒸盗汗，小儿疳积发热，肺热喘咳，吐血、尿血，消渴。煎汤，9~15g；大剂量可用 15~30g。

【主要成分及药理】

地骨皮主要含肉桂酸、亚油酸、亚麻酸、蜂花酸、牛黄酸等有机酸，芹菜素、蒙花素等黄酮类化合物，甜菜碱、胆碱 1，2，3，4，7-五羟基-6 氮杂双环 [3.3.0] 辛烷和 1，4，7，8-四羟基-6 氮杂双环 [3.3.0] 辛烷等生物碱类成分，大黄素甲醚、大黄素等蒽醌类成分及 β-谷甾醇、柳杉酚、甾体二酮、环肽等其它活性成分。现代研究揭示其有镇痛、降糖、降压、降脂、退热、抗菌、抗病毒及调节免疫等作用。

【临床中西药合用】

1. 用于退热：地骨皮的乙醇提取物、水提取物及乙醚残渣水提取物、甜菜碱等均有较强的解热作用。由本品和银柴胡、胡黄连、秦艽、鳖甲、青蒿、知母、甘草等组成的清骨散，是一退热的传统名方，有清虚热、退骨蒸之效，用于肝肾阴虚，虚火内扰证。现代研究证实，本方具有解热、镇静、消炎、强壮、降低植物神经系统兴奋性等作用。在利福平、吡嗪酰胺、乙胺丁醇化疗方案抗痨的治疗的基础上，配合清骨散治疗肺结核发热，具有临床症状改善快、疗效稳定、副作用小等优势。

2. 用于降糖：地骨皮具有改善胰岛功能、促进肝糖元合成的作用。治疗 2 型糖尿病，在常规基础治疗（包括糖尿病教育、定量饮食控制、运动疗法、降糖、降压、降脂、营养神经等治疗）基础上，并在山药、黄芪、葛根、玄参、黄精等复方中加用地骨皮，能提高疗效。

3. 治疗小儿支原体肺炎：泻白散是由地骨皮、桑白皮、粳米、甘草组成，有清泻肺热，止咳平喘功效，治疗肺热喘咳。现在研究其具有解热抗炎、镇咳祛痰、活血化瘀、调节免疫等作用。支原体是导致小儿呼吸系统感染的常见病原体，容易引发流行，并且治疗困难，疗程长。小儿支原体肺炎，在阿奇霉素治疗的基础上，给予泻白散治疗，能够显著提高临床疗效。

4. 治疗复发性口疮：本病是一种原因不明、反复发作，呈孤立圆形或椭圆形溃疡、且有自限性疾病，是口腔黏膜最常见的溃疡类疾病。给予口服左旋咪唑、维生素 C、复合维生素 B_2 片，加服地骨皮、升麻、细辛、肉桂，水煎含漱后咽下治疗。

【中西药合用禁忌】

1. 由于地骨皮使用过量，煎服致心律失常等毒性反应。地骨皮毒性较小，煎剂给小鼠腹腔注射半数致死量为 $12.83 \pm 1.9 g/kg$，酊剂给药 1 次或每天 1 次，连续 7 天，半数致死量分别为 4.7 和 4.1g/kg，说明在体内无明显蓄积性。煎剂给家兔灌胃 80g/kg 或腹腔注射 60g/kg，仅见其倦伏不动，3～4 小时后恢复。犬灌胃 120g/kg 或腹腔注射 30g/kg，均很快出现呕吐，四肢无力，倦伏，2～3 天后才完全恢复。煎剂小鼠 ip 的 LD_{50} 为 12.8g/kg。酊剂小鼠 ip 的 LD_{50} 为 4.7g/kg。因此，地骨皮不宜与抗疟药及抗阿米巴病药物、中枢兴奋药、抗心律失常药物等易诱发心律失常的西药合用。

2. 地骨皮所含的有机酸可酸化尿液，影响一些西药在肾小管内的重吸收和排泄，如碳酸氢钠、氧化镁、碳酸铋等；不宜与口服红霉素制剂、利福平、磺胺类、呋喃妥因配伍应用，因其可使红霉素分解加快，可加重呋喃妥因、利福平、磺胺类的肾脏毒性。

3. 含有地骨皮的中成药有养阴丸，因其含有仙鹤草，而其中所含仙鹤草素对心脏有兴奋作用。因此，不宜与导致心律失常药物，两性霉素 B 注射剂、氨茶碱注射液、乙胺嘧啶、多虑平、阿米替林、左旋多巴、双氢克尿噻、麻黄碱、阿托品、肾上腺素、多巴胺等同用。

第十四章

含鞣质的常用中药

五倍子

五倍子为漆树科植物盐肤木、青麸杨或红麸杨叶上的虫瘿，主要由五倍子蚜寄生而形成，又名盐肤木、山梧桐。我国大部分地区均有，而以四川为主。秋季摘下虫瘿煮死内中寄生虫，干燥。生用。始载于《本草拾遗》。中医认为其性寒，味酸、涩，归肺、大肠、肾经。有敛肺降火、止咳止汗、涩肠止泻、固精止遗、收敛止血、收湿敛疮之功效。用于久咳、咯血、自汗、盗汗、久泻久痢、遗精、崩漏、湿疮肿毒及脱肛、子宫下垂。煎服，3~9g；入丸、散服，每次1~1.5g。外用适量。研末外敷或煎汤熏洗。

【主要成分及药理】

五倍子主要含1，2，3，4，6-五-O-没食子酰基-β-D-葡萄糖、3-O-二没食子酰基-1，2，4，6-四-O-没食子酰基-β-D-葡萄糖、2-O-二没食子酰基-1，3，4，6-四-O-没食子酰基-β-D-葡萄糖、4-O-二没食子酰基-1，2，3，6-四-O-没食子酰基-β-D-葡萄糖、2，3-O-二没食子酰基-1，4，6-三-O-没食子酰基-β-D-葡萄糖（2，3-bis-O-digalloyl-1，4，6-tri-O-galloyl-β-Dglucose），3-O-三没食子酰基-1，2，4，6-四-O-没食子酰基-β-D-葡萄糖、3，4-双-O-二没食子酰基-1，2，6-三-O-没食子酰基-β-D-葡萄糖、2，4-双-O-二没食子酰基-1，3，6-三-O-没食子酰基-β-D-葡萄糖等鞣质类，没食子酸、癸酸、月桂酸、肉豆蔻酸、棕榈酸、硬脂酸、油酸、亚油酸、亚麻酸及锌、铁、镁、钠、钙等多种金属矿物质微量元素的化合物，以及树脂、脂肪、蜡质、淀粉等其它成分。现代研究提示其具有收敛、抗细菌、抗病毒、清除自由基及抗氧化、抗突变及预防肿瘤发生性的作用。

【临床中西药合用】

1. 治疗内痔：五倍子酸、涩，根据中医"酸可收敛，涩可固脱"理论，以五倍子、明矾的有效成分为主制成的消痔灵注射液，具有收敛、止血作用，治疗各期内痔及静脉曲张性混合痔，采用肛门镜下内痔局部注射。对于内痔出血，早期内痔：用本品原液注射到粘膜下层，用量相当于内痔的体积为宜。对于中、晚期内痔和静脉曲张性混合痔，按四步注射法进行：第一步注射到内痔上方粘膜下层动脉区；第二步注射到内痔粘膜下层；第三步注射到粘膜固有层；第四步注射到齿线上方痔底部粘膜下层。第一步和第四步用1%普鲁卡因注射液稀释本品原液，使成1∶1。第二步和第三步用1%普鲁卡因注射液稀释本品原液，使成2∶1。根据痔核的大小，每个内痔注入6～13ml，总量20～40ml（2～4支）。

2. 治疗静脉曲张：五倍子注射液的主要成分是鞣酸和硫酸钾铝，经内窥镜下静脉内和（或）静脉旁注射后即发生血管内膜损伤形成血栓和局灶性凝固性坏死，以后通过肉芽组织逐渐包裹坏死区的方法将坏死组织吸收和纤维化，使曲张静脉闭塞消失。五倍子注射液是一种高效、低并发症的硬化剂，有临床推广价值。

3. 治疗多汗：肿瘤患者，尤其是晚期肿瘤患者或者进行化疗的患者，往往会出现不同程度的自汗、盗汗，严重者可伴有疲乏、焦虑、脱水、电解质紊乱等。五倍子酸敛收涩，可以起到固护肌表作用，其含鞣质，通过透皮吸收，使汗腺、消化道、生殖器官的分泌腺细胞蛋白质、多糖、生物碱等凝固，从而抑制分泌，达到止汗效果。在西医治疗的基础上，将五倍子研末敷脐，可获良效。

【中西药合用禁忌】

1. 有文献报道过量五倍子鞣质可引起肝功能衰竭，导致死亡。小鼠腹腔注射100%五倍子煎剂0.25ml，均于12h内死亡，减少为1/10量则未见异常。豚鼠口服煎剂20g/kg，未见异常，皮下注射后，局部发生腐烂、坏死，动物表现不安、行动迟钝、萎靡、食欲差、呼吸急促，24h死亡。可能原因是鞣酸进入机体后几乎全部被分解倍酸与焦倍酸，极大量则可引起灶性肝细胞坏死。因此，五倍子不宜与抗肿瘤的化疗药、抗结核药、解热镇痛药、免疫抑制剂、降糖降脂药、抗细菌、抗真菌及抗病毒药等易引起肝损伤的药物合用。

2. 五倍子含有大量鞣质，不与维生素 B_1 合用，在体内可与维生素 B_1 永久结合，而使其从体内排出，降低药物功效；不与酶制剂合用，如胃蛋白酶合剂、多酶片等，它们可与鞣质相互作用，产生沉淀，降低药物疗效；不宜与蛋白质类药物合用，以免生成鞣酸蛋白，从而影响疗效；不宜与四环素、利福平、红霉素、林可霉素、制霉菌素等抗生素以及铁制剂不宜合用，以防生成不溶于水的沉淀物，从而影响它们的疗效。

3. 含有五倍子的中成药，如五倍子注射液、消痔灵注射液、芍倍注射液、痔速宁片、痔疾洗液、眼敷膏、紫金锭等。（1）因紫金锭含有雄黄，不宜与硝酸盐、硫酸盐同服，因雄黄主要成分为硫化砷，同服后胃液内产生少量硝酸或硫酸，使雄黄所含硫化砷氧化生成三氧化二砷，毒性增加，长期应用可引起砷中毒。（2）因紫金锭含有朱砂，不宜与碘化物、溴化物配伍同用。两者同时服用可在肠道内生成碘化汞或溴化汞，毒性大大增强，可导致药物性肠炎。（3）因痔速宁片含有槐花，其所含有的槲皮素成分应避免与碳酸钙、维丁胶性钙、硫酸镁、硫酸亚铁、氢氧化铝和碳酸铋类药物合用，因其能形成络合物而相互影响疗效。

茶叶

茶叶为山茶科常绿灌木或乔木茶树之叶。茶叶源于中国，主产于江苏、安徽、浙江、福建、江西、湖南、湖北、四川、贵州、云南、陕西等地。由于种植、采摘及制茶工艺、方法的不同，分为了绿茶、红茶、青茶、花茶、砖茶五大类。茶叶在西汉中期发展为药用。始载于《神农食经》。中医认为其性凉，味甘、苦，无毒，归心、肺、胃、肾经。有清热、消食、利尿、收敛、止痢、解毒之功效。用于治疗头痛，目昏，目赤，多睡善寐，感冒，心烦口渴，食积，口臭，痰喘，癫痫，小便不利，泻痢，喉肿，疮疡疔肿，水火烫伤。煎汤，3～10g；或入丸、散，沸泡。外用适量，研末调敷，或鲜品捣敷。

【主要成分及药理】

茶叶主要含有鞣质，苹果酸、柠檬酸、琥珀酸、草酸、棕榈酸、亚油酸、乙烯酸等有机酸，儿茶素、黄酮类、花青素、酚酸等茶多酚成分，咖啡碱、茶叶碱、可可碱等生物碱，茶氨酸、谷氨酸、天门冬氨酸、天门冬酸胺、精氨酸、丝氨酸等约25种氨基酸，以及茶多糖、蛋白质、维生素 B、C、P、微量元素硒等成分。现在研究揭示其有降压、防治动脉粥样硬化、调节免疫功能、降血脂、抗凝血及血栓形成、强心、利尿、抗癌、抗突变、抗过敏、抗氧化、抗骨质疏松、提高血清红细胞生成素（EPO）的水平及抗艾滋病病毒等。

【临床中西药合用】

1. 治疗小儿肠炎：茶叶具有收敛作用，鞣质与肠黏膜的蛋白质结合形成复合物，附着于肠黏膜，从而保持肠黏膜，减少炎性渗出。治疗小儿肠炎，在予叶酸片、复合维生素 B、冬眠灵、抗感染、补液治疗的基础上，予口服绿茶叶粉末 0.03～0.05g/（kg·次），3次/日。

2. 治疗酒精性肝病：实验研究证实茶叶中的茶多酚治疗酒精性肝病大鼠时，具有保护肝细胞作用，并降低内毒素水平，改善血清抗氧化指标。而茶多糖能显著降低急性酒精性肝损伤小鼠血清中谷丙转氨酶和谷草转氨酶而发挥肝脏保护作用，同时提高肝脏还原型谷胱甘肽含量，减少脂质过氧化终产物丙二醛的量，说明茶多糖可通过降低氧化应激而发挥肝脏保护作用。在戒酒、改善营养不良、抗炎保肝药物治疗的基础上，在生山楂、荷叶、白术、白矾、丹参、郁金、决明子等复方中加用茶叶，每日 10 ~15g，以提高疗效。

【中西药合用禁忌】

1. 查阅相关文献，未查找到有关茶叶的不良反应及毒理试验报道。

2. 茶中的咖啡因小剂量可兴奋大脑皮质，大剂量则兴奋延脑呼吸中枢、血管运动中枢和迷走中枢。（1）西咪替丁可抑制肝药酶系列细胞色素 P450 的作用，延缓咖啡因的代谢，造成毒性反应。（2）咖啡因还可诱发胃酸分泌，在服用碳酸氢钠、氢氧化铝和西咪替丁治疗胃溃疡时，应忌茶。用热茶送服乙酰水杨酸（阿司匹林）、对乙氨基酚（扑热息痛）及贝诺酯等，可增强此类药物解热镇痛效果。（3）咖啡碱和茶碱，具有兴奋中枢神经的作用，可降低地西泮（安定）、艾司唑仑（舒乐安定）等苯二氮卓类和巴比妥类药物的镇静作用。（4）茶中所含咖啡因、茶碱可增加锂治疗者的尿排出量，降低碳酸锂的药效。鞣质可与维生素 B_1、氯丙嗪、次碳（硝）酸铋、氯化钙等生成不溶沉淀物。（5）双嘧达莫片（潘生丁）、利多氟嗪和三磷酸腺苷可通过增加血液和心肌中的腺苷含量发挥扩冠作用。茶叶中的咖啡因和茶碱能对抗腺苷的作用，故用上述腺苷增强剂防治心肌缺血时，应禁饮茶。（6）如抗抑郁药异卡波肼、苯乙肼、苯环丙胺、吗氯贝胺、托洛沙酮等；抗震颤麻痹药司来吉兰（克金平）；降压药帕吉林（优降宁）、苯异丙肼；抗结核药异烟肼（雷米封）；抗菌药呋喃唑酮（痢特灵）、灰黄霉素等。咖啡因、茶碱可抑制细胞内磷酸二脂酶的活性，减少 cAMP 的破环，升压物质不能分解，便产生高血压反应。故服用上述单胺氧化酶抑制剂又大量饮茶时，易造成严重高血压。

茶中所含鞣质，不宜与以下药物合用：（1）因鞣质可吸附四环素、氯霉素、红霉素等在肠道内络合，影响其的吸收和疗效。（2）鞣质能与助消化酶中的酰胺键、肽键等形成牢固氢键缔合物，甚至形成鞣酸蛋白，从而改变助消化酶的性质和作用，使助消化作用减弱或消失。故服用胃蛋白酶片、胃蛋白酶合剂、多酶片、胰酶片、淀粉酶、乳酶生等，不可用茶水送服。（3）鞣质可与碳酸氢钠发生化学反应使其分解，含金属离子药铋剂（次碳酸铋、得乐）、铝剂（氢氧化铝、硫糖铝）等，与茶叶中鞣酸产生刺激性和难溶性络合物，不仅影响药效，还引起胃肠绞痛、腹泻或便秘。（4）与铁剂同服，可发生化学反应影响铁剂的吸收和疗效。其机制是鞣质可与 Fe^{2+} 络合生成难溶且难吸收的沉淀物。故服用硫酸亚铁、富马酸亚铁、乳酸亚铁、枸橼酸铁铵等药补铁期间禁茶。(5) 生物碱类药物如小檗碱（黄连素）、麻黄碱、奎宁、士的宁，甙类药物如洋地黄、洋地黄毒甙、地高辛以及活菌制剂乳酶生，亦可被茶中鞣质沉淀或吸附。

3. 含茶叶成分的中成药，如轻身消胖丸、速止水泻冲剂、降压袋泡茶、莲花峰茶、泉州茶饼、四时甘和茶等。(1) 轻身消胖丸中含有麻黄，麻黄含有麻黄素，不宜与痢特灵、降压药、复降片、苯巴比妥等催眠镇静剂合用，两者会产生拮抗，不宜与氨茶碱合用，会增加毒性。(2) 降压袋泡茶中含有黄芩，不宜与一些西药制剂如碳酸钙、维丁胶、硫酸镁、硫酸亚铁、氢氧化铝、碳酸铋等同用，以防形成络合物影响药物吸收。(3) 莲花峰茶、四时甘和茶中含有柴胡，不宜与维生素C、烟酸、谷氨酸、胃酶合剂、稀盐酸等酸性较强的西药合用，以免引起甙类分解。

🌿 石榴皮

石榴皮为石榴科植物石榴的果皮，又名石榴壳、酸石榴皮、酸榴皮、西榴皮、安石榴酸实壳。我国大部分地区有栽培，秋季果实成熟时采果取皮。切小块，晒干，生用或炒炭用。始载于《雷公炮炙论》。中医认为其性温，味酸、涩，有小毒，归胃、大肠经。有涩肠止泻、杀虫、收敛止血之功效。用于久泻、久痢、虫积腹痛、崩漏、便血、遗精及带下等证。煎服，3～10g。入汤剂生用，入丸、散多炒用，止血多炒炭用。

【主要成分及药理】

石榴皮主要含石榴皮苦素A、B，石榴皮鞣质，2，3－O－连二没食子酰石榴皮鞣质等鞣质类；石榴皮碱、伪石榴皮碱、异石榴皮碱、N一甲基异石榴皮等生物碱；此外，尚含有没食子酸、苹果酸、熊果酸、果胶、树脂、甘露醇、糖等成分。现代研究揭示其有收敛、消炎、抗菌、抗病毒及杀灭绦虫、降糖、抗肿瘤、抗氧化、降脂、降压及调节免疫的作用。

【临床中西药合用】

1. 治疗溃疡性结肠炎：溃疡性结肠炎是一种慢性非特异性炎症性肠，病变侵犯黏膜和黏膜下层，多累及直肠和远端结肠。中医认为本病是本虚标实，脾肾两虚是本，湿、热、毒为标，病位在大肠，与脾、肾关系密切。石榴皮性温，味酸、涩，具有涩肠止泻之效。在口服柳氮磺啶的基础上，配合白头翁汤合石榴皮加减浓煎灌肠，可获得良好疗效。

2. 治疗多种感染性炎症：石榴皮的有效成分鞣质类、黄酮类对多种细菌及病毒具有较强的抗菌抗病毒活性，且鞣质类化合物呈现广谱抗菌特性，并具抗耐药菌作用。

包括金黄色葡萄球菌、史氏及福氏痢疾杆菌、白喉杆菌均有杀灭作用；对霍乱弧菌、伤寒杆菌、绿脓杆菌、幽门螺杆菌及其甲硝唑耐菌株、结核杆菌等有明显的抑制作用；对董色毛癣菌、红色表皮癣菌、奥杜盎氏小袍子菌及星形奴卡氏菌等皮癣真菌有抑制作用；对病毒亦有抑制作用。临床报道，取石榴皮制成100%煎液，烘干研粉装胶囊口服，治疗肠炎、胆道感染、急性支气管炎、肺部感染、阑尾炎、化脓性中耳炎、淋巴结炎、多发性疖肿、外伤感染等共475例，有效率为97%。治疗小儿秋冬季腹泻又称为轮状病毒性肠炎，是小儿时期常见的腹泻病，多见于5个月~3岁的婴幼儿，起病急，常伴有上呼吸道感染、脱水和酸中毒，严重者可危及生命。在常规补液、维持水电酸碱平衡、思密达保护胃肠粘膜、培菲康调节肠道菌群、利巴韦林静滴抗病毒治疗及酌情使用抗生素等综合性治疗的基础上加用石榴皮汤灌肠，能够迅速缓解腹泻症状，缩短患儿病程，减少住院天数，疗效较好。

3. 治疗无排卵性功能失调性子宫出血：本病的临床特点是子宫不规则出血，月经周期不规则，经期长而出血不太多，或伴有不同程度贫血。在甲硝唑预防感染、铁剂纠正贫血的基础上，在党参、乌梅等复方中加石榴皮，有很好的疗效。

【中西药合用禁忌】

1. 由于石榴皮一般剂量常引起轻度中毒，表现为眩晕、视觉模糊、虚弱、小腿痉挛、蚁走感及震颤。中毒剂量则迅速产生瞳孔散大、部分盲目、剧烈头痛、眩晕、呕吐、腹泻、衰竭，有时惊厥，最后可因虚脱、呼吸肌麻痹而危及生命。文献报道石榴皮鞣质给小鼠灌胃的的半数致死量（LD_{50}）为8469.28mg·kg^{-1}，其95%可信限范围为7252.70~9685.83mg·kg^{-1}；病理学改变显示，随剂量增高出现剂量依赖性肝细胞损伤、坏死。因此，石榴皮及含石榴皮制剂不宜与导致肝功能损害的药物合用；石榴皮总碱对心脏有暂时性兴奋作用，使心搏减慢。1g/kg引起脉搏变慢及血压上升，大剂量使脉搏显著加快。对骨骼肌有黎芦碱样作用，对神经末梢呈箭毒样作用。文献报道石榴全果实乙醇提取物小鼠腹腔注射给药，其LD_{50}为731mg·kg^{-1}，可置信区间为565~945mg·kg^{-1}。因此，石榴皮及含石榴皮制剂不宜与水合氯醛、乌拉坦、吗啡、苯巴比妥等中枢抑制剂合用。

2. 石榴皮含有鞣质，不宜与以下药物合用：（1）维生素 B_1，二者在体内可永久结合，而使其从体内排出，降低药物疗效。（2）胃蛋白酶合剂、多酶片等酶制剂，它们可与鞣质相互作用，产生沉淀，降低药物疗效。（3）蛋白质类药物，以免生成鞣酸蛋白，从而影响疗效。（4）四环素、利福平、红霉素、林可霉素、制霉菌素等抗生素以及铁制剂，以防生成不溶于水的沉淀物，从而影响它们的疗效。

3. 含有石榴皮的中成药较少。乙肝扶正胶囊由何首乌、当归、沙苑子、丹参、人参、虎杖、贯众、明矾、麻黄、肉桂及石榴皮组成，因其含有明矾成分，不宜与四环素类药物、异烟肼、利福平等合用，以防生成络合物，从而影响吸收。

诃子

诃子为使君子科植物诃子或绒毛诃子的干燥成熟果实，又名诃黎勒、诃黎、随风子。主产于云南及广东、广西等地。秋冬二季采摘。始载于《唐本草》。中医认为其性平，味苦、酸、涩，归肺、大肠经。有涩肠止泻、敛肺止咳、利咽开音之功效。用于治疗久泻久痢，便血脱肛，肺虚喘咳，久嗽不止，咽痛音哑。煎汤，3～9g；或入丸、散。

【主要成分及药理】

诃子主要含有诃子酸、诃子鞣质、诃黎勒酸、原诃子酸、榄仁黄毒、并没食子酸，没食子酸等大量鞣质；榄仁萜酸、诃五醇、阿江榄仁酸、阿江苷元等三萜类成分及莽草酸、去氢莽草酸、奎宁酸、三十碳酸、棕榈酸、没食子酸乙酯、诃子次酸三乙酯、胡萝卜苷、β—谷甾醇、番泻苷A、诃子素等其它成分。现代研究揭示其有收敛、止泻、抗菌、抗病毒、抗氧化、抗过敏、强心、抗心律失常、降脂、抗癌、护肝利胆、抗炎、镇痛解毒、解痉等作用。

【临床中西药合用】

1. 治疗腹泻：诃子具有涩肠止泻之功效，是一味治疗久泻久痢传统中药，现在药理研究其具有抑制离体肠管平滑肌的运动，降低其紧张度，且诃子中含有的鞣质成分能凝固或沉淀蛋白质，减低黏膜表面滑性，这些作用使诃子具有显著的止泻作用。用于肠炎、慢性痢疾、霉菌性肠炎、婴幼儿腹泻及腹泻型肠易激综合征所致的腹泻，可在西医治疗的基础上，在黄连、黄柏、薏仁、干姜、白术、葛根、柴胡等复方加用诃子，以提高疗效。

2. 治疗小儿急性支气管炎：诃子有广泛的抗病原微生物活性，诃子及其药效成分对金黄色葡萄球菌、肺炎克雷伯杆菌、粪肠球菌、铜绿假单胞菌、白色念珠菌、变形链球菌、大肠杆菌、流感病毒及解脲脲原体等多种病原微生物具有抑制作用。小儿急性支气管炎常继发于上呼吸道感染或为急性传染病的一种表现，在抗生素应用的基础上，可以使用含有诃子的复方。

3. 治疗泌尿系疾病：藏药十八味诃子利尿丸是传统的藏药复方，主要成分为诃子（去核）、红花、豆蔻、余甘子、姜黄、小檗皮、蒺藜、金门石、刺柏、刀豆、熊胆、人工牛黄等18味药物组成，具有益肾固精、利尿的功效，治疗肾病、腰肾疼痛、尿频、小便浑浊、糖尿病等病症，在西医治疗的基础上，应用该药，提高疗效。

4. 治疗烧伤：五枝诃子油是由诃子、新鲜桃枝、桑枝、榆枝、槐枝、柳枝及乳香、没药制成的油剂，具有消炎、镇痛、促进上皮生长的功效，用于治疗烧伤。在西医的补液及预防感染治疗及皮损部位清创、消毒、水泡抽吸液体后，涂抹该油剂，或五枝诃子油纱布外敷。该油剂还可以治疗慢性骨髓炎。

5. 治疗湿疹：本病是由多种内外因素引起的瘙痒剧烈的一种皮肤炎症反应，其病因复杂，治疗好转后仍易反复发作，难以根治。在西医治疗的基础上，可单煎诃子外洗，亦可配合川楝子、栀子煎服治疗。

【中西药合用禁忌】

1. 诃子用量过多可能引起便秘、胃肠功能紊乱等，主要与其抑制肠道平滑肌的运动有关。诃子水煎液的 SD 大鼠 LD_{50} 为 9.7583g 生药/kg 体质量，小鼠在单次给予较大剂量（9，12，16g 生药/kg 体质量）的诃子水煎液后 24h 可使血清中的 ALT 与 AST 值显著升高，并且肝脏出现细胞核浓缩及细胞肿胀等现象，该损伤呈剂量依赖性与时间相关性。实验研究提示给予过大剂量的诃子水煎剂，动物肝脏可出现大面积不可逆转的坏死。因此，诃子及诃子制剂不能与阿托品、颠茄、碳酸钙、氢氧化铝凝胶、吗啡、杜冷丁、非甾体类抗炎药等易引起便秘的西药合用。

2. 诃子含有鞣质，不宜与以下药物合用。不宜与维生素 B_1 合用，二者在体内可永久结合，而使其从体内排出，降低药物疗效；不宜与胃蛋白酶合剂、多酶片等酶制剂合用，它们可与鞣质相互作用，产生沉淀，降低药物疗效；不宜与蛋白质类药物合用，以免生成鞣酸蛋白，从而影响疗效；不宜与四环素、利福平、红霉素、林可霉素、制霉菌素等抗生素以及铁制剂合用，以防生成不溶于水的沉淀物，从而影响它们的疗效。

3. 含有诃子的中成药，如温脾固肠散、清咽滴丸、铁笛丸、复方青果冲剂、清音丸、十八味诃子利尿丸、十一味能消丸等。（1）因清咽滴丸、十八味诃子利尿丸含有人工牛黄，对中枢有抑制作用，故不宜与西药吗啡、苯巴比妥等中枢抑制药并用，以防增加中枢抑制药的毒性，避免引起呼吸困难、昏睡、体位性低血压、昏厥等不良反应。（2）因清音丸中含有的天花粉，具有肾毒性，故不宜与有肾毒性的西药合用，以免增加肾损害的风险。常见的西药有某些抗菌药、抗肿瘤药、解热镇痛抗炎药、麻醉药、碘化物造影剂、碳酸锂、氨苯碟啶等。

山楂

山楂为蔷薇科植物山里红或山楂的成熟果实，又名山里果、山里红、酸里红、山里红果。主产于河南、山东、河北等地，以山东产质佳。秋季果实成熟时采收。切片，干燥。生用或炒用。始载于《新修本草》。中医认为其性微温，味酸、甘，归脾、胃、肝经。有消食化积、行气散瘀之功效。用于饮食积滞，脘腹胀痛，泄泻痢疾，血瘀痛经、经闭，产后腹痛、恶露不尽，疝气或睾丸肿痛，高脂血症。煎服，10～15g，大剂量30g。生山楂、炒山楂多用于消食散瘀，焦山楂、山楂炭多用于止泻痢。

【主要成分及药理】

山楂主要含熊果酸、齐墩果酸、山楂酸、柠檬酸等有机酸，牡荆素、槲皮素、槲皮苷、金丝桃苷、37，47，5，7—四羟基黄酮—7—葡萄糖苷和芦丁等黄酮类化合物及游离酸、脂肪酸、维生素C、无机盐、红色素等其它成分。现代研究揭示其有促进脂肪消化、扩张冠状动脉、强心、降血压、降血脂、抗动脉粥样硬化、预防肿瘤、抗血小板聚集、抗氧化、增强免疫、利尿、镇静、收缩子宫、抑菌等。

【临床中西药合用】

1. 用于功能性消化不良：保和丸是治疗食积的通用方，是由焦山楂、炒神曲、制半夏、茯苓、陈皮、连翘、炒莱菔子、炒麦芽等组成，山楂是方中的主要药物。有消食、导滞、和胃功效，用于功能性消化不良见脘腹胀满、嗳腐吞酸、不欲饮食者。应用保和丸，可配合西药多潘立酮、莫沙必利等胃肠动力药使用。

2. 用于降压：山楂黄酮、三萜酸水解物均有降压作用，其中以三萜酸降压效果最明显。顽固性高血压是指应用三种以上降压药物治疗1个月以上，而血压仍居高不下，在中度以上水平者，可在西医降压治疗的同时，在钩藤、石决明、珍珠母、夏枯草等复方中重用山楂，可以提高疗效。

3. 用于降脂：山楂是降血脂的要药。为提高降脂效果，可在应用辛伐他汀、阿托伐他汀降脂治疗的同时，应用含胡山楂成分的中成药，包括血脂宁丸、降脂灵片、山楂降脂片、脂可清胶囊等，或应用山楂配合丹参、决明子、茵陈、茯苓、泽泻等汤剂口服。

4. 治疗冠心病：益心舒胶囊是由人参、麦冬、五味子、黄芪、丹参、川芎、山楂等组成，治疗冠心病心绞痛而见胸痛胸闷，心悸气短，脉结代者，有益气复脉，活血化瘀，养阴生津功效。具有降脂抗凝、抑制血小板黏附聚集、改善血液流变性的作用，更重要的是针对血管病变，能改善血管内皮功能障碍，抑制炎症反应，延缓和稳定动脉粥样硬化斑块，以发挥改善心肌缺血的作用。可在西医常规治疗的基础上，服用益心舒胶囊，以提高疗效。

【中西药合用禁忌】

1. 由于山楂食用过多，可引起胃酸过多，故胃酸分泌过多者不宜食用。还有因吃山楂过量而造成胃石症和小肠梗阻的报道。山楂的聚合黄烷类成分小鼠腹腔注射和皮

下注射的 LD_{50} 分别为 130mg/kg、300mg/kg；10% 的山楂醇浸膏给雄性大鼠及小鼠灌胃不久出现镇静作用，30 分钟后死于呼吸衰竭，小鼠的 LD_{50} 为 18.5ml/kg，大鼠的 LD_{50} 为 33.8ml/kg。因此，山楂不宜与容易引起消化不良西药合用。

2. 山楂含有有机酸成分，不宜与碳酸氢钠、氨基糖营类抗生素、氢氧化铝、氨茶碱等碱性西药比如相配伍，否则会发生酸碱中和而降低或者失去药效；不宜与阿司匹林以及利福平等酸性药物合用，否则会使得阿司匹林和利福平的排泄减少，加重肾脏的毒副作用，故不宜配伍；不宜与大环内酯类药物进行联用，合用会增加大环内酯类药物的肝毒性，甚至引起听觉障碍；不宜与磺胺类抗生素（如磺胺异恶唑、磺胺嘧啶等）同用，会引起结晶尿、血尿、尿闭等，合用后抗生素乙酰化率增高，降低了溶解度，导致在肾小管中析出，形成结晶。

3. 含有山楂的中成药，如大山楂丸、保和丸、健脾丸、健胃消食片、化积口服液、血脂宁丸、降脂灵片、山楂降脂片、脂可清胶囊、五瘕丸等。（1）因大山楂丸、保和丸、健脾丸、健胃消食片含有神曲和麦芽，不宜与四环素、水杨酸钠、阿司匹林、鞣酸蛋白烟酸等合用，因其所含有的淀粉酶可降低上述药物的活性，如需服用，至少间隔 2 小时。（2）因化积口服液含有槟榔，不宜与碘离子制剂、重金属药（如硫酸亚铁、硫酸镁、氢氧化铝等）、酶制剂等合用，槟榔所含生物碱可与其相结合产生沉淀，影响疗效。（3）因脂可清胶囊含有大黄，不宜与维生素 B_1、四环素族、红霉素、灰黄霉素、制霉菌素、林可霉素、利福平、洋地黄、地高辛、可待因、麻黄素、阿托品、黄连素、奎宁、利血平、亚铁盐制剂碳酸氢钠制剂合用，以防产生沉淀、影响吸收。

乌梅

乌梅为蔷薇科植物梅的近成熟果实，又名梅实、黑梅、熏梅、桔梅肉。主产于浙江、福建、云南等地。夏季果实近成熟时采收，低温烘干后焖至皱皮，色变黑时即成。去核生用或炒炭用。始载于《神农本草经》，列为中品。中医认为其性平，味酸、涩，归肝、脾、肺、大肠经。有敛肺止咳、涩肠止泻、安蛔止痛、生津止渴之功效。用于治久咳不止，久泻久痢，尿血便血，崩漏，虚热烦渴，蛔厥腹痛，疮痈胬肉。煎服，3～10g，大剂量可用至 30g。外用适量，捣烂或炒炭研末外敷。止泻止血宜炒炭用。

【主要成分及药理】

乌梅主要含柠檬酸、苹果酸、草酸、琥珀酸、酒石酸、乳酸、戊酸、异戊酸、谷甾醇、蜡样物质、熊果酸、齐墩果酸等有机酸类、多种糖（主要为果胶和粗纤维）、24 种氨基酸、胆胺，以及酮类物质、生物碱、维生素、微量元素等。现代研究揭示其有抑菌、止泻、镇咳、安蛔、抗肿瘤、抗过敏、抗氧化和抗生育等作用。

【临床中西药合用】

1. 治疗溃疡性结肠炎：乌梅丸是由乌梅肉、黄连、黄柏、附子、花椒、桂枝、人参、黄柏 10 味药物组成，具有缓肝调中，清上温下之功效，用于蛔厥、久痢、厥阴头痛，症见腹痛下痢、巅顶头痛、时发时止、躁烦呕吐、手足厥冷等症。治疗溃疡性结肠炎，可乌梅丸联合柳氮磺胺吡啶使用。

2. 治疗激素依赖性型哮喘：本病是患者由于激素的长期大量使用，一方面使机体的下丘脑—垂体—肾上腺皮质（HPA）轴受到抑制，神经内分泌功能紊乱，免疫功能异常；另一方面激素的各种毒副作用在患者身上亦逐渐表现出来。而乌梅丸可使机体神经 - 内分泌 - 免疫网络系统重获稳态，而激素亦得以撤除，哮喘得以控制。在激素撤减过程的不同阶段，根据具体辨证，及时调整药物比例，加减用药。

3. 治疗乙型病毒性肝炎：乌梅可通过降低血中 CO 浓度，加速强氧化性的过氧亚硝酸清除，减少脂质过氧化的发生，稳定细胞膜结构而保护肝功能。此外，乌梅含苹果酸、柠檬酸和超氧化物歧化酶能降低肠道 PH 值，有利于 NH_3 与氢离子结合成 NH_4^+ 排出而减少氨的吸收，同时可促进药物成分溶解及吸收，减少有害物质产生、吸收，降低肠源性内毒素产生引起的肝细胞损害、肝功能衰竭。对重型病毒型肝炎，根据患者入院时及以后的病情变化，给予保肝、脱氨、止血、利尿、抗感染、输注新鲜血浆、白蛋白、支链氨基酸及纠正水电解质紊乱等综合治疗的基础上，联合乌梅、大黄、赤芍、黄连、板蓝根、葛根复方的煎剂灌肠保留，可阻止肝性脑病的进展，促使苏醒，加速黄疸消退，减少并发症，降低病死率。

【中西药合用禁忌】

1. 有文献报道乌梅及其炮制品大鼠长期毒性研究，结果显示长期毒性试验中大鼠笼旁观察未见异常，体重增长正常，血液学、血液生化学、主要脏器的病理组织学检查未见异常。乌梅炮制前后的安全性无明显差异，乌梅及其炮制品在药典规定的剂量下使用是安全的。

2. 乌梅含有机酸成分，不宜与阿司匹林以及利福平等酸性药物合用，否则会使得阿司匹林和利福平的排泄减少，加重肾脏的毒副作用；不宜与大环内酯类药物合用，合用会增加大环内酯类药物的肝毒性，甚至引起听觉障碍；不宜与磺胺类抗生素（如磺胺异恶唑、磺胺嘧啶等）同用，会引起结晶尿、血尿、尿闭等，主要原因是山楂联用后抗生素乙酰化率增高，降低了溶解度，导致在肾小管中析出，形成结晶；不宜与如碳酸氢钠、氢氧化铝、氨基糖苷类抗生素、氨茶碱等碱性药相配伍，如合用会发生酸碱中和而降低或者失去药效。

3. 含有乌梅的中成药，如乌梅丸、脾胃舒丸、沉香化滞丸、胃炎宁冲剂、梅核气丸、梅苏丸等。（1）因乌梅丸含有附子，具有强心作用，与强心甙合用，可使药效累加，增加毒性，故不宜合用。（2）脾胃舒丸含有槟榔，不宜与碘离子制剂、重金属药（如流酸亚铁、硫酸镁、气氢氧化铝等）、酶制剂等合用，槟榔所含生物碱可与其相结合产生沉淀，影响疗效。

儿茶

儿茶为豆科植物儿茶的去皮枝、干的煎膏，又名儿茶膏、孩儿茶、乌爹泥。主产于云南、广西等地。冬季采收枝干，除去外皮，砍成大块，加水煎膏。浓缩，干燥。打碎生用。始载于《饮膳正要》。中医认为其性凉，味苦、涩，归心、肺经。有活血疗伤、止血生肌、收湿敛疮、清热解毒、清肺化痰之功效。用于跌扑伤痛，外伤出血，吐血衄血，疮疡不敛，湿疹，湿疮，痔疮，肺热咳嗽。内服 1～3g，多入丸、散；入煎剂可适当加量，宜布包。外用适量，研末撒或调敷。

【主要成分及药理】

儿茶主要含有儿茶鞣酸、原儿茶鞣质、焦性没食子酚鞣质、儿茶鞣质、赭朴鞣质、儿茶素、表儿茶素等鞣质，非瑟素、槲皮素、槲皮万寿菊素、没食子酸、鞣花酸、儿茶酚、儿茶红、儿茶钩藤碱 A－E 以及钩藤碱、异钩藤碱、圆叶帽木碱、二氢柯楠因碱等。此外，还有多聚糖（半乳糖、鼠李糖等）、Ca、Pb、Si 等微量元素及纤维素。现代研究揭示其有收敛、止泻、降压等作用。

【临床中西药合用】

1. 治疗烧伤：儿茶用于治疗湿烂诸疮，收湿敛疮，使分泌物减少，保持创面干燥，对创面无明显的疼痛刺激；其有效成分鞣质，可收敛、消肿、止痛；同时所含槲皮素，具有抑制病原微生物的作用，对革兰氏阳性球菌、革兰氏阴性杆菌及真菌均有良好的抑制效果。可在预防感染、补液治疗的基础上，应用儿茶方、儿茶成膜剂、复方儿茶酊等烧伤科常用中成药。

2. 治疗急性软组织损伤：七厘散由血竭、乳香、没药、红花、儿茶、冰片、麝香、朱砂组成，具有化瘀消肿、止痛止血之功效，用于跌扑损伤，血瘀疼痛，外伤出血。在西医对症处理的基础上，可用七厘散外敷，或合用芒硝外敷局部，均可获得良效。

3. 治疗糖尿病足：生肌散是由本品合象皮、龙骨、没药、血竭、冰片、赤石脂、乳香组成，具有解毒、生肌之效。用于疮疡久溃，肌肉不生，久不收口。糖尿病患者由于合并神经病变及各种不同程度末梢血管病变而导致的下肢感染、溃疡形成（或）深部组织破坏，因可致残，甚至危及生命。在控制血糖、预防和治疗感染，及时治疗局部等西医治疗的基础上，应用生肌散外敷创面。

4. 治疗急性咽炎、扁桃体炎：本品具有清热解毒、生肌敛疮功效。中医传统名方"万应锭"由本品和胡黄连、熊胆、黄连、香墨、冰片、人工麝香、牛胆汁、牛黄等组成，有清热，镇惊，解毒之功，用于治疗小儿邪毒内蕴，高热烦躁，易惊，口舌生疮，牙龈、咽喉肿痛。现代研究提示具解热、抗炎、抗菌、抗病毒作用，其改良剂型万应胶囊用于治疗急性咽炎、扁桃体炎，每次 0.6g，每日二次。

【中西药合用禁忌】

1. 查阅相关文献，未查找到有关儿茶过量的不良反应报道。给小鼠肌肉注射儿茶素，LD_{50}大于 1.37g/kg。以含儿茶鞣质 3% ~ 5% 的饮料喂大鼠 1 个月，无死亡发生；而给小鼠静脉注射 200 ~ 300mg/kg 儿茶鞣质则可致死。

2. 儿茶含有鞣酸成分，不宜与维生素 B_1 合用，二者在体内可永久结合，而使其从体内排出，降低药物疗效；不宜与胃蛋白酶合剂、多酶片等酶制剂合用，它们可与鞣质相互作用，产生沉淀，降低药物疗效；不宜与蛋白质类药物合用，以免生成鞣酸蛋白，从而影响疗效；不宜与四环素、利福平、红霉素、林可霉素、制霉菌素等抗生素以及铁制剂不宜合用，以防生成不溶于水的沉淀物，从而影响它们的疗效。

3. 含有儿茶的中成药，如珍珠牛黄散，珠黄吹喉散、珠黄消疳散、绿袍散、万应锭、生肌散、七厘散、青黛散、溃疡灵胶囊等。（1）牛黄中所含牛黄酸，对心脏有兴奋作用，对血管稍有舒张作用，临床应用出现"不整脉"。因此，含有牛黄成分的中成药如珍珠牛黄散、珠黄吹喉散、珠黄消疳散、万应锭等不能与导致心律失常药物，两性霉素 B 注射剂、氨茶碱注射液、乙胺嘧啶、多虑平、阿米替林、左旋多巴、双氢克尿噻、麻黄碱、阿托品、肾上腺素、多巴胺等等同用；因牛黄对中枢有抑制作用，也不宜与西药吗啡、苯巴比妥等中枢抑制药并用，以防增加中枢抑制药的毒性，避免引起呼吸困难、昏睡、体位性低血压、昏厥等不良反应。（2）因珍珠牛黄散、珠黄吹喉散、珠黄消疳散等配方中含有珍珠，而珍珠内所含的蛋白质及其水解物——多种氨基酸，可抵消黄连素的抗菌作用而降低疗效，故不宜与黄连素同服。（3）因七厘散含有朱砂，与硫酸亚、三溴合剂、碘化钾、溴化物、巴比妥、碳酸氢钠等配伍同用。易产生沉淀，增加对肝肾的毒性。

仙鹤草

仙鹤草为蔷薇科植物龙牙草的全草，又名脱力草、瓜香草、老牛筋、狼芽草。主产于浙江、江苏、湖南、湖北等地。夏、秋二季茎叶茂盛时采割，除去杂质，晒干，生月或炒炭用。始载于《神农本草经》，列为下品。中医认为其性平，味苦、涩，归肺、心、肝、脾经。有收敛止血，消积止痢，截疟，补虚之功效。用于治疗咯血，吐血，衄血，尿血，便血，崩漏及外伤出血，腹泻，痢疾，脱力劳伤，疟疾，疔疮痈肿，滴虫性阴道炎。煎汤，10～15g；大剂量可用30～60g；或入散剂。外用捣敷；或熬膏涂敷。

【主要成分及药理】

仙鹤草含有仙鹤草鞣质，木犀草素－7－葡萄糖苷、芹菜素－7－葡萄糖、槲皮素；芸香苷，山奈酚－7－鼠李糖苷等黄酮类成分，间苯三酚合体、没食子酸、咖啡酸、维生素K及赛仙鹤草酚等其它成分。现代研究揭示其有明显的促凝血作用，又抗凝血作用、能加强心肌收缩，调整心率；抑制和杀灭疟原虫和阴道滴虫、降血糖、对抗肾上腺升高血糖作用，并能增加肝糖原含量、抑制肿瘤细胞；尚有抗菌消炎、镇痛、降血压及提高免疫功能等作用。

【临床中西药合用】

1. 治疗各种出血性疾病：本品广泛用于全身各部位的出血性疾病，包括消化道出血、支气管扩张咯血、眼底出血、痔漏便血、尿血、功能性子宫出血等症。因本品药性平和，无论寒热虚实，皆可应用。临床常选用仙鹤草配合白及、乌贼骨、煅瓦楞子治疗上消化道出血。临床治疗血小板减少性紫癜和过敏性紫紫癜，选用仙鹤草及其复方治疗可取得满意疗效，再配合西药强的松口服，可提高疗效。

2. 治疗寄生虫感染：仙鹤草中的鹤草酚对猪肉绦虫、囊尾蚴、幼虫、莫氏绦虫、短膜壳绦虫、疟原虫和阴道滴虫均有确切的抑制和杀灭作用。鹤草酚是从中草药中提取的有杀灭血吸虫成虫作用的第一个天然化合物。但鹤草酚单独使用时，减虫率尚不理想，和低剂量硝唑咪共同给药时，有明显协同作用。

3. 治疗肿瘤：仙鹤草中的仙鹤草蹂酸具有抗肿瘤作用，它可以通过抑制肿瘤细胞，增强免疫细胞活性，达到抗癌目的。山仙颗粒由山楂、仙鹤草、西洋参、莪术等9味中药组成，治疗原发性肝癌、食道癌、胃癌、大肠癌、肺癌、乳腺癌，可明显抑制肿瘤，提高患者生存质量，延长生存时间。

4. 治疗糖尿病：仙鹤草可能对胰岛素β细胞有一定的保护作用，改善胰岛素分泌缺陷，促进胰岛素β细胞分泌胰岛素。由黄芪、太子参、生地黄、苦瓜、玄参、知母、黄连、葛根、地骨皮、桑白皮、夏枯草、丹参、鬼箭羽、荔枝核、苍术、仙鹤草等16味中药组成的养阴丸，10g/次，2次/日，联合二甲双胍片治疗2型糖尿病，可提高受胰岛素敏感性，疗效肯定。

【中西药合用禁忌】

1. 仙鹤草的有效成分鹤草酚有毒，毒性主要表现在胃肠道及神经系统反应，应用较大剂量可使家犬双目失明。临床上仙鹤草的不良反应主要有失明、呼吸困难、皮疹、头昏、面红、恶心呕吐、甚至引起过敏性休克。在大剂量应用仙鹤草时应权衡利弊。因此，仙鹤草及其制剂不宜与容易产生过敏的西药合用。

2. 仙鹤草中所含仙鹤草素对心脏有兴奋作用。因此，不宜与导致心律失常药物，两性霉素 B 注射剂、氨茶碱注射液、乙胺嘧啶、多虑平、阿米替林、左旋多巴、双氢克尿噻、麻黄碱、阿托品、肾上腺素、多巴胺等同用；过量服用仙鹤草可致肾功能衰竭。如不宜与有肾毒性的西药合用，以免增加肾损害的风险。常见的西药有某些抗菌药、抗肿瘤药、解热镇痛抗炎药、麻醉药、碘化物造影剂、碳酸锂、氨苯碟啶等；不宜与胰酶、胃蛋白酶合剂、多酶片等同服。因仙鹤草含有鞣质，可通过吸附或结合的方式产生沉淀，降低药物疗效；不宜与维生素合用。在体内可与维生素结合，而使其从体内排出，降低药物功效；不宜与蛋白质类药物合用，以免生成鞣酸蛋白，从而影响疗效。

3. 含有仙鹤草的中成药，如复方仙鹤草肠炎片、山仙颗粒、养阴丸、维血宁颗粒、腹安冲剂。（1）复方仙鹤草肠炎片含有黄连，不宜与碘离子制剂、重金属药（如流酸亚铁、硫酸镁、气氢氧化铝等）、酶制剂等合用，黄连素可与其相结合产生沉淀，影响疗效。（2）维血宁颗粒含有太子参，其所含甙类可能使维生素 C、烟酸、谷氨酸、胃酶合剂等分解，降低药效。（3）养阴丸中含有有地骨皮，因地骨皮所含的有机酸可酸化尿液，影响一些西药在肾小管内的重吸收和排泄，如碳酸氢钠、氧化镁、碳酸铋等；不宜与口服红霉素制剂、利福平、磺胺类、呋喃妥因配伍应用，因其可使红霉素分解加快，可加重呋喃妥因、利福平、磺胺类的肾脏毒性。

🦅 地榆

地榆为蔷薇科植物地榆或长叶地榆的干燥根，又名马胡枣、绵地榆、黄瓜香、猪人参、血箭草，前者产于我国南北各地，后者习称"绵地榆"，主要产于安徽、浙江、江苏、江西等地。始载于《神农本草经》，列为中品。春季将发芽时或秋季植株枯萎后采挖。除去根须，洗净，晒干生用，或炒炭用。中医认为其性微寒，味苦、酸、涩，归肝、大肠经。有凉血、止血、解毒、敛疮之功效。用于血热出血证、烫伤、湿疹、便血、痔血、疮疡痈肿。煎服，常用剂量是每次 10 ~ 15g，最大剂量可至 30g，或入丸、散剂，外用适量，止血多炒炭用，解毒敛疮多生用。

【主要成分及药理】

地榆主要含没食子酸、没食子酰葡萄糖、丙氰定、3，3'，4 - 三甲氧基鞣花酸、花色素苷等鞣质类化合物，地榆皂苷 Ⅰ、Ⅱ、Ⅲ、Ⅳ、A、B、E、熊果酸、坡模酮酸等三萜皂苷类化合物，槲皮素、矢车菊苷、（＋）－儿茶素、山柰素－3，7－二鼠李糖苷等黄酮类，豆甾醇、胡萝卜苷等甾体类，原花青素，淀粉，维生素，阿拉伯糖、半乳糖、果糖、葡萄糖等糖类，钙、铁、铜、锰等三十多种微量元素。现代研究揭示其有止血、消肿、止泻、抗溃疡、抗氧化、抗肿瘤、抗病毒、抑菌、抗炎、抗过敏、改善肾功能衰竭、抗凝血、增强免疫、镇吐、减轻色素沉着等作用。

【临床中西药合用】

1. 用于烧烫伤：本品为治疗水火烧烫伤之要药，烧烫伤中成药如消火酊、四黄烧伤油、烧伤贴等，地榆均为主要药物，治疗水火烧烫伤。本品单用对水火烧烫伤亦疗效显著。对85℃～90℃局部热水烫伤或轻度烧灼伤，可在用凉水冲洗或冰敷的基础上，外敷地榆粉或配大黄粉调敷，干燥收缩创面，面积较大或较严重者应配合西医抗生素抗感染治疗。

2. 用于抗炎：本品具有抗炎抗菌的作用，外敷创面伤口或内服均可，可用于内外各种炎症。水火烧烫伤或外伤，可用地榆粉外敷烧烫伤创面或外伤伤口以消炎抗菌；结核性脓疡、慢性骨髓炎可在外科常规治疗的基础上，用地榆注射液（每2ml含生药2g），每日1次，每次4ml，肌内注射；或用地榆15g，浓煎口服，1日1剂，小儿斟减；亦可肌内注射与口服交替进行。

3. 用于痔疮出血：本品对痔疮或肛裂出血疗效较好，可用槐角丸煎剂或中成药内服治疗，急性发作可口服地奥司明片，症状缓解后改服槐角丸，并配合马应龙麝香痔疮膏。

4. 用于湿疹等皮肤病：湿疹及皮肤溃烂者，可用本品浓煎洗或配以煅石膏、枯矾研末外敷于患处，其他皮肤疖肿疮疡，可用鲜地榆或配以金银花、蒲公英等清热解毒药煎汁或捣烂敷于局部，较大较严重者可结合西医抗炎或外科手术处理。

【中西药合用禁忌】

1. 地榆使用过量可致中毒，小鼠中毒后可见活动减少，四肢无力，呼吸困难，抽搐等，死于呼吸抑制。急性毒性试验以地榆水提剂或醇提剂给小鼠灌胃2.5g/kg，观察7天后未见不良反应；大鼠每日口服水提取物（1∶3）20ml/kg，共10d，未见明显中毒症状，但在给药5～10d作肝穿刺检查，发现脂肪浸润的细胞数较对照组有所增加，说明地榆口服毒性较小。小鼠腹腔注射的LD_{50}：地榆水提剂为1.60±0.29g/kg；地榆醇提制剂为2.17±0.49g/kg。因此，不宜与巴比妥、水合氯醛、乌拉坦等中枢抑制药合用。

2. 地榆内含鞣质，不宜与胃蛋白酶合剂，多酶片等消化酶类药物联用，因其具有收敛作用，能与蛋白质结合形成不溶于水的大分子化合物，不易吸收；不可与去痛片、克感敏片、红霉素、利福平、氨苄西林、麻黄碱、小檗碱、阿托品类药物联用，因鞣质是生物碱沉淀剂，同用后会结合生成难溶性鞣酸盐沉淀，不易被机体吸收；不可与西药如钙剂、铁剂、氯化钴等合用，因同服后可在回盲部结合，生成沉淀，使机体难以吸收而降低疗效；不宜与磺胺类西药同服，因鞣质能与磺胺类药物结合影响磺胺的排泄，导致血及肝内磺胺类药浓度增高，严重者可发生中毒性肝炎；其所含水合型鞣质而对肝脏有一定毒性，因此不能与对肝脏有一定毒性的西药利福平、氯丙嗪、异烟肼、红霉素、氯霉素类等联用；内含黄酮类成分，可与金属离子形成络合物，不宜与碳酸钙、硫酸亚铁、氢氧化铝等合用，影响药物吸收；不可与维生素 B_1 合用，可产生永久性结合物，并排除体外而丧失药效。

3. 含地榆成分的中成药，如地榆升白片、消火酊、香榆胃舒合剂、骨炎宁、京万红软膏、黄连解毒膏、四黄烧伤油、烧伤贴、地榆槐角丸等。（1）地榆槐角丸、京万红软膏等中成药中含当归，与华法林等抗凝药同用可导致出血倾向的增加；和阿司匹林联用可导致眼前房出血；不宜与抗结核药异烟肼联用，同服后会产生螯合反应，妨碍机体吸收，降低疗效。（2）地榆槐角丸、京万红软膏等中成药中含大黄，不可以与含碱性成分的西药配伍，因此类中药容易在碱性环境下氧化失去或降低药效；不能与磺胺类西药同服，因鞣质能与磺胺类药物结合影响磺胺的排泄，导致血及肝内磺胺类药浓度增高，严重者可发生中毒性肝炎；不宜与淀粉酶，多酶片等消化酶类药物联用，二者可结合形成氢键络合物，不易被胃肠道吸收。（3）地榆槐角丸、京万红软膏等中成药中含有黄芩，不宜与菌类制剂如乳酸菌素片，蜡样牙孢杆菌片等联用，因二者同用会抑制或降低菌类制剂的活性。（4）京万红软膏中含有桃仁，不可与氨基糖苷类抗生素同用，因桃仁中含有氰甙类成分，二者同用，可抑制呼吸中枢甚至出现呼吸衰竭。

四季青

四季青为冬青科植物冬青的叶，又名红冬青、油叶树、树顶子。主产于江苏、浙江、广西、广东和西南各省。秋冬季节采收，除去杂质，晒干，生用。始载于《新修本草》。中医认为其性寒，味苦、涩，归肺、心经。有清热、凉血、止血、解毒、敛疮之功效。用于外伤出血、水火烫伤、湿疹、疮疡痈肿、肺热咳嗽、咽喉肿痛、热淋、泻痢。煎服，常用剂量是每次 15～30g，外用适量，捣碎敷患处。

【主要成分及药理】

四季青的主要含缩合型鞣质，还有原儿茶酸、原儿茶醛、咖啡酸、紫丁香苷、龙胆酸、异香草酸、四季青酚苷等酚酸类化合物，长梗冬青苷、冬青苷 A、冬青苷 B 甲酯苷、熊果酸等三萜皂苷类化合物，山柰酚、洋芹素、槲皮素、异鼠李素等黄酮类化合物，微量元素，挥发油等成分。现代研究揭示其有降压、疏通血管、抗血小板聚集、改善微循环、保护心肌、改善心肌血氧的供求平衡、抗炎抗菌、抗氧化、抗肿瘤、降脂减肥、改善肾功能的作用。

【临床中西药合用】

1. 用于抗炎抗菌：本品所含原儿茶酸、原儿茶醛具有广谱抗菌的作用，尤其是对金黄色葡萄球菌、链球菌等革兰氏阳性球菌及阴性杆菌感染疗效显著，如中成药急支糖浆、急支滴丸、荆银颗粒、咳喘速平颗粒等。单味四季青或其注射液可治疗细菌性痢疾、泌尿系感染、骨科感染、血栓闭塞性脉管炎、单纯型慢性化脓性中耳炎，四季青合剂治疗病毒性角膜炎，与西药抗生素合用，可加强其抗炎抗菌的疗效，降低细菌内毒素，并增强机体免疫机能。

2. 用于烧烫伤：鲜四季青煮水可治疗轻度烧烫伤，不但能促进创面愈合还能抗感染。烧烫伤中成药复方四季青软膏中主要成分为四季青，可用于轻度烧烫伤。对于烧烫伤较重者，可在西医抗炎补液等基础治疗上配合使用。

3. 用于冠心病心绞痛：本品具有轻度改善心功能并增强心肌的耐缺氧能力的作用，其提取物原儿茶醛具有降低冠状血管阻力，增加冠脉流量的作用，可治疗冠心病心绞痛。对于轻度冠心病心绞痛可用原儿茶醛注射液或配合针灸治疗，较重者配合银杏叶片、丹参滴丸、阿司匹林片、硝酸甘油等药物合用。

【中西药合用禁忌】

1. 由于在灌服家兔四季青煎剂的亚急性毒性试验中，停药 4 天后，可见轻微肝肾损害，而正常人分别口服四季青煎剂的浓缩粉剂 20g、静注 20g/kg、肌注 40g/kg 均未见急性中毒症状，四季青临床观察无毒，常规剂量内水煎服长、短期服用均无不良反应；剂量过大可出现食欲减退、恶心呕吐等症状。因此，不宜超量使用，若非大剂量不可，宜避开与双氯芬酸、布洛芬、尼美舒利、罗非昔布等具有胃肠道不良反应的药物合用。

2. 四季青所含有机酸成分，不宜与具有肾毒性的西药如呋喃妥因、利福平、阿司匹林、吲哚美辛等同服，因其可增加后者在肾脏中的重吸收，加重对肾脏的毒性；与磺胺类药物、大环内酯类抗菌药易引起尿闭或血尿，会产生副作用；所含皂苷，不宜与维生素 C、胃蛋白酶合剂等酸性较强的西药联用，以防水解失效；不宜与大环内脂类同用，可降低其抗菌疗效；不宜与异烟肼、四环素合用，因二者合用可对肝脏毒性增强，加重毒副反应

3. 含四季青的中成药，如急支糖浆、急支滴丸、复方四季青软膏、重感灵片、荆银颗粒、咳喘速平颗粒、复方四季青片等。（1）急支糖浆等中成药中含有麻黄，麻黄

中含麻黄碱,与降压药及氯丙嗪,苯巴比妥等镇静催眠药同用时,易产生拮抗药理作用。(2)咳喘速平颗粒中所含当归,不宜与华法林等抗凝药同用,因同用可导致出血倾向增加;不宜与阿司匹林联用,可导致眼前房出血;不宜与抗结核药异烟肼联用,同服后会产生螯合反应,妨碍机体吸收,降低疗效。(3)重感灵片中含有石膏,不宜与卡那霉素、新霉素等联合使用,因二者可在胃肠道形成不溶性盐类和络合物而失效,联用须间隔3~4h。(4)荆银颗粒中含有金银花,不宜与维生素C、枸橼酸等酸性较强的药物使用,联用时可引起恶心呕吐、头晕头痛、心律失常等症状;不宜与如乳酸菌素片、蜡样牙孢杆菌片等菌类制剂联用,因此类菌类制剂有较强的抗菌作用,同服会抑制或降低菌类制剂的活性。(5)咳喘速平颗粒中所含枇杷叶,不宜与可待因、咳必清等麻醉、镇静类药物同用,合用可产生不良反应。

🦇 大戟

大戟为大戟科植物大戟的干燥根,多年生草本植物,又名京大戟、龙虎草、天平一枝香、将军草、九头狮子等。始载于《神农本草经》,列为下品。主产于江苏、四川、江西、广西等地。《本草纲目》:"杭州紫大戟为上"。春季未发芽前,或秋季茎叶枯萎时采挖,除去残茎及须根,洗净,晒干。生用或醋用。中医认为其性寒,味苦,归肺、脾、肾经。有毒,与甘草为配伍禁忌,列于十八反,有泻水逐饮、消肿散结之功效。用于水肿,臌胀,胸胁停饮,痰饮积聚,气逆喘咳,二便不利,痈肿疮毒,瘰疬痰核。煎服醋制用,常用剂量是每次1.5~3g,或入丸、散剂,每次1g,外用适量,生用。

【主要成分及药理】

大戟主要含3,3′-二甲氧基鞣花酸、3,3′-二甲氧基鞣花酸-4′-O-β-D-吡喃木糖苷、没食子酸、柯里拉京、老鹳草素、鞣花酸等鞣质类成分,松香烷型二萜、京大戟素、巨大戟烷型二萜3等二萜类成分,大戟醇、大戟苷、甘遂甾醇、环阿尔廷烷型三萜等三萜类成分,山奈酚、槲皮素、芦丁等黄酮类成分,有机酸,生物碱,树胶,树脂等其他成分。现代研究揭示其有抗癌、抗炎、抗病毒、抗白血病、扩张毛细血管、升压、利尿导泻、镇痛、引产等作用。

【临床中西药合用】

1. 用于抗肿瘤:大戟中含有多种抗肿瘤成分,可明显抑制肝癌,肺腺癌,胃腺癌的生长,狼毒大戟中的二萜内酯类成分艾氏腹水癌及肝癌腹水等的癌细胞生长活性具有一定的抑制作用,

2. 用于精神疾病：用京大戟根煎水服用，可治疗或辅助治疗精神分裂症和狂躁症，或配合使用利培酮、奥氮平、氯氮平等抗精神病药物和心理治疗。

3. 用于治疗腹水：本品制成粉剂装入胶囊中，每次服用 0.6 ~ 0.9g，配合一般治疗，可用来治疗轻度肝硬化腹水，病情较重者可以此为辅助治疗，配合使用双氢克尿噻、氨苯蝶啶等利尿剂和反复大量放腹腔积液加静脉输注白蛋白及肝硬化西医护肝、支持治疗。

【中西药合用禁忌】

1. 由于大戟中所含大戟苷为京大戟中主要的毒性成分，过量服用可刺激消化道引起咽喉肿胀、充血、呕吐、剧烈腹痛及腹泻，继而导致水液、电解质、酸碱平衡的紊乱，甚至出现休克，并可累及中枢神经系统，引起眩晕、昏迷、痉挛、瞳孔放大，甚至麻痹死亡；或引起呼吸麻痹、抑制，甚至呼吸衰竭，大戟煎剂腹腔注射对小鼠的 LD_{50} 为 $4.69 \pm 0.021 g/kg$。因此，京大戟及京大戟制剂不宜与水合氯醛、乌拉坦、吗啡、苯巴比妥等中枢抑制剂合用。

2. 大戟含皂苷，不宜与维生素 C、胃蛋白酶合剂等酸性较强的西药联用，以防水解失效；所含黄酮类成分，不可与碳酸钙、硫酸亚铁、氢氧化铝等含金属离子的西药制剂合用，因二者合用可形成络合物，不易吸收；所含有机酸成分，不可与呋喃妥因、利福平、阿司匹林、吲哚美辛等同服，因二者同服可增加对肾脏的毒性，不可与磺胺类药物、大环内酯类抗菌药易引起尿闭或血尿等副作用；不宜与大环内脂类同用，可降低其抗菌疗效。

3. 含大戟的中成药，如十枣丸、消肿九味散、外用紫金锭、杜记独角膏、舟车丸、玉枢丹等。（1）舟车丸等中成药中含有轻粉，因轻粉含汞，汞离子与碘离子在肠中相遇后，会生成有剧毒的碘化汞，从而导致药源性肠炎或赤痢样大便，故不能与碘化钾、西地碘片、溴化钾、三溴合剂等同服，不能与具有还原性的西药同用，如硫酸亚铁，同服后能使毒性增强。（2）杜记独角膏、消肿九味散、舟车丸等中成药中含有五倍子、大黄等鞣质含量高的药物，不能与磺胺类药物同用，因鞣质与磺胺类药物结合后，阻碍磺胺排泄，导致磺胺类药浓度增高，甚至发生中毒性肝炎。

老鹳草

老鹳草为牻牛儿苗科牻牛儿苗或老鹳草或野老鹳草的干燥地上部分，正名五叶草，又名破铜钱、猫脚草、六阳草、五齿耙、五瓣草、老观草、老官草，前者习称"长嘴老鹳草"，后两者习称"短嘴老鹳草"，因果实之长嚎似鹤嘴而得名。全国大部分地区有产。始载于明代兰茂的《滇南本草》。夏秋二季果实近成熟时采割，晒干，切段，生用。中医认为其性平，味辛、苦，归肝、肾、脾经。有祛风通络，清热毒，止泻痢之功效。用于风湿痹证，泄泻，痢疾，疮疡，蛇虫咬伤，筋骨酸痛，坐骨神经痛。煎服，常用剂量是每次 9～15g，或熬膏、酒浸服，外用适量。

【主要成分及药理】

老鹳草的主要含老鹳草素、鞣花酸、短叶苏木酚等鞣质类化合物，山奈酚、槲皮素等黄酮类化合物，有机酸，耗牛儿醇、玫瑰醇、香茅醇、香叶醇、里和那醇等挥发油。现代研究揭示其有抗菌、抗病毒、抗氧化、抗溃疡、抗炎、抑制免疫、镇痛、止泻、降糖、保肝、孕激素样作用、镇咳、止血作用。

【临床中西药合用】

1. 用于抗炎：本品具有较强的抗炎镇痛、抗菌、抗病毒作用，可用于治疗各种关节炎、福氏志贺氏菌、金黄色葡萄球菌和绿脓假单胞菌等细菌感染及流感病毒感染。抗痢疾杆菌时可与穿心莲、氯霉素或链霉素合用。治疗风湿性关节炎时可将本品捣烂外敷或酌情加入伸筋草、威灵仙、海风藤、络石藤、五加皮等祛风除湿类药物，亦可配合口服阿司匹林肠溶片，美洛昔康等非甾体类消炎药；以老鹳草为主要成分的老鹳草乳膏可治疗糖皮质激素依赖性皮炎，疗效显著，亦可与蓝科肤宁湿敷液配合使用，亦可治疗皮肤湿疹，带状疱疹等各种皮肤病。

2. 用于止咳：本品具有较好的止咳作用，老鹳草醇提取物为镇咳的主要有效成分，可用于治疗各种咳嗽。感冒咳嗽可用本品煎水内服或配合抗病毒品服液，草珊瑚含片、复方甘草片等药物使用，慢性咽炎可配合中药汤剂半夏厚朴汤加减，或配合口服华素片等西药或西药输液抗炎治疗。

3. 用于调节肠道功能：本品对肠道功能具有双向调节作用，正常剂量具有较好的止泻作用，尤其是对番泻叶或蓖麻油所引起腹泻疗效较佳，剂量过大则具有泻下的作用。对于肠易激惹综合征引起的腹泻，可将老鹳草煎水口服，或根据病情配合痛泻要方、参苓白术散等中成药合用，亦可与思密达等西药合用。

【中西药合用禁忌】

1. 小白鼠灌服 10g/kg 时，未见毒性表现，最大耐受量在 30g/kg 以上，在大白鼠的亚慢性毒性试验中，分别按 0mg/kg、400mg/kg、1300mg/kg、4500mg/kg 灌胃，其临床表现及其他各项检查均未见异常，因此可认为其无毒。

2. 老鹳草中所含鞣质，不宜与胃蛋白酶合剂、多酶片等消化酶类药物联用，因其能与蛋白质结合形成不溶于水的大分子化合物，不易吸收；不可与去痛片、克感敏片、红霉素、利福平、氨苄西林、麻黄碱、小檗碱、阿托品类药物联用，因鞣质是生物碱沉淀剂，同用后会结合生成难溶性鞣酸盐沉淀，不易被机体吸收；不可与西药如钙剂、铁剂、氯化钴等合用，因二者可在回盲部结合，生成沉淀，降低疗效；不宜与磺胺类西药同服，因鞣质能与磺胺类药物结合影响磺胺的排泄，导致血及肝内磺胺类药浓度增高，严重者可发生中毒性肝炎；所含槲皮素等黄酮类成分，可与金属离子形成络合物，不宜与碳酸钙、硫酸亚铁、氢氧化铝等合用，影响药物吸收；不可与环孢素 A 合用，因其可致环孢素的血药浓度下降而出现移植排斥；所含有机酸成分，不可与呋喃妥因、利福平、阿司匹林、吲哚美辛等同服，因二者同服可增加对肾脏的毒性；不可与氨基糖苷类抗生素合用，服后可酸化胃液，也可直接改变尿液的 pH 值，降低抗菌作用。

3. 含有老鹤草的中成药，如伤湿止痛膏、老鹤草软膏等。（1）伤湿止痛膏中含有马钱子，不宜与青霉素类药物同用，二者合用可降低疗效。（2）伤湿止痛膏中含有川乌、草乌，不宜与氨基糖苷类抗生素同用，因二者同用可增加耳毒性、肾毒性。

🦇 月见草

月见草为柳叶菜科月见草属草本植物，又名山芝麻、夜樱草、樱草、夜星、夜来香、待宵草等，因其花于夜间开放、引诱夜天蛾等昆虫授粉而得名，药用部位为种子、叶、根和种油，被誉为"万应灵药"。原产于北美洲，最早于 1936 引入庐山植物园，后引入我国东北作花卉栽培而逸为野生，现主产于我国东北东部山区，吉林、江西、北京、宁夏、内蒙古等地亦有栽培。始载于《神农本草经》，列为上品。秋季将根挖出，晒干。中医认为其性温，味甘、苦，归肝、胃、肺经。有祛风湿，强筋骨，活血通络，平肝熄风，消肿敛疮之功效。用于风寒湿痹证，筋骨酸软，中风偏瘫，虚风内动，小儿多动，腹痛泄泻，痛经，狐惑，疮疡，湿疹。煎服，常用剂量是每次 5～15g。

【主要成分及药理】

月见草的主要含鞣质，γ－亚麻酸、棕榈酸、硬脂酸、油酸等不饱和脂肪酸，脂肪，色氨酸、赖氨酸、苏氨酸、（胱＋蛋）氨酸、缬氨酸、异亮氨酸等必需氨基酸，钙、镁、钾、磷、铁、锌等 10 多种矿物质，蛋白质，粗纤维，碳水化合物，水分，灰分，亲脂性三萜，酚性抗氧剂等化合物。现代研究揭示其有抑制植物生长、抗炎、抗血小板凝集、抗血栓、抗溃疡、抗氧化、抗肿瘤、降血脂、降血糖、对药物性损伤有保护作用。

【临床中西药合用】

1. 用于预防或治疗筋骨疼痛：本品中含有较高的钙元素，可用来治疗或预防缺钙引起的龋齿、抽搐、关节痛、腰腿痛、抽搐、骨质疏松等骨病，亦可用来预防缺钙引起血管硬化、老年痴呆等。可用月见草代茶饮，或酌情配合其他中药方剂，针灸，推拿等方法来治疗筋骨疼痛，亦可与钙尔奇 D，维生素 D 等西药同服。

2. 用于降血脂：本品具有较好的降血脂作用。可用月见草代茶饮或加菊花，决明子，山楂食疗，或口服月见草油乳、月见草油胶丸等月见草制剂，疗效不佳时配合使用阿托伐他汀、西立伐他汀等降脂药。

3. 用于降血糖：以月见草花、山楂、木糖醇为原料制作保健型功能型饮料，降血糖作用可观，可用于预防或治疗轻度糖尿病患者，病情较重者可以二甲双胍、格列齐特、格列美脲等降糖西药或注射胰岛素为主，以月见草茶或含月见草饮料作为食疗辅助治疗糖尿病。

4. 用于治疗痤疮：本品对痤疮的治疗作用，主要是来源于其抗炎、抗血小板聚集等作用，可用月见草与菊花、黄芩、黄柏、大青叶等清热祛湿、解毒活血的中药组方全用，亦可用泡月见草茶食疗，口服月见草油丸，并配合三棱针放血、火罐等中医疗法，亦可与西药安体舒通片、甲硝唑、雄性激素拮抗剂、维甲酸霜等合用。

5. 用于血小板聚集：本品所含 γ-亚麻酸及其衍生物可减少血小板的凝聚，抑制血栓形成，可用于防治动脉粥样硬化。可口服用月见草油胶丸、月见草油乳或与拜阿司匹林片等西药配合使用。

【中西药合用禁忌】

1. 以月见草油 40g/kg 给小白鼠灌胃，急性毒理试验未见异常反应；以 4g/kg、2g/kg、1g/kg 分别灌胃小白鼠，连续给药 180 天，其亚慢性毒理试验在病理解剖学及病理组织学均未见异常；在小白鼠慢性毒理试验中，以 4g/kg 灌胃，连续 180 天后，各项指标均正常，因此月见草无毒。

2. 月见草所含有机酸成分，不可与呋喃妥因、利福平、阿司匹林、吲哚美辛等同服，因二者同服可增加对肾脏的毒性；不可与氨基糖苷类抗生素合用，服后可酸化胃液，也可直接改变尿液的 pH 值，降低抗菌作用；所含金属离子，不能与卡那霉素、新霉素等联合使用，因二者联用会在胃肠道形成不溶性盐类和络合物而失效，如需联用，宜间隔 3~4h。

3. 含月见草成分的中成药：如广东凉茶、翠莲解毒片、外感平安茶、外感风痧颗粒、复方五指柑片、银菊感冒片、治感佳胶囊、莲芝消炎胶囊、玉叶解毒糖浆、喉舒宁片。（1）治感佳胶囊、莲芝消炎胶囊、喉舒宁片、罗浮山百草油中含有穿心莲，不宜与庆大霉素、红霉素等同用，后者能抑制穿心莲促进白细胞吞噬功能的作用。（2）外感平安茶中含有厚朴，不宜与士的宁同用，其肌松作用可被士的宁所对抗。不宜与链霉素、卡那霉素、多粘菌素等同用，这些抗生素具有箭毒样作用，合用会导致呼吸抑制等毒性反应。（3）罗浮山百草油中含有当归，不宜与华法林等抗凝药同用可导致出血倾向的增加；不宜阿司匹林联用可导致眼前房出血；不宜与抗结核药异烟肼联用，同服后会产生螯合反应，妨碍机体吸收，降低疗效。

第十五章

含蛋白质和酶、多糖类的常用中药

 山药

山药为薯蓣科植物薯蓣的根茎，又名怀山药、淮山药、土薯、山薯、山芋、玉延，习惯认为河南（怀庆府）所产者品质最佳，故有"怀山药"之称。主产于河南省，湖南、江南等地亦产。始载于《神农本草经》，列为上品，言"主伤中补虚嬴，除寒热邪气，补中益气力，长肌肉"。霜降后采挖，刮去粗皮，晒干或烘干，为"毛山药"；或再加工为"光山药"。润透，切厚片，生用或麸炒用。中医认为其性平，味甘，归肝、肾、脾经。有益气养阴、补肺脾肾，固精、止带之功效。用于脾虚证、肺虚证、肾虚证、消渴气阴两虚证。煎服，常用剂量是每次 15 ~ 30g。

【主要成分及药理】

山药的主要含薯蓣皂苷等多糖，蛋白质，精氨酸、谷氨酸、天冬氨酸等游离氨基酸，β - 谷甾醇、β - 胡萝卜苷、7 - 羟基 - β - 谷甾醇等皂苷类，棕榈酸、油酸等酯类，粘液质，黄酮类，山药碱，微量元素等。现代研究揭示其有调整胃肠、调节或增强免疫功能、降血糖、降血脂、抗氧化、抗衰老、抗突变、抗肿瘤、保护肾缺血再灌注损伤和肝损伤、增加血小板数量的作用。

【临床中西药合用】

1. 用于小儿感染性疾病：本品可治疗小儿迁延性肺炎、感冒咳嗽、腹泻、慢性霉菌性肠炎等小儿感染性疾病，具有良好治疗作用。如轮状病毒导致小儿腹泻，在饮食调理、西医治疗（①抗病毒治疗可用利巴韦林、潘生丁；②纠正肠道菌群失调的微生态治疗，可用双歧杆菌、嗜酸乳杆菌制剂；③肠黏膜保护剂：蒙脱石粉。）的基础上辅以服用怀山药粉可以明显提高治愈率。

2. 治疗早泄：用韭菜籽、山药（韭菜籽 30g，山药 30g，烤焦黄，研磨成细末为 1

日量，冲服，每日 2 次，15d 为 1 个疗程，用 3 ~ 4 个疗程）治疗早泄，同时配合苯氧苄胺、苯丙胺、氯米帕明、舍曲林、优克或帕罗西汀等西药，疗效良好。

3. 用于降糖：本品对于 2 型糖尿病具有明显的降糖作用，可药用亦可作食疗，如山药薏米粥：山药 100g、生薏苡仁 100g，共同煎煮，食粥；山药葛根粉：山药 500g、葛根 500g，打粉混匀，每次 50 ~ 100g，冲服，1 天 1 次。中成药如消渴降糖片、糖尿乐片、降糖宁胶囊中山药均为主要成分，对于轻、中度糖尿病患者可口服消渴降糖片或降糖宁，中、重度患者可服用格列齐特或甲糖宁等西药降糖药的同时辅以山药及其制剂，以增强疗效。

4. 用于肠易激惹综合征：可在莨菪碱、美贝维林、洛哌丁胺、阿米替林、曲米帕明、氯米帕明、地昔帕米、莫沙比利、西沙必利等西药治疗的基础上，配合其他中药可治疗肠易激惹综合征，如抑肝扶脾温肾汤（柴胡，山药等），并可配合丽珠肠乐、心理疗法。

【中西药合用禁忌】

1. 山药是一种常用的补益中药材，现亦作为一种食材为广大群众所接受，目前尚未见关于其有毒的文献报道。但是山药皮中所含的皂角素或黏液里含的植物碱，少数人接触会引起山药过敏而发痒，处理山药时应避免直接接触。山药对实验大鼠脾虚模型有预防和治疗作用，有助消化作用。

2. 山药所含皂苷，不宜与维生素 C、胃蛋白酶合剂等酸性较强的西药联用，以防水解失效；不宜与大环酯类同用，可降低其抗菌疗效；内含蛋白质，不可与黄连素同用，因其可抵消黄连素的抗菌作用。

3. 含山药的中成药，如六味地黄丸、右归丸、杞菊地黄丸、左归丸、麦味地黄丸、明目地黄丸、参麦地黄丸等。（1）归芍地黄丸、明目地黄丸等中成药中含当归，与华法林等抗凝药同用可导致出血倾向的增加；和阿司匹林联用可导致眼前房出血；不宜与抗结核药异烟肼联用，同服后会产生螯合反应，妨碍机体吸收，降低疗效。（2）六味地黄丸、知柏地黄丸、金匮肾气丸、桂附地黄丸等中成药含山茱萸，不宜与磺胺类药物联用，同服后易在肾小管中析出结晶，出现血尿；不宜与红霉素、氨基糖苷类抗生素合用，因其含有有机酸，可使抗生素的抗菌作用降低，与呋喃妥因、利福平、阿司匹林，吲哚美辛等合用可加重肾毒性，与碱性西药联用，可降低疗效。（3）桂附地黄丸中含附子，不宜与生物碱类西药阿托品、士的宁、咖啡因等合用，因两者合用可改变 pH 环境，使生物碱游离产生沉淀，从而影响药物的吸收降低疗效；（4）六味地黄丸、知柏地黄丸、金匮肾气丸等中成药含有泽泻，不宜与安体舒通、氨苯蝶啶合用，二者合用可发生高血钾。

薏苡仁

薏苡仁为禾本科植物薏苡的干燥成熟种仁，俗称米仁，又名薏米、苡仁等。始载于《神农本草经》，列为上品。中国古代以其为贡品，专供皇宫贵族享用，被誉为"薏苡明珠"，在欧洲薏苡被称为"生命健康之禾"。我国大部分地区均产，主产于福建、辽宁、河北等地。秋季果实成熟时采割植株，晒干，打下果实，再晒干，除去外壳、黄褐色种皮及杂质，收集种仁。生用或炒用。中医认为其性凉，味甘，归脾、胃、肺经。有利水渗湿，健脾，除痹，清热排脓之功效。用于水肿，小便不利，脚气，发热。脾虚泄泻，湿痹拘挛，肺痈，肠痈。煎服，常用剂量是每次 9～30g，清热利湿宜生用，健脾止泻宜炒用。

【主要成分及药理】

薏苡仁主要含蛋白质，薏苡多糖 A、B、C 等多糖类，薏苡仁酯，甘油三酯，薏苡内酯，脂肪酸，内酰胺，甾醇类，三萜类化合物，亮氨酸、精氨酸、赖氨酸、酪氨酸等必需氨基酸及矿物质，维生素 B_1 等。现代研究揭示其有抗肿瘤（现已作为一种较为理想的抗肿瘤药物广泛应用于各种癌症的治疗或辅助治疗）、增强免疫、降血糖、镇痛消炎、解热、镇静、降血钙、诱发排卵、抑制横纹肌、吸收紫外线的作用。

【临床中西药合用】

1. 用于抗肿瘤：康莱特即从薏苡仁中提取而成的天然抗肿瘤药物，适用于胃癌、肺癌、肝癌、胰腺癌、鼻咽癌等，尤其是不宜手术的原发性非小细胞肺癌及原发性肝癌，癌症初期可使用本品与放、化疗结合，可增强疗效，中晚期使用具有一定抗恶变和止痛作用。缓慢静脉滴注 200ml，每日 1 次，21 天为 1 疗程。用炒薏苡仁 30g 配伍太子参 30g、黄芪 30g、山慈菇 30g、蛇舌草 30g、龙葵 30g、石见穿 30g、白术 15g、八月扎 30g、甘草 10g 等组成扶正抗癌方，可治疗非小细胞肺癌，与吉非替尼联合治疗疗效更佳。

2. 用于各种皮肤病：本品可治疗扁平疣、传染性软疣、各种湿疹等皮肤病。可食疗亦可药用。食疗可用本品煎服，与大米熬粥同食，研末与白糖同服等，疗效均可，可与皮炎平、皮康王、无极膏，复方地塞米松软膏等合用。药用时可用薏苡仁酯注射液肌肉注射治疗各种湿疹，5mg 每次，每日一次，儿童酌减，可亦可用薏苡仁酯霜剂局部涂抹，可配合使用抗菌西药。

3. 用于镇痛、抗炎：本品可用于各种关节炎、关节痛、痛经等疾病。其提取药物康莱特注射液，具有较好的镇痛作用，尤其适用于中晚期癌症患者，可与平痛新、曲马多等镇痛药配合使用。可与其他活血化瘀、温经散寒类中药组方治疗痛经，并配合芬必得、阿司匹林、艾附暖宫丸等中西药物使用。

4. 用于妇科疾病：本品可酌情配伍清热解毒、活血化瘀、温经散寒等中药治疗或辅助治疗卵巢囊肿，无排卵引起的月经不调、不孕等疾病。用生薏仁配伍熟附子、败酱草可治疗卵巢囊肿。薏苡仁还可酌情配伍其他中药组方促进排卵，亦可与克罗米芬、溴隐亭等促排卵西药同用。

【中西药合用禁忌】

1. 薏苡素小鼠灌服 0.5kg/kg 一个月不引起异常改变，临床观察无毒。在常规剂量内水煎服没有不适反应。长期服用或大剂量水煎服或煮粥食，都没有明显副作用。

2. 薏苡仁所含有机酸，不可与呋喃妥因，利福平，阿司匹林，吲哚美辛等同服，因二者同服可增加对肾脏的毒性；不可与氨基糖苷类抗生素合用，服后可酸化胃液，也可直接改变尿液的 pH 值，降低抗菌作用。

3. 含薏苡仁的中成药，如四妙丸、三仁合剂、参苓健脾丸、参苓白术丸、薏仁茶、薏苡仁注射液、复方薏苡仁颗粒等。（1）参苓白术丸中所含人参、桔梗，不宜与维生素 C、胃蛋白酶合剂等酸性较强的西药联用，因其主要有效成分为皂苷，皂苷在酸性环境及酶的作用下，极易水解失效；也不宜与含有金属的盐类药物如硫酸亚铁、枸橼酸铋钾等合用，可形成沉淀。（2）三仁合剂中含有滑石，不宜与卡那霉素、新霉素等联合使用，因二者可在胃肠道形成不溶性盐类和络合物而失效，联用须间隔 3～4h。（3）三仁合剂中含有杏仁，内含氰苷，不宜与可待因，咳必清等麻醉、镇静类药物同用，因氰苷类水解后产生氢氰酸，能够增强可待因等抑制呼吸中枢。

🕊 决明子

决明子为豆科植物决明的干燥成熟种子，又名马蹄决明、假绿豆、草决明、钝叶决明。全国南北各均有都栽培，主产于安徽、广西、四川、广东、浙江等地。始载于《神农本草经》，列为上品。秋季采收成熟果实，晒干，打下种子，除去杂质。生用或炒用。中医认为其性微寒，味甘、苦，归肝、大肠经。有清热明目，润肠通便之功效。用于目赤肿痛，羞明多泪，目暗不明，头痛眩晕，肠燥便秘。煎服，常用剂量是每次 10～15g，用于润肠通便不宜久煎。

【主要成分及药理】

决明子的主要含半乳糖、木糖等糖类，蛋白质，大黄素甲醚、大黄素、美决明子素、决明素、大黄酚、大黄酸、芦荟大黄素、橙黄决明素等蒽醌类物质，决明子苷、决明内酯、决明蒽酮、决明苷 B_2、决明苷 C_2、异决明内酯等萘并吡咯酮类物质，棕榈酸、软脂酸、硬脂酸等脂肪酸，胱氨酸、羟基精氨酸等氨基酸类等。现代研究揭示其有降血压、降血脂、保肝、抗血小板聚集、抗菌、抗氧化、增强记忆力、增强免疫等活性的作用。

【临床中西药合用】

1. 用于降血脂：山庄降脂片、血脂宁丸、脂欣康颗粒等均降脂中成药中决明子均为主要成分，可治疗高胆固醇血症。本品为药食两用，具有较好的降血脂作用，可开水泡后代茶饮，炒决明子煎水内服，亦可加夏枯草，白糖制成糖浆，亦可与山楂合用泡茶服用，降脂作用显著，亦可与洛伐他汀、辛伐他汀、阿托伐他汀等降脂药同用。

2. 用于降血压：山菊降压片、菊明降压片等均为降血压中成药，决明子均为其主要成分，主要治疗原发性高血压。本品降压可单味泡服代茶饮或加入山楂，罗布麻等，煎水内服可用于治疗原发性高血压，或将决明子加入镇肝熄风汤，增加其降压的疗效，中、高度原发性高血压可服用菊明降压片等含决明子降压中成药，或酌情配合尼群地平、卡托普利等西药使用。

3. 用于便秘：本品具有润肠通便的作用，单味决明子尤善糖尿病便秘和冠心病伴便秘等各种便秘，作用较为缓和。功能性便秘可用单味决明子泡水服用，便秘较严重者可与番泻叶同泡，或配合润肠通便中成药麻子仁丸等服用，疗效不佳者可配合开塞露、硫酸镁、或 800ml 肥皂水灌肠。

4. 用于明目及眼科抗菌消肿：障眼明片、障翳散、金花明目丸等中成药中均含有决明子，可治疗或辅助治疗初期及中期老年性白内障，或与阿司匹林、布洛芬联合应用，单味决明子煎水内服还可预防近视眼。本品还具有抗炎消肿的作用，复方决明子滴眼液以决明子提取物为主要成分，可治疗急性、慢性及急性角膜炎等眼部感染，可配合使用氧氟沙星滴眼液、诺氟沙星滴眼液等抗菌药物。

【中西药合用禁忌】

1. 由于决明子过量服用可引起腹痛、腹泻，长期服用具有一定的毒性，主要表现为生殖毒性和肾毒性。SD 大鼠实验显示，饲料中决明子比例大于 8% 后，对大鼠睾丸和骨髓有一定的毒性，可引起精子数量明显减少，骨髓减轻；将含生药量 5、15、25、35 和 45/kg 的乙醇提取物掺入饲料喂养 13 周后，可见肾脏肿大，肾小管上皮细胞内有褐色颗粒样物质沉积，睾丸曲细精管萎缩，无生精细胞，对肾脏及生殖功能损害较大，因此，不宜与布洛芬、保泰松、炎痛喜康、阿司匹林等具有肾毒性的药物及磺胺类药、呋喃坦啶、安体舒通、利血平等影响精子生产的药物合用。

2. 决明子中所含蒽醌类成分，不宜与含碱性成分的西药配伍，因为此类中药容易在碱性环境下氧化失去或降低药效。

3. 含决明子的中成药，如山菊降压片、菊明降压片、二十五味儿茶丸、障眼明片、障翳散、金花明目丸等。（1）山菊降压片、金花明目丸等中成药中含有山楂、五味子等酸性较强的中药，不宜与磺胺类药同用，易在肾小管中析出结晶。（2）障眼明片等中成药中含有山茱萸，不宜与磺胺类药物联用，同服后易在肾小管中析出结晶，出现血尿；不宜与红霉素、氨基糖苷类抗生素合用，因其含有有机酸，可使抗生素的抗菌作用降低，与呋喃妥因、利福平、阿司匹林，吲哚美辛等合用可加重肾毒性，与碱性西药联用，可降低疗效。（3）障翳散等中成药中含有丹参，与华法林等抗凝药同用可导致出血倾向的增加；和阿司匹林联用可导致眼前房出血。（4）障翳散等中成药中含有石膏、珍珠、炉甘石等含金属离子的中药，不宜与卡那霉素、新霉素等联合使用，因二者可在胃肠道形成不溶性盐类和络合物而失效，联用须间隔 3 ~ 4h。（5）障翳散等中成药中含有硼砂，不宜与氨基糖苷类抗生素同用，二者同用可减少氨基糖苷类抗菌素如链霉素等的排泄，在增加抗菌作用的同时，增加脑组织中的药物浓度，加重耳毒性，甚至出现永久性耳聋。

🦅 麝香

麝香为鹿科动物林麝、马麝或原麝成熟雄体香囊中的干燥分泌物，又名臭子、寸香、香脐子、当门。因其香味浓郁芳馥，经久不散，位居四大动物香料（麝香、灵猫香、河狸香、龙涎香）之首，亦有"诸香之冠"的美誉。主产于四川、西藏、云南、陕西、甘肃、内蒙古等地。始载于《神农本草经》，列为上品。野生麝多在冬季至次春猎取，猎获后，割取香囊，阴干，习称"毛壳麝香"；剖开香囊，除去囊壳，称"麝香仁，其中呈颗粒状者称"当门子"。人工驯养麝多直接从其香囊中取出麝香仁，阴干或用干燥器密闭干燥。本品应密闭，避光贮存。中医认为其性温，味辛，归心、脾经。有开窍醒神，活血通经，消肿止痛之功效。用于闭证神昏，咽喉肿痛，痈肿疮毒，瘰疬痰核，血瘀经闭，癥瘕，难产，死胎等病证。入丸、散，常用剂量是每次 0.03 ~ 0.1g，外用适量，不宜入煎剂。

【主要成分及药理】

麝香的主要含甘氨酸、谷氨酸、丝氨酸、天冬氨酸等多肽蛋白质类化合物，麝香酮、环十四酮、羟基麝香吡啶 A、麝香吡啶等大环化合物，胆固醇脂、胆固醇、胆甾醇等甾体化合物，甘油二软脂酸、棕榈二油酸酯、磷脂等脂肪酸与酯类化合物，钾、磷、镁、钙等无机物，脲素、脲囊素、纤维素等其他化合物等。现代研究揭示其有双向调节睡眠、增强耐缺氧、保护脑损伤、强心、降压、保护心肌细胞、增强免疫、兴奋呼吸系统、抗着床、抗早孕、抗炎、抗菌、抗痴呆、抗溃疡、抗血小板聚集、抗肿瘤、镇痛等作用。

【临床中西药合用】

1. 用于冠心病心绞痛：麝香保心丸、麝香酮含片均以麝香为主，治疗冠心病、心绞痛、胸闷等，有改善心肌缺血、舒张并保护血管、缩小心肌梗死范围等作用，对心脏疾患有良好的治疗作用。本品或用本品与乳糖压成片剂配合使用，对冠心病稳定型和不稳定型心绞痛均有疗效，临床应用时可用左卡尼汀、单硝酸异山梨酯、阿托伐他汀、美托洛尔等西药配合麝香保心丸、麝香酮含片，可增加疗效。麝香保心丸：50mg/次，一天 3 次。

2. 用于脑中风：复方麝香注射液以麝香为主，可治疗急性脑梗死、儿童重症病毒性脑炎、肝性脑病等脑部疾患。用于脑出血时，根据病情使用降压、降脂、降糖药，可改善各种脑出血患者的预后，也可配合依达拉奉使用，增加疗效。脑梗死、脑出血均可配合纳洛酮。20ml 加入 0.9% 氯化钠注射液 250ml 静滴，每日 1 次。

3. 用于镇痛、外伤：本品具有镇痛的作用，如麝香正骨水治疗跌打损伤、骨质增生、急慢性关节炎等疾病时具有良好疗效，对于慢性劳损或急性筋伤等，可配合使用推拿手法，或将麝香 50~70mg 麝香埋入压痛点或相关穴位的皮下浅筋膜。

4. 用于抗炎：马应龙麝香痔疮膏含麝香成分，是治疗痔疮的常用物，具有良好的疗效。本品具有抗炎抗菌的作用。痔疮术后，可与地奥司明、光子治疗仪配合使用。

【中西药合用禁忌】

1. 由于麝香毒性较小，使用过多亦可中毒，表现为口腔黏膜溃烂、恶心呕吐、胃口差、便血、吐血等消化道症状，严重者可使呼吸中枢麻痹、心力衰竭、内脏出血而死亡。麝香酮给小鼠静脉注射的半数致死量 152mg/kg~172mg/kg，给小鼠腹腔注射的半数致死量为 270mg/kg~290mg/kg，较大剂量的麝香酮可使小鼠中毒。因此，麝香及麝香制剂不宜与水合氯醛、乌拉坦、吗啡、苯巴比妥等中枢抑制剂合用。

2. 麝香中所含脂肪酸为有机酸，不可与呋喃妥因、利福平、阿司匹林、吲哚美辛等同服，可加重对肾脏的毒性。所含镁、钙等金属离子，不能与异烟肼联用，因其分子结构中含有肼类官能团，同服后会产生螯合反应，既妨碍机体吸收与酶系统作用的发挥，降低疗效

3. 含麝香的中成药，如牛黄丸、苏合香丸、西黄丸、牛黄醒消丸、片仔癀、云南白药、醒脑静、麝香保心丸、安宫牛黄丸、牛黄清心丸等。（1）不宜与导致心律失常药物，如氨茶碱注射液、阿米替林、左旋多巴、麻黄碱、阿托品、肾上腺素、多巴胺等等同用，由于安宫牛黄丸、牛黄清心丸、至宝丹、麝香牛黄丸等中成药中含有牛黄，

牛黄中所含牛黄素具有兴奋心脏、舒张血管的作用，合用易损心脏。（2）紫雪、至宝丹、七厘散、安宫牛黄丸等含朱砂的中成药，不能与碘化钾、西地碘片、溴化钾、三溴合剂等含碘离子的西药同服，因汞离子与碘离子在肠中相遇后，会生成有剧毒的碘化汞，与具有还原性的西药如硫酸亚铁同服后能增强毒性。（3）马应龙麝香痔疮膏、安宫牛黄丸等中成药中均含珍珠，不宜与黄连素同服，因其所含的多种氨基酸，可抵消黄连素的抗菌作用。（4）紫雪等中成药中含有磁石，不宜与卡那霉素、新霉素等联合使用，否则会在胃肠道形成不溶性盐类和络合物而失效，所含石膏，不宜与四环素族配伍，与四环素结合，形成难以吸收的四环素钙，影响了药效的正常发挥。（5）至宝丹、安宫牛黄丸等中成药所含雄黄，雄黄中含硫化砷，具有氧化还原性，与无机盐类后同服即生成硫化砷酸盐沉淀物，妨碍中西药药效的吸收与发挥，甚至导致砷中毒。

斑蝥

斑蝥为芫青科昆虫南方大斑蝥或黄黑小斑蝥的干燥体，俗称西班牙苍蝇，又名黄豆虫、斑蚝、斑猫、芫青、花斑毛、章瓦等，是我国最早发现的具有抗肿瘤作用的药材之一。全国大部分地区均有，主产于辽宁、河南、广西、江苏等地。始载于《神农本草经》，列为下品，夏、秋二季于清晨露水未干时捕捉。焖死或烫死，去头、足、翅，晒干生用或与糯米同炒至黄黑色，去米，研末用。中医认为其性热，味辛，有大毒，归肝、肾、胃经。有破血逐瘀，散结消癥，攻毒散结之功效。用于痈疽恶疮、瘰疬，月经不调，经闭，癥瘕，顽癣。入丸、散剂，常用剂量是每次 0.03～0.06g，外用适量，研末敷贴，或酒、醋浸涂，内服需以糯米同炒或配青黛、丹参以缓其毒。

【主要成分及药理】

斑蝥的主要含镁、锰、铬、锌等17种微量元素，斑蝥素，脂肪，蜡质，蚁酸，色素，斑蝥酸镁、斑蝥酸钙、斑蝥酸钾、斑蝥酸钠等结合斑蝥素。现代研究揭示其有抗肿瘤、提高免疫、升高白细胞、抗炎、抗病毒、抗菌、促雌激素样等作用。

【临床中西药合用】

1. 用于癌症：斑蝥素糖衣片、斑蝥素片、斑蝥素注射液等抗癌药物中均含有斑蝥素，可治疗胃癌、肺癌、食管癌等癌症，疗效显著。本品所含斑蝥素、去甲斑蝥素、斑蝥酸钠等都具有较强的抗癌作用，适用于各种癌症。临床可依据病情在放疗或化疗的基础上配合使用斑蝥制剂。

2. 用于抗病毒：脂溶性斑蝥素片中含斑蝥素，可治疗甲型肝炎。在早期卧床休息，至症状明显减退，可逐步增加活动，以不感到疲劳为原则的基础上口服或外用脂溶性斑蝥素片。

3. 用于妇科疾病：本品具有强烈的破血消癥作用，可配合其他中药或中成药，治疗痛经、月经不调、闭经、不孕等妇科疾患。如痛经时可用妇科千金片、田七痛经胶囊等中成药配合使用本品，疗效不显，可配合使用复方炔诺酮片或复方甲地孕酮片。

【中西药合用禁忌】

1. 斑蝥中所含斑蝥素为斑蝥主要有效成分，也是其主要毒性成分，有剧毒，内服或过量可引起中毒，内服可表现为口干、口腔糜烂、呕吐、呕血、腹痛、腹泻等消化道症状；毒物排泄时可出现尿频、尿急、尿痛、尿灼热感，甚至尿失禁，严重者出现蛋白尿、管型尿、血尿等泌尿道症状；外用者可出现红肿、充血、水疱、糜烂，皮肤烧灼样痛；严重者可致多器官功能障碍综合征（MODS）。其中毒量为 1.0g，致死量为 3.0g。生斑蝥小鼠灌胃给药，半数毒致死量为 112.79mg/kg，大剂量下小鼠连续灌胃给药 2 周，对肾脏产生明显毒性，且对免疫系统造成抑制与损伤，故不可与阿莫西林、阿司匹林、吲哚美辛等具有肾毒性的药物合用；不宜与解热止痛药合用，因二者合用可引起消化道损害，甚至出血、穿孔。

2. 斑蝥中所含斑蝥素，可引起消化道和泌尿道不良反应，抑制甚至损伤免疫系统，因此不宜与阿莫西林、阿司匹林等具有肾毒性的药物，具有消化道不良反应的药物及免疫抑制剂合用。

3. 含斑蝥的中成药，如鹅掌风药水、斑蝥素及斑蝥素片、斑蝥素乳膏斑蝥素注射液、去甲斑蝥素、去甲斑蝥素片、复方斑蝥酸钠片等。鹅掌风药水等中成药中含有当归，不宜与华法林等抗凝药同用，二者合用可加重出血倾向；与阿司匹林联用可导致眼前房出血；不宜与抗结核药异烟肼联用，同服后会产生螯合反应，妨碍机体吸收，降低疗效。

水蛭

水蛭为水蛭科动物蚂蟥、水蛭或柳叶蚂蟥的干燥体。俗名蚂蟥，又名蛭蟥、至掌、虮、马蜞、马蛭、蟥、马蟥、马鳖、红蛭、蚂蝗蟥、黄蟥、水麻贴、沙塔干、肉钻子等。夏、秋二季捕捉，用沸水烫死，晒干或低温干燥。始载于《神农本草经》，列为下品。中医认为其性平，味咸苦，归肝、膀胱经。有破血，逐瘀，通经之功效。用于蓄血、癥瘕、积聚，妇女经闭，干血成痨，跌扑损伤，目亦痛，云翳。入丸、散，1～3g。外用置病处吮吸，或浸取液滴。

【主要成分及药理】

水蛭含 17 种氨基酸，其中人体必需氨基酸 7 种，占总氨基酸含量 39% 以上。以谷氨酸、天冬氨酸、亮氨酸、赖氨酸和缬氨酸含量较高。氨基酸总含量约占水蛭干重的49%以上。此外，水蛭主要含蛋白质、肝素、抗凝血酶，新鲜水蛭唾液中含有一种抗凝血物质名水蛭素。另外水蛭还含有人体必需常量元素钠、钾、钙、镁等，并且含量较高。还含有铁、锰、锌、硅、铝等共28种微量元素。现代研究揭示其有抑制血液凝固、抗栓、降血脂的作用。

【临床中西药合用】

1. 用于血瘀经闭，癥瘕积聚：本品苦咸入血分，其破血逐瘀作用，功效峻猛，故多用于经闭、癥瘕之重症，常与桃仁、大黄、虻虫等同用，如《伤寒论》抵当汤；若证属体虚者，则当配伍人参、当归、熟地黄等补益气血之品同用，如《温病条辨》化癥回生丹。对于内分泌紊乱之月经紊乱，可结合激素治疗。

2. 用于跌打损伤、心腹疼痛：其破血逐瘀作用，对跌损瘀阻之证亦可配用。治一般跌打心腹疼痛，可与苏木、自然铜等同用，如《普济方》接骨火龙丹，若跌损瘀血内阻，二便不通，则当配伍大黄、牵牛子同用，如《济生方》夺命散。临床上，在西医消肿抗炎、消毒等治疗的基础上，可酌情加用水蛭。

3. 治疗冠心病心绞痛：本品具有抗凝作用，冠心病急性心绞痛急性发作期当以舌下含服硝酸甘油缓解，并行相应急救措施，并可配合西药扩冠等治疗，同时中药以水蛭、大黄、黄连、黄芩、甘草煎服，能提高疗效。

4. 治疗脑梗塞：以西药降压、改善循环等基础上，加用水蛭研粉，每次3g，温水冲服，每日3次，提提高疗效。

5. 治疗急性结膜炎：对于细菌或病毒引起的急性结膜炎，在西药抗菌、抗病毒等治疗基础上，用活蚂蟥3条，置于6毫升生蜂蜜中，6小时后取浸液贮瓶内备用。每日滴眼1次，每次1~2滴。疗效颇佳，对慢性结膜炎及翼状胬肉也有一定疗效。

6. 治疗下肢静脉血栓：对于不适合取栓术的患者，在西药抗凝的基础上，以水蛭15g、生石膏100g、益母草60g、紫草30g、河白草15g、赤芍15g、丹皮15g、生草10g、玄明粉10g（冲服）、生大黄6g，水煎服，能提高疗效。

【中西药合用禁忌】

1. 查阅相关文献，见水蛭致过敏性皮疹1例，主要表现为全身皮肤瘙痒异常，查体见大片风团样红色荨麻疹。皮下注射给予小鼠的 LD_{50} 为 15.24 ± 2.04g/kg，而有效量（终止妊娠在75%以上）1.25g/kg，95%时 LD_{50} 的1/2，表明安全范围较大。因此，水蛭不宜与易致敏的西药合用。

2. 水蛭中含蛋白质，不可与黄连素同用，因其可抵消黄连素的抗菌作用。

3. 含有水蛭成分的中成药，如脉血康胶囊、通心络胶囊、脑心通胶囊等。（1）脑心通胶囊中含有当归、丹参，因此不宜与华法林等抗凝药同用，因二者同用可导致出血倾向的增加；不宜与阿司匹林联用，合用可导致眼前房出血；不宜与抗结核药异烟肼联用，同服后会产生螯合反应，妨碍机体吸收，降低疗效。（2）通心络胶囊中含有人参，因此不宜与维生素C、胃蛋白酶合剂等酸性较强的西药联用，因皂苷在酸性环境及酶的作用下，极易水解失效；也不宜与含有金属的盐类药物如硫酸亚铁，枸橼酸铋钾等合用，可形成沉淀。

天花粉

天花粉为葫芦科植物栝楼或双边栝楼的根，又名瓜蒌、栝楼。始载于《雷公炮制论》。中医认为其性微寒，味甘，微苦，归肺，胃经。有清热泻火，生津止渴，排脓消肿之功效。用于热病口渴，消渴，黄疸，肺燥咳血，痈肿，痔瘘。煎服，10～15g。

【主要成分及药理】

天花粉中含 α-羟甲基丝氨酸、天冬氨酸、瓜氨酸、丝氨酸、谷氨酸、苏氨酸、甘氨酸、缬氨酸、酪氨酸、苯丙氨酸、组氨酸、赖氨酸、精氨酸、鸟氨酸等多种氨基酸以及肽类，核糖，木糖，阿拉伯糖，葡萄糖，半乳糖等多糖类化合物，还有泻醇酸，棕榈酸，（Z，Z，Z）-9，12，15-十八碳三烯酸等脂肪酸类化合物。根含具有降血糖作用的多糖；栝楼根多糖 A，B，C，D，E；根茎含具有抗癌和免疫活性的多糖，系由葡萄糖、半乳糖、果糖、甘露糖、木糖和小量蛋白质组成。鲜根还含 7-豆甾烯-3β-醇、7-豆甾烯-3β-醇-3-O-β-D-吡喃葡萄糖甙、α-菠菜甾醇。其他成分：α 和 β 苦瓜素，葫芦苦素 B 及 D、23，24-二氢葫芦苦素 B。现代研究揭示其有致流产和抗早孕、终止妊娠、抗癌、抑菌、抗病毒等作用。

【临床中西药合用】

1. 用于热病烦渴：本品甘寒，既能清肺胃二经实热，又能生津止渴，故常用治热病烦渴，可配芦根、麦门冬等用或配生地黄、五味子用，如天花散（《仁斋直指方》）；取本品生津止渴之功，配沙参、麦门冬、玉竹等用，可治燥伤肺胃，咽干口渴，如沙参麦冬汤（《温病条辨》）；若遇有热病体液丢失严重者，则结合西医输液以平衡电解质和能量，疗效更加明显。

2. 治疗肺系疾病：本品既能泻火以清肺热，又能生津以润肺燥，用治燥热伤肺，干咳少痰、痰中带血等肺热燥咳证，在现代医学止咳平喘与止血基础之上，可配天门冬、麦门冬、生地黄等药用，如滋燥饮（《杂病源流犀烛》）；取本品生津润燥之功，配人参用治燥热伤肺，气阴两伤之咳喘咯血，如参花散（《万病回春》）。

3. 治疗糖尿病：本品善清肺胃热、生津止渴，可用治积热内蕴，化燥伤津之消渴证，常配麦门冬、芦根、白茅根等药用（《千金方》）；若配人参，则治内热消渴，气阴两伤者，如玉壶丸（《仁斋直指方》）酌以辨证加减；血糖水平波动较大时，结合胰岛素或口服降糖药，疗效确切可靠。

4. 用于疮疡肿毒：本品既能清热泻火而解毒，又能消肿排脓以疗疮，用治疮疡初起，热毒炽盛，未成脓者可使消散，脓已成者可溃疮排脓，常与金银花、白芷、穿山甲等同用，如仙方活命饮（《妇人大全良方》）；取本品清热、消肿作用，配薄荷等分为末，西瓜汁送服，可治风热上攻，咽喉肿痛，如银锁匙（《外科百效全书》）。有明确微生物感染者，可结合实验室检查选用合适的抗生素或抗病毒药物进行综合治疗。

【中西药合用禁忌】

1. 由于天花粉过量使用会引起不良反应，潜伏期 6~8 小时，主要表现为早期出现发热、头痛、恶心、呕吐、腹痛、腹泻、咽痛、关节酸痛、精神萎靡、心率加快等，也有皮疹、胸闷、哮喘、血管神经性水肿、红斑、白细胞总数增高、肝脾肿大症状发生，甚至发生过敏性休克。小鼠 LD_{50} 测定天花粉 2.26mg/只，天花粉蛋白粗制剂 0.6mg/只，透析天花粉蛋白 0.29mg/只，结晶天花粉蛋白 0.236mg/只。因此，天花粉及其制剂不宜与清开灵注射液、头孢噻肟钠、维生素 D_2 胶性钙（维丁胶性钙）、葡萄糖酸钙、盐酸苯海拉明、息斯敏（阿司咪唑）、感冒通等常见的引起过敏性休克的药物合用。

2. 天花粉中含有机酸，不宜与具有肾毒性的西药如呋喃妥因、利福平、阿司匹林、吲哚美辛等同服，因其可增加后者在肾脏中的重吸收，加重对肾脏的毒性；与磺胺类药物、大环内酯类抗菌药易引起尿闭或血尿，会产生副作用；所含生物碱，不可与去痛片、克感敏片、红霉素、利福平、氨苄西林、麻黄碱、小檗碱、阿托品等含有鞣质药物联用，因鞣质是生物碱沉淀剂，同用后会结合生成难溶性鞣酸盐沉淀，不易被机体吸收。

3. 含有天花粉成分的中成药，如儿童清肺丸、小儿化毒散、导赤丸、如意金黄散、利咽解毒颗粒、牛黄消炎片、栀子金花丸、清音丸、保济丸、宝咳宁颗粒、拨云退翳丸、五粒回春丸、清咽利膈丸、喉疾灵胶囊、鼻咽灵片、喉康散、导赤散、清胃黄连丸、羚羊清肺丸、莲花峰茶、清瘟解毒片、混元丸、下乳涌泉散、乳泉冲剂、通乳冲剂、消渴丸、玉泉丸、降糖甲片、消渴平片、愈三消胶囊、卫生宝丸、消渴降糖片、牛黄清宫丸、通脉宝膏等。（1）利咽解毒颗粒、清音丸、清咽利膈丸、清瘟解毒片、清瘟解毒片等中含有桔梗，不宜与维生素 C、胃蛋白酶合剂等酸性较强的西药联用，因其主要有效成分为皂苷，皂苷在酸性环境及酶的作用下，极易水解失效；也不宜与含有金属的盐类药物如硫酸亚铁、枸橼酸铋钾等合用，可形成沉淀。（2）儿童清肺丸、导赤丸、利咽解毒颗粒、栀子金花丸、清咽利膈丸、清胃黄连丸等中含有黄芩，不宜与菌类制剂如乳酸菌素片，蜡样芽孢杆菌片等联用，因二者同用会抑制或降低菌类制剂的活性。

车前子

车前子为车前科植物车前或平车前的干燥成熟种子。又名车前实、虾蟆衣子、猪耳朵穗子、凤眼前仁。夏、秋二季种子成熟时采收果穗，晒干，搓出种子，除去杂质。始载于《神仙服食经》。中医认为其性寒，味甘，归肾、膀胱、肝、肺经，有利水通淋，渗湿止泻，清肝明目，清热化痰之功效。用于水肿胀满，热淋涩痛，暑湿泄泻，目赤肿痛，痰热咳嗽。5~10g，煎汤，宜包煎（布包入汤剂）或入丸、散。外用：煎水洗，或研末撒。

【主要成分及药理】

车前子中含有车前黏多糖 A，β-谷甾醇和 β-谷甾醇-3-O-β-D—吡喃葡萄糖苷等多糖类化合物，含有桃叶珊瑚苷，消旋-车前子苷等黄酮类化合物，都椭子苷酸，车前子酸，琥珀酸等有机酸，腺嘌呤等核苷类化合物，胆碱及 10.43% 的脂肪油。现代研究揭示其有保护关节囊、降低胆固醇、拟胆碱等作用。

【临床中西药合用】

1. 治疗中暑：对于夏日中暑，发热汗出，烦躁口渴，小便黄少，不利等症，本品与六一散合用，能清暑退烧，同时配合物理降温、补充水电解质等治疗，疗效更佳。

2. 治疗泌尿系结石：肾结石导致的肾绞痛急性发作期可根据具体情况选用 654-2 或阿托品等解痉药物，同时选用治疗结石名方八正散中进行辨证加减，本品配车前草疗效更佳，车前子偏于行有形之水液，车前草长于利无形之湿热，兼能凉血止血，可治血尿诸症。二药相伍，清热利湿，通淋利尿之力增强。用治小便短赤，小便不利，甚则隆闭，小便带血，疗效显著。

3. 治疗肾炎：对于慢性肾炎兼有水肿者，以本品加熟地、肉桂、附子、牛膝等同用；免疫性肾病酌情选用免疫抑制剂，血压高者根据具体情况结合降压药物，血清蛋白低者又伴发严重水肿者可静注白蛋白以综合治疗。

4. 治疗血尿：以本品配血余炭，血余炭去瘀生新，散瘀止血。补真阴，利小便；车前子甘寒滑利，生专降泄，渗湿泻热，通利小便。二药相伍，一补一利，相互制约，相互为用，散瘀止血，利尿消肿益彰，用治尿少、尿痛、尿赤、小便带血等症。

5. 治疗腹泻：症情轻者，可以单味使用，较重者可配茯苓、猪苓、泽泻、苡仁等同用；同时，习惯性腹泻可以酌情选用肠道菌群调节类药物以改善肠道菌群，属于细菌感染性腹泻者结合使用相关抗生素进行综合治疗，若是克罗恩病等严重者还可以结合使用免疫抑制剂。

6. 治疗白内障：若不适宜手术者，以车前子、干地黄、麦门冬为蜜丸，疗效尚可。

7. 治疗急性扁桃体炎：用车前草、凤尾草捣烂，加霜梅肉少许煮酒，刷于喉部。配合抗生素适用，疗效更佳。

9. 治疗咳嗽：治疗小儿咳嗽，以车前子、苏子、杏仁、浙贝等药加减使用，疗效颇佳。若是咳嗽剧烈，难以控制者需配合西医止咳药物。

【中西药合用禁忌】

1. 由于车前子使用过量，可能导致不良反应，主要表现为短暂的胃肠气胀和腹胀，如不与水同服可引起食管哽噎和肠梗阻。咀嚼或碾碎的车前子可释放出一种色素沉积于肾小管并使肾中毒。车前子的过敏反应包括过敏性鼻炎、结膜炎、荨麻疹和哮喘。其症状有打喷嚏、流泪、胸部充血和过敏样反应。查阅相关文献，未见车前子的毒理试验研究报道。因此，不宜与青霉素、磺胺类、链霉素、血清制剂等易引起过敏的西药合用。

2. 车前子中含有有机酸类化合物，不宜与具有肾毒性的西药如呋喃妥因、利福平、阿司匹林、吲哚美辛等同服，因其可增加后者在肾脏中的重吸收，加重对肾脏的毒性；与磺胺类药物、大环内酯类抗菌药易引起尿闭或血尿，会产生副作用；含黄酮类成分，可与金属离子形成络合物，不宜与碳酸钙、硫酸亚铁、氢氧化铝等合用，影响药物吸收

3. 含有车前子成分的中成药，如五味子丸、妇科止带片五味子丸、妇科止带片等。(1) 五味子丸、妇科止带片中含有五味子，因此不宜与磺胺类药西药同服，因鞣质能与磺胺类药物结合影响磺胺的排泄，导致血及肝内磺胺类药浓度增高，严重者可发生中毒性肝炎。(2) 妇科止带片中含有柴胡，因此不宜与西药碳酸氢钠、氢氧化铝凝胶、胃舒平、氨茶碱等碱性药物同服，由于酸碱中和，使中西药均失去疗效；不宜与红霉素同服，可使红霉素在酸性环境中的杀菌力大大减弱，甚至使化学结构遭到破坏，降低生物利用度，影响疗效。不宜与磺胺类药西药同服，因鞣质能与磺胺类药物结合影响磺胺的排泄，导致血及肝内磺胺类药浓度增高，严重者可发生中毒性肝炎。

羚羊角

羚羊角为牛科动物赛加羚羊的角，猎取后锯取其角，晒干即得，又名高鼻羚羊。始载于《神农本草经》，列为中品，中医认为其性寒，味咸，归肝、心经。有平肝息

风，清肝明目，散血解毒之功效。用于高热惊痫，神昏痉厥，子痫抽搐，癫痫发狂，头痛眩晕，目赤翳障，温毒发斑，痈肿疮毒。常用剂量是每次 1~3g，宜单煎 2 小时以上；磨汁或研粉服，每次 0.3~0.6g。

【主要成分及药理】

羚羊角含角蛋白、磷酸钙、维生素 A 及不溶性无机盐等。角蛋白经酸水解后测定，含异亮氨酸、亮氨酸、苯丙氨酸、酪氨酸、丙氨酸、甘氨酸、丝氨酸、精氨酸、赖氨酸、组氨酸、甲硫氨酸、脯氨酸、苏氨酸、谷氨酸及夫冬氨酸等多种氨基酸类化合物。现代研究揭示其有解热、镇静、抗惊厥及降血压等作用。

【临床中西药合用】

1. 治疗各种疾病高热：常与生石膏、生地同用，以加强退热效果。若持续高热难退，应该积极完善相关检查，确定高热诱因，属于感染者结合抗生素积极治疗，属于中枢神经系统疾病导致需要对证治疗。

2. 治疗高血压危象：以西药降压，如口服拉贝洛尔或静脉泵入硝普钠，配合羚羊角 3g（先煎）、龙胆草 10g、黄芩 20g、栀子 12g、生地黄 15g、玄参 15g、夏枯草 15g、杭菊花 12g、钩藤 30g、草决明 15g 等药急煎，往往能取得满意疗效。

3. 治疗中风急性期：在常规西医处理的基础上，联用中医辨证论治，可选用羚羊角、羌活、防风、薏苡仁、秦艽等为蜜丸，疗效甚佳。

4. 治疗癫痫：根据癫痫发作类型选用合适的抗痫药物，如丙戊酸、卡马西平、奥卡西平、拉莫三嗪、左乙拉西坦等药物，并配合羚羊角粉、钩藤、天竺黄、郁金、朱砂等为散剂，冲服，能有效预防癫痫发作及发作后缓解症状。

【中西药合用禁忌】

1. 羚羊角属于天然药物，本草纲目记载：味咸、性寒、无毒。分别以成人口服剂量的 400 倍和 125 倍给实验小鼠灌胃和腹腔注射羚羊角口服液 40g/（kg·d），5g/（kg·次），连续观察 7d，发现实验小鼠体重普遍增加，毛有光泽，无死亡，认为急性毒性甚低。

2. 羚羊角中含蛋白质，不可与黄连素同用，因其可抵消黄连素的抗菌作用。

3. 含有羚羊角的中成药，如癫克星胶囊、羚羊角颗粒、羚翘解毒丸、小儿急惊散等。（1）癫克星胶囊、小儿急惊散中含有牛黄，因此不宜与水合氯醛、乌拉坦、吗啡、苯巴比妥合用，容易对中枢产生抑制。（2）小儿急惊散、羚翘解毒丸中含有连翘，因此不宜与菌类制剂如乳酸菌素片、双歧三联活菌片、蜡样芽孢杆菌片等联用，因这些药有较强的抗菌作用，同服后在抗菌的同时，会抑制或降低菌类制剂的活性。（3）癫克星胶囊中含有柴胡，羚翘解毒丸中含有桔梗，不宜与维生素C、胃蛋白酶合剂等酸性较强的西药联用，因其主要有效成分为皂苷，皂苷在酸性环境及酶的作用下，极易水解失效；也不宜与含有金属的盐类药物如硫酸亚铁、枸橼酸铋钾等合用，可形成沉淀。

地龙

地龙为钜蚓科动物参环毛蚓或缟蚯蚓等的全体。其商品药材前者习称广地龙，后者习称土地龙。又名蚯蚓、曲蟮。始载于《神农本草经》，列为下品。中医认为其性寒，味咸，归肝、胃、肺、膀胱经。有清热平肝，熄风止痉，平喘，利尿，通络除痹之功效。用于高热烦躁，惊痫抽搐，肺热喘咳，热结尿闭，痹痛肢麻，半身不遂，疮疡肿毒。煎服，5~10g，研末服，1~2g。

【主要成分及药理】

地龙中含琥珀酸、花生四烯酸等有机酸类化合物、丙氨酸，缬氨酸，亮氨酸，苯丙氨酸，酪氨酸，赖氨酸等氨基酸类化合物及地龙解热碱、地龙素、地龙毒素、胆碱、6-羟基嘌呤，黄嘌呤，腺嘌呤，鸟嘌呤等核酸衍生物等。我国市面出售的赤子爱胜蚓和美国红蚓即红色爱胜蚓的杂交种，称为"大平二号蚓"，其中含有天冬氨酸，苏氨酸，丝氨酸，谷氨酸，甘氨酸，丙氨酸，缬氨酸，蛋氨酸，异亮氨酸，亮氨酸，酪氨酸，苯丙氨酸，赖氨酸，组氨酸，精氨酸，脯氨酸和锌、铜、铁、铬、硒、钼、伍、镁等元素。现代研究揭示其有镇静、抗惊厥和降血压、平喘等作用。

【临床中西药合用】

1. 治疗高热：对于温热病高热烦躁、狂言乱语，或癫痫、惊风、痉挛抽搐，与黄连、大青叶、羚羊角、钩藤等配伍，以清热解毒、熄风镇痉，进一步结合实验室检查确诊原发疾病，并与对症支持治疗；痰火盛者，配浙贝、竹沥、天竺黄、胆南星，以清热、涤痰、定惊；肝阳上亢头痛眩晕之证，在结合降压药基础之上，可配天麻、钩藤、夏枯草、石决明等，以平肝潜阳。

2. 治疗精神分裂症：根据辨证，属于狂证型者，用鲜地龙漂净加白糖同研化水服，有镇静安定之效；对于病情严重者，须结合患者具体病情选用抗精神病药物，如米氮平、奥氮平、氯丙嗪、舒必利等药物。

3. 治疗热性哮喘、小儿顿咳：可用地龙制成粉剂，装入胶囊内服，每次3g，每日两次；或配甘草、冰糖煎服。热结膀胱、小便不通，古方单用鲜地龙杵烂，加冷开水滤取浓汁以取效；湿热停聚而致水肿、肢浮、小便不利，可配猪苓、泽泻、大腹皮、冬瓜皮等同用以清热利水。

4. 治疗关节痹痛：症见关节疼痛、屈伸不利、肢体麻木。热痹宜配络石藤、忍冬藤，若属寒痹，配乌头、桂枝。对于痹痛日久，应该结合实验室与影像学检查，确定病因病机，结合相关药物进行积极治疗。

5. 治疗中风后遗症：对于中风后遗症，症见半身不遂，属气虚血滞证者，与黄芪、当归、桃仁、红花等相伍。中风后遗症患者需要严格监控基础疾病，并进行相应的积极治疗与控制。

6. 治疗外伤：以鲜地龙加白糖化水或捣烂局部涂敷，可用于多种外伤科疾患，如急性腮腺炎、慢性下肢溃疡、漆疮、丹毒，以及跌打损伤、烫火伤等；对于大面积创口必须按照严格的无菌观念操作执行，以防感染以失治误治。

【中西药合用禁忌】

1. 由于地龙使用过量可引起不良反应，主要表现为头痛、头昏，血压先升后降、腹痛、呼吸困难、消化道出血。肌肉注射地龙针剂可出现过敏反应，表现为口唇发麻、皮疹、脸色苍白，大汗、呼吸困难、血压下降。广地龙热浸剂给小鼠静注 LD_{50} 为 3.85g/kg，腹腔注射 LD_{50} 为 95 - 115gl/kg，给大鼠灌胃 0.1gl/（kg·d），连续 45d 未发现毒性反应。小鼠腹腔注射广地龙注射液，LD_{50} 为 40.7g/kg。从广地龙 1000g 提得淡黄色结晶 2g，给小鼠为注 LD_{50} 为 38.7mg/kg。因此，地龙及其制剂不宜与水合氯醛、芬太尼、安定、硫喷妥钠、二氢埃托啡、度冷丁、乙醚、抗组胺类、乌拉坦、苯巴比妥等中枢抑制剂合用。不宜与消炎痛、碘化钾、洋地黄、黄连素等对胃肠道有刺激的药物合用。不宜与清开灵注射液、头孢噻肟钠、维生素 D_2 胶性钙（维丁胶性钙）、葡萄糖酸钙、盐酸苯海拉明、息斯敏（阿司咪唑）、感冒通等常见的引起过敏性休克的药物合用。

2. 地龙中含有有机酸，不宜与具有肾毒性的西药如呋喃妥因、利福平、吲哚美辛等同服，因其可增加后者在肾脏中的重吸收，加重对肾脏的毒性；与磺胺类药物、大环内酯类抗菌药易引起尿闭或血尿，会产生副作用。地龙中含蛋白质，不宜与黄连素同用，因其可抵消黄连素的抗菌作用。同时，不宜与降低血液黏度、抗凝血作用的西药同用时能发挥协同作用而降低血黏度、使其抗凝血与溶解血栓的作用明显增强，而增加出血风险，固有出血倾向者应该谨慎使用。

3. 含有地龙成分的中成药，如接骨丸、复方地龙胶囊等。（1）因接骨丸中含自然铜，因此不宜与卡那霉素，新霉素等联合使用，否则会在胃肠道形成不溶性盐类和络合物而失效；不宜与异烟肼联用，因异烟肼分子结构中含有肼类官能团，同服后会产生螯合反应，妨碍机体吸收，又能影响酶系统发挥干扰抗结核杆菌代谢的作用，从而降低疗效。不宜与维生素 C 合用，易氧化而失效。（2）因复方地龙胶囊中含有牛膝，因此不宜与安体舒通、氨苯蝶啶合用，易致高血钾。

全蝎

全蝎为钳蝎科动物钳蝎的干燥全虫，又名全虫。始载于《蜀本草》。中医认为其性平，味辛，归肝经。有息风镇痉，通络止痛，攻毒散结之功效。用于肝风内动，痉挛抽搐，小儿惊风，中风，半身不遂，破伤风，风湿顽痹，偏正头痛，疮疡，瘰疬。水煎服 3~6g；研末吞服 0.6~0.9g；不宜大剂量使用。

【主要成分及药理】

全蝎中含蝎毒，系一种类似神经毒的蛋白质，粗毒中含多种蝎毒素，包括昆虫类神经毒素，甲壳类神经毒素，哺乳动物神经毒素，抗癫痫活性的多肽，镇痛活性多肽如蝎毒素Ⅲ，透明质酸酶。全蝎水解液含有天冬氨酸，苏氨酸，丝氨酸，谷氨酸，甘氨酸，丙氨酸，胱氨酸，缬氨酸，蛋氨酸，异亮氨酸，亮氨酸，酪氨酸，苯丙氨酸，赖氨酸，组氨酸，精氨酸，脯氨酸等为人体必需氨基酸。并含 29 种无机元素，有钠、磷、钾、钙、镁、锌、铁、铝、铜、锰、氯等；此外，尚含三甲胺，甜菜碱，铵盐，苦味酸羟胺，胆甾醇，卵磷脂及蝎酸，牛磺酸软脂酸，亚麻酸，山萮酸，正十七碳酸，异油酸，二十碳酸等有机酸类化合物。现代研究揭示其有良好的抗惊厥、降血压、抗癫痫、止痛等作用。

【临床中西药合用】

1. 治疗神经系统疾病：本品具有抗惊厥、抗癫痫作用，常用于癫痫、小儿惊厥、抽搐、面神经麻痹等神经系统疾病；在临床上，在西医予以抗惊厥、营养神经等治疗的基础上，加用如撮风散（《证治准绳》）：全蝎、蜈蚣、僵蚕、钩藤、朱砂、麝香，治疗惊痫，抽搐，破伤风；又如验方（《太平圣惠方》）：蝎三十枚，纳于一去子之大石榴中，泥封，炙干，取刀其中焦黑者，研末，防风汤调下半钱，治疗小儿风痫。治疗破伤风，以全蝎 15g、赤芍 12.5g、大黄 10g、甘草 7.5g 煎服，能缓解症状。

2. 治疗风湿系统疾病：本品具有止痛的功效，对于类风湿关节炎、坐骨神经痛等顽固的痹证；临床上，在西医予以非甾体类药物，如消炎痛、布洛芬、萘普生、芬必得等基础上，可酌情加用如验方（《本草纲目》）：全蝎七个（炒）、麝香、酒，空心调服，治疗风淫湿痹，手足不举，筋节挛痛。

3. 治疗心血管疾病：本品具有抗凝的作用，常用于血管炎、血管内栓塞，如闭塞性脉管炎，糖尿病、动脉硬化等并发的肢端坏死症等，以全蝎、地龙、土鳖虫、蜈蚣各等分，研为细末冲服；疾病急性期配合相关西药治疗，如抗炎、抗凝、抗血小板聚集药及软化血管药物，往往可以取得疗效。

4. 治疗外科疾病：各种感染性肿毒，如痈、疽、淋巴结肿大等，以全蝎七枚，栀子七个，麻油煎黑去滓，入黄蜡，化成膏敷之。对于有微生物感染导致者须结合实验室检查使用相应敏感药物以进行抗感染治疗。

5. 治疗头痛：比如高血压病、动脉硬化引起的头痛，以西药治疗原发病，配合全虫、钩藤、丽参等为末冲服，能提高疗效。

【中西药合用禁忌】

1. 由于全蝎使用过量可导致中毒，中毒症状主要表现为四肢强直性痉挛、惊厥、流涎，最后出现呼吸麻痹、瞳孔缩小而死亡。蝎毒对不同动物的最小致死量分别为：兔 0.7mg/kg、小鼠 0.5mg/kg、蛙 0.7mg/kg。因此，全蝎及全蝎制剂不宜与水合氯醛、芬太尼、安定、硫喷妥钠、二氢埃托啡、度冷丁、乙醚、抗组胺类、乌拉坦、吗啡、苯巴比妥等中枢抑制剂合用。

2. 全蝎中含有有机酸，不宜与具有肾毒性的西药如呋喃妥因、利福平、阿司匹林、吲哚美辛等同服，因其可增加后者在肾脏中的重吸收，加重对肾脏的毒性；全蝎中含有蛋白质，不宜与黄连素同用，因其可抵消黄连素的抗菌作用。

3. 含有全蝎成分的中成药，如至圣保元丸、定搐化风丸、蛇咬丸、小儿牛黄散、小儿急惊散、小儿回春丸、小儿镇惊丸等。（1）至圣保元丸、定搐化风丸、小儿回春丸、小儿牛黄散、小儿急惊散中含有牛黄，因此不宜与不宜与水合氯醛、芬太尼、安定、硫喷妥钠、二氢埃托啡、度冷丁、乙醚、抗组胺类、乌拉坦、吗啡、苯巴比妥等中枢抑制剂合用。（2）至圣保元丸、定搐化风丸、小儿牛黄散、小儿急惊散、小儿回春丸、小儿镇惊丸中含有朱砂，因此不宜与碘化钾、西地碘片、溴化钾、三溴合剂等同服，因汞离子与碘离子在肠中相遇后，会生成有剧毒的碘化汞，从而导致药源性肠炎或赤痢样大便；不能与具有还原性的西药如硫酸亚铁同服，同服后能使 Hg^{2+} 还原成 Hg^+，毒性增强。同时，不宜与酸性药物如胃蛋白酶合剂，阿司匹林等联用，以免联用使疗效降低。

党参

党参为桔梗科植物党参的根，又名东党、台党、潞党、口党。始载于《本草从新》。中医认为其性平，味甘，归脾、肺经。有补中益气，健脾益肺之功效。用于脾肺虚弱，气短心悸，食少便溏，虚喘咳嗽，内热消渴。煎汤，常用剂量是 6～15g；或熬膏、入丸、散。生津、养血宜生用；补脾益肺宜炙用。

【主要成分及药理】

本品含单糖、多糖、低聚糖等糖类物质，党参苷Ⅰ、党参苷Ⅱ、党参苷Ⅲ、党参苷Ⅳ和丁香苷等苷类，甾醇、甾苷、甾酮等甾体类，党参碱、胆碱、党参脂、党参酸、5－羟基－2－羟甲基吡啶、烟酸挥发油、正丁基脲基甲酸酯等生物碱及含 N 成分，醛、醇、脂肪酸、脂肪酸酯、烷烃、烯烃等挥发性成分，谷氨酸、胱氨酸、丝氨酸、组氨酸、甘氨酸、酪氨酸、精氨酸和脯氨酸等氨基酸成分，无机元素，三萜类等。现代研究揭示其有降压、促进造血功能、调节血糖、镇静、抗缺氧、增强机体免疫力、抗血小板聚集、增强网状内皮系统功能、抗胃粘膜损伤等作用。

【临床中西药合用】

1. 治疗气虚：临床上常用于治疗脾肺虚弱、气血两亏、体倦无力、久泻或脱肛患者，以增强机体抗病能力，此外亦常用于治疗缺铁性、营养性贫血等，临床上治疗方剂常用的有四君子汤、八珍汤、十全大补丸等。可配合使用增强免疫力西药。

2. 防治冠心病：在扩冠护心基础上用黄芪 30g、党参 20g、丹参 20g、川芎 10g、当归 15g、红花 15g，每日 1 剂。水煎服，分 2～3 次服。复发党参片每次 3 片，每日 3 次，用于心肌缺血引起的心绞痛和胸闷等。

3. 治疗高血脂症：党参、玉竹各 12.5g，粉碎、混匀、制成 4 个蜜丸，每次 2 丸，每日 2 次，连服 45 天为 1 疗程。可配合使用阿托伐他汀钙片、苯扎贝特等药物。

4. 治疗低血压病：党参、黄精各 30g，炙甘草 10g，每日 1 剂，治疗贫血性、感染性、直立性、原因不明性低血压，可配合使用升压药物。

5. 治疗化疗所致造血功能障碍：潞党参花粉 16g，分 2 次用温水冲服，连服 30 天。配合使用红细胞生成素。

6. 预防急性高山反应：在补液基础上用党参乙醇提取物制成糖衣片，每次 5 片，每日 2 次，连服 5 天。

7. 治疗胃溃疡：香砂六子君子汤：党参 10g、木香 6g、砂仁 3g、白术 10g、茯苓 10g、陈皮 10g、甘草 6g、法半夏 10g，水煎服，每日一剂，分两次温服。配合使用保护胃粘膜药物。

8. 治疗慢性腹泻：用炙党参 15g、配炒白术 15g、茯苓 10g、怀山药 15g、炒白扁豆 10g、芡实 9g。水煎，日服 3 次。配合使用调节胃肠道菌群药物。

9. 治子宫下垂、脱肛：炙党参 30g、配炙黄芪 50g、炒升麻 9g、炙甘草 6g，水煎日服 3 次。配合子宫托治疗，脱肛者可用硬化剂注射到脱垂部位的粘膜下层。

10. 治妇人崩中漏下：用鲜党参 100g、鲜地榆 100g、白酒 100ml、陈醋 100ml、纯水 300ml，同煎浓缩为 200ml，顿服。配合使用补血药物。

11. 治疗肺结核：在抗结核治疗基础上用党参固本片每次 9g，1 日 2 次，益气养阴、滋阴补肾，用于肺结核咳嗽、虚热盗汗。

12. 增强机体免疫力：潞党参口服液每次 10ml，每日 2 次补中益气，健脾益肺，滋补强壮，增强机体免疫力。配合多蒙特静滴。

13. 治小儿口腔溃疡：党参一两，黄柏五钱。共为细末，吹撒患处。积极补充微量元素。

【中西药合用禁忌】

1. 党参长期且大量使用，会出现心悸、失眠、烦躁、以及眩晕等表现。小鼠腹腔注射的半数致死量为 $79.21 \pm 3.6g/kg$。因此，不宜与有尼可刹米、咖啡因、山梗菜碱、克脑迷、细胞色素 C、氯酯醒、印防己毒、美解眠等中枢兴奋药合用。

2. 党参含生物碱，不宜与胃蛋白酶、乳酶生、多酶片、淀粉酶等酶制剂、碳酸钙、氯化钙、硫酸亚铁等金属盐类、碘化物、碘化钠合用，会产生沉淀。

3. 含有党参成分的中成药，如党参固本片、复方党参片、潞党参口服液、小柴胡口服液、肝达康片、参苏胶囊、安宫降压丸、强肝胶囊、益肝颗粒、固本止咳胶囊、达莉通颗粒、胃尔宁片、阿胶养血颗粒、健脾糖浆、丁蔻理中丸、附子理中丸、温胃舒胶囊、归脾颗粒、稳心颗粒、参芪五味子片、补中益气颗粒、四君子合剂、妇科千金片、益气补肾胶囊、天王补心丸、龙牡壮骨颗粒、滋肾育胎丸、乐孕宁口服液。（1）党参固本片含有麦冬，不宜与奎宁、麻黄素、阿托品合用，会沉淀、影响吸收；不宜与强心苷合用，会中毒，不宜与降血糖药合用，会拮抗；不宜与水杨酸制剂合用，易促成消化性溃疡；不宜与排钾利尿药（氢氯噻嗪等）合用，易致低钾血症。（2）小柴胡口服液中有柴胡，不宜与含各种金属离子的西药，如氢氧化铝制剂、钙制剂、亚铁制剂等合用，会形成络合物，影响吸收。（3）复方党参片中含有丹参，不宜与细胞色素 C 同用，丹参酮等成分中的酚羟基能与细胞色素 C 中的铁离子络合，颜色变深甚至混浊，导致药效降低；不宜与抗肿瘤药环磷酰胺、环乙亚硝脲、5－氟脲嘧啶、阿糖胞苷、喜树碱钠、争光霉素配伍，与上述抗肿瘤药物合用，均能促进肿瘤转移；不宜与阿托品同用拮抗丹参的降压作用。

芦根

芦根为禾本科植物芦苇的新鲜或干燥根茎。全年均可采挖，除去芽、须根及膜状叶，鲜用或晒干，又名苇根、芦头。始载于《本草经集注》。中医认为其性寒，味甘，归肺、胃经。有清热生津，除烦，止呕，利尿之功效。用于热病烦渴，胃热呕哕，肺热咳嗽，肺痈吐脓，热淋涩痛。煎汤，15～30g，鲜品 60～120g；或鲜品捣汁。外用：适量，煎汤洗。

【主要成分及药理】

芦根含水解后产生 D－木糖、L－阿拉伯糖、D－葡萄糖、D－半乳糖和两种糖醛酸的多糖。β-谷甾醇及胡萝卜苷等甾体类；小麦黄素等黄酮类；以及蛋白质、脂肪、碳水化物、天门冬酰胺、纤维素等。现代研究揭示其有抗氧化，解热、镇静、镇痛、降血压、降血糖、抗氧化及雌性激素样作用，对β-溶血链球菌有抑制作用，所含薏苡素对骨骼肌有抑制作用，苜蓿素对肠管有松弛作用。

【临床中西药合用】

1. 用于口干：发热后，呼吸道感染后口干、咽痛、咳嗽有痰或无痰、颈部以上放疗后的口干、红斑狼疮等的口眼干燥，在西医补液基本治疗上，可用干芦根或者新鲜芦根煮水。

2. 小儿急性支气管炎：支气管炎属咳嗽范畴，急性支气管炎病原为各种病毒或细菌，或为混合感染，能引起上呼吸道感染的病原体都可引起，中医辨证多属痰热恋肺，这是由于小儿脏腑娇嫩，感受病邪，每易邪气嚣张而壮热。在西医抗感染使用抗生素基础上加用芦根贝母汤方药组成：芦根、生苡仁、金银花各 15g，浙贝、瓜蒌皮、茯苓、连翘、黄芩、桑白皮各 10g，生甘草、桔梗、陈皮各 3g。

3. 大叶性肺炎：大叶性肺炎属中医"风温肺热病"、"咳嗽"等范畴，临床以发热、咳嗽、咳痰、呼吸困难、胸痛为主要表现。在使用西药抗生素、退热基础上加用可加入芦根 30～60g，配合石膏、黄芩、瓜蒌等，特别是疾病恢复期，可加速疾病的恢复。

4. 萎缩性胃炎：萎缩性胃炎主要表现为腹胀，胃脘部隐痛不适，疲乏、消瘦、食欲不振。临床采用泮托拉唑、奥美拉唑胶囊加用芦根、莪术、茯苓、白术、鸡内金各 15g，乌贼骨 30g，制远志、炙甘草 6g 等煎服治疗 30 例萎缩性胃炎有明显的疗效。

5. 急性扁桃体炎：在常规西医抗生素红霉素、阿奇霉素基础上加用芦根和大黄配伍，治疗急性扁桃体炎 53 例，全部治愈，其中 38 例在服药后 12 小时体温转正常，15 例服药后 1～2 周后愈合。多数患者服药后有一过性大便溏薄，少数患者伴有肠鸣腹痛，但便后即缓解。

6. 治疗肺脓疡：临床上用单味干芦根治疗肺脓肿，成人日用干芦根 300g，文火煎2 此，取汁约 600ml，分 3 次服完，疗程 1～3 个月。

【中西医临床合用禁忌】

1. 查阅相关文献，未查及到芦根使用过量不良反应的报道。静脉注射可引起家兔血压短暂下降，皮下注射可使血糖略有下降，对离体蟾蜍心脏及离体兔肠均呈抑制作用，对兔耳血管无明显影响。其毒性很低，小鼠口服 0.5g/（kg. d），未引起异常改变。

2. 含有芦根的中成药，如维 C 银翘片、桑菊感冒合剂、金石感冒茶、银翘颗粒、银翘片、银翘散等。（1）维 C 银翘片、金石感冒茶、银翘颗粒、银翘片、银翘散等均还有金银花，金银花不宜与菌类制剂如乳酶生、整肠生、金双歧、培菲康等联用。因清热解毒类中药具有较强的抗菌作用，服用后在抗菌的同时，还能抑制西药菌类制剂的活性。

牛膝

牛膝为苋科植物牛膝的根，有"川牛膝"、"怀牛膝"之区别，又名牛髁膝、山苋菜、对节草、红牛膝、杜牛膝、土牛膝。中医认为其性平，味苦、酸，归肝、肾经。有补肝肾，强筋骨，逐瘀通经，引血下行之功效。用于腰膝酸痛，筋骨无力，经闭症瘕，肝阳眩晕。煎汤，5～12g；浸酒、熬膏或入丸、散。外用：捣敷。

【主要成分及药理】

牛膝中含精氨酸，甘氨酸，丝氨酸，天冬氨酸，谷氨酸，苏氨酸，脯氨酸，酪氨酸，色氨酸，缬氨酸，苯丙氨酸，亮氨酸等氨基酸类化合物和生物碱类及香豆精类化合物。还含多种多糖：一种是从根的水浸液中用丙酮沉出的具有抗肿瘤活性的多糖；一种是由6个葡萄糖残基和3个甘露糖残基构成的水溶性寡糖，有显着的增强免疫功能的活性；另一种是具有免疫活性的肽多糖 ABAB，系由葡萄糖醛酸、半乳精、半乳糖醛酸、阿拉伯糖和鼠李糖按摩尔比 12∶2∶1∶1∶1 所组成，肽的含量为 24.7%，主要由甘氨酸、谷氨酸、天冬氨酸和丝氨酸组成，又含齐墩果酸 α－L－吡喃鼠李糖基－β－D－吡喃半乳糖甙等三萜皂甙类化合物，还含蜕皮甾酮，牛膝甾酮，红苋甾酮。现代研究揭示其有促进蛋白质合成、抗炎镇痛、兴奋子宫平滑肌、短暂降血压、抗生育及堕胎、改善肝功能、降低血浆胆固醇等作用。

【临床中西药合用】

1. 治疗腰椎间盘突出症：临床上，在选择合适药物治疗减轻或消除腰腿痛常用药物如消炎镇痛类、脱水剂及激素类等较快地缓解腰腿痛症状的基础上，辨证属于寒湿腰痛者，可选用牛膝、狗脊、寄生、杜仲、威灵仙等治疗，并可配合物理疗法，如理疗等方法进行综合治疗。

2. 治疗闭经：临床上，在西医予以全身一般治疗、病因治疗及内分泌治疗的基础上，辨证属于瘀血内阻者，以牛膝、当归、赤芍、桃仁、红花等煎服，疗效显著。

3. 治疗高血压病：对于高血压病，症见头目时常眩晕，或脑中时常作发热，或目胀耳鸣，或心中烦热，或时常噫气，或肢体渐觉不利，或口眼歪斜，或面色如醉，或眩晕至于颠仆，昏不知人，移时始醒，醒后不能复原者，以镇肝熄风汤加减运用。同时根据患者具体情况选用相适应的降压药进行辅助控制血压治疗以稳定疾病。

4. 用于扩张子宫颈管：取直径 0.2~0.3 厘米的干品切削成 7~9 厘米长的圆形小棒，前端钝圆，洗净，晾干，尾端用丝线扎住，用高压蒸气消毒后备用。术前准备及手术操作按妇科常规。宫颈固定后，用探针探察宫颈之方向及大小，经产妇一般宫口较松，无须扩张颈管，可直接用阴道长钳挟牛膝前端插入 6~8 厘米（必须达子宫内口 1~2 厘米），尾端及丝线外露，然后用无菌纱布填塞阴道。术后可照常活动。经 12~24 小时后拉出牛膝，行刮宫术。据 78 例观察，插牛膝后颈管部有充血、软化、松弛等变化，宫口扩大；部分病例在刮宫时感觉胎盘组织与宫壁粘着较松，似有剥离现象。对人工早孕流产，过期流产及葡萄胎等以牛膝插入代替金属棒扩张颈管，具有一定的优越性，可以缩短手术时间、减少病人痛苦。

【中西药合用禁忌】

1. 查阅相关文献，未见牛膝使用过量不良反应报道。小鼠口服牛膝多糖的 LD_{50} 为 $15.83g \cdot kg^{-1}95\%$，可信限为 $18.87 ~ 13.27g \cdot kg^{-1}$。

2. 牛膝中含有蛋白质，不可与黄连素同用，因其可抵消黄连素的抗菌作用。含有有机酸，不宜与具有肾毒性的西药如呋喃妥因、利福平、阿司匹林、吲哚美辛等同服，因其可增加后者在肾脏中的重吸收，加重对肾脏的毒性；与磺胺类药物、大环内酯类抗菌药易引起尿闭或血尿，会产生副作用。牛膝中含有生物碱，不宜与含碘离子的碘喉片、碘化钾、碘化钠同用。因为在胃酸作用下，碘离子能沉淀大部分生物碱，降低疗效；与重金属盐类的西药如次硝酸铋、硫酸亚铁、氢氧化铝凝胶、胃舒平、硫酸镁联用，也可产生沉淀反应，疗效降低。牛膝中含有皂苷，不宜与维生素 C、胃蛋白酶合剂等酸性较强的西药联用，以防水解失效；不宜与大环内酯类同用，可降低其抗菌疗效；

3. 含有牛膝的中成药，如济生肾气丸、木瓜丸，其中济生肾气丸中含有泽泻，可能导致高钾，而保钾利尿剂如安体舒通、氨苯蝶啶等西药系保钾排钠药，合用易致高钾血症。木瓜丸中含有川乌、草乌，具有毒性，肝肾功能不全者禁用，能造成神经系统、循环系统、呼吸系统、消化系统等多系统中毒反应。

第十六章

含蜕皮激素的常用中药

🌿 露水草

露水草为鸭跖草科蓝耳草属植物露水草，以根入药，又名珍珠露水草、换肺散、鸡冠参、蓝耳草、蛛毛蓝耳草、蛛丝毛蓝耳草。始载于《中华本草》。中医认为其性平，味甘。有祛风活络，利湿消肿，退虚弱之功效。用于风湿性关节炎，腰腿痛，肾炎水肿，虚热不退；外用治湿疹，脚癣，刀伤。入煎剂，9～15g；外用适量，鲜品捣烂敷患处。

【主要成分及药理】

露水草主要含有漏芦甾酮，β-蜕皮甾酮，异丙叉基筋骨草甾酮，羟基红苋甾酮，红苋甾酮，乙酰基β-蜕皮甾酮，3-乙酰基-蜕皮甾酮等蜕皮激素。现代研究揭示其有促进红细胞和血红蛋白生成、拮抗过氧化脂质及脂褐质等作用。

【临床中西药合用】

1. 治百日咳：一水草五钱、大蒜三瓣、桔梗二钱，煨水服。二露水草根，烘干研末，每次五分至一钱，用姜糖水吞服。同时结合止咳药物与抗生素，如在痉咳期使用则无法明显缩短病程：首选红霉素，或是罗红霉素，疗程不少于10天，复方新诺明亦可使用。

2. 治急性腹痛（露水痧）：露水草根三钱。生嚼吃或煨水服。病情严重者急诊就诊。

【中西药合用禁忌】

1. 查阅相关文献，未见露水草使用过量不良反应及毒理试验研究报道。

2. 查阅相关文献，未见露水草所含成分与西药合用禁忌报道。

3. 含有露水草成分的中成药，如露水草胶囊只含有露水草单味药物成分。

漏芦

漏芦为菊科植物祁州漏芦或禹州漏芦的根，又名野兰、鬼油麻、独花山牛蒡、和尚头花等。始载于《神农本草经》，列为上品。中医认为其性寒，味苦咸，归胃、大肠经。有清热解毒，消肿排脓，下乳，通筋脉之功效。用于治痈疽发背，乳房肿痛，乳汁不通，瘰疬恶疮，湿痹筋脉拘挛，骨节疼痛，热毒血痢，痔疮出血。煎汤，4.5 ~ 10g（鲜者30 ~ 60g）；或入丸、散。外用煎水洗或研末调敷。

【主要成分及药理】

漏芦有新疆蓝刺头、华东蓝刺头、祁州漏芦的3种的区别。1. 新疆蓝刺头的根含卡多帕亭，异卡多帕亭。蓝刺头碱，蓝枣砂定碱，蓝刺头胺，蓝刺头醚碱等生物碱类化合物。又含 α - 香树脂醇，α - 香树脂醇乙酸酯，β - 谷甾醇，胡萝卜甙，冬青叶豚草酸，木香酸等萜类化合物。2. 华东蓝刺头根含挥发油，已分离出24种成分：柠檬烯，薄荷酮，异薄荷酮，胡薄荷酮，δ - 愈创木烯，α - 及 β - 檀香萜烯，荜草烯，表 - β - 檀香萜烯，反式丁香烯，α - 香柑油烯，须式 - β - 金合欢烯，丁香烯氧经物，苯并（1，2:5，4）联噻吩，6，10，14 - 三甲基 - 2 - 十五碳烯，5 - （3 - 丁烯 - 1 - 炔基）联噻吩，邻苯二甲酸二丁酯，十产烷酸，9，12 - 十八碳二烯酸甲酯，9 - 十八碳烯酸甲酯，9 - 12 - 十八碳二烯酸，α - 三联噻吩等萜类化合物。还含5（4 - O - 异戊酰 - 1 - 炔基）联噻吩，异卡多帕亭，卡多帕亭，5 - （3，4 - 二羟基 - 1 - 丁炔基）- 2，2 - 联噻吩。又含地榆糖甙I，蒲公英赛醇乙酸酯，熊果酸，三十烷酸β - 谷甾醇，胡萝卜甙等萜类化合物。3. 祁州漏芦含挥发油。现代研究揭示其有小剂量对中枢神经系统具有兴奋作用，大剂量可引起痉挛；同时有降血压、心收缩力增强等作用。

【临床中西药合用】

1. 治疗外科疾病；若治疗局部疮疡，以漏芦、连翘、紫花地丁、贝母、金银花，甘草、夏枯草各等分。水煎服。若治皮肤瘙痒，阴疹，风毒，疮疥，以漏芦、荆芥、白鲜皮、浮萍、牛膝、当归、蕲蛇，枸杞子各一两，甘草六钱，苦参二两。浸酒蒸饮。

2. 治疗乳腺疾病：治疗乳汁不通，常与通草、王不留行、党参、当归等同用；治疗急性乳腺炎，常与瓜蒌、蒲公英、贝母等配合应用。

3. 治流行性腮腺炎：板蓝根一钱，漏芦一钱半，牛蒡子四分，甘草五分。水煎服。对于病情严重者须结合抗病毒类药物结合治疗。

4. 治疗风湿系统疾病：《圣济总录》古圣散载漏芦半两（去芦头，麸炒），地龙

（去土，炒）半两。上二味捣碎为末。先用生姜二两取汁，蜜二两，同煎三、五沸，入好酒五合，以瓷器盛。每用七分盏调药末一钱半匕，温服不拘时。对于风湿久病患者，疗效又不明显，疼痛较甚者须结合非甾体类抗炎药以消炎止痛控制病情。

5. 治疗月经不调：《圣济总录》载漏芦汤以治疗该病。漏芦（去芦头）、当归（切，焙）、红花子、枳壳（去瓤，麸炒）、白茯苓（去黑皮）、人参各半两。上六味，粗捣筛，每服三钱匕，水一盏，煎七分，去滓，温服，不拘时。对于由感染或器质性病变导致者，须请专科医师明确诊断并行相应治疗。

【中西药合用禁忌】

1. 由于漏芦使用过量会引起中毒，主要表现为双手、双脚瘙痒，随之全身瘙痒，红肿，燥热感，心慌，气短，呼吸困难，同时伴有恶心，腹部隐痛，腹泻，呕吐物为胃内容物。查阅相关文献，未见漏芦毒理试验研究。因此，漏芦及其制剂不宜与非甾体类抗炎药、抗精神病药、抗肿瘤药物、肾上腺皮质激素类药等易引起胃肠道不良反应药物合用。不宜与水合氯醛、芬太尼、安定、硫喷妥钠、二氢埃托啡、度冷丁、乙醚、抗组胺类、乌拉坦、吗啡、苯巴比妥等中枢抑制剂合用。

2. 漏芦中含生物碱，不宜与含碘离子的碘喉片、碘化钾、碘化钠同用。因为在胃酸作用下，碘离子能沉淀大部分生物碱，降低疗效；与重金属盐类的西药如次硝酸铋、硫酸亚铁、氢氧化铝凝胶、胃舒平、硫酸镁联用，也可产生沉淀反应，疗效降低。

3. 含有漏芦成分的中成药，如补肾固齿丸。补肾固齿丸中含有五味子（1）不宜与西药碳酸氢钠、氢氧化铝凝胶、胃舒平、氨茶碱等碱性药物同服，由于酸碱中和，使中西药均失去疗效（2）不宜与红霉素同服，可使红霉素在酸性环境中的杀菌力大大减弱，甚至使化学结构遭到破坏，降低生物利用度，影响疗效。（3）不宜与磺胺类药西药同服，因鞣质能与磺胺类药物结合影响磺胺的排泄，导致血及肝内磺胺类药浓度增高，严重者可发生中毒性肝炎。

第十七章

含性激素的常用中药

蛇床子

蛇床子为伞形科植物蛇床的干燥成熟果实，又名野胡萝卜子。夏、秋二季果实成熟时采收，除去杂质，晒干。始载于《神农本草经》，列为上品。中医认为其性辛温，味苦，有小毒，归肾经。有温肾壮阳，燥湿，祛风，杀虫之功效。用于阳痿、宫冷、寒湿带下、湿痹腰痛；外治外阴湿疹、妇人阴痒、滴虫性阴道炎。煎汤，常用剂量是每次 3~9g。外用适量，研末调敷。

【主要成分及药理】

蛇床子主要含蛇床子素、蛇床明素、总香豆素、异虎耳草素、拱当归素等激素类。还含有佛手柑内酯、哥伦比亚内酯、O－乙酰哥伦比亚贰元、O－异戊酰哥伦比亚贰元、O－乙酰异蛇床素等香豆素类化合物，L－蒎烯、L－莰烯、异戊酸龙脑酯，异龙脑、甲氧基欧芹酚、蛇床明素异虎耳草素、佛手柑内酯、哥伦比亚贰元、二氢山芹醇吸其乙酸酯、异戊酸酯、蛇床定、异丁酸氧基二氢山芹酯醇乙酸酯、别欧芹属素乙、花椒毒酚、欧芹属素乙等油酸、亚油酸和挥发油，Cu、Fe、Zn、Mn、Sr、Ca、Mg 等微量元素，二甲乙烯酮，顺香芹醇，棕榈酸，谷甾醇，5－甲基尿嘧啶，6－氧嘌呤，尿嘧啶，L－（＋）缬氨酸与苯丙氨酸。现代研究揭示其有性激素样、抗滴虫、抗真菌、抗细菌、抗变态反应的作用。

【临床中西药合用】

1. 治疗不育症：可以在西医常规治疗基础上，加服蛇床子 12g、山萸肉 12g、枸杞子 12g、何首乌 12g、覆盆子 12g、肉苁蓉 10g、巴戟天 10g、淫羊藿 15g、甘草 5g，水煎服，日一剂，分早晚两次温服，治疗男性不育，疗效满意；以蛇床子 15g、五味子 15g、石菖蒲 15g、路路通 15g、白芍 15g、穿山甲 30g、王不留行 30g、薏苡仁 30g、柴胡 12g、莪术 12g、车前子 10g、酸枣仁粉（冲服）10g，水煎，日一剂，睡前顿服，15日为 1 个疗程，治疗不射精症 45 例，治疗 32 例，无效 13 例；以蛇床子、肉苁蓉、益母草、枣皮、补骨脂、桑寄生、泽泻、覆盆子各 15g，当归 18g，菟丝子 25g，赤芍、泽兰各 12g，川芎、红花、丹参各 10g，日 1 剂，水煎服，正值经期第 1 天开始服药，18天为 1 疗程。一般服用 2 到 3 疗程，治疗女性不孕在 642 例，治愈率 49.2%。

2. 治疗阴道炎：治疗阴道炎阴道炎中医理论主要属于"带下"、"阴痒"的范畴，多为湿热下注，提倡熏、洗等外方法，药物直接作用于患病部位吸收迅速，而且针对性强．对机体内环境干扰少。蛇床子苦参散：苦参、蛇床子、黄连、黄柏各 30g，川花椒、枯矾各 10g，冰片 3g，共为细末消毒备用。用法：每次上药前先用 3% 小苏打液或1：1000 新洁尔灭洗净外阴及阴道，上药后换干净内裤，每日 1～2 次，5 次为 1 疗程。临床研究表明，治疗阴道炎取得良好的效果。

3. 治疗湿疹：有研究者使用复方蛇床子洗液外洗（蛇床子、苦参、黄芩、黄连等）行临床治疗观察。证明了复方蛇床子洗液治疗湿疹疗效确切，与皮质类固醇激素制剂相仿，且无明显不良反应。还有研究者提取蛇床子素制成 10% 软膏，局部外用治疗婴儿湿疹，疗程 3 周，每周随访观察 1 次。结果显示，蛇床子素软膏治疗婴儿湿疹安全、有效。临床上对于湿疹严重者，可以在西药基础上，加用蛇床子素制成 10%软膏。

4. 治疗体癣、手足癣、头癣等各种癣病：佛乐皮复康，主要成分含藏红花、蛇床子、藏苦参、土荆皮、丁香、百部、余甘子、藏紫草、冰片等。将本品直接喷于皮肤不适处。一日 2 次，每次适量，患处溃烂处用棉签拭擦溃烂皮肤周围。治疗各种癣病效果良好。效果差者，也可以运用西药抗真菌药物，如达克宁软膏。

5. 治疗哮喘：在解除支气管痉挛的基础上，可以加用蛇床子 8g、陈皮、法半夏各5g、苏叶 4g、细辛 2g、五味子、炙甘草 3g，煎服。

【中西药合用禁忌】

1. 由于蛇床子使用过多可导致中毒，表现为胃肠道反应，因此死于胃肠道出血。半数致死剂量（LD_{50}）：蛇床子小鼠口服的 LD_{50} 为 2.44g/kg。说明它的毒性很小。毒性反应蛇床子小鼠腹腔注射 20ml/kg，半小时内小鼠活动明显减少，48 小时内未见死亡。兔角膜实验未见结膜红肿、充血现象。大鼠 140mg/kg 灌胃，每日 1 次，共 16 天，体重、血象、生化指标和主要脏器镜检均在正常范围，与对照组无明显差异。因此，不宜与非甾体类刺激胃肠道的西药合用。

2. 蛇床子中含有多种金属微量元素，不宜与四环素类、大环内酯类、异烟肼、利福平等合用。因为多价金属离子能与上述药物分子内的酰胺基和酚羟基结合，生成难溶性的化合物或络合物而影响吸收，降低药效。

3. 含有蛇床子的中成药有久痢丸，故不宜与水杨酸类同用：蛇床子有糖皮质激素样成分，蛇床子所含激素类物质刺激胃肠道粘膜，引起胃肠道反应，与水杨酸类衍生物同用会增加消化道溃疡的发生率。

鹿茸

鹿茸为脊柱动物鹿科梅花鹿或马鹿等雄鹿头上尚未骨化而带茸毛的幼角。夏秋两季雄鹿长出的新角尚未骨化时，将角锯下或用刀砍下，用时燎去毛，切片后阴干或烘干入药。始载于《神农本草经》，列为上品。中医认为其性温，味甘、咸，归肾、肝经。有补肾阳，益精血，强筋骨，调冲任，托疮毒之功效。用于阳痿滑精，宫冷不孕，羸瘦，神疲，畏寒，眩晕耳鸣耳聋，腰脊冷痛，筋骨痿软，崩漏带下，阴疽不敛。研末吞服或入丸、散，常用剂量是每次 1~2g。

【主要成分及药理】

鹿茸主要含促雄激素样物质、雌二醇、具促 PC12 细胞增殖活性的蛋白组成分等激素类。还含有甘氨酸、赖氨酸、精氨酸、天冬氨酸、谷氨酸、脯氨酸、丙氨酸、亮氨酸等氨基酸，月桂酸、肉 H 宏酸、棕榈酸、棕桐油酸、油酸和亚油酸等脂肪酸，硫酸软骨素 A 等酸性多糖物质，雌酮，神经髓鞘磷脂，神经节苷酯，雌二醇，前列腺素 PGE1、前列腺素 PGE2、前列腺素 PGF1a、前列腺素 PGF1B，神经酰胺及钙、磷、镁等 20 种元素。现代研究揭示其有对心血管系统、神经系统，促进蛋白质、核酸的合成，促进造血及抗应激能力，延缓衰老的作用。

【临床中西药合用】

1. 治疗阳痿：鹿茸提取物既能增加血浆睾酮浓度，又能使促黄体生成素浓度增加。因此，鹿茸对青春期的性功能障碍，壮老年期的前列腺萎缩症的治疗均有效；对治疗女性更年期障碍效果良好。动物试验证实，用鹿茸酊作皮下注射，几天后即见前列腺、精囊重量增加。故临床多用之治疗阳痿早泄、宫冷不孕、遗精滑精、遗尿尿频、耳鸣耳聋、产后泄泻等肾阳不足之症。可用鹿茸精穴位注射（气海、关元、中极、曲骨、足三里各 0.5ml，命门 1ml），隔日 1 次，15 次为 1 疗程，并配合内服中药辨证治疗阳痿，疗效良好；用生精汤（鹿角胶、淫羊藿等组成）联合西药治疗男女不育症 68 例，结果治愈 60 例，总有效率 95.6%。

2. 治疗血液病：取鹿茸内骨髓，用白酒浸渍，制成 20% 的鹿茸血酒，每次 10ml，每天 3 次，对血小板减少症、再生障碍性贫血、白细胞减少症等引起的眩晕、头痛、乏力、牙齿龈出血，鼻衄、失眠等症状和血象均有改善。对于血小板危险值患者，可以在静脉输注血小板后，病情平稳后可加用鹿茸血酒。

3. 用于冠心病、心绞痛：鹿茸精口服对伴有低血压的慢性循环障碍，可使脉搏充盈，血压上升，心音变得更有力。用冠脉再造丹（主含鹿茸、龟甲、人参、红花等），配制成胶囊，每次口服 5 粒，每日 3 次。对于急性心绞痛患者，可以再加服硝酸甘油舌下含服。

4. 用于低血压：研究表明给原发性低血压患者肌注鹿茸精 1ml，1 日/次，20 天为一疗程，血压升高 1.33kPa 者为 57.7%。对原发性低血压症的眩晕、头重、头痛、失眠和恶心等有明显疗效。但是，对于低血压急症患者，必须加用多巴胺、硫酸阿托品等快速升压药物后，病情稳定慢性期，再考虑加肌注鹿茸精。

【中西药合用禁忌】

1. 由于鹿茸使用过多可导致中毒，表现为过敏、面色苍白、心慌、气短、胸闷、大汗淋漓、休克而死。鹿茸提取物 10、16、25 及 40g/kg 灌胃后观察 3 天均未见死亡，也未见其他异常现象。12 周内给大鼠腹腔注射 27mg/kg，引起明显的纤维性腹膜炎，内分泌性变不明显。血液和生化学检查表明，大剂量鹿茸精可引起红血球容积、血红素、血总蛋白及白蛋白/球蛋白比值轻度降低，但使雌性大鼠血中碱性磷酸酶活性增高。因此，鹿茸不宜与易导致中毒性休克的西药合用。

2. 鹿茸有糖皮质激素样成分，所含激素类物质刺激胃肠道粘膜，引起胃肠道反应，与水杨酸类衍生物同用会增加消化道溃疡的发生率。故不宜与水杨酸类同用，还不宜与奎宁同用，奎宁具有多元环结构，碱性较强，可与鹿茸产生沉淀，使吸收减少，疗效下降。服鹿茸以半空腹时服用最好。饭前饭后半小时内不宜服，也别喝茶，否则鹿茸的有效成分会与蔬菜与茶汤中的鞣酸发生反应而被破坏。服鹿茸 1 周内禁食猪血、生萝卜及忌食生冷和辛辣之物；服鹿茸时有口干、流鼻血、目赤、心跳加速等反应时，应停止食用。

3. 含有鹿茸的中成药，如鹿茸胶囊、参芪鹿茸口服液、鹿茸洋参片等，不宜与甲磺丁脲、氯磺丙脲、降糖灵等降糖药同用；鹿茸中所含糖皮质激素样成分使蛋白质和氨基酸从骨骼肌中转移到肝脏，在酶的作用下使葡萄糖及糖元升高，与降糖药产生药理拮抗。

虫草

虫草为肉座菌目麦角菌科虫草属的冬虫夏草菌寄生于高山草甸土中的蝙蝠蛾幼虫，使幼虫僵化，在适宜条件下，夏季由僵虫头端抽生出长棒状的子座而形成。又名中华虫草、夏草冬虫。始载于《本草纲目拾遗》。中医认为其性温，味甘，归肾、肺经。有补肺益肾，止血化痰之功效。用于久咳虚喘，劳嗽咯血，阳痿遗精，腰膝酸痛。煎服或入丸、散剂，常用量是每次 5～15g。

【主要成分及药理】

冬虫夏草主要含核苷、甾醇、抗坏血酸、核黄素、硫胺素等激素类。腺苷、尿苷、鸟苷等核苷类化合物，麦角甾醇、麦角甾醇过氧化物、麦角甾醇 - β - D 吡喃葡萄糖苷、2，2 - 二羟基麦角甾醇、β - 谷甾醇、D - 甘露醇和蕈糖等甾醇等糖醇类成分，天门冬氨酸、苏氨酸、丝氨酸、谷氨酸、脯氨酸、甘氨酸、缬氨酸、蛋氨酸、异亮氨酸、酪氨酸、苯丙氨酸、赖氨酸、组氨酸、胱氨酸、半胱氨酸、色氨酸等氨基酸，软脂酸、硬脂酸、油酸、亚油酸和一个微量的十七烷酸等脂肪酸、酯、烷烃，维生素 B_1、维生素 B_2、维生素 B_{12}、维生素 C、烟酸和烟酰胺等维生素类，腐胺、精胺、精眯、1，3 - 二氨基丙烷、尸胺、类精眯等多胺，磷脂酰胆碱、咖啡因及钙、钾、铬、镍、锰、铁、铜、锌等元素。现代研究揭示其有镇静、降温、影响免疫功能、抗肿瘤、降糖、抗氧化、抗菌、抗病毒、调节心血管和促进呼吸系统功能、促进雄激素分泌、促进造血细胞增殖、抗疲劳，耐缺氧、益智的作用。

【临床中西药合用】

1. 治疗慢性肾功能不全：冬虫夏草制剂能改善慢性肾功能不全患者的营养不良，能明显改善患者肾小球肾炎尿蛋白等临床相关指标，延缓慢性肾功能不全。联合其他西药对慢性肾衰竭效果更显著，能显著降低肾脏内尿蛋白，对肾脏起保护作用。以冬虫夏草 1.5g 煎汤连渣服用，能使得患者肾功能改善，尿素氮下降，血红蛋白升高；使用益肾降脂片（虫草、黄芪等）治疗慢性肾衰合并高脂血症，疗效较好，参芪虫草片（虫草、鹿茸、人参、党参、黄芪等）治疗肾小球疾病疗效较佳；在常规处理上加用虫草 0.5g 每日 3 次口服，治疗急性肾衰患者，尿渗透回升，尿 NAG 酶下降显著，进一步探讨证实虫草对急性肾衰者的肾小管上皮细胞修复有良好的作用。

2. 治疗慢性阻塞性肺疾病：冬虫夏草制剂能改善 COPD 患者的肺功能，降低患者的血清 TNF - α 水平，升高 FEV1、FEV1% 预计值、FEV1/FVC；能明显地降低患者的 MDA，升高患者血清 SOD、NO，从而有效改善 COPD 患者氧化/抗氧化失衡。复方冬虫夏草冲剂（虫草、枸杞子等）治疗慢性支气管炎，疗效优良；用人参、续断、冬虫夏草等比例配方情疗老年慢性支气管炎并发阻塞性肺气肿联合西药多索茶碱效果更优。

3. 治疗哮喘：在西药常规控制哮喘的基础上，可以加冬虫夏草与人参、蛤蚧、紫河车等同用，研末吞服，半年以上，能使病情和体质慢慢地改善。

4. 治疗癌症治疗：冬虫夏草水提液和多糖、腺苷能使肿瘤细胞的 P_{53} 基因表达发生改变，引起细胞周期发生阻滞，最终导致细胞的凋亡，从而达到抑制肿瘤细胞增殖的作用。因此，作为西药化疗后，辅助用药。

5. 其他：冬虫夏草制剂被应用于良性前列腺增生（BPH）围手术期，能够改善BPH患者的心、肺、脑等重要器官的功能、降低手术风险、预防减少并发症的发生、加速患者术后的恢复；对急性脑梗塞和哮喘也有治疗作用。联合缬沙坦可治疗糖尿病肾病并发勃起功能障碍，联合黄精赞育胶囊（由何首乌、黄精、枸杞子、败酱草等中药提取精制而成）治疗肾虚精亏兼湿热证型弱精子症、少精子症引起的男性不育；用北阳起痿丸（虫草、阳起虫等）治疗阳痿，疗效满意。

【中西药合用禁忌】

1. 冬虫夏草属中药材，不属于药食两用物质。有关专家分析研究，保健食品国家安全标准中砷限量值为 1.0mg/kg，长期食用冬虫夏草、冬虫夏草粉及纯粉片等产品会造成砷过量摄入，并可能在人体内蓄积，存在较高风险。急性砷中毒：短期内大量摄入砷导致，口服后 10 分钟至 5 小时出现症状，表现为消化道系统症状（恶心、呕吐、腹泻等）、神经系统症状（头晕、全身麻木、意识模糊等）及其他器官症状，严重者可出现呼吸中枢麻痹死亡。慢性砷中毒：长期过量服用砷导致，主要症状为神经衰弱、皮肤损害，还可能发生慢性中毒性肝炎、骨髓造血再生不良等疾病。冬虫夏草水提液小鼠腹腔注射的 LD_{50} 为 27.8g/kg。毒性反应家兔每日服冬虫夏草和虫草菌丝体 20g/kg 连续 3 个月无毒性反应。冬虫夏草和虫草菌丝体小鼠灌服的耐受量在 45g/kg 和 100g/kg 以上。亚急性毒性实验、微核实验、致畸实验、繁殖实验均表明本药结果为阴性，说明冬虫夏草的毒性很小。因此，冬虫夏草不宜与西药硫酸镁、硫酸亚铁配伍，会把雄黄的主要成分硫化砷氧化而导致毒性增加。

2. 由于虫草含钙离子，故不能与强心苷类药物合用，可导致心律失常及心衰等毒性反应。

3. 含有冬虫夏草的中成药有金水宝、百令胶囊，故不宜与四环素类、大环内酯类、异烟肼、利福平等合用。因为多价金属离子能与上述药物分子内的酰胺基和酚羟基结合，生成难溶性的化合物或络合物而影响吸收，降低药效。

淫羊藿

淫羊藿为小檗科植物淫羊藿、心叶淫羊藿或箭叶淫羊藿的茎叶，又名刚前、仙灵脾。始载于《神农本草经》，列为中品。中医认为其性温，味辛、甘，归肾、肝经。有补肾壮阳，祛风除湿之功效。用于阳痿不举，小便淋沥，筋骨挛急，半身不遂，腰膝无力，风湿痹痛，四肢不仁。煎服，常用剂量是每次 3 ~ 15g。

【主要成分及药理】

淫羊藿主要含脱水淫羊藿素、朝藿素、胡萝卜苷、β－谷甾醇、粗毛淫羊藿素激素类。黄酮类、木脂素类、多糖、木兰花碱、淫羊藿碱 A、生物碱、毛柳苷等多种化学成分，羧酸类、酮类、醇类、炔类等挥发油，Ca、K、Mg 等无机元素，色原酮，蒽醌，鞣质，倍半萜，甾醇等成分。现代研究揭示其有催淫、影响微生物、镇咳、祛痰、平喘、降压等药理作用。

【临床中西药合用】

1. 治疗小儿麻痹症：淫羊藿、桑寄生有抑制度脊髓灰质炎病毒的作用。在常规西药治疗基础上可酌情加取淫羊藿、桑寄生等量，制成每 2 毫升含生药各 1 克的注射液。急性期以肌肉注射为主，配合穴位注射。肌肉注射每次 2 毫升，每日 2 次，连续 20 天。恢复期及后遗症期以穴位注射为主，配合肌肉注射。穴位注射按常规取穴，每穴注射 1～2 毫升，隔日 1 次，连续 20 天，休息半月再继续治疗。据观察，本品对急性期及刚进入恢复期的病例疗效显著，恢复较快。对后遗症期也有一定效果。

2. 治疗肾虚阳痿、妇女不孕：前人的经验用淫羊藿酒（淫羊藿 30g、浸米酒 0.5kg，20 日后可服），现代实践用 20% 淫羊藿酊（即酒精浸剂）每日 3 次。每次 5ml，饭前服，对治疗阳痿、遗精、早泄、有一定效果。此方治抑制型神经衰弱、觉困倦无力、反应迟钝、记忆力下降，效果也较好。除用酊剂外，也可用复方水煎，方如羊藿三子汤。不育者可试用淫羊藿治疗，配锁阳，蛇床子为基本方浸酒，男加党参、巴戟、胡芦巴，女加八珍汤。

3. 治疗慢性支气管炎：在常规西药基础上，再加用以单味淫羊藿丸治疗，疗效可，如配合矮地茶等组成复方治疗，疗效有所提高。临床研究证明，单纯型的疗效优于喘息型，年龄大者疗效较差，但病程长短与疗效无明显关系；本品祛痰、镇咳作用较好，平喘较差；经治两个疗程者比一个疗程的近期控制和显效率有显著提高。取淫羊藿茎、叶（干品），以其总量的 80% 煎取浓汁，20% 研粉，两者混合为丸。每日量相当于生药 1 两，两次分服。

4. 治疗高血压病：西医常规的高血压治疗方案，配合二仙汤（仙茅、淫羊藿各 15g，当归、巴戟天各 9g，黄柏、知母各 5g）治疗高血压，疗效较好，此方对妇女更年期高血病也适用。二仙汤对高血压病的远期疗效较好。

【中西药合用禁忌】

1. 由于使用淫羊藿过多可导致中毒，表现为反射肌亢进，呼吸停止而死亡。日本产淫羊藿能使蛙的瞳孔扩大，小鼠随意运动增加，反射机能亢进，往往发生轻度痉挛，遂至呼吸停止而死。淫羊藿浸膏小鼠 LD_{50} 为 $36g/kg$，其水浸膏片中提取的非氨基酸部分小鼠静注的 LD_{50} 为 $56.8 \pm 2.7g/kg$。本品甲醇提取物毒性低，小鼠静滴 $450g/kg$，连续观察 3 天，结果活动正常，无毒性反应。因此，淫羊藿不宜与呼吸抑制剂西药合用。

2. 由于淫羊藿醇提物对儿茶酚胺有拮抗作用，其作用与心得安相似，故不宜与心得安同用；淫羊藿含有鞣质，故不宜与四环素类、红霉素、克林霉素等同服，因这些中药中所含的鞣质可与这些抗生素在胃肠道结合产生沉淀，降低生物利用度。

3. 含有淫羊藿的中成药有仙灵骨葆系列、益肾灵颗粒、益肾壮骨颗粒。不能与氨茶碱、胃舒平、乳酸钠、碳酸氢钠等碱性药物合用，否则蒽醌在碱性条件下发生氧化而降低疗效。

巴戟天

巴戟天为茜草科植物巴戟天的根。去须根略晒，压扁晒干，用时润透或蒸过，除去木质心，切片或盐水炒用。又名三蔓草、不雕草、鸡眼藤、黑藤钻、糠藤、三角藤。始载于《神农本草经》，列为上品。中医认为其性微温，味辛、甘，归肾、肝经。有补肾助阳，祛风除湿之功效，用于治疗阳痿不举，小便频数，宫冷不孕，风湿腰膝疼痛，肾虚腰膝酸软等症。煎服，常用剂量是每次 5 ~ 15g。

【主要成分及药理】

巴戟天主要含巴戟甲素（原称巴戟素）、甲基异茜草素等激素类。还含有水溶性多糖、甘露糖、耐斯糖、1F 果呋喃糖基耐斯糖、菊淀粉（即（2－1）果呋喃糖基蔗糖）型六聚糖和七聚糖等多种低聚糖糖类，甲基异茜草素－1－甲醚、大黄素甲醚，2－羟基羟甲基蒽醌，1－羟基蒽醌，1－羟基－2－甲基蒽醌，1，6－二羟基－2，4－二甲氧基蒽醌，1，6－二羟基－2－甲氧基蒽醌，2－甲基等蒽醌蒽醌类，水晶兰甙，四乙酰车叶草甙等环烯醚萜成分，黄酮，氨基酸及维生素 C。现代研究揭示其有调节免疫功能、调节甲状腺功能、抗衰老、抗疲劳、增强记忆、抗肿瘤、降压、抗炎、促进骨生长及促进造血的作用。

【临床中西药合用】

1. 治疗肾病综合征：巴戟天 30g、山茱萸 30g。水煎服，每日 1 剂，配合常规西医治疗，对具有典型库欣综合征症状的儿童肾病综合征有较好疗效。

2. 治疗妇女雌激素功能减退症：现代药理研究表明，巴戟天主要是提高雌激素，应该是女性使用为主。近代二仙汤治疗女性更年期，方中巴戟天既能提高雌激素，又能降低血压，所以临床取得一定的效果。巴戟天、当归各9克，淫羊藿、仙茅各15克，黄柏、知母各 5 克。水煎服，每日 1 剂。对妇女更年期表现为高血压、烘热汗出、头晕、头胀、下肢不温、小便清白者较为合适。配合西药黄酮注射，效果更加。

3. 治疗抑郁症：巴戟天水提物胶囊（主要成分为菊淀粉型寡糖）试用于抑郁症患者，疗效尚可。联合西药抗抑郁药物，可以减少西药抗抑郁药物用量，从而减少对肝肾副作用。

【中西药合用禁忌】

1. 由于巴戟天长期服用，易导致儿童性早熟不良反应。巴戟天煎液用药浓度 250g/kg 体重时，未见动物死亡。对大肠杆菌 SOS 应答系统无明显影响，提示巴戟天可能无诱变或致诱变的遗传作用。因此，巴戟天不宜与引起激素类的西药合用。

2. 巴戟天中含有蒽醌，不能与氨茶碱、胃舒平、乳酸钠、碳酸氢钠等碱性药物合用，否则蒽醌在碱性条件下发生氧化而降低疗效。

3. 含有巴戟天的中成药有五味子丸，故不得与胰酶同用，因为其中含有机酸，会降低胃液肠液原 pH 值，影响胰酶对蛋白质的消化作用。

山茱萸

山茱萸为山茱萸科植物山茱萸除去果核的干燥成熟果肉，秋末冬初采收。用文火烘焙或置沸水中略烫，及时挤出果核。晒干或烘干用。又名山芋肉、山于肉、枣皮。始载于《神农木草经》，列为中品。中医认为其性微温，味酸、涩，归肝、肾经。有补益肝肾，涩精固脱之功效。用于眩晕耳鸣，腰膝酸痛，阳痿遗精，遗尿尿频，崩漏带下，大汗虚脱，内热消渴。煎服，常用剂量为每次 5 ~ 10g，急救固脱剂量为每次 20 ~ 30g。

【主要成分及药理】

山茱萸主要含异诃子素、新喷呐草素Ⅰ、新喷呐草素Ⅱ等激素类。丁子香鞣质、木鞣质 A、路边青鞣质 D、2，3 - 二 - O - 没食子酰葡萄糖、1，2，3 - 三 - O - 没食子酰葡萄糖、1，2，6 - 三 - O - 没食子酰葡萄糖等鞣质成分，山茱萸裂甙、莫罗忍冬甙、7 - O - 甲基莫罗忍冬甙、马钱子甙、当药甙等糖甙成分，异丁醇、丁醇、异戊醇等顺式的和反式的蓄谋樟醇氧化物，苏氨酸、缬氨酸、亮氨酸、异亮氨酸、苯丙氨酸、组氨酸、赖氨酸、丝氨酸、谷氨酸、甘氨酸、丙氨酸、酪氨酸、精氨酸、天冬氨酸等 14 种氨基酸，糠醛、β - 苯已醇、甲基丁香油酚、榄香脂素、异细辛缩、棕榈酸已酯、油酸已酯、亚油酸已酯、桂皮酸苄酯、棕榈酸、硬脂酸、α - 松油醇、α - 姜黄烯、茴香脑、4 - 甲氧基 - 1、2 - 苯并间二氧杂环戊烯、细辛醚、马兜铃酮、已基香草醛、亚麻酸已酯、胡薄荷酮、黄樟醚等押发油，亚油酸、油酸、棕榈酸、硬脂酸、亚麻酸、月桂酸等脂肪酸，铁、铝、铜、锌、硼、磷等元素，还含葡萄糖，果糖，蔗糖，熊果酸，没食子酸，苹果酸，酒石酸及维生素 A 等。现代研究揭示其有抗炎、抗菌、抗应激、抗氧化、降血脂、兴奋副交感神经的作用。

【临床中西药合用】

1. 治疗遗精，遗尿，小便频数等症：山茱萸酸涩收敛，能益肾固精。使用六味地黄丸（山萸肉、熟地、山药、泽泻、茯苓、丹皮）、肾气丸（山茱萸、干地黄、山药、泽泻、茯苓、丹皮、桂枝、附子），治肝肾不固而致遗精、遗尿者，常与山药、熟地配伍，或与覆盆子、金樱子、沙苑子、桑螵等配伍，以增强补肾固涩作用；此外，常与黄芪、白术、龙骨、五味子等同用，如固冲汤，可用于妇女因肝肾亏损、冲任不固所致的崩漏下血及月经过多之症。

2. 治疗补血和升白：山萸肉具有升高血红蛋白和白细胞的作用。中医理论，肝藏血，肾藏精，血红蛋白降低和白细胞减少症属于肝血不足，血不养肝。治疗上用六味地黄丸和二至丸，如地黄、女贞子、山萸肉等，以养肝阴、补肝血。临床上可以辅助化疗放疗引起的各种因素引起的血红蛋白和白细胞减少。

3. 治疗骨质疏松症：西医常用的营养素及药物有：维生素 D、钙片，荷尔蒙有雌性激素、密钙素、密固达等，常规使用西药，并配合本方：山萸肉 12g、熟地 18g、何首乌 12g、枸杞子 12g、龟板 9g、杜仲 9g、巴戟天 9g、仙灵脾 3、山药 9g、胡桃肉 9g、淮牛膝 9g、鹿角胶 3g，疗效良好。

4. 治疗肾病综合征：山茱萸 30 克、巴戟天 30 克。水煎服，每日 1 剂，配合常规西医治疗，对具有典型库欣综合征症状的儿童肾病综合征有较好疗效。

5. 治疗治疗糖尿病：在运用降糖药物或者使用胰岛素的前提后，可以辨证加用以山茱萸为主，配五味子 20g、乌梅 20g、苍术 20g、加水 2000ml，煎至 1000ml，分早中晚 3 次饭前温服。

【中西药合用禁忌】

1. 由于山茱萸使用过多可导致中毒，可表现为肾毒性，死于肾衰竭。通过检测山萸肉水提液对脊椎动物胚胎的致畸作用，确定山茱萸水提液的 $LD_{50} > 10g/kg$，蓄积系数 $K > 5$，山萸肉水提液没有致畸胎作用。显示山茱萸水提液没有急性毒性和蓄积性，山萸肉水提液对脊椎动物胚胎无致畸作用，为将山茱萸开发为功能性保健食品提供了科学的依据。山茱萸冷冻干燥提取物在 $250 \sim 300mg/kg$ 对实验小鼠有致命性，这种致命物质与蛋白质有关。通过离子交换色谱初步纯化其凝集素，且其凝集素在一定的温下稳定，在 pH4 ~ 7 稳定。因此，不宜与磺胺类、氟喹诺酮类的肾毒药物合用。

2. 山茱萸含有酸性成分,可酸化尿液,影响一些西药在肾小管内的重吸收和排泄,如碳酸氢钠、氧化镁、碳酸铋等。山茱萸不宜与口服红霉素制剂、利福平、磺胺类、呋喃妥因配伍应用,因其可使红霉素分解加快,可加重呋喃妥因、利福平、磺胺类的肾脏毒性。不宜与胰酶同用:含有机酸的中药会降低胃液肠液原 pH 值,影响胰酶对蛋白质的消化作用。

3. 含有山茱萸的中成药,如右归丸、妇科回生丸等。不得与单胺氧化酶抑制剂同用,由于其中含单胺类物质,在应用单胺氧化酶抑制剂时,会使这些物质的代谢灭活发生障碍,产生毒性。

锁阳

锁阳为锁阳科植物锁阳的干燥肉质茎,又名锈铁锤、地毛球、锁燕等。始载于《本草衍义补遗》。中医认为其性温,味甘,归肝、肾、大肠经。有补肾助阳,润肠通便之功效。用于肾阳亏虚,精血不足,阳痿,不孕,下肢痿软,筋骨无力;血虚津亏肠燥便秘。煎服,常用剂量为每次 10 ~ 15g。

【主要成分及药理】

锁阳主要含儿茶素、柑桔素、β – 谷甾醇、胡萝卜苷等激素类。花色甙、儿茶素、芸香苷、细梗香草内酯等萜类,熊果酸、乙酰熊果酸等黄酮类,β – 谷甾醇、菜油甾醇等甾醇类,棕榈酸、油酸、亚麻酸等机酸类,铁、铜、锌等微量元素,还含有烃类,吡嗪类化合物,多种氨基酸,缩合型鞣质等。现代研究揭示其有增强人体性功能、增强机体免疫力、影响胃肠道功能、降低血压、促进唾液分泌、清除自由基、抗氧化、耐缺氧、抗应激、抗疲劳等药理作用。

【临床中西药合用】

1. 治疗男科疾病:锁阳固精丸(锁阳、肉苁蓉、巴戟天、补骨脂、菟丝子、杜仲、八角茴香、韭菜子、芡实、莲子、莲须、牡蛎、龙骨、鹿角霜、熟地黄、山茱萸、牡丹皮、山药、茯苓、泽泻、知母、黄柏等)治疗肾阳不足所引起的遗精、早泄、头晕、耳鸣等疾病,现在也常用来治疗慢性前列腺炎、男性不育、精囊炎等病。另外锁阳与淫羊藿等配伍也可用来治疗肾阳虚所导致的性欲减退、身体虚弱,精神疲乏等病。

2. 治疗妇科疾病:女性疾病的治疗多以补肾阳最为要。龟龄集(锁阳、红参、鹿茸、海马等)长期应用可用来治疗妇科肾阳虚弱、冲任虚寒等症。有研究龟龄集联合六味地黄丸可长期用来治疗妇女围绝经期月经紊乱,临床观察其效果显著,同时证明,锁阳可以调节妇女促性腺激素及雌激素水平,治疗妇女围绝经期月经紊乱。病情严重者，可以加服西药。

3. 治疗血小板减少性紫癜：有研究者用复方锁阳冲剂治疗原发性血小板减少性紫癜，疗效尚可。病情严重者，可以根据病情需要加服用免疫抑制药。

【中西药合用禁忌】

1. 查阅相关文献，未见锁阳使用过量不良反应及毒理试验研究报道。

2. 由于锁阳含有有机酸成分，故不宜与磺胺类药、阿司匹林、利福平、吲哚美辛等合用，以免加重对肾的毒性。

3. 含有锁阳成分的中成药，如雏凤精、补肾丸、龟鹿滋肾丸、全鹿大补丸、参鹿补膏等。（1）雏凤精、全鹿大补丸中有五味子，因此不宜与西药碳酸氢钠、氢氧化铝凝胶、胃舒平、氨茶碱等碱性药物同服，由于酸碱中和，使中西药均失去疗效；不宜与红霉素同服，可使红霉素在酸性环境中的杀菌力大大减弱，甚至使化学结构遭到破坏，降低生物利用度，影响疗效。不宜与磺胺类药西药同服，因鞣质能与磺胺类药物结合影响磺胺的排泄，导致血及肝内磺胺类药浓度增高，严重者可发生中毒性肝炎。（2）雏凤精、全鹿大补丸、龟鹿滋肾丸中有牛膝，不宜与黄连素同用，因其可抵消黄连素的抗菌作用。含有有机酸，不宜与具有肾毒性的西药如呋喃妥因、利福平、阿司匹林、吲哚美辛等同服，因其可增加后者在肾脏中的重吸收，加重对肾脏的毒性；与磺胺类药物、大环内酯类抗菌药易引起尿闭或血尿，会产生副作用。牛膝中含有生物碱，不宜与含碘离子的碘喉片、碘化钾、碘化钠同用，因为在胃酸作用下，碘离子能沉淀大部分生物碱，降低疗效；与重金属盐类的西药如次硝酸铋、硫酸亚铁、氢氧化铝凝胶、胃舒平、硫酸镁联用，也可产生沉淀反应，疗效降低。牛膝中含有皂苷，不宜与维生素C、胃蛋白酶合剂等酸性较强的西药联用，以防水解失效；不宜与大环内酯类同用，可降低其抗菌疗效。

益母草

益母草为唇形科植物益母草的新鲜或干燥地上部分，又名䕅、茺蔚、坤草。因其主要治疗妇科疾病，故有益母草之名。始载于《神农本草经》，列为上品。中医认为其性辛、味苦，微寒。归肝、心包经。有活血调经，利尿消肿之功效。用于月经不调，痛经，经闭，恶露不尽，水肿尿少；急性肾炎水肿。常用剂量9～30g；鲜品12～40g。外用适量。

【主要成分及药理】

益母草主要含益母草碱、水苏碱、甾醇、芸香甙等激素类成分，又含益母草定、益母草宁等多种生物碱。又含维生素 A、精氨酸、4－胍基－1－丁醇、4－胍基－丁酸、水苏糖等成分。现代研究揭示其有兴奋子宫，抗血小板聚集、凝集，抗炎，镇痛，改善冠脉循环和保护心脏，改善肾功能衰竭，同时对心血管、呼吸系统有双向调节的作用。

【临床中西药合用】

1. 治疗痛经：著名中成药益母草膏、复方益母草膏、复方益母草胶囊、鲜益母草胶囊等主要成分为益母草，本品对原发性痛经和继发性痛经均有显著疗效。配合西药止痛药或口服避孕药疗效更佳。可用益母草膏（冲剂）每日 2 次，每次 2 匙（1~2 包冲剂）温开水调服。经前有腹胀，腹痛时即服，或经行量少，下行不畅时服。

2. 治疗闭经：本品为治疗闭经要药。对于垂体肿瘤引起的闭经，在西医手术、药物等治疗的基础上加用益母草膏，能提高疗效。同时，对宫腔粘连引起的闭经亦有一定疗效。治疗原发性闭经，以益母草膏配合血府逐瘀汤（桃仁 18g，当归 20g，甘草 8g，红花 8g，川芎、赤芍、牛膝、桔梗、柴胡、枳壳各 15g）治疗，有治疗闭经的作用。

3. 治疗慢性盆腔炎：本品有抗炎作用，在西医手术、抗生素等使用的基础上，加用本品疗效更佳。对细菌性阴道炎引起的盆腔炎，抗生素加用益母草、败酱草等药物外洗，能缩短疗程。

4. 治疗子宫出血：本品对于放环后子宫出血可以口服抗生素配合益母草、仙鹤草、牡蛎粉等药物煎服。对于功能性子宫出血，配合益母草膏口服，有时亦疗效显著。

5. 催产：本品能兴奋子宫，催产时以催产素配合益母草、黄芪、人参、龟板、当归、白芍、大腹皮、枳壳、茯神、葛根等煎服，可提高疗效，减少副作用。

6. 抗凝：本品可抗血小板聚集，对于治疗小儿难治性肾病综合征伴高凝状态，以西药抗凝药配合益母草注射液 0.15~0.3ml/kg·d，加入 5% 葡萄糖液 100~200ml，能提高抗凝效果。

7. 治疗肾功能衰竭：本品有改善肾衰作用，在西药护肾、血液透析等基础上，加用益母草、白茅根、白花蛇草等药，能减少透析，改善生活治疗。

8. 治疗肝硬化腹水：本品有利尿的功效，治疗肝硬化腹水，在抽腹水、注射白蛋白等基础上，用益母草 120g、白术 60g、桃仁 12g、败酱草 60g、川芎 15g、威灵仙 15g、蜈蚣 2 条、全蝎 10g 水煎服，能提高疗效，改善生活质量。

9. 治疗冠心病：本品有改善冠脉循化合保护心脏的功效，在西医扩管、抗凝等基础上，加用益母草 50g、绞股蓝 50g、丹参 20g、银杏叶 20g、草决明 20g 等药煎服，能提高疗效，改善患者心功能。

10. 治疗缺血性中风：对于缺血性中风，在西药溶栓、抗凝的基础上加用益母草、丹参各 30g，川芎、赤芍、当归、黄芪各 20g，葛根 15g 煎服，能提高疗效，改善症状。

11. 治疗肿痛：对于细菌感染引起的蜂窝织炎、毛囊炎等，以抗生素配合益母草茎叶，烂捣敷疮上，能促进伤口排脓愈合。治疗急性乳腺炎，以益母草捣细末，以新汲水调涂于奶上，有疗效显著及副作用少的优势。治疗急性咽喉炎，以益母草捣烂，新汲水一碗，绞浓汁顿饮，呕吐后愈。

【中西药合用禁忌】

1. 由于益母草使用过多可导致肝毒性、肾毒性，表现为如全身无力，下肢不能活动，周身酸痛，胸闷；重者有出汗，并呈虚脱状态。查阅相关文献，未见益母草毒理试验研究报道。因此，益母草不宜与金属类药物、麻醉镇静药、解热镇痛药、抗菌药物、抗结核药如（异烟肼、对氨基水杨酸钠、利福平等）、抗甲状腺药、抗肿瘤化疗药物等肝毒性、肾毒性药物合用。

2. 由于益母草含盐酸水苏碱，故不宜与红霉素、洋地黄类药物等合用。

3. 含有益母草的中成药，如益母草膏、复方益母草膏、复方益母草流浸膏、复方益母草胶囊、鲜益母草胶囊等。鲜益母草胶囊等中成药含有清酒，不能与以下西药联用（1）与水合氯醛、氯丙嗪、奋乃静合用，能生成毒性物质；（2）与巴比妥类、苯英妥钠、安乃近、降糖药、新抗凝双香豆素等合用降低药效；（3）与血管扩张药（胍乙啶苄甲胍噻嗪类）合用增加毒性；（4）与水杨酸制剂合用时血压下降；（5）与酶制剂合用能使酶变性失效；（6）与胰岛素、降糖灵、优降糖等合用易出现低血糖。

补骨脂

补骨脂为豆科植物补骨脂的干燥成熟果实，又名破故纸、婆固脂、胡韭子。始载于《雷公炮炙论》。中医认为其性辛温、味苦，归肾、脾经。有温肾助阳，纳气，止泻之功效。用于阳痿遗精，遗尿尿频，腰膝冷痛，肾虚作喘，五更泄泻；外用治白癜风，斑秃。内服 6 ~ 9g。外用 20% ~ 30% 酊剂涂患处。

【主要成分及药理】

补骨脂主要含补骨脂黄酮、甲基补骨脂黄酮、异补骨脂黄酮等等激素类成分，又含单萜酚类以及甲基糖甙、碱溶性树脂、不挥发性萜类油、皂甙、多糖、类脂等成分。现代研究揭示其有增强免疫和升白细胞、扩冠强心、止血、抗肿瘤、保肝、抗抑郁的作用。

【临床中西药合用】

1. 治疗白细胞减少症：在西医病因治疗、生白药物基础上加用中药治疗，有时效果更显，以补骨脂、当归、黄芪各等分，共研细末，每服 6g，一日 3 次，温开水送服。

2. 治疗骨质疏松：治疗特发性骨质疏松，在补钙、补充维生素 D 等治疗基础上，以补骨脂 600g、芭蕉根 600g、酢浆草 400g、续断 300g、三七 150g，制成丸剂，对于预防素质疏松有良好疗效。

3. 治疗风湿类疾病：本品能用于多种风湿类疾病的治疗，如治疗类风湿性关节炎，在西医的基础上，以骨碎补、巴戟天各 30g，熟地黄 45g，白芥子 15g，鸡血藤、威灵仙、松节、水蛭、乌梢蛇各 10g 煎服，能减少畸形，提高生活质量。

4. 治疗白癜风：以口服胸腺肽肠溶胶囊 20mg，并外用自制的复方补骨脂酊（补骨脂 60g、潼蒺藜 60g、赤芍 20g、川芎 20g、紫草 30g、白芷 30g）加 60° 的白酒至 1000mL 浸泡 2 周，取上清液，压榨残渣，压出液与上清液混合置密闭容器中备用），患处每日涂 3 ~ 5 次，30min ~ 1h 后照射日光，疗程为 3 个月，临床疗效显著。

5. 治疗心肌缺血：现代研究本品有扩冠强心的作用，以补骨脂、丹参各等分为丸，可治疗心肌缺血。

6. 治疗高脂血症：在常规降脂的基础上，以补骨脂、泽泻各等分，研末，温水送服，每服 4g，日服 3 次。

7. 治疗寻常性银屑病：西医补充维生素 E、外用丁酸氢化可的松霜，并以补骨脂注射液 2ml 肌注，临床疗效肯定。

8. 治疗慢性腹泻：治疗功能性腹泻，在常规西医的基础上，以补骨脂、罂粟壳炼蜜为丸，有时疗效显著。

9. 治小儿遗尿：在常规西医的基础上，补骨脂一两（炒）。为末，每服一钱，热汤调下。

10. 治疗腰椎病：在西医手术的基础上，补骨脂为末，温酒送服。

【中西药合用禁忌】

1. 补骨脂无毒。在常规剂量内水煎服没有副作用。内服剂量过大会感到内热上火，并有胃不适反应。大剂量服用可能有肾毒性，大剂量对实验动物的胎儿有不良影响。补骨脂素注射液可能造成食欲减退、中毒性肝损害、贫血、白细胞减少等不良反应。补骨脂总油、补骨脂酚和异补骨脂素给小鼠灌胃的半数致死量分别为 38.0 ± 3.5g（生药）/kg、2.3 ± 0.18ml/kg 和 180 ± 29.6mg/kg。补骨脂乙素粗制品，每日以 100mg/kg 灌喂大鼠，连续 1 个月，对血压、心电图、血象、肝功能及血糖等，均无明显影响。小鼠分别灌服补骨脂酚 0.125mg/kg、0.5mg/kg、1.0mg/kg，连续 1 ~ 4 周，均可引起肾脏病变，大剂量可见进行性肾损害，其他脏器未见明显病变。小鼠分别灌服异补骨脂素 50mg/kg、100mg/kg、200mg/kg，连续 3 天，心、肝、脾、肺、肾均未见病理变化。给犬灌服补骨脂素 10 ~ 100mg/kg，连续 10 ~ 14 天，也未见肝、肾功能和心电图异常及脏器病理形态改变。因此，补骨脂不宜与具有肾毒性西药合用。

2. 补骨脂含有含香豆精类、黄酮类、单萜酚类以及挥发油、皂苷、多糖、类脂等成分，不宜与氢氧化铝、三硅酸镁、碳酸钙等合用。

3. 含补骨脂成分的中成药，如补骨脂注射液、复方补骨脂颗粒、腰痛片，固本咳喘片、七宝美髯胶囊、千金止带丸、四神丸、冯了性风湿跌打药酒、国公酒等。其中冯了性风湿跌打药酒、国公酒等中成药含有清酒成份，不能与以下西药联用（1）与水合氯醛、氯丙嗪、奋乃静合用，能生成毒性物质；（2）与巴比妥类、苯英妥钠、安乃近、降糖药、新抗凝双香豆素等合用降低药效；（3）与血管扩张药（胍乙啶苄甲胍噻嗪类）合用增加毒性；（4）与水杨酸制剂合用时血压下降；（5）与酶制剂合用能使酶变性失效；（6）与胰岛素、降糖灵、优降糖等合用易出现低血糖。

女贞子

女贞子为木犀科植物女贞的干燥成熟果实，又名女贞实、冬青子、蜡树、鼠梓子。始载于《本草正》，中医认为其性平、味苦甘，归肝、肾经，有补肝肾，强腰膝之功效。用于治阴虚内热，头晕，目花，耳鸣，腰膝酸软，须发早白。滋补肝肾，明目乌发。煎汤，6~15g；或入丸剂。外用适量，敷膏点眼。清虚热宜生用，补肝肾宜熟用。

【主要成分及药理】

女贞子主要含齐墩果酸、熊果酸、特女贞苷、女贞苷 G13、女贞苷等激素类成分；又含红景天苷、3，4－二羟基苯乙醇－β－D－葡萄糖苷等苯乙醇苷类成分。还含挥发油、脂肪酸等油脂类成分。现代研究揭示其有降血脂及抗动脉硬化、降血糖、抗肝损伤、调节机体免疫功能、调节内分泌、抗肿瘤、改善贫血等作用。

【临床中西药合用】

1. 治疗肝炎：本品有护肝的作用，治疗迁延性肝炎，在常规西医的基础上，以女贞子30g，田基黄、丹参、茯苓、生牡蛎各20，白术10g，甘草5g煎服，有时疗效显著

2. 治疗神经衰弱：在常规西医的基础上，以女贞子、鳢肠、桑椹子煎服治疗神经衰弱，有时疗效显著。

3. 治疗视神经炎：在常规西医的基础上，以女贞子、草决明、青葙子煎服，对于视神经炎疗效颇佳。

4. 治疗低热：对于结核引起的低热，在抗结核药物治疗基础上，加用女贞子、地骨皮、青蒿、夏枯草水煎服，退热效果明显。

5. 治疗脱发：以西药外洗局部刺激，配合中药女贞子、旱莲草、熟地、枸杞子水

煎服，有部分患者能达到满意疗效。

6. 治疗老年习惯性便秘：改变排便习惯、改善饮食结构的同时，配合女贞子、炒草决明、玄参、枸杞子水煎服，治疗一段时间，可以明显改善症状。

7. 治疗糖尿病：治疗 2 型糖尿病合并高脂血症，在西药降糖、降脂的基础上，加用女贞子、虎杖、何首乌、决明子水煎服，能够提高疗效。

8. 治疗贫血：本品可改善贫血症状，治疗缺铁性贫血，以西药补充铁剂，配合中药女贞子、熟地、阿胶、首乌、枸杞子、黄芪、当归、党参、白术、鸡血藤、菟丝子、仙灵脾等药水煎服，能提高临床疗效。

【中西药合用禁忌】

1. 女贞子对动物毒性很小，兔 1 次服新鲜成熟果实 75g，无中毒现象。

2. 女贞子有萜类、黄酮类、苯乙醇苷类、挥发油、脂肪酸，不宜与维生素 E、维生素 C、烟酸、谷氨酸等合用。

3. 含女贞子成分的中成药，如二至丸、女贞子糖浆等，因女贞子有酸性，故不能与磺胺类药、氨基糖苷类（链霉素、红霉素、庆大霉素、卡那霉素等）、氢氧化铝、氨茶碱等碱性药、呋喃妥因、利福平、阿司匹林、消炎痛等联用，因其易析出结晶而致结晶尿血尿、减弱药效、起中和反应、降低或失去药效、加重对肾脏的毒性。女贞子糖浆含有蔗糖，故糖尿病患者不宜服用。

🦅 枸杞子

枸杞子为茄科植物枸杞或宁夏枸杞的成熟果实，又名甘杞、枸杞、贡杞、红耳坠、苟起子、枸杞红实、西枸杞、狗奶子、血枸子、枸杞豆、血杞子。始载于《名医别录》。中医认为其性平，味甘，归肝、肾经，有滋肾，润肺，补肝，明目之功效。用于治肝肾阴亏，腰膝酸软，头晕，目眩，目昏多泪，虚劳咳嗽，消渴，遗精。煎汤，5 ~ 15g；或入丸、散、膏、酒剂。

【主要成分及药理】

枸杞子主要含东莨菪素，硫胺素，核黄素，烟酸等激素类成分，又含天冬氨酸，脯氨酸，丙氨酸，亮氨酸，苯丙氨酸，丝氨酸，甘氨酸，谷氨酸，半胱氨酸，赖氨酸，精氨酸，异亮氨酸，苏氨酸，组氨酸，酪氨酸，色氨酸，蛋氨酸等氨基酸类化合物；还含钾、钙、钠、锌、铁、铜、铬、锶、铅、镍、镉、钴、镁等、维生素 C 等成分成分。现代研究揭示其有调节免疫功能及抗肿瘤、保肝、抗衰老、抗疲劳、降血脂、降血糖、保护生殖系统等作用。

【临床中西药合用】

1. 治疗干涩眼病：在西医常规的基础上，以熟地黄、山萸肉、获等、山药、丹皮、泽泻、枸杞子、菊花。炼蜜为丸。

2. 治疗月经不调：在常规西医的基础上，枸杞子三升，干地黄（切）一升，天门冬一升。上三物，细捣，曝令干，以绢罗之，蜜和作丸，大如弹丸，日二。（《古今录验方》枸杞丸）

3. 治疗遗精：在西医止泄的基础上，以甘州枸杞子一斤。好酒润透，分作四分，四两用蜀椒一两炒，四两用小茴香一两炒，四两用脂麻一两炒，四两用川椒肉炒，拣出枸杞，加熟地黄、茯苓各一两，为末，炼蜜丸，日服。（《瑞竹堂经验方》四神丸）

4. 治疗贫血：在西医明确病因的基础上，以拘棍子（去蒂）五升，圆眼肉五斤。上二味为一处，用新汲长流水五力一斤，以砂锅桑柴火慢慢熬之，渐渐加水煮至把圆无味，方去渣，再慢火熬成冒，取起，磁罐收贮。不拘时频服二、三匙。（《摄生秘剖》把圆膏）

【中西药合用禁忌】

1. 查阅相关文献，未见枸杞子的不良反应报道。枸杞水溶性提取物小鼠皮下注射器的半数致死量为 83.2g/kg。

2. 枸杞所含甜菜碱，对血管神经有兴奋作用，对血管稍有扩张作用，临床应用出现交感症状，故不宜与红霉素、洋地黄类药物等合用。

3. 含枸杞子的中成药，如杞菊地黄丸、左归丸等。两者均含有山茱萸，山茱萸为酸性物质，不能与以下西药联用：（1）与磺胺类药合用，易析出结晶而致结晶尿、血尿；（2）与氨基糖苷类（链霉素、红霉素、庆大霉素、卡那霉素等）合用，使药效降低；（3）与氢氧化铝、氨茶碱等碱性药容易与其产生中和反应，降低或失去药效；（4）呋喃妥因、利福平、阿司匹林等药物联用能加重对肾脏的毒性。同时杞菊地黄丸中含有泽泻，可能导致高钾，而保钾利尿剂如安体舒通、氨苯蝶啶等西药系保钾排钠药，合用易致高钾血症。

鼠尾草

鼠尾草为唇形科植物鼠尾草的全草，又名洋苏草、普通鼠尾草、庭院鼠尾草、熏衣草。始载于《中华本草》。中医认为其性平，味苦、辛。归脾、胃、肺、大肠经。有清热利湿，活血调经，解毒消肿之功效。用于黄疸，赤白下痢，湿热带下，月经不调，痛经，疮疡疖肿，跌打损伤。煎汤，15～30g。

【主要成分及药理】

鼠尾草主要含激素类成分，β-谷甾醇、β-谷甾醇葡萄糖甙等甾体类化合物，SC3、SC4等多糖类，黄酮苷、二萜糖苷、酚酸类糖苷等糖苷类化合物，酚酸类化合物，松香烷型、意烯萜烷型、海松烷型、克罗登烷型等二萜类化合物，生物碱类化合物，齐墩果烷型、乌苏烷型等三萜类化合物，钙、铁、钾等矿物质。现代研究揭示其有调节胃肠道、降压、降糖、抗肿瘤、利尿、消炎、抗衰老、增强记忆力、镇痛等作用。

【临床中西药合用】

1. 治疗消炎镇痛：鼠尾草能有效减轻关节炎带来的疼痛，可将单味鼠尾草煎水口服，或根据具体病情，配伍豨莶草、伸筋草、独活、川芎等祛风湿清热、祛风湿散寒及活血化瘀类中药，疗效更佳，疼痛或关节活动不利较严重者，可在布洛芬、萘普生、美洛昔康等西药抗炎镇痛的基础上，配合服用本药，疗效更佳。

2. 治疗降压降糖：鼠尾草及其制剂富含必要性脂肪酸，能缓解高血压，改善心血管健康，稳定血糖。单用本品疗效有限，需合用阿卡波糖、二甲双胍等降糖西药才能取得满意的疗效。

3. 治疗美容：鼠尾草在抗菌消炎的同时，还能促进细胞再生，修护皮肤细胞组织，净化油腻的头皮，调节皮肤油脂分泌，减轻炎症和肿胀的肌肤问题。帮助改善油性皮肤、粉刺、痤疮等肌肤问题，具有美容养颜的效果，常将其制成精油使用，如粉刺、痤疮伴有感染，宜与西药抗生素合用。

【中西药合用禁忌】

1. 鼠尾草吸食过量，可使注意力难以集中，严重者可出现混乱、幻觉、眩晕、心动过速、心悸、震颤、恶心呕吐等毒性反应。鼠尾草二萜醌的 LD_{50}：小鼠肌注为 902mg/kg，腹腔注射为763mg/kg，灌胃按最大剂量2000mg/kg体重给药，实验小白鼠未出现中毒症状，给小白鼠和大白鼠按500mg/kg体重连续15d给药，均未出现中毒症状。因此，鼠尾草及其制剂，不宜与甲氟喹、米拉帕等具有致幻副作用的药物合用。

2. 鼠尾草中含大量有机酸，不宜与呋喃妥因、利福平、阿司匹林、吲哚美辛等同服，因前者增加后者在肾脏中的重吸收，从而加重对肾脏的毒性；鼠尾草中含有钙、铁、钾等金属离子，不宜与卡那霉素，新霉素等联合使用，否则会在胃肠道形成不溶性盐类和络合物而失效。如需联用，其间隔时间以3~4h为宜。鼠尾草中含生物碱类化合物，不宜与含碘离子的碘喉片、碘化钾、碘化钠同用。因为在胃酸作用下，碘离子能沉淀大部分生物碱，降低疗效；与重金属盐类的西药如次硝酸铋、硫酸亚铁、氢氧化铝凝胶、胃舒平、硫酸镁联用，也可产生沉淀反应，疗效降低。

3. 查阅相关报道，未见含鼠尾草的中药制剂报道。

第十八章

含油脂的常用中药

柏子仁

柏子仁为柏科植物侧柏的干燥成熟种仁，又名柏子仁、柏仁、柏子、柏实、侧柏仁、柏子仁霜。始载于《神农本草经》，列为上品。中医认为其性甘，味平。归心、肾、大肠经。有养心安神，止汗，润肠之功效。用于虚烦失眠，心悸怔忡，阴虚盗汗，肠燥便秘。煎汤，10～15g；便溏者制霜用；或入丸、散。外用适量，研末调敷；或鲜品捣敷。

【主要成分及药理】

柏子仁主要含柏木醇、谷甾醇、软脂酸、棕榈酸、碳十七酸、亚油酸（29.14%），亚麻酸、油酸、硬脂酸、碳十九酸、花生四烯酸、二十碳三烯酸，二十碳二烯酸、二十碳烯酸、二十碳酸、二十二烷酸、二十四烷酸等油脂类成分。又含少量挥发油、皂苷、维生素和蛋白质等。现代研究揭示其有改善睡眠、促生长、降糖、通便等作用。

【临床中西药合用】

1. 治疗便秘：在西医促胃肠动力药物的基础上，加以中成药柏子仁丸、五仁丸、增液五仁汤等（均含有柏子仁），对于老年性便秘、习惯性便秘、产后便秘、不完全性肠梗阻等均有较好的疗效。用柏子仁、蜂蜜煎水服用，通便效佳。

2. 治疗盗汗：在西医的基础上，以柏子仁、党参、白术、制半夏、五味子、牡蛎、麻黄根、浮小麦、大枣。水煎服，日1剂，分两次服，后一次睡前温服。

3. 治疗更年期综合征：在西医调节激素的基础上，柏子仁、酸枣仁、天冬、麦冬、枸杞子、当归、茯神、熟地、炙甘草、女贞子、旱莲草。水蜜丸6g/次。2～3次/日。

4. 治疗脱发：以西药外洗局部刺激，配合黑芝麻、生地、蒸何首乌各30g，柏子仁、旱莲草各15g，侧柏叶12g，当归、知母各9g水煎服，能提高疗效。

5. 治疗脓疱疮：在西药抗菌消炎药的基础上加用中药，疗效更佳，即将香油、柏子仁油等量混匀，放砂锅内熬稠，放凉，装入容器内备用。用时先将黄水疱疮面用生理盐水棉棒擦净，涂上香柏油，每日 3～5 次，2～3d 即愈。

6. 治疗痔疮出血：在西医手术治疗的同时，加以柏子仁十四枚。燃破，纱囊贮，以好酒三盏，煎至八分服之，部分患者疗效显著。

7. 治疗闭经：对西医明确病因的基础上，以柏子仁、牛膝、卷柏、泽兰叶、川续断、熟地黄为蜜丸，疗效颇佳。

【中西药合用禁忌】

1. 柏子仁使用过量会出现肝毒性。查阅相关文献，未查到毒理试验研究报道。因此，柏子仁及柏子仁制剂不宜与镇镇静药如乙醚、氯仿、吗啡、巴比妥类安眠药；抗菌药物如磺胺类、四环素、氯霉素、红霉素、氨苄青霉素、先锋霉素等；其他如驱虫药、抗癌药等肝毒性药物合用。

2. 柏子仁所含柏木醇、谷甾醇和双萜类成分，对血管神经有兴奋作用，对血管稍有扩张作用，临床应用出现交感症状，故不宜与红霉素、洋地黄类药物等合用。不宜与维生素 C、烟酸、谷氨酸等合用。

3. 常用的中成药有五仁丸、柏子养心丸、柏子仁丸等。五仁丸中含有杏仁、桃仁，不能与以下药物联用：（1）维生素 C、烟酸谷氨酸、胃酶合剂，因为上述药物能使有效成分分解，药效降低；（2）可待因、吗啡、杜冷丁、苯巴比妥等药，能加重麻醉，抑制呼吸；（3）强心甙类药物，使药效累加，增加毒性；（4）降糖药，使血糖升高。柏子养心丸含有朱砂，不能与硫酸亚铁、溴化钾、三溴合剂、碘化钾、碳酸氢钠、巴比妥等联用，因其产生产生沉淀，增加对肝肾的毒性。

瓜蒌仁

瓜蒌仁为葫芦科植物栝楼或双边栝楼的干燥成熟种子。又名栝楼仁、瓜米等。始载于《本草经集注》。中医认为其性寒、味甘、微苦；归肺、胃、大肠经，有清肺化痰，滑肠通便之功效。用于痰热咳嗽，肺虚燥咳，肠燥便秘，痈疮肿毒。常用剂量为 9～15g。或入丸、散。外用：研末调敷。

【主要成分及药理】

瓜蒌仁主要含菜油甾醇、豆甾醇、7－菜油甾烯醇、谷甾醇、7，22－豆甾二烯－3－醇、7，25－豆甾二烯－3－醇、7，24－豆甾二烯－3－醇、7，22，25－豆甾三烯－3－醇、7，25－豆甾二烯醇、栝楼萜二醇、栝楼萜二醇－3－苯甲酸酯、氧代二氢栝楼萜二醇、5－去氢栝楼萜二醇等油脂类成分。又含多种氨基酸，如谷氨酸、精氨酸、天冬氨酸和亮氨酸等氨基酸成分。现代研究揭示其有扩张冠脉、降血糖、降血脂、抑菌、镇咳、祛痰、抗肿瘤、抗氧化等作用。

【临床中西药合用】

1. 治疗冠心病心绞痛：治在西药扩管、抗凝等基础上加用名方瓜蒌薤白半夏汤、瓜蒌薤白白酒汤等均含有本品，可取得良好疗效。

2. 治疗支气管炎：在西药抗生素、止咳化痰药配合中药青黛、海石、瓜蒌仁、川贝母等药煎服，能缩短病程，提高疗效。

3. 治疗肺癌：在西药手术、放疗、化疗等基础上加用中药，能降低副作用，提高患者生活质量。以黄芪 30g、人参 10g、瓜蒌仁 20g、莪术 30g、蜈蚣 6g、龙葵 30g 煎服，临床疗效颇佳。

4. 治疗丹毒：在西药抗菌消炎的基础上，以瓜蒌仁二两，酽醋调涂患处，能提高疗效。

【中西药合用禁忌】

1. 查阅相关文献，未见瓜蒌仁的不良反应报道。瓜蒌注射液小鼠 1 次腹腔注射或静脉注射的半数致死量分别为 363±33g/kg 和 306±22g/kg。麻醉犬 1 次静滴 100g/kg（相当临床用量的 100 倍），除在给药时血压有一过性的下降外，未见其它明显毒性反应。犬亚急性毒性试验，每日 30g/kg，静脉注射 21 天，除个别犬在给药第周 3 胃纳较差和部分犬给药毕后出现肝细胞局部度浊肺外，也未见其它明显毒性反应。

2. 瓜蒌仁含三萜类成分，对血管神经有兴奋作用，对血管稍有扩张作用，临床应用出现交感症状，故不宜与维生素 C、烟酸、谷氨酸等合用。

3. 含有瓜蒌仁成分的中成药，如萝皂丸、瓜蒌青黛丸、千金牡丹皮散等。不宜与（1）维生素 C、烟酸谷氨酸、胃酶合剂合用，因为上述药物能使有效成分分解，药效降低；（2）可待因、吗啡、杜冷丁、苯巴比妥等药合用，能加重麻醉，抑制呼吸；（3）强心苷类药物合用，使药效累加，增加毒性；（4）降糖药合用，使血糖升高。柏子养心丸含有朱砂，不能与硫酸亚铁、溴化钾、三溴合剂、碘化钾、碳酸氢钠、巴比妥等联用，因其产生产生沉淀，增加对肝肾的毒性。

酸枣仁

酸枣仁为鼠李科植物酸枣的种子，又名枣仁、山枣。始载于《雷公炮炙论》。中医认为性平，味甘，归心、脾、肝、胆经。有宁心安神，养肝，敛汗之功效。用于虚烦不眠，惊悸怔忡，体虚自汗，盗汗。煎汤，常用剂量为 6～15g；研末，每次 3－5g；或入丸、散。

【主要成分及药理】

酸枣仁主要含白桦脂醇、白桦脂酸等油脂类成分。又含酸枣皂苷，苷元为酸枣苷元等黄酮类化合物，还含多量维生素 C 等成分。现代研究揭示其有镇静安神、抗惊厥、镇痛、降压、抗心律失常、兴奋子宫等作用。

【临床中西药合用】

1. 治疗睡眠障碍：减少或停用艾司唑仑等西药，减少不良反应。中成药复方酸枣仁安神胶囊以酸枣仁、延胡索为主药。

2. 治疗不射精症：在西医的基础上，以酸枣仁 30g、细茶末 60g，共研细末。人参须 6g，煎水送服药末，每次 6g，每日 2 次。

3. 治疗肠炎：在抗炎药的基础上，以白术 3g、当归 3g、茯苓 g、黄芪 3g、龙眼肉 3g、远志 3、酸枣仁 3g、木香 1.5g、甘草 1g、人参 3g，加生姜，大枣，水煎服。方中酸枣仁宁心安神，为佐药。

【中西药合用禁忌】

1. 由于酸枣仁使用过多会产生胃肠道反应，表现为腹胀、腹泻、恶心、呕吐等。酸枣仁 150g/kg 给予小鼠灌胃无毒性症状，大鼠慢性毒性实验证明其毒性极低，小鼠腹腔注射半数致死量为 14.33 ± 2.015g/kg。但极大剂量亦可有毒性表现。因此，酸枣仁不宜与抗生素、非甾体类抗炎药、抗肿瘤药物等易产生胃肠道反应的西药合用。

2. 酸枣仁所含甾醇，对血管神经有兴奋作用，对血管稍有扩张作用，临床应用出现交感症状，不宜与胆碱磷酯、蛋黄素、蛋卵磷脂、磷脂等合用。

3. 含有酸枣仁成分的中成药，如复方枣仁胶囊、酸枣仁合剂、归脾丸、天王补心丹等。天王补心丹含有朱砂，故不能与硫酸亚铁、溴化钾、三溴合剂、碘化钾、碳酸氢钠、巴比妥等联用，因其产生产生沉淀，增加对肝肾的毒性。归脾汤中含有人参不能与维生素 C、烟酸谷氨酸、胃酶合剂合用，因其分解，使药效降低。复方枣仁胶囊中含有延胡索，延胡索含有生物碱，不能与以下药物联用（1）碘离子制剂、重金属药（硫酸亚铁、硫酸镁、氢氧化铝等）酶制剂，能与其发生反应，产生沉淀；（2）碳酸氢钠等碱性较强的西药，影响溶解度，妨碍吸收；（3）阿托品、氨茶碱、地高辛能增加毒性；（4）咖啡因、苯丙胺，两者有拮抗作用。

千金子

千金子为大戟科植物的干燥成熟种子，又名千两金、菩萨豆、续随子、联步、滩板救等。始载于《开宝本草》。中医认为性辛、温，味苦、有毒，归肝、肾、大肠经。有逐水消肿，破血消症之功效。用于水肿，痰饮，积滞胀满，二便不通，血瘀经闭、外治顽癣，疣赘。常用剂量为 1～2g；去壳，去油用，多入丸散服。外用适量，捣烂敷患处。

【主要成分及药理】

千金子主要含油酸、棕榈酸、亚油酸、亚麻酸、菜油甾醇，豆甾醇，β－谷甾醇、7－豆甾醇、6，20－环氧千金藤醇－5，15－二乙酸－3－苯乙酸酯即酯 L1，7－羟基－千金藤醇－二乙酸－二苯甲酸酯即酯 L2，巨大戟萜醇－1－H－3，4，5，8，9，13，14－七去氢－3－十四酸酯、千金藤醇－3，15－二乙酸－5－苯甲酸酯即酯 L3，千金藤醇－3，15－二乙酸－5－烟酸酯即酯 L8，巨大戟萜醇－3－棕榈酸酯即酯，17－羟基岩大戟－15，17－二乙酸－3－O－桂皮酸酯即酯 L7a，17－羟基－异千金藤醇－5，15，17－三－O－乙酸－3－O－苯甲酸酯即酯 L7b，7－羟基千金藤醇－5，15－二乙酸－13－苯甲酸酸－7－烟酸酯即酯 L9 及三十一烷等油脂成分。种子还含瑞香素，马栗树皮甙，千金子素及异千金子素等挥发油成分。现代研究揭示其有致泻、抗肿瘤、抗炎、利尿、抗菌、抗病毒、松弛血管等作用。

【临床中西药合用】

1. 治疗腹水：在明确腹水病因的基础上，用西药利尿的同时，治疗晚期血吸虫腹水取新鲜千金子去壳捣泥装入胶囊，根据腹围大小决定用量。腹围较大者，每次 2～3 钱，早晨空腹服；5 天服药 1 次。服药后 30 分钟有头晕、悉心或呕吐，继而有肠鸣腹泻，随之腹水渐退，腹围缩小。服药后应忌食碱、盐及不消化食物；症状改善后，应抓紧时机使用锑剂以根治血吸虫病。对于其他原因引起的腹水，亦疗效颇佳。

2. 治疗毒蛇咬伤：在常规清洗，注射抗蛇毒血清的基础上，取千金子 20～30 粒（小儿酌减）捣烂，用米泔水调服。一般服 1 次，重者服 3 次即效。神昏者加龙胆草 1 两煎服。

【中西药合用禁忌】

1. 千金子对中枢神经系统也有毒，临床多服或误服可引起中毒，中毒剂量 9～15g。初见头晕、头痛、恶心、剧烈呕吐、心悸、冷汗自出、面色苍白等，严重者出现血压下降、大汗淋漓、四肢厥冷、呼吸浅粗脉微欲绝等危证。续随子油对胃肠有刺激性，可产生峻泻，作用强度为蓖麻油的三倍，致泻成分为千金子甾醇。千金子的 LD_{50} 为 1. 7950g·kg－1。因此，千金子及千金子制剂不宜与易引起中毒反应的西药合用。

2. 千金子所含有毒成分为千金子甾醇、殷金醇棕榈酸酯等，对胃肠道有强烈刺激作用，可产生峻泻。殷金醇棕榈酸酯有促癌作用，类似巴豆油。不宜与水合氯醛、乌拉坦、吗啡、苯巴比妥等中枢抑制剂合用。

3. 含有千金子成分的中成药，如太乙神丹、八宝玉枢丹、二号癣药水、外用紫金锭等外用药。八宝玉枢丹含有朱砂，故不能与硫酸亚铁、溴化钾、三溴合剂、碘化钾、碳酸氢钠、巴比妥等联用，因其产生产生沉淀，增加对肝肾的毒性。太乙神丹、八宝玉枢丹因其中含有雄黄，与亚硝盐类、亚铁盐类同服可生成硫代砷酸盐，可使疗效下降。同理，与硝酸盐、硫酸盐类同服，可使雄黄所含的硫化砷氧化，增加毒性。因此，也不宜与硝酸盐、硫酸盐类同服。

✔ 菟丝子

菟丝子为旋花科植物菟丝子的干燥成熟种子，又名豆寄生、无根草、黄丝、黄丝藤、无娘藤、金黄丝子。始载于《本草从新》。中医认为性辛、味甘、平，归肝、肾、脾经。有补肾，益精，养肝明目，固胎止泄之功效。用于腰膝酸痛，遗精，阳痿，早泄，不育，消渴，淋浊，遗尿，目昏耳鸣，胎动不安，流产，泄泻。煎汤，常用剂量是 6～15g；或入丸、散。外用适量，炒研调敷。

【主要成分及药理】

菟丝子主要含大豆菟丝子含 β－胡萝卜素、γ－胡萝卜素、5，6－环氧－α－胡萝卜素、蒲公英黄质和叶黄素等油脂成分，还含维生素 A 类物质等成分。现代研究揭示其有护肝、增强免疫、抗肿瘤、抗病毒、抗炎、抗不育、致泻及抑制中枢神经系统等作用。

【临床中西药合用】

1. 治疗男性勃起功能障碍：在西药治疗的基础上，配合中药菟丝子丸，能提高疗效。

2. 治疗腰肌劳损：在西药治疗的基础上，以菟丝子、杜仲为丸，能减轻疼痛。

3. 治疗腰椎盘突出症：在西药治疗的基础上，以菟丝子、牛膝为丸，配合理疗，能缓解疼痛，不良反应小。

4. 治疗早衰：在西药治疗的基础上，以菟丝子捣细为未，每服二钱，以温酒调下。

5. 治疗糖尿病视网膜病变：在西药控制血糖的基础上，以菟丝子为丸，能改善视力，降低血糖。

6. 治疗慢性肾炎：在西药护肾等治疗上，加用菟丝子、麦门冬，口服，能改善肾功能。

7. 治疗神经性尿频：在西药治疗的基础上，以菟丝子、桑螵蛸、牡蛎、肉苁蓉、附子、五味子、鹿茸为丸，部分患者疗效显著。

8. 治疗慢性肠炎：在西药抗菌、改善菌群等治疗基础上，加用菟丝子、黄芪、白术、人参、木香、补骨脂、小茴香为丸，能提高疗效。

9. 治疗糖尿病：在西药降糖药的基础上，加用菟丝子丸，能提高疗效。

10. 治疗围绝经期综合征：在西药激素等治疗围绝经期综合征的基础上，加用菟丝子、五味子、生地黄为丸，能改善患者症状，提高疗效。

【中西药合用禁忌】

1. 由于菟丝子使用过多可导致中毒，表现为头痛、发热、咳嗽，还会有心慌、烦躁等，严重的还会有血压下降，呼吸急促。菟丝子醇提水溶液皮下注射于小白鼠半数致死量为 2.465g/kg，按 30～40g/kg 灌胃并不出现中毒症状，按 0.05g/120g 之菟丝子酱油、浸剂、酊剂给大白鼠灌胃，连续 70 天，并不影响动物的生长发育，亦未见病理改变。

2. 菟丝子含有糖甙，对肾脏血管有兴奋作用，对血管稍有扩张作用，临床应用出现肾毒性表现，不宜与速尿、卡那霉素、庆大霉素、链霉素等合用。

3. 含有菟丝子成分的中成药，如阳春口服液、益肾兴阳胶囊、滋阴补肾丸、参茸安神片、蛤蚧补肾囊、回春如意胶囊、健脾益肾冲剂、宁心补肾丸、鱼鳔补肾丸、敖东壮肾丸、大活络胶囊、肾宝片、补肾壮阳片等。（1）阳春口服液中含有人参，人参含人参皂苷及其皂苷元，可以直接兴奋心肌，使动物心脏收缩加强，不可与强心苷合用，会相互增强作用，发生强心苷中毒；（2）滋阴补肾丸中含有马钱子，不宜与吗啡、可待因等阿片类同用，同用能加重其对延髓的兴奋作用及对呼吸的抑制；（3）回春如意胶囊、益肾兴阳胶囊中含有鹿茸，不宜与水杨酸类同用鹿茸有糖皮质激素样成分，与水杨酸类衍生物同用会增加消化道溃疡的发生率；不宜与奎宁同用奎宁具有多元环结构，碱性较强，可与鹿茸产生沉淀，使吸收减少，疗效下降；不宜与甲磺丁脲、氯磺丙脲、降糖灵等降糖药同用鹿茸中所含糖皮质激素样成分使蛋白质和氨基酸从骨骼肌中转移到肝脏，在酶的作用下使葡萄糖及糖原升高，与降糖药产生药理拮抗；不宜与水合氯醛、乌拉坦、吗啡、苯巴比妥等中枢抑制剂合用。

巴豆

巴豆为大戟科植物巴豆的干燥成熟果实，又名双眼龙、大叶双眼龙、江子、猛子树、八百力、芒子。始载于《神农本草经》。中医认为性辛、味热、大毒，归胃、肺、脾、肝、肾、大肠经，有泻下寒积、逐水退肿、祛痰利咽、蚀疮杀虫之功效。用于寒邪食积所致的胸腹胀满急痛、大便不通、泄泻痢疾、水肿腹大、痰饮喘满、喉风喉痹、痈疽、恶疮疥癣。巴豆霜入丸、散，0.1～0.3g。外用适量，捣膏涂；或以纱包擦患处。

【主要成分及药理】

巴豆含巴豆油，其中有油酸、亚油酸、巴豆油酸、顺芷酸等油脂类化合物；尚含巴豆贰等成分。现代研究揭示其有皮肤刺激、催吐、抗菌、抑制肿瘤、镇痛、促进血小板凝集等作用。

【临床中西药合用】

1. 治疗白喉：在西医抗炎的基础上，将除去内外壳的生巴豆仁0.5克在消毒乳钵中研成泥状（或加朱砂0.5克共研），挑取绿豆大的膏点，置于约1.5厘米平方的胶布上。贴于两眉间印堂穴，或颈部扶突穴，经6～8小时（最长12小时）揭去，可见局部出现一小水泡，即用消毒针尖刺破，以消毒棉球拭干渗液，再涂龙胆紫液。

2. 治疗喉梗阻：在西医的基础上，可用生熟巴豆散约0.5～0.7分，用喷粉器吹入咽部，观察2～3小时，如无呕吐、腹泻或呕吐腹泻次数不多，而梗阻症状尚未明显好转的，可再行第2～3次喷咽，1天内喷咽不超过3次，必要时可连续喷2～3天。如呕吐腹泻较着者，应立即停止。

3. 治疗支气管哮喘及哮喘性支气管炎：在西药缓解支气管痉挛等治疗基础上，有时疗效不佳。取苹果1只洗净，用小刀挖1个三角形小洞，另用巴豆仁1粒放入小洞，仍将苹果盖严，隔汤蒸30～60分钟。放凉，取出巴豆仁，吃苹果，喝苹果汤。能提高临床疗效。

4. 治疗急、慢性肠炎及慢性痢疾：在西药抗菌、调节菌群等治疗后，取巴豆适量去内外壳，取仁，不去油，放入铜（或铁）勺中置炭火上炒焦，至巴豆内外黑透为度，待冷，秤准2钱，研成泥状备用。另将蜂蜡2钱溶化，与巴豆泥搅拌均匀，候稍冷，搓条制丸，约制成80丸。成人每次0.6克（4丸），日服3次，空腹时服用；8～15岁，每服2丸；5～7岁，每服1丸；1～4岁，每服半丸；6个月以上，每服1/3丸；6个月以下，每服1/4丸；未满1月婴儿忌服。能提高疗效。

5. 治疗急性阑尾炎：在西医的基础上，将巴豆、朱砂各 0.5 ~ 1.5g 研细混匀，置 6x6 厘米大小的膏药或胶布上，贴于阑尾穴，外用绷带固定。24 ~ 36 小时检查所贴部位，皮肤应发红或起小水泡，若无此现象，可重新更换新药。

6. 治疗神经性皮炎：在西药抗组胺等治疗上，取巴豆去壳 1 两，雄黄 1 钱，磨碎后用 3 ~ 4 层纱布包裹，每天擦患处 3 ~ 4 次，每次 1 ~ 2 分钟，直至痒感消失，皮损消退为止。

【中西药合用禁忌】

1. 由于巴豆使用过量出现中毒症状。症见口咽热痛，面赤，五心烦热，剧烈腹痛腹泻，严重者可致昏迷，黄疸，肾脏损害，呼吸困难甚至休克死亡。巴豆毒素兔皮下注射的半数致死量为 50 ~ 80mg/kg。巴豆油酸大鼠口服的半数致死量为 1g/kg，豚鼠皮下注射的半数致死量为 600mg/kg。

2. 巴豆含巴豆油，其中有油酸、亚油酸、巴豆油酸、顺芷酸等的甘油酯，巴豆含毒性球蛋白，可溶解红细胞，并具有剧烈致泻作用。因此，不能与导泄药物，硫酸镁溶液、乳果糖口服溶液、山梨醇口服溶液、酚酞片（果导片）等同用。

3. 含有巴豆成分的中成药，如七珍丸、小儿脐风散等。不宜与两性霉素 B 注射剂、氨茶碱注射液、乙胺嘧啶、多虑平、阿米替林、左旋多巴、双氢克尿噻、麻黄碱、阿托品、肾上腺素、多巴胺等配伍。由于七珍丸、小儿脐风散中含有全蝎，蝎毒能使心脏收缩张力增强，心率减慢，并呈频繁的心律不齐。

❧ 使君子

使君子为使君子科植物使君子的干燥成熟果实，又名留球子。始载于《开宝本草》。中医认为其性温，味甘，有小毒，归脾、胃经，有杀虫、消积、健脾之功效。用于蛔虫腹痛、小儿疳积、乳食停滞、腹胀、泻痢。煎汤，常用剂量为 6 ~ 15g，捣碎入煎或入丸、散、去壳炒香嚼服，小儿每岁每日 1 粒 ~ 1 粒半，总量不起过 20 粒。

【主要成分及药理】

使君子主要含使君子氨酸肉豆蔻酸、棕榈酸、硬脂酸、油酸、亚油酸等油脂类成分，并含甾醇、甘露醇等醇类化合物，又含枸橼酸等氨基酸类化合物成分。现代研究揭示其有驱蛔虫、蛲虫、抗皮肤真菌等作用。

【临床中西药合用】

1. 治疗蛔虫病：在西药肠虫清的基础上，以使君子仁（生仁或炒至香脆）嚼碎吞服，或研末开水送服，亦可制成煎剂服用。每日 1 决于空腹时或食后 2 小时左右服下，或每日 2~3 次分服，或连服 2~3 日。剂量：每岁 1 粒服用。

2. 治疗蛲虫病：在西药肠虫清的基础上，将使君子仁炒熟，于饭前半小时嚼食。小儿每日 3~15 粒，成人 15~30 粒，分 3 次服。连服 15 天为一疗程，隔 1 月再服一疗程。服药前后忌饮浓茶。一般经 1~2 疗程，症状即可消失。

3. 治疗肠道滴虫病：在西药肠虫清的基础上，将使君子炒黄，成人嚼服，儿童研末服。剂量：1 岁以内每日 1 钱，1~2 次分服，1~3 岁每日服 1.5 钱，成人日服 1 次，每次 5 钱，连服 3~5 天为一疗程；必要时隔 3~5 天后再服 1~2 个疗程。

【中西药合用禁忌】

1. 由于使君子使用过多可导致中毒，表现为胃肠道刺激及膈肌痉挛，大量可引起中枢抑制，最后因呼吸麻痹而死。使君子毒性不大，最小致死量为 20g/kg。

2. 使君子种子所有肉豆蔻酸 4.5%、棕榈酸 29.2%、硬脂酸 9.1%、油酸 48.2%、亚油酸 9.0% 等脂肪酸，能够使进入体内的磺胺溶解度降低，易在肾小管中析出结晶，引起结晶尿或血尿，不宜与磺胺类药物同时服用。

3. 含有使君子成分的中成药，如健儿疳积散、健脾康儿片、保赤一粒金散等。（1）保赤一粒金散中有朱砂，因此不宜与与碘化钾、西地碘片、溴化钾、三溴合剂等同服，因汞离子与碘离子在肠中相遇后，会生成有剧毒的碘化汞，从而导致药源性肠炎或赤痢样大便；不宜与镇静药物、麻醉药物等同用，以免加重中枢抑制；不宜与具有还原性的西药如硫酸亚铁同服，同服后能使 Hg^{2+} 还原成 Hg^+，毒性增强。朱砂碱性较强，不宜与酸性药物如胃蛋白酶合剂，阿司匹林等联用，以免联用使疗效降低。（2）保赤一粒金散中有牛黄，因此不宜与导致心律失常药物、两性霉素 B 注射剂、氨茶碱注射液、乙胺嘧啶、多虑平、阿米替林、左旋多巴、双氢克尿噻、麻黄碱、阿托品、肾上腺素、多巴胺等合用。

第十九章

含金属离子的常用中药

 砒石

砒石为天然的砷华矿石、或由毒砂（硫砷铁矿，FeAsS）、雄黄加工制造而成，又名信石、红矾，俗称砒霜，分子式 As_2O_3。外观为白色霜状粉末，故称砒霜。始载于《日华子本草》。中医认为其性酸、味辛热，有大毒、归胃经、肺经、脾经、大肠经。有祛痰，截疟，杀虫，防腐之功效。用于寒痰哮喘，疟疾，休息痢，痔疮，瘰疬，走马牙疳，癣疮，痈疽恶疮等疾病。本品中毒量为 $0.005 \sim 0.05g$，致死量为 $0.1 \sim 0.2g$。入丸、散，外用研末撒或调敷，或入膏药中贴之。

【主要成分及药理】

砒霜主要含三氧化二砷、锡、铁、锑、钙、镁、钛、铝、硅等金属离子成分。现代研究揭示其有镇静、抗炎、抗氧化和抗肿瘤的作用。

【临床中西药合用】

1. 治疗急性早幼粒细胞白血病：在常规抗白血病的基础上，以砒石治疗。
2. 治疗肿瘤：在常规抗肿瘤药的基础上，以砒石治疗。

【中西药合用禁忌】

1. 由于砒霜使用过多可导致中毒，砒霜中毒会危害身体多个器官：（1）胃肠道反应：急性中毒多在口服后半小时到 1 小时后出现口咽干燥、灼热、流涎、剧烈呕吐、吞咽困难、腹痛、腹泻；吐出物初似米泔样，后呈粘液或胆汁状，腹泻大便如米泔样挟有血丝。大量吐泻可出现极度衰弱，引起脱水、休克。（2）肝肾损害症状：肝损害明显，可出现黄疸、肝昏迷、肾功能受损出现蛋白尿、血尿。（3）神经系统症状：急性期可见头晕、头痛、烦躁不安、惊厥、昏迷，部分患者缓解后发生多发性神经炎，或有吞咽困难，发音障碍，个别产生精神症状如幻听等。（4）呼吸系统症状：可见呼吸困难，发绀，重症患者可因呼吸中枢麻痹于中毒后24小时至数日而死亡。（5）循环系统症状：可见血压下降，心律失常，可并发中毒性心肌病，阿斯综合征。砒霜（三氧化二砷）对小鼠半数致死量（LD_{50}）为20mg/kg，家兔静脉注射LD_{50}为10mg/kg，人经口服As_2O_3最小致死量MLD为0.76mg/kg。因此，砒霜及砒霜制剂不宜与易产生胃肠道反应、肝肾毒性及易引起呼吸、循环、神经毒性的西药合用。

2. 砒霜中所含三氧化二砷，有杀灭活体细胞，使其产生崩坏的作用。长期吸收少量砒霜，可以造成轻度的内缺氧，抑制氧化过程，减低基础代谢，引起同化作用增强，促进蛋白质合成，脂肪组织增厚，皮肤营养改善，加速骨骼生长，活跃骨髓造血功能，促使红细胞和血色素新生。此作用原理并非积极增加机体代谢引起的现象，而是少量的砷抑制氧化引起同化的增强。因此，不能与抑制氧化的药物如吗啡、黄芩苷、含不饱和碳链的油脂等同用。

3. 含有砒霜成分的中成药，如小儿回春丸、牛黄解毒片、牛黄解毒丸、安宫牛黄丸、六神丸等。（1）不宜与四环素族配伍。由于牛黄解毒片、牛黄解毒丸中含有石膏，而石膏的主要成分是硫酸钙，易与四环素结合，形成难以吸收的四环素钙，降低了四环素类药的生物利用度，也影响了上述药效的正常发挥。（2）不宜与核黄素、烟酸联用。由于牛黄解毒片含有大黄，而大黄具有解毒泻火作用和较强的抑菌作用，当与核黄素、烟酸同服时，大黄的抑菌作用明显减弱，疗效降低。（3）不宜与中枢抑制药并用。由于牛黄解毒丸、牛黄清心丸、六神丸等中成药中均含有牛黄，对中枢有抑制作用，故不宜与西药吗啡、苯巴比妥等中枢抑制药并用，以防增加中枢抑制药的毒性，避免引起呼吸困难、昏睡、体位性低血压、昏厥等不良反应。（4）不宜与胰酶、多酶片等同服。牛黄解毒片中含有大黄，大黄粉可通过吸附或结合的方式抑制胃蛋白酶的消化作用，弱化了药物疗效。（5）不宜与亚硝酸盐、亚铁盐类同服牛黄解毒片、六神丸、安宫牛黄丸因其中含有雄黄，与亚硝盐酸类、亚铁盐类同服可生成硫代砷酸盐，可使疗效下降。同理，与硝酸盐、硫酸盐类同服，可使雄黄所含的硫化砷氧化，增加毒性。因此，也不宜与硝酸盐、硫酸盐类同服。

朱砂

朱砂为三方晶系硫化物类矿物辰砂族辰砂，主含硫化汞（HgS），又名丹砂、辰砂、丹粟、赤丹、汞沙、朱丹、真朱、光明砂等。因其矿石粉末为红色，故称朱砂。始载于《神农本草经》，列为上品。中医认为其性微寒，味甘，有毒，归心经。有镇心，安神，清热，解毒之功效。用于心神不宁，心悸，失眠，癫痫，惊风，疮疡肿毒，咽喉肿痛，口舌生疮，眼目昏暗，视物不明，消渴证等。内服，入丸、散剂或研磨冲服，常用剂量是每次 0.1 ~ 0.5g。外用适量，研末敷患处。又本品有毒，内服不可过量或持续服用，以防汞中毒，肝肾功能不正常者，慎用，以免加重病情。入药只宜生用，忌火煅，火煅则析出水银，毒性增强。

【主要成分及药理】

朱砂主要含硫化汞（HgS），含量不少于 96.0%。此外，含铅、钡、镁、铁、锌等多种金属离子成分及雄黄、磷灰石、沥青质、氧化铁等杂质。主要为五环三萜类齐墩果烷型衍生物，包括环氧醚和 12 - 烯，香豆素类去甲岩白菜素，11 - O - 丁香酰岩白菜素，还有紫金牛醌、无羁萜、β - 谷甾醇、胡萝卜苦苷。现代研究揭示其有止咳祛痰、镇静安神、抗心律失常、抗惊厥、抑杀细菌和寄生虫、抑制生育等作用。

【临床中西药合用】

1. 止咳作用：其特点是对咳嗽中枢有选择性抑制作用，不良反应小，且连续使用不产生耐药性，但药效不高，仅为磷酸可待因的 1/7 ~ 1/4，连续给药 23d 也无耐受性，且体内代谢快，生物利用度不高。临床上，在西药止咳的基础上，可酌情辨证选用朱砂配伍其它止咳中药治疗。

2. 治疗精神疾病：临床上，在西医予以利培酮、奥氮平等抗精神西药的基础上，酌情加用磁朱丸（磁石、朱砂、神曲）配合小剂量冬眠灵（＜300mg/日）治疗各种类型的精神疾病。

3. 治疗心律失常：临床上，在选择心律平、慢心律、倍他乐克和胺碘酮等治疗心律失常的西药的基础上，可酌情加用朱砂安神丸。治疗室性心律失常。基本方：黄连、朱砂拌茯神、生地、当归、炙甘草。用法每日 1 剂，水煎服，黄连研粉装胶囊吞服，4周为 1 疗程。又可治疗心脏过早搏动选用朱砂安神丸，每次 1 丸，每日 2 次，首次加倍，温开水送服，气血亏虚者加用生脉饮，兼心血瘀阻者加用复方丹参片，治疗一周。

4. 治疗病毒性心肌炎：临床上，在西医予以抗病毒、营养心肌、对症治疗等基础上，酌情加用朱砂安神丸合黄芪生脉散治疗病毒性心肌炎。基本方：黄芪、丹参、川连、五味子、麦冬、朱砂拌茯苓、甘草、生地、当归，每日 1 剂，15 天为 1 疗程，并随证加减。

【中西药合用禁忌】

1. 由于朱砂使用过多可导致中毒，急性中毒的症状表现可见呕吐血性粘液，腹痛，便脓血，肌肉震颤严重者尿少或尿闭，浮肿，甚至昏迷抽搐、血压下降或因肾功能衰竭而死亡。慢性中毒者口有金属味，流涎增多，口腔粘膜充血，溃疡，牙龈肿痛，出血，恶心呕吐，腹痛腹泻，手指或全身肌肉震颤，肾脏损害可见血尿，蛋白尿，管型尿。汞吸收入血后通过生物膜进入红细胞与血红蛋白的巯基（－SH）结合，可侵害脑细胞、胎儿、精子、卵子、心、肝、肾等，还可抑制多种酶的活性，严重时发生急性肾功能衰竭而死亡。朱砂的半数致死量为10g/kg。因此，朱砂及其制剂不宜与金属类药物、麻醉镇静药、解热镇痛药、抗菌药物、抗结核药如异烟肼、对氨基水杨酸钠、利福平等、抗甲状腺药、抗肿瘤化疗药物等肾毒性药物合用。

2. 朱砂所含的汞离子与碘离子在肠中相遇后，会生成有剧毒的碘化汞，从而导致药源性肠炎或赤痢样大便，因此不宜与碘化钾、西地碘片、溴化钾、三溴合剂等同服。

3. 含有朱砂成分的中成药，如磁朱丸、苏合香丸、朱砂安神丸、天王补心丸、活络丸、梅花点舌丹、七厘散、仁丹丸、紫雪散、急救散、抢龙丸等。（1）磁朱丸、紫雪散中含有磁石，因此不宜与卡那霉素，新霉素等联合使用，否则会在胃肠道形成不溶性盐类和络合物而失效。如需联用，其间隔时间以3～4h为宜。（2）天王补心丸中含有五味子，不宜与西药碳酸氢钠、氢氧化铝凝胶、胃舒平、氨茶碱等碱性药物同服，由于酸碱中和，使中西药均失去疗效；不宜与红霉素同服，可使红霉素在酸性环境中的杀菌力大大减弱，甚至使化学结构遭到破坏，降低生物利用度，影响疗效；不宜与磺胺类药西药同服，因鞣质能与磺胺类药物结合影响磺胺的排泄，导致血及肝内磺胺类药浓度增高，严重者可发生中毒性肝炎。（3）朱砂安神丸中含有当归，不宜与华法林等抗凝药同用可导致出血倾向的增加；和阿司匹林联用可导致眼前房出血；与抗结核药异烟肼联用，同服后会产生螯合反应，妨碍机体吸收，降低疗效。（4）服用朱砂类药物时，不要食用含碘的食物，如海带、紫菜等；还应限制摄入食物中的食盐量，因为食盐可增加汞盐的溶解度，使汞的吸收增加，从而加重汞中毒。

✦ 石膏

石膏为硫酸盐类矿物硬石膏族石膏，主要含水硫酸钙（$CaSO_4 \cdot 2H_2O$），又名细石、细理石、软石膏、寒水石、白虎、玉火石等。始载于《神农本草经》，列为中品。中医认为其性大寒，味辛、甘，归肺、胃经。生用有清热、泻火、除烦、止渴之功效；煅用有收湿，生肌，敛疮，止血之功效。用于气分热盛，壮热烦渴，肺热喘咳，胃火牙痛，头痛，消渴，风湿热痹，疮疡不敛，外伤出血等。清热泻火宜生用；敛疮止血宜煅用。内服用生石膏15～60g，先煎；外敷用煅石膏研末掺撒患处。

【主要成分及药理】

石膏的主要成分为水硫酸钙（$CaSO_4 \cdot 2H_2O$），含量不少于95.0%，其中CaO_3 2.5%，SO_3 46.6%，H_2O 20.9%。此外，常含粘土、砂粒、有机物、硫化物等。石膏尚含一些金属离子，它们的百分含量为钛0.001%，铜0.001%，铁0.002%，铝

0.01%，硅 0.05%，银<0.0001%，锰<0.001%，镁<0.01%，钠<0.01%，含铝量为 0.003%，还含锌、钴、铬和镍，并含较多的 ^{34}S。而煅石膏则为无水硫酸钙（$CaSO_4$）。现代研究揭示其有解热、解渴、消炎镇痛、双向调节心血管系统及肌肉与外周神经、双向调节平滑肌、增强机体免疫功能、治疗烧伤等作用。

【临床中西药合用】

1. 治疗发热：生石膏、板蓝根各 30g，治疗流感。用石膏 120g，麻黄、桂枝各 3g，研末，一日量，水煎多次分服，治疗流感。又用单味生石膏 150g 左右。兼便秘者加大黄；兼手足掣动者加钩藤；兼烦躁者加知母或栀子；兼咳者加杏仁。生石膏应以武火单味速煎，待药温时频频饮服（口干渴即服），热退为止。若加大黄，以沸水浸之兑服，治疗小儿高热。认为不论病程久暂，只要见到高热、汗出即可以本法治疗，若只见高热而无汗者则不相宜。应用本法当中病即止，特别是脾胃素虚，经常便溏者，为防止大剂石膏损伤胃阳，应温服，或药后给稀粥或益气生津之品促使胃气来复。另外，张锡纯在《医学衷中参西录》中自拟阿司匹林石膏汤治疗外感发热，即石膏与解热镇痛的阿司匹林合用，退热效果极佳。

2. 治疗感冒：将生右膏捣烂放入瓷器皿或新药锅内，加入水 500ml，煎至 50ml 左右，共煎四次，每次煎煮时间不得少于 1 小时，药液可以加糖。用量：1 岁以上每天用 200g，1 岁以下每天用 100g，治疗婴儿流行性感冒。又有用生石膏 20g，阿司匹林 0.5g，为 1 包量，每次 1 包，日 3~4 次，治疗风热型感冒。

3. 治疗牙痛：临床上，在西药予以解热镇痛药、抗厌氧菌类药物、抗生素、神经镇痛剂、麻醉剂等的基础上，酌情加用生石膏 45g，细辛 4.5g，水煎服。治疗风火牙痛、胃火牙痛。

4. 治疗口疮：临床上，在西医予以局部上药（硝酸银＋氯化钠）防止外界刺激，促进愈合。漱口液（洗必泰等）防止感染。庆大霉素贴膜、亦可贴等消炎的基础上酌情加用生石膏 30g，竹叶、山栀、大青叶、银花各 9g，川连、甘草、薄荷各 4.5g，水煎服，日服 1 剂。5 剂为 1 疗程，治疗小儿口腔溃疡。

5. 治疗酒渣鼻：在临床上，可选用甲硝唑、四环素、克拉霉素等抗生素系统治疗，克林霉素凝胶、过氧化苯甲酰凝胶、夫西地酸乳膏、莫匹罗星软膏等局部治疗，激光治疗等西医治疗的基础上，酌情加用生石膏、生石灰各等份，研细为末过筛，用乳钵研匀装瓶备用。用完时先将患处用清水洗净，取药粉适量，加烧酒调成泥糊状，外敷，每日 1 次，一般连用 3 次。局部皮损者禁用。

6. 治疗急性肠炎：临床上，在西医予以病原治疗，最好根据细菌药物敏感试验结果选用抗菌药及对症治疗的基础上，酌情加用生石膏、寒水石、滑石各 30g，煎两次，将两次煎出药液混合后澄清，分数次饮服。轻者 24 小时服 1 剂，腹泻口渴严重者，24

小时可服 2~3 剂。

7. 治疗阑尾炎：生石膏 500g、桐油 150g。盛于干净器皿内，反复搅拌，调和成面团状备用。确诊患者，可立即将桐油石膏调和开剂直接敷于腰部。单纯性阑尾炎以麦氏点为中心，敷药面应超过压痛范围以外 5~10cm；化脓性阑尾炎一般应超过压痛范围 5~10cm；形成弥漫性腹膜炎的患者，外散范围上平剑突，两侧至腋中线，下至耻骨联合，敷药厚度均以 2cm 为宜，敷药后用塑料薄膜及布料分层包裹，每 24 小时更换一次，连续使用，直至患者基本痊愈后，仍继续使用 3~5 天。敷药同时，可根据病情配合西药对症处理。

8. 治疗慢性溃疡性结肠炎：临床上，在柳氮磺胺吡啶水杨酸制剂等治疗药物，如艾迪莎、美沙拉嗪的基础上酌情加用生石膏 100g，云南白药 2g，2% 奴佛卡因 20ml。加温开水 250ml 搅匀。溃疡性直肠炎、乙状结肠炎者取左侧卧位，病变在乙状结肠以上者取右侧卧位，用 25~28 号肛管插入肛门，深达 15~30cm，至少半小时，然后灌注上药。7~10 日为 1 疗程，疗程间隔 4 日。重症溃疡性结肠炎患者最终需手术治疗。

9. 治疗小儿肺门淋巴结结核：临床上，西医予以抗结核西药化疗和手术清除病灶及脓肿的基础上加用生石膏 10 份、粉甘草 3 份、朱砂 1 份，共研细末，装瓶备用。3~6 岁每次服 2g；7~9 岁每次服 3g；10~13 每次服 4g；大于 13 每次服 4.5g，日 3 次。

10. 治疗肺炎：用石膏注射液，或石膏知母注射液治疗感染性疾病，如小叶性肺炎等临床有效。

11. 治疗三叉神经痛：临床上，在予以卡马西平、苯妥英钠等西药及三叉神经及半月神经节封闭术等治疗的基础上，可酌情辩证加用生石膏 30g、细辛 3g，随证配用它药，治疗三叉神经痛。

12. 治疗糖尿病：临床上，可在阿卡波糖、格列齐特等降糖西药的基础上，酌情加用生石膏 50g、知母 15g、白参 10g、大米 10g、甘草 15g，日服 1 剂，治疗糖尿病。亦有用以石膏为主药的白虎汤治疗糖尿病，收到良好的临床效果。

13. 治疗血栓闭塞性脉管炎：右旋糖酐静脉滴注、应用盐酸妥拉苏林、烟酸、盐酸苯苄胺等血管扩张剂、手术治疗等基础上酌情加用生石膏 250g 研末，加桐油 100ml，调成糊状均匀敷于患处，包扎，日换 1 次。如有溃破须将伤口敷平；换药时先用温盐开水（约 15%）洗净患处，冬季桐油粘稠，需与生石膏粉多搅拌数次，切勿加热溶化，以免变质影响疗效和引起急性皮炎。认为对有溃破者效果尤佳。

14. 治疗烧伤：清创后先用 2%~4% 普鲁卡因溶液涂布创面，然后将生石膏细粉装入纱布袋内，均匀地撒布于创面上。此法能减少分泌物渗出，促进结痂，防止感染，加速创面愈合。如痂片过硬且感痛痒时，可涂 2% 普鲁卡因油或青霉素软膏（先做过敏试验）。如痂下感染，应除去痂片，洗干净后再撒上石膏粉，同时涂上青霉素软膏。又取石膏 50g，紫草、大黄、栀子、黄柏、薄荷各 15g，将上药置入 500ml 豆油中浸泡 24

小时，放入锅中，文火炸至焦黄，去渣，趁热加入蜂蜡 50g，冷却成膏，涂患处。

【中西药合用禁忌】

1. 查阅相关文献，未见石膏使用过量的不良反应报道。生石膏煎液静脉注射 LD_{50} 为 14.70g/kg。

2. 石膏所含金属离子与四环素类等药物分子内的酰胺基和酚羟基结合，会在胃肠道形成不溶性盐类和络合物而失效，因此不宜与四环素类、大环内酯类抗生素、异烟肼、利福平等合用。石膏含有大量的钙，会增加氨基糖苷类药的神经毒性，因此不宜与氨基糖苷类抗生素合用，如庆大霉素、妥布霉素、奈替米星等。

3. 含有石膏成分的中成药，如牛黄解毒丸、牛黄上清丸、百乐眠胶囊等。（1）牛黄解毒片、牛黄上清丸中含有牛黄，因此不宜与吗啡、苯巴比妥等中枢抑制药并用，以防增加中枢抑制药的毒性，避免引起呼吸困难、昏睡、体位性低血压、昏厥等不良反应。（2）牛黄解毒片、牛黄上清丸中含有黄芩，因此不宜与菌类制剂如乳酸菌素片，蜡样芽孢杆菌片等联用，因二者同用会抑制或降低菌类制剂的活性。（3）百乐眠胶囊中含有五味子，因此不宜与碳酸氢钠、氢氧化铝凝胶、胃舒平、氨茶碱等碱性药物同服，由于酸碱中和，使中西药均失去疗效；不宜与红霉素同服，可使红霉素在酸性环境中的杀菌力大大减弱，甚至使化学结构遭到破坏，降低生物利用度，影响疗效。不宜与磺胺类药西药同服，因鞣质能与磺胺类药物结合影响磺胺的排泄，导致血及肝内磺胺类药浓度增高，严重者可发生中毒性肝炎。

石决明

石决明为鲍科动物杂色鲍（九孔鲍）、皱纹盘鲍（盘大鲍）、羊鲍、澳洲鲍、耳鲍或白鲍的贝壳。杂色鲍的贝壳又称"光底石决明"，皱纹盘鲍、羊鲍的贝壳又称"毛底石决明"。又名真珠母、九孔螺、千里光、鲍鱼皮、金蛤蜊皮、鲍鱼壳、九孔石决明、珠决明、广决明等。始载于《名医别录》。中医认为其性寒，味咸，归肝经。生用有平肝，潜阳，清肝，明目之功效；煅用有收敛，制酸，止痛，止血之功效。用于肝阳上亢，头晕目眩，目赤，翳障，视物皆花。煎服用量 15～30g，应打碎先煎，平肝清肝宜生用。外用点眼或吹喉宜煅用，水飞。

【主要成分及药理】

石决明主要含碳酸钙、胆素及壳角质和多种氨基酸。杂色鲍贝壳主含碳酸钙，并含壳角质及无机元素钠、钙、钛、锰、铁、磷、铬、镁、锌、铜等金属离子成分。贝壳的内层具珍珠样光泽的壳角质，经盐酸水解得 16 种氨基酸，有甘氨酸，天冬氨酸，丙氨酸，丝氨酸，谷氨酸等。贝壳（广东产）酸不溶性灰分为0.46%。含有丰富的牛磺酸、丙氨酸、甘氨酸以及少量的苯丙氨酸、酶氨酸等氨基酸类化合物。皱纹盘鲍的贝壳含碳酸钙90%以上，有机质约3.67%，尚含少量镁、铁、硅酸盐、磷酸盐、氧化物和极微的碘；煅烧后碳酸盐分解，产生氧化钙，有机质则破坏。尚含锌、锰、铬等微量元素；贝壳内层具珍珠样光泽的角壳蛋白，经盐酸水解得16种氨基酸。羊鲍贝壳含碳酸钙90%以上，含少量的镁、钠、锶、铁、硅、铝，微量的钛、锰、钡、铜、铬、磷、钒、锌等18种元素。水解液含17种氨基酸，有天冬氨酸，苏氨酸，丝氨酸，谷氨酸等。另含壳角质。贝壳的主要成分为 $CaCO_3$（文石），此外还含铯、锌、铬、铜、铁、镁等元素。耳鲍贝壳含碳酸钙、壳角质及胆素。现代研究揭示其有清热、镇静、降血压、拟交感神经、抗感染、抗凝、抗缺氧、扩张气管及支气管的平滑肌、免疫抑制、保肝、中和胃酸等作用。

【临床中西药合用】

1. 治疗高血压病：临床上，在合理选用降压西药的基础上，辨证加用生石决明、丹参、刺蒺藜、夏枯草各30g，车前子45g，每日1剂，连服45天为1疗程。又平肝降压汤：石决明、生龙骨、生牡蛎各30g，钩藤、野菊花、夏枯草、牛膝、丹参、泽泻、鹿衔草各15g，黄芩、山栀、山楂各10g，水煎服，每日1剂。随证加减治疗。

2. 治疗目疾：石决明散为《沈氏尊生书》所载，由石决明、草决明、青葙子、栀子、赤芍、大黄、麦冬、木贼、荆芥、羌活组成。用本方为基本方加减治疗黑睛生翳。又有用本方加减治疗聚星障。用本方随证加减，治疗单纯疱疹病毒性角膜炎、春季结膜炎、泪溢症及角膜实质炎，均可。用石决活血汤治疗葡萄膜炎，组成：生石决明（先煎）30g，当归、龟甲各15g，赤芍12g，川芎、炙甘草各10g，桃仁泥6g，丹参20g，红花8g，景天三七100g，龙衣3g，水煎服。用平肝健脾利温方（石决明15g，杭菊花、泽泻、楮实子各9g，茯苓12g，苍术、白术、猪苓、陈皮各6g，桂枝3g），水煎服。本方结合西药局部用药治疗慢性单纯性青光眼眼压偏高者。另先用鸡胆汁离子导入，每日1次，每20分钟，15次为1疗程，在每次直流电治疗后，将石决明煎剂滴入眼内2~3滴，每眼治疗5分钟，每疗程间隔7~10天。临床上，在西医合理选用治疗眼疾药物的基础上，可酌情辩证加用石决明散、石决活血汤、平肝健脾利温方。

4. 其他：重用石决明，随证佐以他药，治疗高热溺清、午夜抽搐、头顶痛、夜寝惊惕等症。重用镇潜药石决明、珍珠母、赭石、磁石等，随症加味，结合激素、激光等治疗急性湿疹，扁平疣，痤疮等皮肤病。

【中西药合用禁忌】

1. 由于石决明过量服用可能导致腹泻等不良反应。查阅相关文献，未见石决明毒理试验研究报道。故不宜与石蜡油、乳果糖、甘露醇等通便药合用。

2. 石决明所含金属离子能与四环素类等药物分子内的酰胺基和酚羟基结合，会在胃肠道形成不溶性盐类和络合物而失效，因此不宜与四环素类、大环内酯类抗生素、异烟肼、利福平等配伍；石决明含有大量的钙，会增加氨基糖苷类药的神经毒性，因此不宜与氨基糖苷类抗生素合用，如庆大霉素、妥布霉素、奈替米星等氨基糖苷类抗生素等合用。

3. 含有石决明成分的中成药，如清热安宫丸、清脑降压片、天麻钩藤颗粒、天智颗粒等。（1）清热安宫丸、清脑降压片、天麻钩藤颗粒、天智颗粒中含有石决明，因此，不宜与菌类制剂如乳酸菌素片，蜡样芽孢杆菌片等联用，因二者同用会抑制或降低菌类制剂的活性。（2）清热安宫丸中含有朱砂，因此不宜与碘化钾、西地碘片、溴化钾、三溴合剂等同服，因汞离子与碘离子在肠中相遇后，会生成有剧毒的碘化汞，从而导致药源性肠炎或赤痢样大便；不宜与镇静药物、麻醉药物等同用，以免加重中枢抑制；不宜与具有还原性的西药如硫酸亚铁同服，同服后能使 Hg^{++} 还原成 Hg^{+}，毒性增强。朱砂碱性较强，不宜与酸性药物如胃蛋白酶合剂，阿司匹林等联用，以免联用使疗效降低。

龙骨

龙骨为古代大型哺乳类动物象类、三趾马类、犀类、鹿类、牛类等的骨骼化石或象类门齿的化石。又名白龙骨、陆虎遗生、花龙骨、生龙骨、锻龙骨。因其为古代生物的骨骼化石，故称龙骨，始载于《神农本草经》，列为上品。中医认为其性平，味甘、涩，归心、肝、肾经。有镇静、安神、平肝、潜阳、收敛、固涩之功效。用于心神不安，心悸失眠，惊痫癫狂，肝阳眩晕，遗精，滑精，遗尿，尿频，崩漏，带下，自汗，盗汗，外伤出血，湿疮痒疹，疮疡久溃不敛，久泻久痢等。煎服用量 15～30g，宜先煎。外用适量。收敛固涩宜煅用，其它宜生用。

【主要成分及药理】

龙骨主要含碳酸钙、磷酸钙，尚含铁、钾、钠、氯、酮、锰、硫酸根等金属离子成分。现代研究揭示其有增强免疫、促进损伤组织修复、促进血液凝固、减少血管通透性、减轻骨骼肌兴奋性、抗惊厥等作用。

【临床中西药合用】

1. 治疗失眠：临床上，在合理选用治疗失眠的镇静催眠药（包括巴比妥类、苯二氮卓类、非典型苯二氮卓类）的基础上，酌情辨证加用生龙骨、生牡蛎、怀牛膝、紫丹参、生地、茯苓、太子参、麦门冬等水煎内服。治阴虚阳亢、心肾不交、水火失济之失眠少寐、眩晕、心悸怔忡等。

2. 治疗精神分裂症：临床上，在合理选用泰尔登、高抗素（氯噻吨）、氯丙嗪、甲硫达嗪、维思通（利培酮）、再普乐（奥氮平）等抗精神病西药的基础上酌情辨证加用炙甘草10g，淮小麦、龙骨、牡蛎各30g，大枣5枚为基本方，并根据病情加减，水煎服。

3. 治疗汗出不止：对产后阴虚阳亢，汗出不止者，用龙牡合剂（青龙齿、牡蛎、阿胶、当归身、炒白芍、大生地、潞党参、白术、炙甘草、茯神、丹参、陈皮等）随证加减，即使有虚脱状态的重症，亦获显著疗效。治大汗淋漓、的亡阳证，用煅龙骨、煅牡蛎、山茱萸、附子、山药、干姜、白芍、炙甘草等水煎服。

4. 治疗佝偻病：治疗的原则应以口服维生素 D 为主，一般剂量为每日 2000IU ~ 4000IU，或 1,25 – OH2 – D，30.5μg ~ 2.0μg，一月后改预防量 400IU/日。在此基础上，可酌情加用龙牡壮骨冲剂。能明显改善小儿多汗、夜惊、夜啼、发稀、齿迟和发育迟缓等症状。上述症状在 2 个月内消除率达 95% 以上，同时对增加血清钙、磷，降低血清碱性磷酸酶，改善 X 线骨象等有显著疗效，并可纠正贫血，补充微量元素，促进机体的部分免疫功能，可长期服用，无副作用。

5. 治疗胃及十二指肠溃疡：临床上，合理选用 H2 受体拮抗剂，如：西咪替丁、雷尼替丁和法莫替丁等，质子泵阻滞剂，如奥美拉唑等，制酸剂如胶体铝镁合剂（氢氧化铝和镁乳合剂）等基础上，可酌情加用龙牡汤，即生龙骨或煅龙骨、煅牡蛎各 30 ~50g，疼痛明显加元胡 10g，睡眠差加夜交藤 15g，水煎服。10 天 ~20 天为 1 疗程。

7. 治疗老年前列腺肥大症：临床上，在选用 5α – 还原酶抑制剂、α – 受体阻滞剂、抗雄激素药等西药及手术、微创等治疗的基础上，可用龙骨、牡蛎、黄芪各 15g，山茱萸、川断、寄生、白术各 12g，升麻、柴胡、肉桂各 6g，合缩尿丸治疗老年前列腺肥大症因肾虚不摄，表现小便频数者。

8. 治疗痔疮：临床上，在口服治疗静脉曲张的药物或有手术指征予以手术治疗的基础上用自拟处方：龙骨、炉甘石、儿茶各 10g，轻粉 2g，冰片 1g，制为散剂外用。每天 1~2 次，7 天为 1 疗程，治疗内痔、外痔、混合痔。

9. 治疗小儿腹泻：临床上，在西医予以继续进食，合理调配，维持营养；迅速纠正水、电解质平衡紊乱；控制肠道内外感染；对症治疗加强护理、防治并发症；避免滥用抗生素的治疗原则上，用龙牡三石汤治疗小儿重型腹泻，药用煅龙骨、煅牡蛎、生石膏、寒水石、滑石各 30g，煎汤代水，频频进服，每日 1~2 剂。

【中西药合用禁忌】

1. 由于龙骨使用过量会出现不良反应，主要表现为窦性心动过缓、频发早搏，部分呈三联律。龙骨煎液静脉注射小鼠 LD_{50} 为 21.50g/kg。因此龙骨及其制剂，不宜与镇痛药和抗癫痫药、抗胆碱药和抗震颤麻痹药等易引起心律失常的西药合用。

2. 龙骨含金属离子，不宜与四环素类、大环内酯类抗生素、异烟肼、利福平等配伍，因金属离子能与四环素类等药物分子内的酰胺基和酚羟基结合，会在胃肠道形成不溶性盐类和络合物而失效。如需联用，其相隔时间以 3～4 小时为宜。龙骨含有大量的钙，不宜与氨基糖苷类抗生素合用，如庆大霉素、妥布霉素、奈替米星等氨基糖苷类抗生素能与钙离子结合，若与其联用，会增加氨基糖苷类药的神经毒性；不宜与强心苷类药物合用，因血钙增高会使强心苷类药物毒性增强，而导致心律失常；不宜与强的松同服，能降低其生物利用度。

3. 含有龙骨成分的中成药，如龙牡壮骨冲剂、泻肝安神丸、舒心颗粒、益脑胶囊、清脑安神丸、琥珀安神丸、致康胶囊等。（1）泻肝安神丸、清脑安神丸中含有黄芩，因此不宜与菌类制剂如乳酸菌素片，蜡样芽孢杆菌片等联用，因二者同用会抑制或降低菌类制剂的活性。（2）泻肝安神丸、琥珀安神丸、清脑安神丸中含当归，因此不宜与异烟肼联用，因异烟肼分子结构中含有肼类官能团，与上述中成药同服后会产生螯合反应，妨碍机体吸收；又能影响酶系统发挥干扰抗结核杆菌代谢的作用，从而降低疗效；不宜与华法林等抗凝药同用可导致出血倾向的增加；不宜与阿司匹林联用，会导致眼前房出血。（3）益脑胶囊、清脑安神丸中含五味子，因此不宜与磺胺类药物联用，同服后能加重对肾脏的损伤，会导致磺胺类药物及其代谢产物在尿液中的溶解度降低，甚至在肾小管中易析出结晶而致结晶尿、血尿；不宜与氨基糖苷类（链霉素、红霉素、庆大霉素、卡那霉素等）合用会导致药效减弱；不宜与氢化铝、氨茶碱等碱性药物合用，会引起中和反应，降低或者失去疗效；不宜与呋喃妥因、利福平、阿司匹林、消炎痛合用，会加重对肾脏的毒性。

🌿 龙齿

龙齿为古代多种大型哺乳类动物的牙齿骨骼化石。因其为古代动物牙齿的化石，故称龙齿，又名龙牙、青龙齿、齿化石。始载于《神农本草经》，列为上品。中医认为其性凉，味甘、涩，归心、肺经。有镇惊、安神之功效。用于惊痫癫狂，心悸怔忡，失眠多梦等。煎服用量 15～30g，宜先煎。外用适量。生龙齿功专镇惊安神，临床多用；煅龙齿则略兼收敛之性。

【主要成分及药理】

龙齿主要含碳酸钙、磷酸钙，尚含铁、钾、钠、氯、酮、锰、硫酸根等金属离子成分。现代研究揭示其有促进血液凝固、减少血管通透性、减轻骨骼肌兴奋性、抗惊厥等作用。

【临床中西药合用】

1. 治疗因惊成痫、狂言乱语：临床上，在合理选用抗精神病西药的基础上，可辨证加用龙齿与铁粉、凝水石、茯神等配伍，方如《圣济总录》龙齿丸。属气血不足者，可配人参、当归、酸枣仁、远志等补气养血以安神，如《世医得效方》归神丹。属心气不足者，以致心悸怔忡，梦寐不宁者，宜配人参、菖蒲、朱砂等养心安神药中用之，如《张氏医通》远志丸。

2. 治疗神经衰弱之失眠惊悸、梦遗等：临床上，在详细检查排除器质性疾病后，应用心理治疗、行为疗法、配合抗焦虑、抗抑郁西药及物理治疗的基础上，酌情辩证加用龙齿合麦冬、地黄、枣仁等。

【中西药合用禁忌】

1. 由于龙齿孕妇慎服，孕期不能用药，以免造成胎儿发育不良。查阅相关文献，未见龙齿毒理试验研究报道。因此，不宜与引产类西药合用。

2. 龙齿含金属离子，不宜与四环素类、大环内酯类抗生素、异烟肼、利福平等配伍，因金属离子能与四环素类等药物分子内的酰胺基和酚羟基结合，会在胃肠道形成不溶性盐类和络合物而失效。如需联用，其相隔时间以 3 ~ 4 小时为宜。龙齿含有大量的钙，不宜与氨基糖苷类抗生素合用，如庆大霉素、妥布霉素、奈替米星等氨基糖苷类抗生素能与钙离子结合，若与其联用，会增加氨基糖苷类药的神经毒性；不宜与强心苷类药物合用，因血钙增高会使强心苷类药物毒性增强，而导致心律失常；不宜与强的松同服，能降低其生物利用度。

3. 含有龙齿成分的中成药，如小儿惊风七厘成方、解郁安神颗粒等。（1）小儿惊风七厘成方中含有黄芩，因此不宜与菌类制剂如乳酸菌素片，蜡样芽孢杆菌片等联用，因二者同用会抑制或降低菌类制剂的活性。（2）解郁安神颗粒中含有柴胡，因此不宜与维生素C、胃蛋白酶合剂等酸性较强的西药联用，因皂苷在酸性环境及酶的作用下，极易水解失效；也不宜与含有金属的盐类药物如硫酸亚铁，枸橼酸铋钾等合用，可形成沉淀。

❧ 牡蛎

牡蛎为牡蛎科动物长牡蛎、大连湾牡蛎或近江牡蛎等的贝壳，又名蛎蛤、古贲、牡蛤、蛎房、蚝壳、海蛎子壳、蠔壳、左牡蛎。始载于《神农本草经》，列为上品。中医认为其性微寒，味咸、涩，归肝、肾经。有重镇安神，平肝潜阳，软坚散结，收敛固涩之功效。用于心神不安，惊悸失眠，肝阳上亢，头目眩晕，痰核，瘰疬，瘿瘤，癥瘕积聚，自汗，盗汗，遗精，滑精，遗尿，尿频，崩漏，带下，胃痛泛酸，百合病，疮痈肿毒，外伤出血等。煎服用量 10 ~ 30g，宜打碎先煎。外用适量。煅牡蛎功偏收敛固涩、制酸止痛，治疗滑脱诸证及胃痛泛酸者宜煅用；其它宜生用。

【主要成分及药理】

牡蛎主要含碳酸钙，约占90%。尚含有镁、铁、磷酸根、硅酸根、硫酸根、氯离子等金属离子成分，以及有机质和水。煅烧后碳酸盐分解，产生氧化钙等，有机质则被破坏。现代研究揭示其有降血脂、抗凝血、抗血栓、降血压、抗动脉粥样硬化、抗心律失常、改善心衰、抗胃溃疡、促进机体免疫功能、抗白细胞下降、放射增敏、镇静、局部麻醉等作用。

【临床中西药合用】

1. 治疗失眠：临床上，在合理选用治疗失眠的镇静催眠药（包括巴比妥类、苯二氮卓类、非典型苯二氮卓类）的基础上，酌情辨证，对肾阴亏于下、心火亢于上、心肾不交、水火失济之失眠、头昏、心悸怔忡，用生牡蛎60g、附子3g、生地20g、黄连2g、生白芍15g、阿胶10g、鸡子黄1枚，可以滋肾水、降心火。

2. 治疗头痛：临床上，在予以合理选用止痛西药的，对肝阴不足、阴失阳恋，化风袭巅所致的巅顶或两侧头痛烘热、耳鸣、失聪、口苦咽干，治当养肝血、熄风阳、清灵上窍，药用生牡蛎30g、夏枯草12g、潼白蒺藜各15g、桑叶10g、菊花10g、丹皮10g、生白芍12g、女贞子24g、炒黄芩6g，三剂，水煎剂。

3. 治疗肺结核盗汗：临床上，在予以抗结核西药的基础上，酌情辨证加用牡蛎15g，加水500ml，煎至200ml，早晚分服，连服3剂，汗止后，再服2 ~ 3剂。

4. 治疗肺心病水肿：临床上，在西医治疗原发病的基础上，见昼夜喘咳、倚息不卧、面目全身浮肿、下肢肿甚、接之凹陷、口唇青紫、张口抬肩、痰声漉漉、胸部膨隆、腹部肿胀、心下坚满、拒按、右胁下甚，加用牡蛎泽泻散去蜀漆佐通腑降气、活血化瘀为法，药用煅牡蛎30g、泽泻20g、酒大黄9g、厚朴10g、葶苈子20g、商陆根10g、海藻15g、栝蒌根30g、桃仁10g、丹参30g。

5. 渗出性胸膜炎：胸膜炎的治疗视其病因而定。细菌感染所致者，应给予抗生素治疗。病毒感染所致者，无需抗感染治疗。自身免疫疾病所致者，治疗基础疾病可使胸膜炎消退。在此基础上，酌情辨证加用煅牡蛎30g、泽泻15g、葶苈子15g、商陆根6g、栝楼根30g、海藻15g、红参10g、当归10g、黄芪15g，水煎服。

6. 治疗慢性肝炎：临床上，在保肝、抗纤维化、抗病毒去除病因、预防肝癌等治疗原则的基础上，加用牡蛎王胶囊，其主要成分为牡蛎壳、鲜牡蛎肉提取物、活性钙、葡萄糖酸锌、牛黄酸等，治疗慢性肝炎。

7. 治疗急性肾盂肾炎：在西医予以缓解症状，防止复发，减少肾实质的损害。鼓励患者多饮水，勤排尿，勿憋尿，以降低髓质渗透压，提高机体吞噬细胞功能，冲洗掉膀胱内的细菌。有发热等全身感染症状应卧床休息的基础上酌情辨证加用牡蛎泽泻散加减治疗下焦湿热、膀胱蕴毒所致的急性肾盂肾炎，收效颇佳，处方：牡蛎、天花粉、甘草梢、旱莲草各 10g，泽泻、海藻、黄柏各 9g，蜀漆、商陆各 6g，双花 30g，赤小豆 12g。

8. 治疗过敏性紫癜：在病因治疗，抗生素、抗组胺药、氨苯砜、糖皮质激素、免疫抑制剂、对症治疗等西药治疗的基础上，酌情辨证加用生牡蛎 90g 加水 2000ml 煎成 600ml，分 3 次温服，儿童酌减。

9. 治疗慢性肾功能衰竭：煅牡蛎 50g 为主，配生大黄（后下）、附子、蒲公英各 30g 每天 1 剂水煎，取液 200～300ml，保留灌肠，每次 30～90 分钟，每天 2 次。并用复方丹参注射液 16ml，加 5% 葡萄糖液 250ml，静滴，每天 1 次，均用 4 周。与对照组 31 例，均抗感染、降压、补钙，维持电解质酸碱平衡，低蛋白饮食。治疗组 32 例。治疗结果：两组分别显效（症状消失或减轻，Scr 降低 ≥30% 19 例、11 例，有效 9 例、6 例，无效 4 例、14 例，总有效率为 87.50%，54.84%（$P < 0.05$））。

【中西药合用禁忌】

1. 由于牡蛎过量使用会引起不良反应，主要表现为易引起便秘和消化不良，甚至突然剧烈吐泻，多服久服会导致心脏失血，且较难止血。查阅相关文献，未见牡蛎的毒理试验研究报道。因此，牡蛎及其制剂不宜与降糖药格列齐特、帕罗西汀等抗抑郁药、奥氮平等抗精神病药物，以及治疗帕金森病的金刚烷胺、左旋多巴、补钙、补铁等易引起便秘的西药合用或易诱发心肌缺血的西药合用。

2. 牡蛎含金属离子，不宜与四环素类、大环内酯类抗生素、异烟肼、利福平等配伍，因金属离子能与四环素类等药物分子内的酰胺基和酚羟基结合，会在胃肠道形成不溶性盐类和络合物而失效。如需联用，其相隔时间以 3～4 小时为宜。牡蛎含有大量的钙，不宜与氨基糖苷类抗生素合用，如庆大霉素、妥布霉素、奈替米星等氨基糖苷类抗生素能与钙离子结合，若与其联用，会增加氨基糖苷类药的神经毒性；不宜与强心苷类药物合用，因血钙增高会使强心苷类药物毒性增强，而导致心律失常；不宜与强的松同服，能降低其生物利用度。

3. 含有牡蛎成分的中成药，如龙牡壮骨冲剂、泻肝安神丸、舒心颗粒、抑眩宁胶囊、乳癖散结颗粒、宫瘤消胶囊等。（1）泻肝安神丸、抑眩宁胶囊中含有黄芩，因此不宜与菌类制剂如乳酸菌素片，蜡样芽孢杆菌片等联用，因二者同用会抑制或降低菌类制剂的活性。（2）舒心颗粒中含有丹参，清脑安神丸、泻肝安神丸、乳癖散结颗粒中含有当归，因此不宜与华法林等抗凝药同用可导致出血倾向的增加；不宜与阿司匹林联用，会导致眼前房出血。

瓦楞子

瓦楞子为软体动物蚶科毛蚶、泥蚶或魁蚶的贝壳，又名蚶壳、瓦垄子、蚶子壳、魁蛤壳、花蚬壳、瓦垄蛤皮、血蛤皮、毛蛤蜊。瓦楞子。始载于《本草拾遗》。中医认为其性平，味咸，归肺、胃、肝经。有消痰软坚，化瘀散结，制酸止痛之功效。用于顽痰积结，瘿瘤瘰疬，症瘕痞块，瘀血经闭，胃痛泛酸等。煎服用量 10～15g，宜先煎。生用消痰散结；煅用制酸止痛。

【主要成分及药理】

瓦楞子主要含碳酸钙。毛蚶贝壳含大量的碳酸钙，少量磷酸钙，总钙量 93% 以上（按碳酸钙计算）；尚含硅酸盐和铝、氯、铬、铜、铁、钾、锰、钠、镍、磷、硫、硅、锶、锌等金属离子成分；并且毛蚶外壳对核素54锰有特异的富集能力。泥蚶贝壳含碳酸钙 90% 以上，有机质约 1.69%；尚含少量镁、铁、硅酸盐、硫酸盐、磷酸盐和氯化物。煅烧后，碳酸钙分解，产生氧化钙等，有机质则被破坏。魁蚶贝壳含大量的碳酸钙，少量磷酸钙，总钙量在 93% 以上（按碳酸钙计算）；尚含少量镁、铁、硅酸盐、硫酸盐和氯化物及有机质。现代研究揭示其有中和胃酸，减轻胃溃疡之疼痛的作用。

【临床中西药合用】

1. 治疗胃及十二指肠溃疡：临床上，合理选用 H2 受体拮抗剂，如：西咪替丁、雷尼替丁和法莫替丁等，质子泵阻滞剂，如奥美拉唑等，制酸剂如胶体铝镁合剂（氢氧化铝和镁乳合剂）等基础上，可酌情加用瓦楞子 150g（煅），甘草 30g，共研细末，每次 10g。

2. 治疗胃痛吐酸水：临床上，在治疗原发病的基础上，可服用碱性药物，如小苏打等，酌情加用瓦楞子（醋煅 7 次）270g、乌贼骨 180g、广皮（炒）90g。研极细末。每日 3 次，每次服 6g，食后开水送下。

3. 治疗烧伤：瓦楞子、菜油等量，将瓦楞子研为细末后配油，制成"瓦楞油"，装容器内高温消毒备用。烧伤部位清创后用纱布吸干创面，均匀涂药，暴露。每日 1～2 次。如有感染，在去除痂皮及脓液后涂药，室温低时可加用烤灯。其余按烧伤常规治疗处理。

【中西药合用禁忌】

1. 由于瓦楞子使用过多会导致不良反应，主要表现为颜面浮肿、尿血、尿混浊、泌尿系感染复发，有些出现皮疹等过敏反应。查阅相关文献，未见瓦楞子的毒理试验研究报道。因此，瓦楞子及其制剂，不宜与青霉素、磺胺类、链霉素、血清制剂等易引起过敏的西药合用。

2. 瓦楞子所含金属离子能与四环素类等药物分子内的酰胺基和酚羟基结合，会在胃肠道形成不溶性盐类和络合物而失效，因此不宜与四环素类、大环内酯类抗生素、异烟肼、利福平苷等配伍；瓦楞子含有大量的钙，会增加氨基糖甙类药的神经毒性，因此不宜与氨基糖甙类抗生素合用，如庆大霉素、妥布霉素、奈替米星等氨基糖苷类抗生素等合用。瓦楞子因含大量的钙，血钙增高会使强心苷类药物毒性增强，而导致心律失常，因此不宜与强心苷类药物合用。

3. 含有瓦楞子成分的中成药，如溃疡胶囊等。溃疡胶囊中有陈皮，因此，不宜与比索洛尔、拉贝洛尔等 β 受体阻滞剂合用，合用可能部分或完全抑制后者降低心率，降低心肌耗氧量的作用。

明矾

明矾为硫酸盐类矿物明矾经加工提炼而成的结晶，又名白矾、石涅、矾石、羽涅、羽泽、理石、白君、雪矾、云母矾、生矾等。始载于《神农本草经》，列为上品。中医认为其性寒，味酸、涩，归肺、肝、脾、大肠经。外用有解毒、杀虫、燥湿、止痒之功效；内服有止血、止痒、祛痰、开闭之功效。用于疥癣，湿疹瘙痒，疮疡，久泻，久痢，吐衄下血，中风痰厥，癫狂痫证，湿热黄疸等。煎服用量 1~3g，或入丸散；外用适量，研末撒或调敷或化水洗。

【主要成分及药理】

明矾石为碱性硫酸铝钾 $[KAl_3(SO_4)_2 \cdot (OH)_6]$。其中 K_2O 11.37%，Al_2O_3 36.92%，SO_2 38.66%，H_2O 13.05%。白矾为硫酸铝钾 $KAl_3(SO_4)_2 \cdot 12H_2O$，含硫酸铝钾不得少于 99.0%。枯矾为脱水的硫酸铝钾。现代研究揭示其有凝固蛋白、抗阴道滴虫、抗菌、利胆、降脂、催吐等作用。

【临床中西药合用】

1. 治疗癫痫：临床上，在西医根据发作类型选择合适的抗癫痫药如丙戊酸钠、卡马西平等的基础上，酌情辨证加用明矾研粉，每日早晚各 1 次，每次 3~5g。一般发病 1、2 个月者服药 20 天，半年者服药 1 个月，1 年以上者服药 1~3 个月。又用明矾、蚤休、川郁金各 15g，广木香、制香附各 9g，辰砂 1.5g，共研细末，分 10 包，成人每日服 1 包，儿童减半。白天发作者上午服，晚上发作者睡前服，连服 3 个月为 1 疗程，连服 3 个疗程。另有用明矾、青礞石、鹿角霜、紫河车及珍珠母各 200g，全蝎、蜈蚣各 85g，天龙 100g，烘干粉碎后，压成片。成人每日 2~3g，服 3 个月。

2. 治疗腹泻、痢疾：（1）治疗慢性溃疡性结肠炎、直肠炎：临床上，嘱患者卧床休息，予以全身支持治疗。柳氮磺胺吡啶水杨酸制剂是主要治疗药物，如艾迪莎、美沙拉嗪等，有手术指征，予以手术治疗。在次基础上，酌情加用明矾合剂（明矾、苍术、苦参、槐花各 15g、大黄 10g），每剂水煎成 250ml。溃疡性直肠炎每次 50~80ml 保留灌肠；乙状结肠及高位结肠病变，每次 100~125ml。早晚各 1 次，每 7~10 天为 1 疗程。少数 1 个疗程即可收效，多数需重复 2~3 个疗程，疗程间停药 3 天。（2）治疗肠炎（腹泻）：细菌性肠炎，最好根据细菌药物敏感试验结果选用抗菌药。患细菌性痢疾时，因痢疾杆菌对常用抗菌药广泛耐药，一般可选用复方磺胺甲基异唑（复方新诺明）、吡哌酸、庆大霉素、丁胺卡那霉素等。空肠弯曲菌肠炎可用红霉素、庆大霉素、氯霉素等治疗。耶尔森小肠结肠炎杆菌肠炎一般应用庆大霉素、卡那霉素、复方磺胺甲基异唑、四环素、氯霉素等。沙门菌肠炎轻型病人可不用抗菌药，重型病人可用氯霉素或复方磺胺甲基异唑。在以上西药治疗的基础上，酌情加用明矾 4g，红茶或绿茶 40g。另有用明矾、朱砂、樟脑、松香贴脐治疗。（3）治疗痢疾：对于具有传染性的细菌性及阿米巴痢疾，应采取积极有效的预防措施，以控制痢疾的传播和流行；如搞好水、粪的管理，饮食管理，消灭苍蝇等。临床上，在选择敏感抗生素治疗的基础上，用明矾、儿茶、雄黄各等量，共研细末，装入腔囊内，每粒含生药 0.5g，每次服 4~5 粒，6 小时 1 次。

3. 治疗出血证：（1）治疗消化道出血：慢性、小量出血主要是针对原发疾病（病因）治疗。急性大量出血时应该卧床休息、禁食；密切观察病情变化，保持静脉通路并测定中心静脉压。保持病人呼吸道通畅，避免呕血时引起窒息。并针对原发疾病采取相应的治疗。在此基础上，用明矾 45g，儿茶 90g，加水 1500ml，煮成 200ml。每天服 2~4 次，每次 30ml。（2）治疗膀胱大出血：用明矾 50g，溶解于蒸馏水 5L，过滤（即为 1% 的五色透明液体，pH6.2，渗透压 150mm/L），高压消毒后备用。将双腔导尿管（即剥去气囊的 Foley's 管）经尿道插入膀胱，用生理盐水冲出膀胱内血块后，以明矾液持续灌注。膀胱造瘘者，先经此瘘管以生理盐水冲出膀胱内血块，再经尿道留置导尿管，持续灌注明矾液。

4. 治疗脓疱疮、湿疹、手足癣、黄水疮：临床上，可在选用合适激素的治疗上，酌情加用明矾、松香、铜绿各等分。将药装入葱叶内孔口，水煎待药熔化，取出去葱叶晒干，加冰片共研细末。疮未溃者香油调涂；疮已溃流脓水者药粉干撒。每日 1 次，一般 3~7 日可愈。用明矾、苍术、黄拍、白鲜皮、苦参各等分，煎汤以湿敷法敷于四肢、躯干部，患头部以外洗法，手足癣以浸泡法治疗湿疹。取绿豆 10g，明矾 5g。将两药同置新瓦上焙干研极细面，装瓶备用。根据患部面积大小，以香油适量调成糊状外涂，每日 1 次，一般 1~2 次可见效，症状消失可继续涂搽 2~3 次即愈。

5. 治疗阴道炎、子宫颈炎：临床上，在对症处理、针对病原体选择抗生素的基础上：(1) 治子宫颈炎用明矾、儿茶、冰片各 30g，共研细面，涂上药塞于创面上，每日用药 2 次。另有用煅明矾末研末，以鲜猪胆汁 100ml 调成糊状，置 60℃ 烘干，为细末。阴道内常规消毒后，用喷粉器喷于宫颈病变部位，3~7 天 1 次；(2) 治阴道炎用明矾、川黄柏、没食子、蛇床子各 12g。上药加水 1000ml，煎沸去渣，倒置盆内，坐于其上，先露后浸洗先半小时，每日熏洗 1 次，一般洗 3~5 次治愈。

6. 治疗直肠脱垂、子宫脱垂：用 6% 明矾注射液，pH 值为 2.5。内含 6% 医用明矾 $KAl_3(SO_4)_2 \cdot 12H_2O$ 和 1.5% 枸橼酸钠，后者为明矾注射液的稳定剂。以直肠周围高位注射法为主，辅以直肠粘膜与肌层间注射法。本法可以作为成人完全性直肠脱垂的首选疗法。直肠脱垂也可用复方明矾注射液（含明矾 60%、黄连素粉 0.125%、氯化铵 3%），成人每次注药全量 10~15ml，小儿酌减，按截石位在肛缘外 1.5cm，3/9 点出进针，使药液呈扇形分布，1 次未愈者间隔 20d 可注第二次。用 10% 明矾油溶液，注射于子宫双侧韧带处，每侧 5ml，如 1 次未见好转，可在 1~2 周后再注射 1 次，最多 3 吹，注射时按常规消毒，选择距宫颈口 0.5~1cm3 点及 9 点处进行（呈 25°），朝两侧阴道壁刺入 1~1.5cm，待回抽无回血后徐徐注入。

7. 治疗内痔：用"消痔灵注射液"（以明矾、五倍子为主），以 1% 普鲁卡因稀释成 2:1 浓度，采用四步注射法，即上自内痔以上的直肠上动脉区，下至内痔最低部位，深到粘膜下层，浅至粘膜固有层，1 次共注射稀释液 25~40ml。

8. 治疗烧烫伤：临床上，在西医予以抗感染、补液等对症处理的基础上，用 0.75% 的枯矾混悬液（含冰片 0.25%）浸渍纱布湿敷创面，浅Ⅱ度烧伤用单层纱布湿敷，深度烧伤用 6~8 层纱布湿敷，感染创面用 10~12 层纱布湿敷，并视创面及全身情况决定采取包扎或暴露疗法。

【中西药合用禁忌】

1. 由于明矾使用过多可导致不良反应，主要表现为引起出血性胃炎，牙龈溃烂，恶心呕吐，腰痛腹泻，长期及大剂量服用本品，可引起肾功能损害，可出现蛋白尿或血尿，甚至虚脱而死亡等。以明矾进行小鼠急性测定 LD_{50} 为 2.153g/kg。因此明矾及其制剂，不宜与抗生素、非甾体类抗炎药、抗肿瘤药物等易产生胃肠道反应的西药或金属类药物、麻醉镇静药、解热镇痛药、抗结核药如异烟肼、对氨基水杨酸钠、利福平等、抗甲状腺药、抗肿瘤化疗药物等肾毒性药物合用。

2. 明矾含金属离子能与四环素类等药物分子内的酰胺基和酚羟基结合，会在胃肠道形成不溶性盐类和络合物而失效，因此不宜与四环素类、大环内酯类抗生素、异烟肼、利福平等配伍。

3. 含有明矾成分的中成药，如克痢痧胶囊、安胃片、胃药胶囊、快胃片等。（1）克痢痧胶囊中有雄黄，因此不宜与硫酸盐，硝酸盐，亚硝酸盐及亚铁盐类西药合服，因雄黄所含硫化砷具有氧化还原性，遇上述无机盐类后即生成硫化砷酸盐沉淀物，既阻止西药的吸收，又使含雄黄类的中成药失去原有疗效，并有导致砷中毒的可能。（2）安胃片、快胃片、胃药胶囊中有海螵蛸，因此，不宜与酸性药物如胃蛋白酶合剂，阿司匹林等联用，以免疗效降低。

自然铜

　　自然铜为硫化物类矿物黄铁矿族黄铁矿，又名石髓铅。始载于《雷公炮炙论》。中医认为其性平，味辛，归肝经。有散瘀，止痛，续筋，接骨之功效。用于跌打损伤，骨折伤筋，闪腰岔气，心气刺痛等。入汤剂，10～15g；若入丸散，每次0.3g。外用适量。

【主要成分及药理】

　　自然铜主要含二硫化铁（FeS_2），还含有铜、镍、砷、锑等金属离子成分。现代研究揭示其有促进骨折愈合、抗真菌等的作用。

【临床中西药合用】

　　1. 用于骨折：临床上，在手法或手术复位，合理选用小夹板、石膏绷带、外固定支架、牵引制动固定等外固定，或通过手术切开用钢板、钢针、髓内针、螺丝钉等内固定。在复位和固定的基础上，可外敷接骨丹（自然铜、骨碎补）、片姜黄、当归、白芷、生半夏、熟石膏、生大黄等）。

　　2. 治疗倒睫卷毛：木鳖子（去壳）一钱，自然铜五分（制）。上捣烂为条子，搐鼻；又以石燕末入片脑少许，研磨，水调敷眼眩上。同时配合消炎的眼药水和促进角膜上皮修复的眼药水点眼。

【中西药合用禁忌】

　　1. 查阅相关文献，未见自然铜内服使用过量不良反应研究报道。自然铜一般采用高温煅后醋淬的方法进行炮炙。煅炙时产生的二氧化硫（SO_2）气体不能完全排出室外，此气体对人体有烈的刺激感，常使操作人员产生胸闷、呼吸困难、恶心、咳嗽等症状，因此，煅炙自然铜常有"谈虎变色"之感。自然铜主要为二硫化铁矿石（FeS_2）遇高温产生大量二氧化硫（SO_2）气体，因 SO_2 气体对人体有害，吸入后常产生各种不良反应，尤以呼吸系统反应最为敏感。小鼠静脉注射自然铜煎剂的 LD_{50} 为1.920g/kg，煅自然铜则为 3.83g/kg。

2. 自然铜含金属离子能与四环素类等药物分子内的酰胺基和酚羟基结合，会在胃肠道形成不溶性盐类和络合物而失效，因此不宜与四环素类、大环内酯类抗生素、异烟肼、利福平等配伍。自然铜含砷，与酶的氨基酸分子结构上的酸性基团形成不溶性沉淀，从而抑制酶的活性，降低酶的生物利用度，使疗效降低，因此不宜与酶类西药合用。

3. 含有自然铜成分的中成药，如接骨七厘片、接骨丸、舒筋活血片、麝香接骨胶囊、活血止痛胶囊、山药丸、跌打丸、疏风定痛丸、活血理伤丸、参三七伤药片、骨折挫伤胶囊等。（1）接骨七厘片、活血止痛胶囊、麝香接骨胶囊、跌打丸、活血理伤丸、骨折挫伤胶囊中有当归，不宜与华法林等抗凝药同用可导致出血倾向的增加；和阿司匹林联用可导致眼前房出血；与抗结核药异烟肼联用，同服后会产生螯合反应，妨碍机体吸收，降低疗效。（2）麝香接骨胶囊、疏风定痛丸、山药丸中有牛膝，不宜与黄连素同用，因其可抵消黄连素的抗菌作用。含有有机酸，不宜与具有肾毒性的西药如呋喃妥因、利福平、阿司匹林、吲哚美辛等同服，因其可增加后者在肾脏中的重吸收，加重对肾脏的毒性；与磺胺类药物、大环内酯类抗菌药易引起尿闭或血尿，会产生副作用。牛膝中含有生物碱，不宜与含碘离子的碘喉片、碘化钾、碘化钠同用。因为在胃酸作用下，碘离子能沉淀大部分生物碱，降低疗效；与重金属盐类的西药如次硝酸铋、硫酸亚铁、氢氧化铝凝胶、胃舒平、硫酸镁联用，也可产生沉淀反应，疗效降低。牛膝中含有皂苷，不宜与维生素 C、胃蛋白酶合剂等酸性较强的西药联用，以防水解失效；不宜与大环内酯类同用，可降低其抗菌疗效；（3）跌打丸、活血理伤丸中有桔梗，活血止痛胶囊、麝香接骨胶囊、跌打丸、参三七伤药片中有三七，山药丸中有柴胡，不宜与维生素 C、胃蛋白酶合剂等酸性较强的西药联用，因皂苷在酸性环境及酶的作用下，极易水解失效；也不宜与含有金属的盐类药物如硫酸亚铁，枸橼酸铋钾等合用，可形成沉淀。

磁石

磁石为等轴晶系氧化物类矿物尖晶石族磁铁矿的矿石，又名玄石、磁君、慈石、处石、吸针石、活磁石、灵磁石等。始载于《神农本草经》，列为中品。中医认为其性寒，味咸，归心、肝、肾经。有镇惊安神，平肝潜阳，聪耳明目，纳气定喘之功效。用于心神不安，惊悸，失眠，癫痫，头晕目眩，视物昏花，耳鸣耳聋，肾虚气喘，阳痿，热毒疮痈，外伤出血等。煎服用量 15～30g，宜打碎先煎。入丸散，每次 1～3g。外用适量。镇惊安神。平肝潜阳宜生用，聪耳明目、纳气平喘宜醋淬后用。

【主要成分及药理】

磁石主要含四氧化三铁（Fe_3O_4）。其中含氧化亚铁（FeO）31%，三氧化二铁（Fe_2O_3）69%。尚含砷、锰、铬、镉、钴、铜、镍、铅、锌、钛、钡等金属离子成分。现代研究揭示其有镇静、抗惊厥、补血、抗凝血等作用。

【临床中西药合用】

1. 治疗黄疸型肝炎：临床上，在熊去氧胆酸、腺苷蛋氨酸等利胆西药、肝细胞膜稳定剂等护肝药物、抗病毒治疗等西医治疗的基础上，加用验方：磁石粉45g，茵陈24g，龙胆草9g，大黄9g。每日1剂，水煎服。

2. 治疗高血压：临床上，在选用合理降压西药的基础上，酌情辨证加用磁石五草汤随证加减治疗高血压。用磁石降压煎浸泡双足，每次1小时。

3. 治疗神经衰弱：临床上，在详细检查排除器质性疾病后，应用心理治疗、行为疗法、配合抗焦虑、抗抑郁西药及物理治疗的基础上，酌情辨证加用磁石配生紫石英、五味子、枸杞子、当归、龙骨，每日1剂，水煎服。

4. 治疗产后尿潴留：磁石5g，商陆5g，麝香0.1g，研末，外敷于脐眼、关元穴上，治疗产后尿潴留，数小时内即可见效。治疗仍不能排尿，可行导尿术，尿潴留短时间不能恢复者，应留置导尿管持续导尿，视情况拔除。

5. 治疗扁平疣：临床上，外用药物可采用维A酸软膏、咪喹莫特软膏等治疗。物理治疗包括冷冻及激光治疗。严重者可口服异维A酸胶囊治疗。在此基础上，酌情加用灵磁石、代赭石、紫贝齿各30g，生石决明12g，生白芍6g，紫草9g~30g。前四味先煎半小时，皮损多发上部者加桑叶或升麻，应损多发下部者加黄柏、金银花，每日1剂，水煎服。

【中西药合用禁忌】

1. 由于磁石使用过量会导致不良反应，主要表现为引起呕吐、腹痛、腹泻、头晕等不良反应。小鼠腹腔注射磁石水煎剂200g/kg没有发现动物有异常行为和死亡，其对人体安全的最大耐受倍数为667倍。小鼠静脉注射磁石煎液的LD_{50}为14.70g/kg。因此，磁石及磁石制剂，不宜与抗生素、非甾体类抗炎药、抗肿瘤药物等易产生胃肠道反应的西药合用。

2. 磁石含金属离子能与四环素类等药物分子内的酰胺基和酚羟基结合，会在胃肠道形成不溶性盐类和络合物而失效，因此不宜与四环素类、大环内酯类抗生素、异烟肼、利福平等配伍。磁石所含砷与酶的氨基酸分子结构上的酸性基团形成不溶性沉淀，从而抑制酶的活性，降低酶的生物利用度，使疗效降低，因此不宜与酶类西药合用。

3. 含有磁石成分的中成药，如磁朱丸、更年安胶囊、清脑安神丸、清脑降压片、脑立清丸等。（1）清脑降压片、清脑安神丸中有黄芩，因此不宜与菌类制剂如乳酸菌素片，蜡样牙胞杆菌片等联用，因二者同用会抑制或降低菌类制剂的活性。（2）更年安胶囊、清脑安神丸中有五味子，因此不宜与西药碳酸氢钠、氢氧化铝凝胶、胃舒平、氨茶碱等碱性药物同服，由于酸碱中和，使中西药均失去疗效；不宜与红霉素同服，可使红霉素在酸性环境中的杀菌力大大减弱，甚至使化学结构遭到破坏，降低生物利用度，影响疗效；不宜与磺胺类药西药同服，因鞣质能与磺胺类药物结合影响磺胺的排泄，导致血及肝内磺胺类药浓度增高，严重者可发生中毒性肝炎。

🍃 代赭石

代赭石为氧化物类刚玉族赤铁矿的矿石，又名须丸、赤土、代赭、血师、紫朱、赭石、土朱、铁朱、红石头、赤赭石、钉头赭石。始载于《神农本草经》，列为下品。中医认为其性寒，味苦，归肝、心经。有平肝潜阳，重镇降逆，凉血止血之功效。用于肝阳上亢，头晕目眩，呕吐，呃逆，噫气，气逆喘息，癫痫，癫狂等。煎服用量 10～30g，宜打碎先煎。入丸散，每次 1～3g。外用适量。降逆平肝宜生用，止血宜煅用。

【主要成分及药理】

代赭石主要含三氧化二铁（Fe_2O_3）。大致：三氧化二铁 51.52%，二氧化硅 40.25%，三氧化二铝 5.49%，氧化钙 1.99%，水分 1.16%。另有：钉头赭石含铁 60% 以上，无钉头或钉头不明显者含铁量为 53.63%～57.25%，钉头赭石含镉、钴、铬、铜、锰、镍、镁等 20 多种等金属离子成分；人体必需的 14 种微量元素，本品含有 10 种，但尚含对人体有害的铅、砷、钛。现代研究揭示其有促进肠道蠕动、增加肠内渗透压、促进红细胞和血红蛋白新生、镇静、降压等作用。

【临床中西药合用】

1. 治疗高血压病：临床上，在根据患者病情选用合理降压西药的基础上，酌情辨证加用镇肝息风汤加减冲服剂治疗本病Ⅰ期与Ⅱ期患者。处方：代赭石、生龙骨、生牡蛎各 30g，怀牛膝 15g，白芍、元参、天冬、首乌、钩藤、夜交藤各 12g，夏枯草 9g，川楝子 10g。制成冲剂 64g，分 2 次冲服。仿镇肝息风汤以代赭石、怀牛膝、生龙骨、生牡蛎、生龟甲、白芍六味为主，治疗高血压眩晕。处方或伍玄参、天冬、夏枯草，或加玄参、川楝子；或添生地、钩藤、夏枯子、车前子。

2. 治疗内耳眩晕症：由于对其病因论点不一，所以在临床上治疗方法也多。美尼尔氏综合症可用止眩西药或手术治疗的基础上，以本品为主的 26 号合剂（生代赭石

45g，法夏、车前草、夏枯草各 18g），每日 1 剂，水煎分 2 次服，或配成糖浆剂服用。

3. 治疗返流性胃炎：临床上，在西医予以抑酸护胃等对症处理的基础上，辨证为中焦湿热型患者，方用温胆汤合左金丸加代赭石 30g，车前子、生麦芽各 15g，水煎服。

4. 治疗支气管哮喘：首先，消除病因和诱发原因。长期抗炎治疗是基础的治疗，首选吸入激素。酌情辨证加用代赭石配伍适当方药治疗肺热气逆之喘息证。基本方为麻杏甘石汤加生代赭石 30g；又定喘汤加代赭石、沙参、玉竹、冬虫夏草等，治疗支气管哮喘。又仿参赭镇气汤去胡桃肉，加苏子、生龙骨、生牡蛎，治疗本病。同时，予以免疫调节治疗。

5. 治疗上消化道出血症：大出血宜取平卧位，并将下肢抬高，头侧位，以免大量呕血时血液反流引起窒息，必要时吸氧、禁食。少量出血可适当进流食，对肝病患者忌用吗啡、巴比妥类药物。应加强护理，记录血压、脉搏、出血量及每小时尿量，保持静脉通路，必要时进行中心静脉压测定和心电图监护。对消化性溃疡和糜烂性胃炎出血，可用去甲肾上腺素 8mg 加入冰盐水 100ml 口服或作鼻胃管滴注，也可使用凝血酶口服应用。凝血酶需临床用时新鲜配制，且服药同时给予 H2 受体拮抗剂或奥美拉唑以便使药物得以发挥作用。食管、胃底静脉曲张破裂出血时，垂体后叶素是常用药物，但作用时间短，主张小剂量用药。自拟赭石五芡汤治疗多种上消化道出血症。组成：代赭石 25g，五倍子、芡实各 15g，每日 1 剂，随症加减。尤其对溃疡出血者有可靠疗效。又治疗大吐血患者，急用生代赭石粉 45g，分 3 次冲服。如仍无效可考虑手术治疗。

6. 治疗癫痫：临床上，在根据癫痫发作类型合理选用抗癫痫西药的基础上，酌情以开水送服代赭石末 50g，儿童 30g，每日 1 剂；又癫痫丸治疗癫痫，处方：代赭石 50g，巴豆霜 5g，杏仁 20g，赤石脂 50g，制成小蜜丸豆粒大小，成人每服 3 粒，每日 3 次，最多每次 5 粒，儿童用量酌减。由生代赭石、磁石、金礞石组成的三石汤，或由代赭石、青礞石、白矾、琥珀、珍珠组成的五石散，多年来治疗癫痫证明有一定效果。另有：用代赭石治疗小儿癫痫。又愈痫胶囊治疗癫痫大发作，本品含生赭石、僵蚕、全蝎、胆南星、郁金、天仙子、丹参、川芎、黄芪、紫河车等。每粒含生药 0.4g，每次 5 粒，每日 2 次，饭后服，小儿酌减，1 个月为 1 疗程。自拟复方三仙定痫丸治疗腹痛型癫痫，组成：焦三仙 60g，代赭石 30g，炒大黄、竹茹、生龙骨、生牡蛎 15g，陈皮、僵蚕各 10g。研末为蜜丸，每丸重 6g，3～7 岁 1 丸，日服 3 次；8～14 岁 2 丸，日服 2 次；14 岁以上 2 丸，日服 3 次。1 个月为 1 疗程，经 3～6 疗程治疗。

7. 治疗精神分裂症：临床上，在合理选用泰尔登、高抗素（氯噻吨）、氯丙嗪、甲硫达嗪、维思通（利培酮）、再普乐（奥氮平）等抗精神病西药的基础上酌情辨证加用荡痰加甘遂汤为主治疗。用法：先将代赭石 45g 与清半夏 15g 水煎，再入大黄 24g、芒硝 12g，取汁吞服甘遂末 3～4.5g，隔日 1 次，10 剂为 1 疗程。

8. 治疗食道癌、胃癌：临床上在放疗、化疗、手术治疗的基础上，酌情辨证加用生代赭石250g、桃仁120g、水蛭60g。共研细末，加鸦胆子60g，捣烂混匀，每次10～12g，每日3～4次，掺入藕粉内冲服。治疗食道癌有一定疗效。又自拟参赭扶正汤治疗食道癌、胃癌饮食不下，组成：党参、生赭石、半夏、知母、麦冬、当归、肉苁蓉、甘草，每日1剂，水煎分2次服。

【中西药合用禁忌】

1. 由于代赭石使用过量会导致不良反应，主要表现为动作迟钝，肌肉无力及间发性痉挛，最后共济失调或瘫痪，呼吸缓慢而死亡。小鼠静脉注射代赭石煎剂的 LD_{50} 为12.90g/kg，煅赭石的 LD_{50} 也相似。因此，代赭石及代赭石制剂不宜与苯妥英钠、氨基糖苷类、环丙沙星、β受体阻断剂、锂剂、抗胆碱剂和神经肌肉阻滞剂等易引起肌肉无力的药物合用。

2. 代赭石含金属离子，不宜与四环素类、大环内酯类抗生素、异烟肼、利福平等配伍，因多加金属离子能与四环素类等药物分子内的酰胺基和酚羟基结合，会在胃肠道形成不溶性盐类和络合物而失效。如需联用，其相隔时间以3～4小时为宜。代赭石为含砷的中药与酶类西药不宜合用，可以与酶的氨基酸分子结构上的酸性基团形成不溶性沉淀，从而抑制酶的活性，降低酶的生物利用度，使疗效降低。代赭石含有铁，不宜与氯霉素类药物合用，由于氯霉素分子中的硝基苯基团能直接抑制红细胞对铁剂的摄取与吸收，能使铁剂的药效减弱甚至消失。

3. 含有代赭石成分的中成药，如脑立清丸等。脑立清丸中有牛膝，因此，不宜与黄连素同用，因其可抵消黄连素的抗菌作用。含有有机酸，不宜与具有肾毒性的西药如呋喃妥因、利福平、阿司匹林、吲哚美辛等同服，因其可增加后者在肾脏中的重吸收，加重对肾脏的毒性；与磺胺类药物、大环内酯类抗菌药易引起尿闭或血尿，会产生副作用。牛膝中含有生物碱，不宜与含碘离子的碘喉片、碘化钾、碘化钠同用。因为在胃酸作用下，碘离子能沉淀大部分生物碱，降低疗效；与重金属盐类的西药如次硝酸铋、硫酸亚铁、氢氧化铝凝胶、胃舒平、硫酸镁联用，也可产生沉淀反应，疗效降低。牛膝中含有皂苷，不宜与维生素C、胃蛋白酶合剂等酸性较强的西药联用，以防水解失效；不宜与大环内酯类同用，可降低其抗菌疗效。

❧ 赤石脂

赤石脂为硅酸盐类矿物多水高岭石族多水高岭石，又名赤符、红高岭、赤石土、吃油脂、红土等。始载于《神农本草经》，列为上品。中医认为其性温，味甘、酸、涩，归脾、胃、大肠经。有涩肠止泻，收敛止血，敛疮生肌之功效。用于久泻，久痢，气陷脱肛，崩漏，便血，寒湿带下，疮疡不敛等。煎服用量 10～20g，外用适量。研细末撒患处或调敷。

【主要成分及药理】

赤石脂的主要含水化硅酸铝，尚含相当多的氧化铁等物质，其组成如下：硅 42.93%，铝 36.58%，氧化铁及锰 4.85%，镁及钙 0.94%，水份 14.75%。现代研究揭示其有吸附、制止胃肠道出血、缩短血浆再钙化时间等作用。

【临床中西药合用】

1. 治疗上消化道出血：大出血宜取平卧位，并将下肢抬高，头侧位，以免大量呕血时血液反流引起窒息，必要时吸氧、禁食。少量出血可适当进流食，对肝病患者忌用吗啡、巴比妥类药物。应加强护理，记录血压、脉搏、出血量及每小时尿量，保持静脉通路，必要时进行中心静脉压测定和心电图监护。对消化性溃疡和糜烂性胃炎出血，可用去甲肾上腺素 8mg 加入冰盐水 100ml 口服或作鼻胃管滴注，也可使用凝血酶口服应用。凝血酶需临床用时新鲜配制，且服药同时给予 H2 受体拮抗剂或奥美拉唑以便使药物得以发挥作用。食管、胃底静脉曲张破裂出血时，垂体后叶素是常用药物，但作用时间短，主张小剂量用药。在此基础上，取赤石脂、白及，用量按 1∶1 比例配制，每天服 3 次，每次 3g，温开水调成糊状空腹服用。如仍无效可考虑手术治疗。

2. 治疗寻常扁平疣：临床上，外用药物可采用维 A 酸软膏、咪喹莫特软膏等治疗。物理治疗包括冷冻及激光治疗。严重者可口服异维 A 酸胶囊治疗。在此基础上，酌情加用赤石脂 300g、鸦胆子 300g，共研细末，备用。临床时取食醋适量调药末成糊状，涂擦患处，早晚各 1 次。

3. 治疗烧伤：取赤石脂、冰片，用量比例为 10∶1，将二药分别研细末，过筛，和匀，备用。凡烧伤面未溃烂而有水疱者，局部消毒后以消毒三棱针刺破水疱，待积液排净，局部用盐水洗净，再将药末调入菜油中涂敷患处，每天换药 1 次；如烧伤部已溃者，则先用生理盐水洗净溃面，再用药末撒于溃面，每天换药 1 次。

【中西药合用禁忌】

1. 由于赤石脂孕妇慎用。赤石脂煎液静脉注射小鼠 LD_{50} 为 31.60g/kg。因此，赤石脂不宜与引起流产的西药合用。

2. 赤石脂所含金属离子能与四环素类等药物分子内的酰胺基和酚羟基结合，会在胃肠道形成不溶性盐类和络合物而失效，因此不宜与四环素类、大环内酯类抗生素、异烟肼、利福平等配伍。

3. 含有赤石脂成分的中成药，如补脾益肠丸、固本益肠胶囊等。（1）补脾益肠丸、固本益肠胶囊中有当归，因此不宜与华法林等抗凝药同用可导致出血倾向的增加；和阿司匹林联用可导致眼前房出血；与抗结核药异烟肼联用，同服后会产生螯合反应，妨碍机体吸收，降低疗效。（2）补脾益肠丸、固本益肠胶囊中有甘草，因此与降血糖的西药如甲苯磺丁脲、苯乙双胍等合用时，产生药理拮抗，会抵消或降低降血糖药物的降糖作用。

钟乳石

钟乳石为含碳酸钙的水溶液，经石灰岩裂隙，从溶洞顶滴下，因水蒸发，二氧化碳散逸，使析出的碳酸钙淀积而成，又名石钟乳、滴乳石、石乳钟、公乳、虚中、芦石、鹅管石、夏石、黄石砂。始载于《神农本草经》，列为中品。中医认为其性温，味甘，无毒，归肺、肾、胃经，有治温肺，助阳，平喘，制酸，通乳之功效。用于寒痰喘咳，阳虚冷喘，吐血损肺，乳汁不通，腰膝冷痛，胃痛泛酸，伤食不化。煎汤，常用剂量：3~9g；或入丸、散。

【主要成分及药理】

钟乳石为碳酸钙沉积物，主要含碳酸钙（$CaCO_3$）及少量的硅、铁、铝、镁和微量的砷、锰、钛、铜、锶、钠等十多种人体必需微量元素。现代研究揭示其有止咳平喘、抑制胃酸分泌、保护溃疡面、抗炎、抗肿瘤、抗衰老等作用。

【临床中西药合用】

1. 用于治疗哮喘：哮喘又名支气管哮喘，是由多种细胞及细胞组分参与的慢性气道炎症，此种炎症常伴随引起气道反应性增高，导致反复发作的喘息、气促、胸闷和（或）咳嗽咯痰等症状，多在夜间和（或）凌晨发生，此类症状常伴有广泛而多变的气流阻塞，可以自行或通过治疗而逆转。顾丕荣教授以钟乳石为君药，并配合补骨脂、熟地等，自拟"化哮八宝丹"（琥珀、珍珠、硃砂、钟乳石、冰片、羊蜂胶、乌贼炭等）治疗哮喘缓解期，配合口服沙丁胺醇控释片，效果显著，在急性期则以激素类喷剂为主，辅以化哮八宝丹口服。

2. 用于治疗消化系统溃疡类疾病：钟乳石黄芪汤是由钟乳石、黄芪、蒲公英、白芍、甘草、五灵脂、乳香、没药、败酱草等组成，具有益气温阳健脾，脱毒生肌之功效，用于治疗十二指肠溃疡、胃溃疡，可促进溃疡面愈合，改善胃粘膜血液循环，消除水肿和炎症的作用，配合奥美拉唑等抑酸药。幽门螺杆菌感染者，可合用阿莫西林、呋喃唑酮联合抗感染治疗，以提高疗效。在出血量较大时可与现代医学止血、保护胃粘膜的药物合用。

3. 治疗生殖系统疾病：对于崩漏、阳痿等均有较好疗效，与花蕊石合用治崩漏，有益气摄血，祛瘀生新，不仅止血神速，且无留瘀之弊；配合激素类药物在急性期止血效果更佳。与熟地、当归等合用治疗阳痿，有阴中求阳，元阳充盛，精血充盈，痿弱能起的作用。

4. 治疗皮肤方面疾病：生肌散是由钟乳石、黄芪、乳香、没药、甘草、芍药、银花等药物组成，具有敛疮生机的功效，用于治疗褥疮、溃疡性皮肤病，可以减少渗出，促进肉芽组织生长，收敛创面。并根据疮面分泌物的药敏试验，在抗感染治疗、红外线照射理疗、换药的基础上，应用生肌散涂撒创面，可缩短疗程，提高疗效。

【中西药合用禁忌】

1. 查阅相关文献，未见钟乳石使用过量的不良反应及毒理试验研究报道。

2. 钟乳石中含有大量的钙。（1）不宜与地高辛等强心甙药物同用，因钙离子能加强心肌细胞收缩力和抑制 $Na^+ - K^+$ ATP 酶活性，与强心甙对心脏有协同作用，二者合用增强强心甙对心肌的作用和毒性，引起心律失常和传导阻滞。（2）不宜与铁剂同服，二者在胃肠道可形成溶解度低的复合物或沉淀，降低铁、钙吸收。（3）不宜与磷酸盐或硫酸盐同用：易形成溶解度小的磷酸钙或硫酸钙沉淀，影响药物的吸收。与硫酸镁合用易拮抗后者的致泻作用，因能减小镁离子的渗透压，缓解肠蠕动。（4）不宜与庆大霉素同用：钙离子会减少庆大霉素与血浆蛋白的结合率，使其毒性增加。（5）不宜与四环素族、左旋多巴类、红霉素、利福平、强的松、灰黄霉素、异烟肼、氯丙嗪等药同用，钟乳石中所含的金属离子会与这些西药形成络合物，不易被肠道吸收，降低疗效。（6）不宜与抗酸药、甲氰咪胍、丙谷胺、抗胆碱药同用，这些药会降低胃内酸度，影响以上矿物药的吸收。（7）不宜与含同种金属离子的西药制剂同用，防止离子过量产生毒性。（8）不宜与具有多酚羟基结构的西药如芦丁等同用，这类西药会与金属离子络合，使中、西药的疗效降低。

3. 含有钟乳石成分的中成药，如喉药散、喉痛丸、延龄长春胶囊等。（1）喉药散、喉痛丸中含有朱砂，因此不宜与与碘化钾、西地碘片、溴化钾、三溴合剂等同服，因汞离子与碘离子在肠中相遇后，会生成有剧毒的碘化汞，从而导致药源性肠炎或赤痢样大便；不宜与镇静药物、麻醉药物等同用，以免加重中枢抑制；不宜与具有还原性的西药如硫酸亚铁同服，同服后能使 Hg^{2+} 还原成 Hg^+，毒性增强。朱砂碱性较强，不宜与酸性药物如胃蛋白酶合剂，阿司匹林等联用，以免联用使疗效降低。（2）延龄长春胶囊中有山茱萸，因此不宜与磺胺类药西药同服，因鞣质能与磺胺类药物结合影响磺胺的排泄，导致血及肝内磺胺类药浓度增高，严重者可发生中毒性肝炎。

雄黄

雄黄为硫化物类矿物雄黄族雄黄，主要含有二硫化二砷，主产于广东、湖南、湖北、贵州、四川等地，又名黄金石，石黄，天阳石，黄石，鸡冠石。始载于《神农本草经》，列为中品。中医认为其性温，味辛、苦，有毒，归心，肝，胃经。有解毒杀虫、燥湿祛痰，截疟，祛风定惊之功效。用于痈疡疔疮，湿疹疥癣，虫蛇咬伤。外用，研末敷，香油调搽或烟熏；内服常用剂量 0.05～0.1g，入丸、散用，内服需谨慎，不可久服，外用不宜大面积涂擦及长期持续使用，孕妇禁用。

【主要成分及药理】

雄黄为硫化物类矿物质，主要含二硫化二砷，约含砷75%，硫24.5%，并夹杂有少量硅、铅、铁、钙、镁等杂质。现代研究揭示其有抗菌、抗肿瘤、增强免疫力、抗血吸虫、抗疟原虫等作用。

【临床中西药合用】

1. 治疗寄生虫病：在西医抗寄生虫治疗的基础上，加用雄黄、槟榔、肉桂合剂可加强抗血吸虫作用。若与牵牛丸（牵牛子、槟榔）等同用，可治虫积腹痛。其主要机理是雄黄有抑制疟原虫的作用。

2. 治疗痈肿疔疮，湿疹疥癣及虫蛇咬伤：雄黄温燥有毒，外用或内服均可以毒攻毒而解毒杀虫疔疮。如雄黄加等量白矾为末，调香油外涂治湿疹疥癣。配枯矾、白矾为末，香油调敷治热性肿毒、疮疡。与黄连、松脂、发灰为末，猪脂为膏外涂可治疥疮。治蛇虫咬伤，轻者单用本品香油调涂患处；重者内外兼施，当与五灵脂共为细末，酒调灌服，并外敷。在相关西医治疗的基础上，加用上法，可加强疗效。有临床报道用以雄黄为主的复方制剂雄黄散治疗黄水疮，一般3～5天可治愈。

3. 治疗带状疱疹：带状疱疹是由水痘－带状疱疹病毒引起的急性感染性皮肤病。在抗病毒、营养神经的基础上，使用雄黄、炉甘石、明矾共研细粉，加入75%的酒精100ml，混匀，每天涂搽2次，或用雄黄30g，枯矾30g，血余炭30g，冰片4g，共研极细末，制成雄黄散，装瓶备用，配合生理盐水清洗，然后将适量雄黄散用麻油调制，以能覆盖患处为宜。如疼痛剧烈，可在雄黄酊中加入2%普鲁卡因20毫升。

4. 治疗慢性支气管炎及支气管哮喘：雄黄500g配白面糊，制成丸剂，成人每次1丸，小孩每次1/2丸，温开水冲服，在急性期予以激素类喷雾剂，局部缓解肌肉痉挛，止咳。其作用机制可能是在下调bc12基因引起血液中嗜酸性粒细胞凋亡方面具有重要作用。

5. 治疗肱骨外上髁炎：本病是肘关节外侧前臂伸肌起点处肌腱的发炎，疼痛的产生是由于前臂伸肌重复用力引起的慢性撕拉伤造成的。肱骨外上髁炎取雄黄与斑蝥按3：1研末混匀，以蜂蜜调和，外敷患处压痛点，一般都能取得较好效果，如配合口服非甾体类消炎止痛药，效果更明显。

6. 治疗白血病：有临床报道可用雄黄治疗急性早幼粒细胞白血病（M3型），对初治耐药、病情复发患者和维持病情缓解都有确切疗效。含雄黄制剂，如复方青黛片、复方白血宁、六神丸、牛黄解毒丸、抗白丹等，用于治疗白血病也有效。

【中西药合用禁忌】

1. 由于雄黄使用过量会出现急性中毒反应，主要表现为首先出现口干咽燥，流涎，剧烈呕吐，头晕，头痛，腹泻；重则多部位出血，惊厥，意识丧失，发绀，呼吸困难，呈休克状态，多死于出血、肝肾功能衰竭和呼吸中枢麻痹。雄黄慢性中毒可出现皮疹、脱甲、麻木、疼痛，可有口腔炎、鼻炎、结膜炎、结肠炎的相应表现；重则有肌肉萎缩、剧烈疼痛及膈神经麻痹引起的呼吸暂停。雄黄的急性毒性试验表明，小鼠口服雄黄煎剂的半数致死量为 3.207g/kg，中毒表现为灌胃后可立即死亡，肝肺充血。因此，雄黄与雄黄制剂不宜与硝酸、硫酸盐类物质、麻醉镇静药、利尿脱水药、抗凝药、祛痰镇咳药，如巴比妥类、呋塞米、螺内酯、低分子肝素钠等合用。

2. 雄黄中含有二硫化二砷，（1）不宜与亚铁盐、亚硝酸盐同服，雄黄中的硫化砷与其会生成硫化砷酸盐，降低效用；（2）不宜与硝酸盐、硫酸盐同用，这些药物产生的微量硝酸和硫酸会使硫化砷氧化，毒性增加；（3）不宜与酶制剂合用，因砷与酶的酸性基团结合，形成不溶性化合物，使酶活性及药物吸收降低，影响药效。

3. 含有雄黄成分的中成药，如牛黄解毒丸、六神丸、牛黄消炎丸、安宫牛黄丸、至宝丹、清热解毒丸、牛黄清心丸、牛黄镇惊丸、牛黄抱龙丸、三品一条枪、砒枣散等。（1）牛黄解毒丸、六神丸、安宫牛黄丸、至宝丹、牛黄清心丸、牛黄镇惊丸、牛黄抱龙丸等均含有牛黄，其所含成主要是牛黄酸，对心脏有兴奋作用，对血管稍有舒张作用，因此，不能与导致心律失常药物，两性霉素 B 注射剂、氨茶碱注射液、乙胺嘧啶、多虑平、阿米替林、左旋多巴、双氢克尿噻、麻黄碱、阿托品、肾上腺素、多巴胺同用。（2）牛黄解毒丸、牛黄消炎丸、清热解毒丸等均含有大黄，其主要含游离或结合态蒽醌类化合物如大黄酸、大黄素、番泻苷 A、B、C、D、E、F，不宜与核黄素、鞣酸、咖啡因、茶碱等同用，这些药物能降低大黄的抑菌效果；不宜与酚妥拉明同用，大黄通过抑制毛细血管的通透性，提高微血管收缩力达到止血效果，酚妥拉明拮抗大黄的止血作用；不宜与氯霉素同用，大黄口服后结合状态的蒽甙大部分未经吸收直接到达大肠，在肠内细菌酶的作用下，还原成蒽酮（或蒽酚）刺激肠粘膜，并抑制钠离子从肠腔转运至细胞使大肠内水分增加，蠕动亢进而致泻，应用肠道抗菌素氯霉素后，破坏了肠道菌群，影响大黄的体内转化过程，会降低其泻下作用；不宜与阿托品同用，抑制大黄所致肠蠕动，因而降低其泻下作用。

芒硝

芒硝为含硫酸钠的天然矿物，经精制而成的结晶体。芒硝经风化失去结晶水而成的白色粉末，称玄明粉或元明粉，又名盆消。始载于《名医别录》。中医认为其性寒，味咸、苦，归胃、大肠经。有泻热通便，润燥软坚，清火消肿之功效。用于实热便秘，大便燥结，积滞腹痛，肠痈肿痛。外治乳痈，痔疮肿痛。常用剂量 10～15g，一般不入煎剂，待汤剂煎得后，溶入汤剂中服用；或入丸剂。外用适量，碾粉敷。

【主要成分及药理】

芒硝为硫酸钠类天然矿物，主要含有结晶硫酸钠，常夹杂微量氯化钠、硫酸镁、硫酸钙等无机盐。现代研究揭示其有泻下、利胆、抗感染及消炎、利尿、抗肿瘤、调节代谢等作用。

【临床中西药合用】

1. 抗感染及消炎作用：治疗多种感染，用芒硝、冰片（10：1）研末外敷，或单用芒硝外敷，注意淋水保湿，治疗急性乳腺炎、丹毒、疮肿、蜂窝组织炎、淋巴管炎、静脉炎等多种感染，并通过药敏试验提示，结合敏感抗菌药物治疗，效果更佳。急性阑尾炎，芒硝、大黄粉各 30g，大蒜头 6 个，将蒜头、芒硝、大黄捣成糊状，用醋先在压痛处涂擦，再敷药 3cm 厚，周围以纱布围成圈，防止药液外流，2 小时后去掉，以温水洗净，以醋调大黄粉敷 12 小时，结合喹诺酮类药物治疗，效果明显。

2. 调胃通便作用：对于实热积滞，大便燥结者，调胃承气片，口服，每次 3～5 片，1 日 2～3 次，温开水送服，结合促胃肠动力药、吗丁啉、微生态制剂、调节肠道菌群（如培菲康、金双歧等），有利于防治便秘复发。

【中西药合用禁忌】

1. 芒硝使用过量会产生不良反应，主要表现为出现脱水现象，引起水电解质紊乱，出现口腔黏膜干燥，口渴，眼窝凹陷，尿量减少，皮肤及黏膜皮肤弹性稍差，严重者出现烦躁，萎靡昏睡或昏迷。芒硝煎液腹腔注射小鼠 LD_{50}，用量为 6.738g/kg，给药后 1h 死亡，动物表现为肾缺血现象。因此，芒硝不宜与脱水、利尿类药、泻药、催吐类药，如螺内酯、呋塞米、酚酞等药物合用。

2. 芒硝中含硫酸盐类矿物，（1）不宜与四环素族、左旋多巴类、红霉素、利福平、强的松、灰黄霉素、异烟肼、氯丙嗪等药同用，其所含的金属离子会与这些西药形成络合物，不易被肠道吸收，降低疗效。（2）不宜与抗酸药联用，合用后硫酸根离子不易被肠黏膜吸收，在肠腔内形成高渗盐溶液，可增强胃肠蠕动，使药物易从胃内排除，如同时服用碳酸氢钠、胃舒平，会减弱抗酸效果。（3）不宜与铁剂同服，二者在胃肠道可形成溶解度低的复合物或沉淀，降低铁、钙吸收。（4）不宜与地高辛等强心甙药物同用，因钙离子能加强心肌细胞收缩力和抑制 $Na^+ - K^+$ ATP 酶活性，与强心甙对心脏有协同作用，二者合用增强强心甙对心肌的作用和毒性，引起心律失常和传导阻滞。（5）不宜与庆大霉素同用：钙离子会减少庆大霉素与血浆蛋白的结合率，使其毒性增加。（6）不宜与含同种金属离子的西药制剂同用，防止离子过量产生毒性。（7）不宜与具有多酚羟基结构的西药如芦丁等同用，这类西药会与金属离子络合，使疗效降低。

3. 含芒硝成分的中成药，如调胃承气片、利胆片、大黄清胃丸、胆石清片、利胆排石颗粒等。（1）利胆片、大黄清胃丸、利胆排石颗粒等成药中含有黄芩，不宜与碳酸钙、维丁胶、硫酸镁、硫酸亚铁、氢氧化铝、碳酸铋等同用，以防形成络合物影响药物吸收。（2）利胆片中有柴胡，不宜与维生素C、烟酸、谷氨酸、胃酶合剂、稀盐酸等酸性较强的西药合用，以免引起苷类分解。（3）利胆片、利胆排石颗粒中均有金钱草，因其含钾盐，不宜与合成的利尿留钾药安体舒通、氨苯喋啶合用，会引起高血钾等副作用；不宜与强心苷同用，会引起血钾过高，降低强心苷的疗效。

滑石

滑石为硅酸类矿物质滑石族滑石，又名液石、共石、脱石、番石、夕冷、脆石、留石、画石。始载于《神农本草经》，列为上品。中医认为其性寒，味甘、淡，归膀胱、肺、胃经。有利尿通淋，清热解暑，祛湿敛疮之功效。用于热淋，石淋，尿热涩痛，暑湿烦渴，湿热水泻；外治湿疹，湿疮，痱子。煎汤，10～15g，包煎；或入丸、散。外用适量，研末撒或调敷。洗净，砸成碎块，粉碎成细粉，或照水飞法水飞，晾干。

【主要成分及药理】

滑石为硅酸类矿物质，主要含硅酸镁，氧化镁、氧化硅、水、氧化铝等杂质。现代研究揭示其有保护皮肤和粘膜、抗菌、利尿、镇吐、止泻、防止毒素扩散等作用。

【临床中西药合用】

1. 保护胃肠粘膜作用：慢性胃炎时，配伍延胡索、白芍、炙甘草各等量，碾细口服，每次 3~4g，一日 3 次，结合保护胃黏膜的西药如：硫糖铝等，能增强疗效；小儿胃热流涎，生石膏、滑石、甘草，水煎服。

2. 利尿通淋、消肿作用：对于泌尿系结石，小于 1cm 且光滑的结石可保守治疗，促进结石排出，冲服八正颗粒、排石冲剂，配合西医类解痉止痛类药物如氢溴酸山莨菪碱片等，并鼓励患者多饮水，对结石排出效果明显。

3. 清热解暑，祛湿敛疮作用：六一散是由滑石粉 600g、甘草 100g 二味药，将甘草粉碎成细粉，与滑石粉混匀，过筛，即得。功能清暑利湿。用于暑热身倦，口渴泄泻，小便黄少；外治痱子刺痒。调服或包煎服，每次 6~9g，每日 1~2 次；外用扑撒患处。

【中西药合用禁忌】

1. 由于滑石粉使用过量或长期食用有致癌性。而长期吸入滑石粉尘引起的肺间质纤维化性疾病。起病多隐匿，以气短、咳嗽、咳痰等为主要症状，往往接触多年无症状，而晚期出现用力时气急，伴咳嗽、咳痰，呼吸困难可呈进行性，严重者可使患者活动困难。尤其在弥漫性间质纤维化和 X 线胸片上有块状阴影者。症状多出现在接触滑石 15~20 年后。仅有肉芽肿时，主要症状为进行性气急和干咳，往往较轻微。查阅相关文献，未见滑石毒理试验研究报道。因此，滑石不宜与氯霉素、土霉素等易致癌性西药或引起矽肺的西药合用。

2. 滑石中含硅酸镁，此外还含氧化铝。（1）不宜与四环素族、左旋多巴类、红霉素、利福平、强的松、灰黄霉素、异烟肼、氯丙嗪等药同用，中药中所含的金属离子会与这些西药形成络合物，不易被肠道吸收，降低疗效；（2）不宜与抗酸药、甲氰咪胍、丙谷胺、抗胆碱药同用，这些药会降低胃内酸度，影响矿物药的吸收；（3）不宜与含同种金属离子的西药制剂同用，防止离子过量产生毒性；（4）不宜与具有多酚羟基结构的西药如芦丁等同用，这类西药会与金属离子络合，使疗效降低。

3. 含有滑石成分的中成药，如八正散、六一散、甘露消毒丹、益元散、排石冲剂、牛黄解毒片、三仁汤、猪苓汤等。（1）六一散、八正散中含有甘草，甘草具有皮质激素样作用，不宜与奎宁、阿托品、盐酸麻黄碱等多元环碱性较强的生物碱合用，以免生成大分子盐类，产生沉淀，减少药物的吸收；不宜与强心甙合用，甘草能"保钠排钾"，导致心脏对强心甙敏感性增高，产生强心甙中毒；不宜与排钾利尿药同用，易导致低血钾症；不宜与肾上腺皮质激素药合用，合用会加重激素的副作用，如高血压、水肿等。（2）甘露消毒丹含有茵陈，不宜与氢氧化铝、碳酸氢钠、胃舒平、氨茶碱等同服，会因酸碱中和降低或失去制酸药的治疗作用；有机酸所致的酸性环境能使乙酰化后的磺胺溶解度降低，易在肾小管中析出结晶，损伤肾小管和尿路的上皮细胞，引起结晶尿、血尿、尿闭等症状，故不宜与磺胺类西药同服；治疗泌尿系感染时，不宜与链霉素、庆大霉素、卡那霉素、新霉素等氨基糖甙类抗生素同用，这些西药在酸性尿液中抗菌力降低。此外，有机酸与大环内酯类如红霉素合用，使后者分解失效。

（3）三仁汤厚朴含有木兰箭毒碱，不宜与士的宁同用，其肌松作用可被士的宁所对抗；不宜与链霉素、卡那霉素、多粘菌素等同用，这些抗生素具有箭毒样作用，合用会导致呼吸抑制等毒性反应。含有鞣质，不宜与维生素 B1、抗生素（四环素类、红霉素、灰黄霉素、制菌霉素、林可霉素、利福平等）、苷类（洋地黄、狄戈辛、可待因等）、生物碱（麻黄素、阿托品、黄连素、奎宁、利血平）、亚铁盐制剂、碳酸氢纳制剂合用，会产生沉淀、影响吸收；不能与异烟肼合用，会分解失效；不宜与酶制剂（多酶、胃酸酶胰）合用，会改变性质、降效或失效；不宜与维生素 B_6 合用，会形成络合物，降效或失效。